Impressum

1. Auflage Januar 2012
erschienen bei fairpub, einem Imprint der Evendom GmbH

Chefredaktion: Uli Baur

Chef vom Dienst: Sonja Wiggermann

Redaktionsleitung und Konzeption: Robert Thielicke

Redaktion: Michael Miersch; Dr. Regina Albers, Ulrike Bartholomäus, Claudia Gottschling,
Jochen Niehaus, Dr. Kurt-Martin Mayer, Dr. Christian Pantle, Ulrike Plewnia,

Autoren und Mitarbeiter: Maike Krause, Benedict Krischer, Maria Latos, Werner Siefer,
Luise Steinbach, Ute Wiemer

Art Director: Susanne Achterkamp

Grafik: Mareile Gieser, Petra Vogt

Bildredaktion: Rüdiger Schrader; Maike Feder, Sirka Henning

Daten-Recherche: Munich Inquire Media GmbH

Diese Ausgabe ist ein Fortdruck der Zeitschriftenausgabe vom November 2011.
Das Impressum auf Seite 186 ist daher nicht für die Buchausgabe gültig.

Verlagsgeschäftsführer: Burkhard Graßmann

Projektkoordination: Dr. Friedrich Schwandt

Umschlaggestaltung: Susanne Achterkamp

Umschlagmotiv: Noë Flum/13 Photo

Druck Cover und Bindung: Rasch Druckerei und Verlag GmbH & Co. KG,
Lindenstraße. 47, 49565 Bramsche

Druck Innenteil: Vogel Druck und Medienservice GmbH,
Leibnizstraße 5, 97204 Höchberg

ISBN 978-3-9814980-0-4

Gedruckt in Deutschland

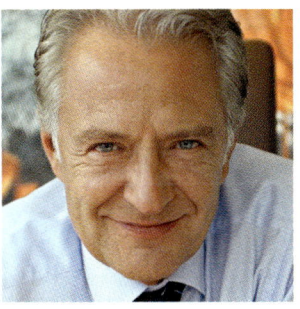

Insider-Informationen
aus dem Operationssaal

WER IST EIN GUTER ARZT? Diese Frage haben wir uns bei FOCUS immer wieder neu gestellt. Seit 1993, dem Gründungsjahr unseres Magazins, veröffentlichen wir die Ärztelisten mit großem Erfolg bei den Lesern, zuerst noch gegen den erbitterten Widerstand mancher Ärzte-Funktionäre.

Seit vielen Jahren kooperieren wir nun für die Recherchen mit den medizinischen Fachgesellschaften. Unsere Redakteure haben ein großes Netzwerk aus niedergelassenen Ärzten, Kliniken und Verbänden aufgebaut, die sie regelmäßig mit den neuesten Informationen versorgen, in den Operationssaal mitnehmen oder Kontakt zu Patienten vermitteln. Die spannenden Geschichten rund um die Ärztelisten entstehen in Arztpraxen und Labors, an Krankenbetten und in Forschungsinstituten und manchmal auch auf dem Krankenhausflur.

Unsere Redakteurin Claudia Gottschling fühlte sich im OP einer Spezialklinik für Wirbelsäulenchirurgie eher wie in einer Mechanik-Werkstatt. Dort standen für eine Bandscheibenoperation eine bunte Palette an Schraubenkästen und Drehschlüsseln in jeder Größe bereit.

Unsere Kollegin Dr. Regina Albers war beeindruckt von dem Patienten Jörg Pilawa, der ganz offen über sein Leiden sprach und gestand, wie viel es ihm ausmacht, dass Allergien häufig nicht als Krankheit anerkannt werden.

Mit Experten für Stress und Angststörungen sprach Ulrike Bartholomäus. Sie war überrascht, wie jung die Patienten teilweise sind, die sich ausgebrannt fühlen. Mit Anfang 30 am Ende der Kräfte? Nicht nur Betroffene sollten unsere Geschichte ab Seite 8 lesen, sondern auch Personalchefs. Denn die anschwellende Burn-out-Epidemie wird teuer für Unternehmen und auch für unsere Gesellschaft.

Dieses Sonderheft ist das erste in der neuen Reihe FOCUS-Spezial, weitere werden folgen, zu ganz unterschiedlichen Themen. Anfang November erscheint das neue Magazin FOCUS-Gesundheit, das künftig viermal im Jahr medizinisches Wissen allgemeinverständlich erklären wird.

Herzlichst, Ihr

Uli Baur, Chefredakteur

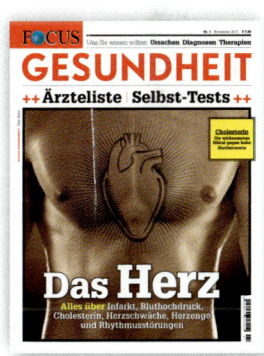

FOCUS-Gesundheit Nr. 01: „Herz"
Das neue Magazin kommt am 3. November an den Kiosk

Inhalt

FOCUS-SPEZIAL – Nr. 01 / Oktober 2011 – Ärzteliste

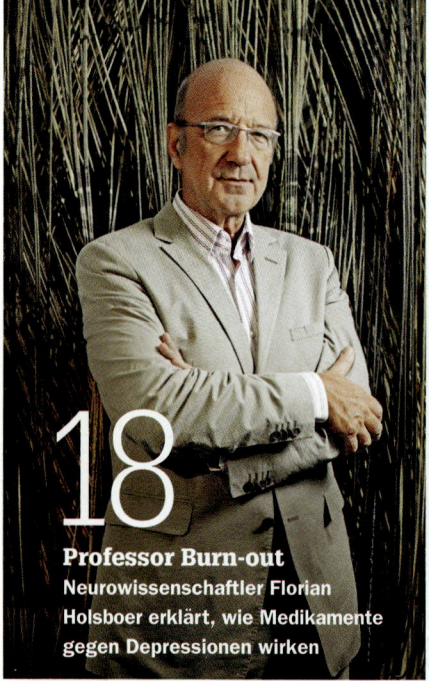

18

Professor Burn-out
Neurowissenschaftler Florian Holsboer erklärt, wie Medikamente gegen Depressionen wirken

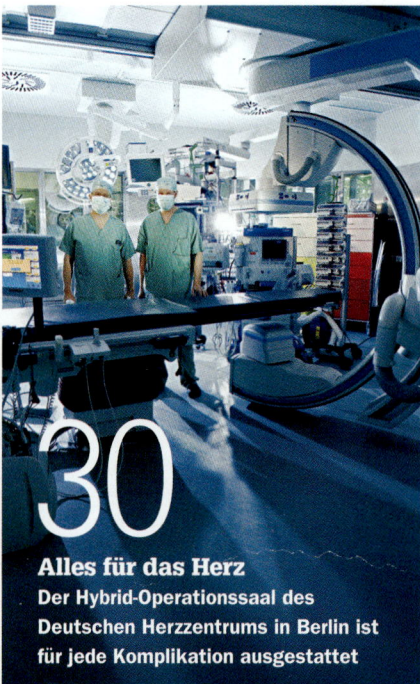

30

Alles für das Herz
Der Hybrid-Operationssaal des Deutschen Herzzentrums in Berlin ist für jede Komplikation ausgestattet

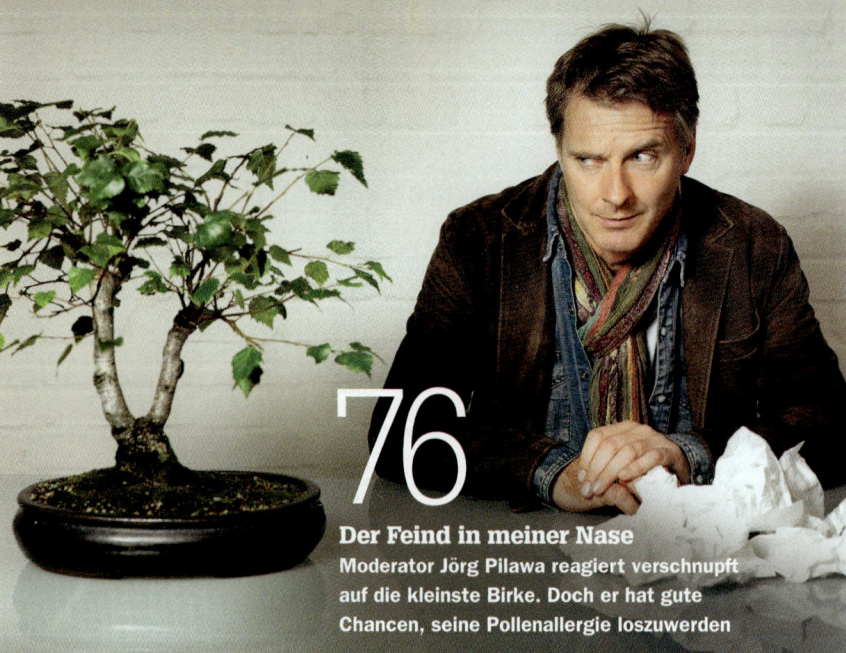

76

Der Feind in meiner Nase
Moderator Jörg Pilawa reagiert verschnupft auf die kleinste Birke. Doch er hat gute Chancen, seine Pollenallergie loszuwerden

Fotos: D. Mayr, N. Michalke, S.T. Kröger, M. Thelen, M. Ley/alle FOCUS-Magazin

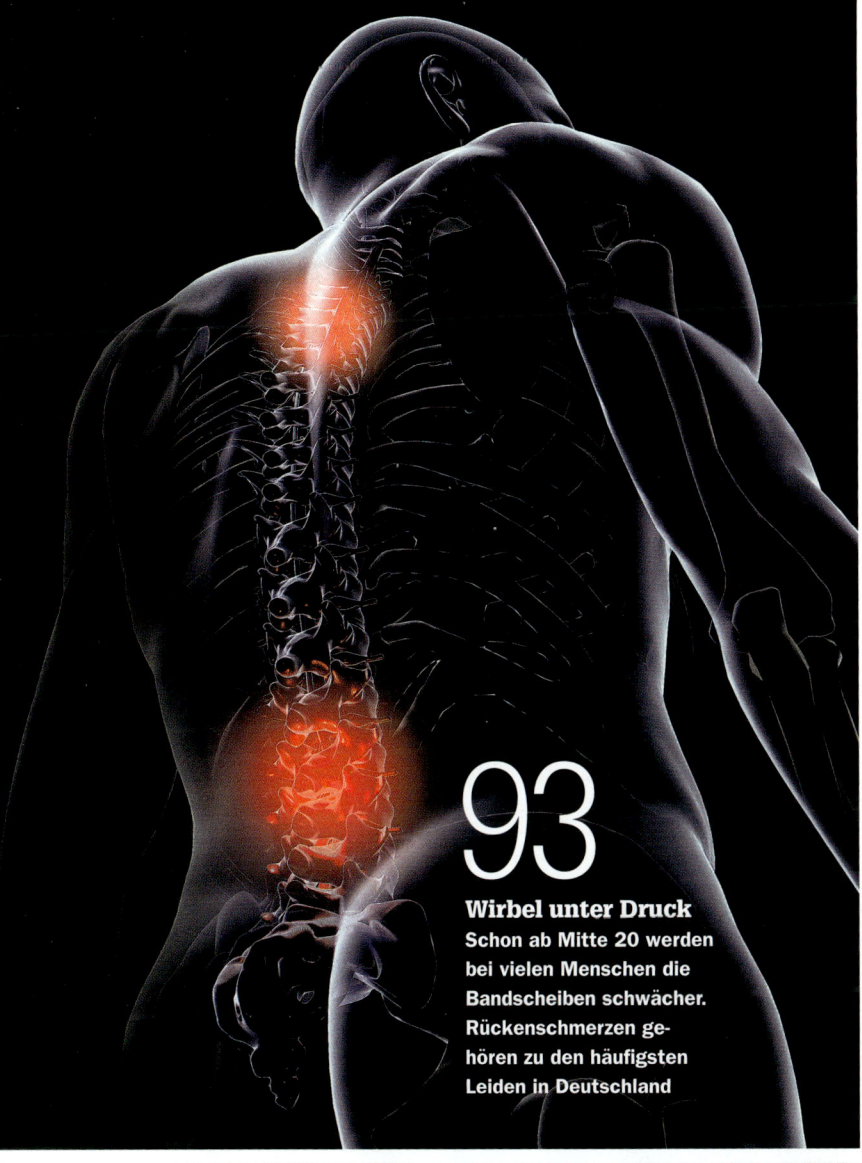

93

Wirbel unter Druck
Schon ab Mitte 20 werden
bei vielen Menschen die
Bandscheiben schwächer.
Rückenschmerzen ge-
hören zu den häufigsten
Leiden in Deutschland

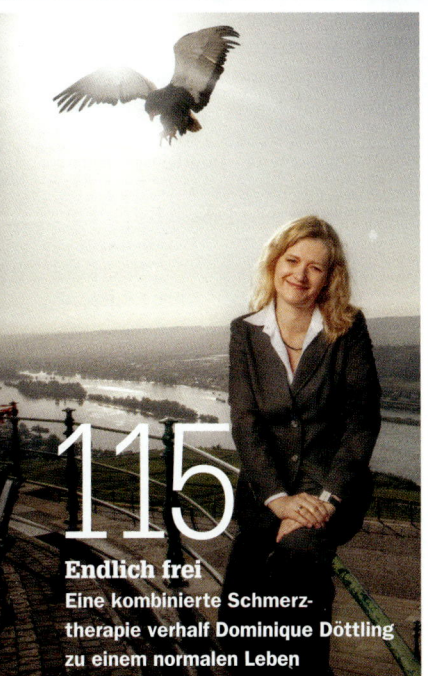

115

Endlich frei
Eine kombinierte Schmerz-
therapie verhalf Dominique Döttling
zu einem normalen Leben

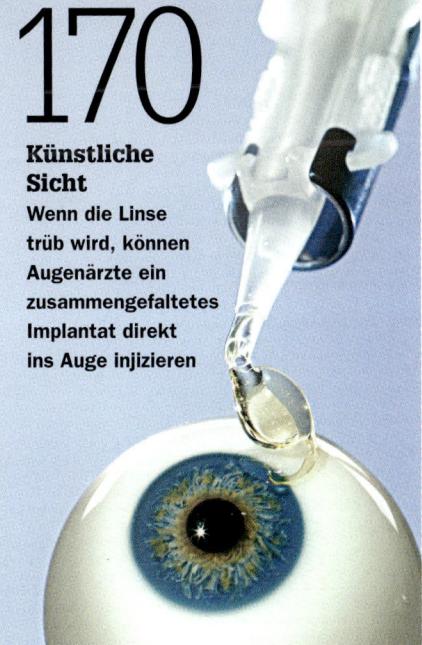

170

**Künstliche
Sicht**
Wenn die Linse
trüb wird, können
Augenärzte ein
zusammengefaltetes
Implantat direkt
ins Auge injizieren

Welche Ärzte
wirklich helfen

Das unabhängige Recherche-Institut Munich Inquire Media ermittelte
für FOCUS **1500 Top-Mediziner** im Bundesgebiet

Wenn Ärzte im vertraulichen Interview ihre Fachkollegen beurteilen, reden sie oft Klartext. Dann verteilten sie Lob wie „exzellent und innovativ", „lange Ausbildung, besonders gewissenhaft", „von dem würde ich mich selbst therapieren lassen". Sie äußern aber auch deutliche Kritik: „Das ist einer von vielen", „unseriös", „gegen den läuft ein Ausschlussverfahren", „nein – der ist mehr Funktionär als am Patienten tätig…".

Für das aktuelle FOCUS-SPEZIAL ermittelte Munich Inquire Media (MINQ) – eine Ausgründung des ehemaligen FOCUS-Ressorts Daten – 400 Top-Mediziner für die Therapie von Depressionen, Angst- und Zwangsstörungen, Schmerzen, Bluthochdruck sowie Allergie und Asthma. Zusammen mit den 1100 Medizinern der aktualisierten FOCUS-Ärztelisten des Jahres 2010 liegt damit Deutschlands umfangreichstes Verzeichnis empfehlenswerter Ärzte vor.

Fünf erfahrene Journalisten befragten über mehrere Monate die Mediziner bundesweit nach dem Fachkönnen ihrer Kollegen. In mehrstündigen Interviews gaben Chef- und Oberärzte, Klinikdirektoren und niedergelassene Ärzte sowie Psychologen Auskunft über die ihnen bekannten Spezialisten ihres Fachgebiets, zu aufstrebenden Talenten und zu Kollegen mit neuen Therapieverfahren.

Im Zentrum stand stets die Frage an die Ärzte: „Von wem würden Sie sich behandeln lassen?"

Die MINQ-Redakteure notierten während der Interviews unzählige Bemerkungen zur Fachexpertise und zum Ruf. Nur wenn ein Mediziner häufig von seinen Kollegen empfohlen wurde, kam er in die nähere Auswahl für die Expertenliste.

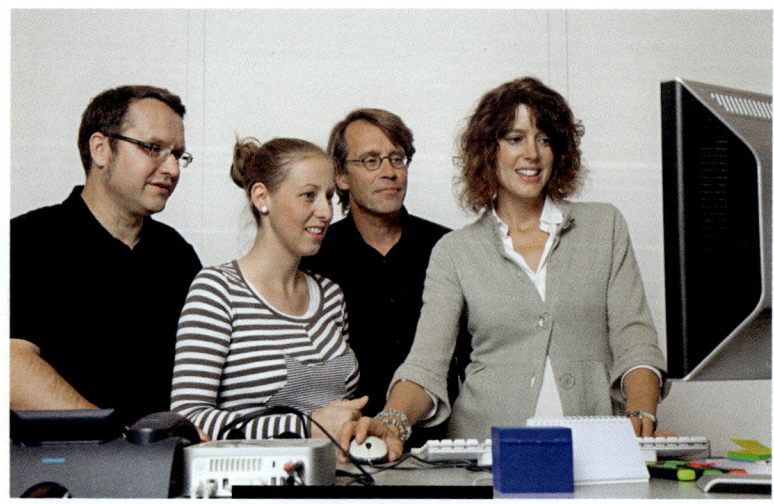

Orientierungshelfer

Mittels systematischer Ärzte-Interviews, Patientenbefragungen und Datenbankauswertungen filterten Marc Langner, Sarah Himmelsbach, Karl-Richard Eberle und Mirjam Siegfried die empfehlenswerten Spitzenmediziner heraus

Außerdem wurde die Anzahl der Fachveröffentlichungen bei der Bewertung berücksichtigt. Wissenschaftliche Aktivitäten eines Arztes belegen, dass dieser up to date ist und seinen Patienten das aktuellste Wissen seines Gebiets anbieten kann.

Patientenerfahrungen waren ein weiterer wichtiger Baustein der Recherchen. Dazu befragte das MINQ-Team Patientenverbände und regionale Selbsthilfegruppen. Im Gegensatz zu früheren Listen flossen 2011 auch die Meinungen von Patienten zu Ärzten und Kliniken in seriösen Internet-Foren ein.

In intensiven Gesprächen mit Forschern und Vertretern der wissenschaftlichen Gesellschaften ließen sich die Redakteure fachlich beraten.

Das positive Feedback der Ärzte auf die FOCUS-Ärztelisten bestätigte die langjährig erfahrenen Rechercheure: „Ihre Listen sind echte Lebenshilfe – wenn man einen speziellen Doktor braucht", lobt ein Zahnmediziner aus dem Allgäu. „Trotz meiner anfänglichen Skepsis war ich überrascht, wie gut Ihre Listen die Einschätzung von Fachleuten abbilden", schreibt ein Augenarzt aus Dresden. Und ein Mund-Kiefer-Gesichtschirurg aus Recklinghausen, der den „recht guten Überblick" erwähnte, verriet: „Auch ich nutze die Ärztelisten in diesem Sinne für meine Familie und mich sowie für Rat suchende Freunde." ∎

So finden Sie den richtigen Experten

Die ausgewählten Spezialisten stammen aus **24 Fachgebieten.** Aufgelistet sind die jeweiligen Ärzte nach Städten in alphabetischer Reihenfolge.

Arzt- und Patientenempfehlungen

Bundesweit haben Mediziner Kollegen aus ihrem Fachbereich empfohlen. Zusätzlich wurden ausgewiesene Experten ausführlich interviewt, Einschätzungen von Selbsthilfegruppen eingeholt sowie die wichtigsten Foren und Arztbewertungsportale ausgewertet. Nur Ärzte mit besonders vielen Empfehlungen sind aufgeführt.

Publikationen

Eingang fand die Anzahl der wissenschaftlichen Publikationen eines Arztes der letzten fünf Jahre. Recherchequelle war die größte medizinische Fachdatenbank, PubMed.

Studien

Über klinische Studien können Patienten Zugang zu neuesten Therapien erhalten. Ärzte gaben an, wie viele ihrer Patienten pro Jahr an diesen Studien beteiligt sind.

PSYCHE | ÄRZTELISTE

Experten für Depressionen und bipolare Störungen

Arzt/Klinik	Ort/Tel.-Nr.	Fachrichtung	von Kollegen empfohlen	von Patienten empfohlen	Publikationen	Studien	Wartezeit	therapeut. Leistungen	medikamentöse Therapie	Service für Angehörige	ausgewählte Spezialisierung
Prof. Dr. Frank Schneider Uniklinikum www.psychiatrie.ukaachen.de	**Aachen** 0241/8089633	P, PS	●●	◆	■■	▲	⏱	V, KV, IP, T	✔	B, S	*Depression; Demenz; Psychosen*
Dr. Christa Roth-Sackenheim Neuropsychiatrisch-psycho-therapeutische Praxis	**Andernach** 02632/96400	P, N, PM	●	◆◆			⏱⏱	V, KV, AL, T	✔	B	*Depressionsbehandlung bei Frauen*
	ugsburg 821/48	P, N	●●●	◆	■		k. A.	V, KV, T	✔	S	*Depressionen*

Leistungen des Arztes

Ärzte waren aufgefordert, über Therapiemethoden, Serviceleistungen und – bei psychischen Störungen sowie Schmerztherapie – Wartezeit auf einen Termin Auskunft zu geben. Die Eigenangaben bildeten dabei nicht die Grundlage für eine Nennung in der Ärzteliste.

Spezialisierungen

Die Informationen sind Eigenangaben des jeweiligen Arztes auf Grundlage eines Fragenkatalogs. FOCUS nahm eine Auswahl vor. Sofern ein Mediziner keine Rückmeldung auf die Befragung gab, ist dies hier vermerkt.

		...blikationen	Studien	Carotischirurgie	Aneurysmenchirurgie	periphere Bypass-operationen	Krampfaderbehandlung	ausgewäh...
			Behandlungsspektrum					
	✔		▲	▲	▲	▲	komplexe Aortenchir... chirurgie
			▲	▲	▲	▲▲	Behandlu... Aneurysm...
					▲		Stent-Pro... Behandlu...

Behandlungsspektrum

In den Spalten werden die vom Arzt persönlich vorgenommenen Therapieeingriffe gezeigt – unterschieden je nach Häufigkeit pro Jahr. Angaben zur Leistung der gesamten Abteilung werden nicht dargestellt.

Finanzierung

Die Kosten für bestimmte medizinische Leistungen, wie z. B. kosmetische Laserkorrekturen oder Zahnimplantate werden in der Regel nicht von den Krankenkassen übernommen. Einige Ärzte bieten ihren Patienten deswegen Finanzierungsmöglichkeiten an. Ihre Konditionen werden in diesen Spalten dargestellt.

...mplantate	...arkoseangebot	monatliche Raten* (in Euro)	Laufzeit* (in Monaten)	davon zinsfrei* (in Monaten)
		Finanzierung		
V		50 bis 300	4 bis 36	4
..I, V		50 bis 2000	6 bis 48	6

WICHTIGER HINWEIS:

*Die Auswahl der Spezialisten erfolgte anhand der genannten Kriterien und sorgfältiger Recherche.
Die Qualifikation der vielen Ärzte, die wir in den FOCUS-Listen nicht nennen, wird selbstverständlich nicht angezweifelt.*

Quelle/Recherche: Munich Inquire Media GmbH

Stress & Burn-out

Steigender Arbeitsdruck, unsichere Lebensperspektive, zunehmende Verschmelzung von Beruf und Privatleben: **Die Belastungen im Alltag wachsen.** Gerade viele Leistungsträger fühlen sich ihnen nicht mehr gewachsen – und werden krank

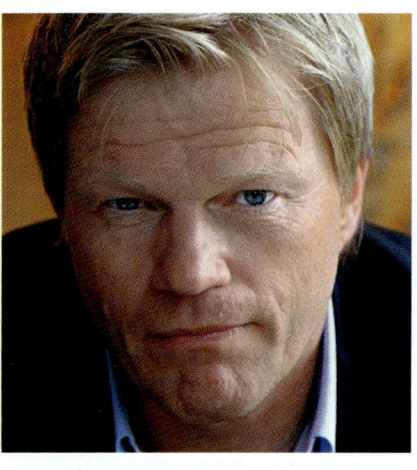

»Es gibt eine Kraft in dir, die sich unbewusst dagegen wehrt, ständig unmenschliche Leistungen bringen zu müssen«

Oliver Kahn, Ex-Torhüter, 2010

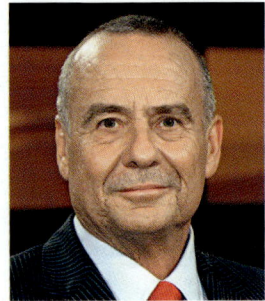

»Für so einen Burn-out hätte ich gar keine Zeit. Vielleicht habe ich jeden dritten Tag einen kleinen Burn-out – aber am nächsten Tag stehe ich wieder auf und mache meine Arbeit«

Ernst Prost, Unternehmer, in der Talkshow „Anne Will", 2011

»Ich hatte einen Burn-out. Ich war völlig leer. Ich hatte lange Zeit als Model gearbeitet, und der Job war zu Ende. **Ich fühlte mich nicht mehr als Mensch, ich hatte keine Bedürfnisse mehr, ich hatte keine Orientierung mehr.** Ich wusste nicht mehr, wer ich bin«

Bruce Darnell, Model, 2008

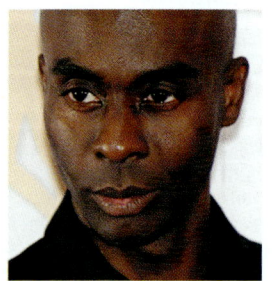

»Stress ist Unglaube. Wer sich unter Lebensstress setzen lässt, gibt zu erkennen, das er den Himmel über sich vergessen hat«

Joachim Wanke, Erfurter Bischof, während der Bistumswallfahrt 2009

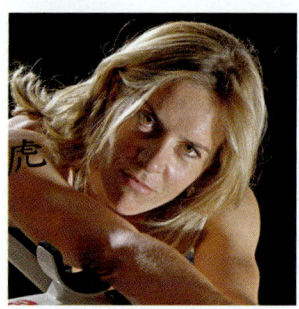

»Ich habe mich verkrochen, das Telefon abgeschaltet, keinen Sinn mehr im Leben gesehen. **Wollte nur noch schlafen und nicht mehr aufwachen«**

Hanka Kupfernagel, 5-fache Radweltmeisterin (Cross und Straße), über ihren Burn-out 2005

»Mein Körper ist extrem belastbar, aber die Sache mit den Duracell-Batterien funktioniert eben nur in der Werbung«

Jan Frodeno, Triathlon-Olympiasieger, über seinen Burn-out 2010

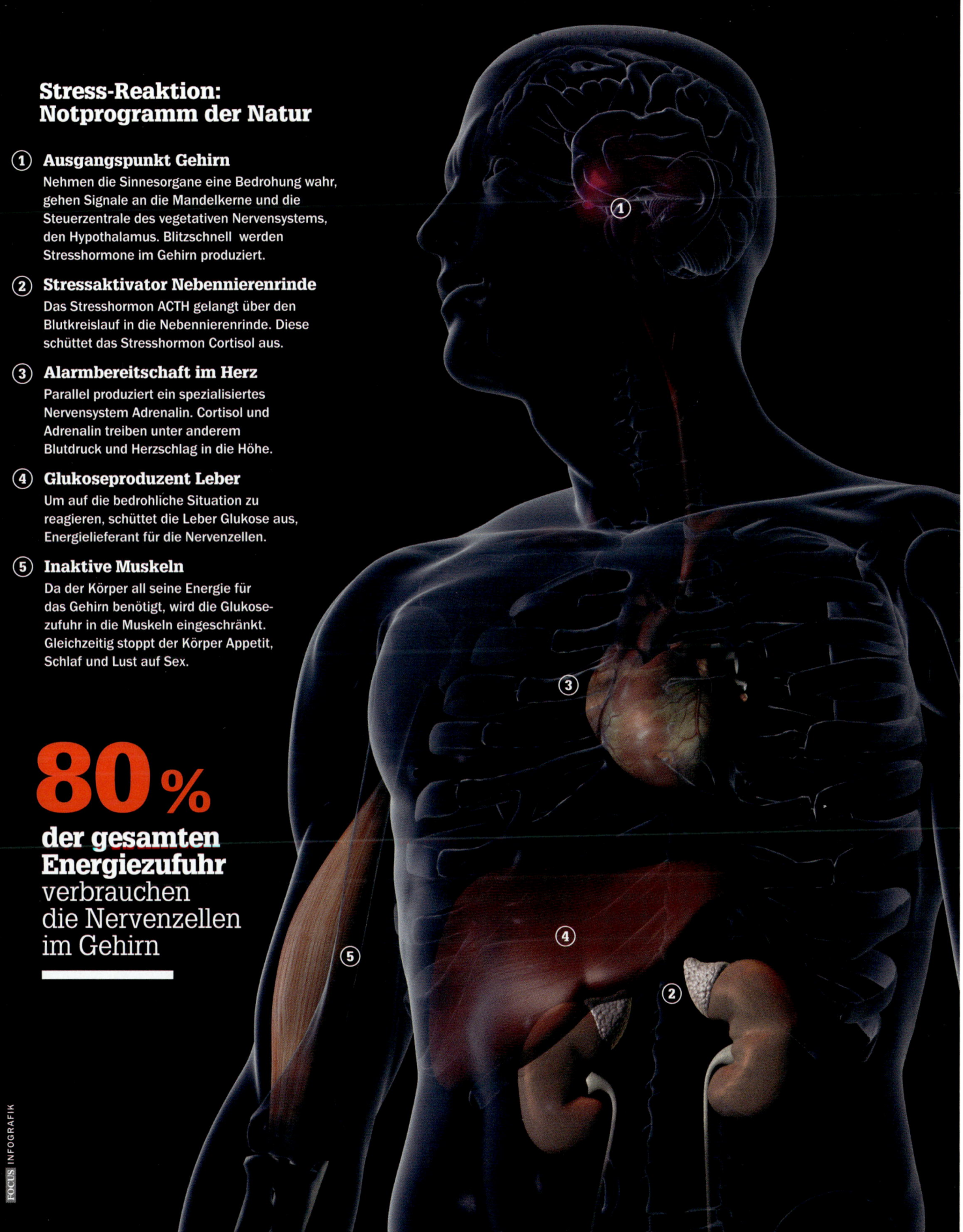

Stress-Reaktion:
Notprogramm der Natur

① Ausgangspunkt Gehirn

Nehmen die Sinnesorgane eine Bedrohung wahr, gehen Signale an die Mandelkerne und die Steuerzentrale des vegetativen Nervensystems, den Hypothalamus. Blitzschnell werden Stresshormone im Gehirn produziert.

② Stressaktivator Nebennierenrinde

Das Stresshormon ACTH gelangt über den Blutkreislauf in die Nebennierenrinde. Diese schüttet das Stresshormon Cortisol aus.

③ Alarmbereitschaft im Herz

Parallel produziert ein spezialisiertes Nervensystem Adrenalin. Cortisol und Adrenalin treiben unter anderem Blutdruck und Herzschlag in die Höhe.

④ Glukoseproduzent Leber

Um auf die bedrohliche Situation zu reagieren, schüttet die Leber Glukose aus, Energielieferant für die Nervenzellen.

⑤ Inaktive Muskeln

Da der Körper all seine Energie für das Gehirn benötigt, wird die Glukosezufuhr in die Muskeln eingeschränkt. Gleichzeitig stoppt der Körper Appetit, Schlaf und Lust auf Sex.

80%
der gesamten Energiezufuhr
verbrauchen die Nervenzellen im Gehirn

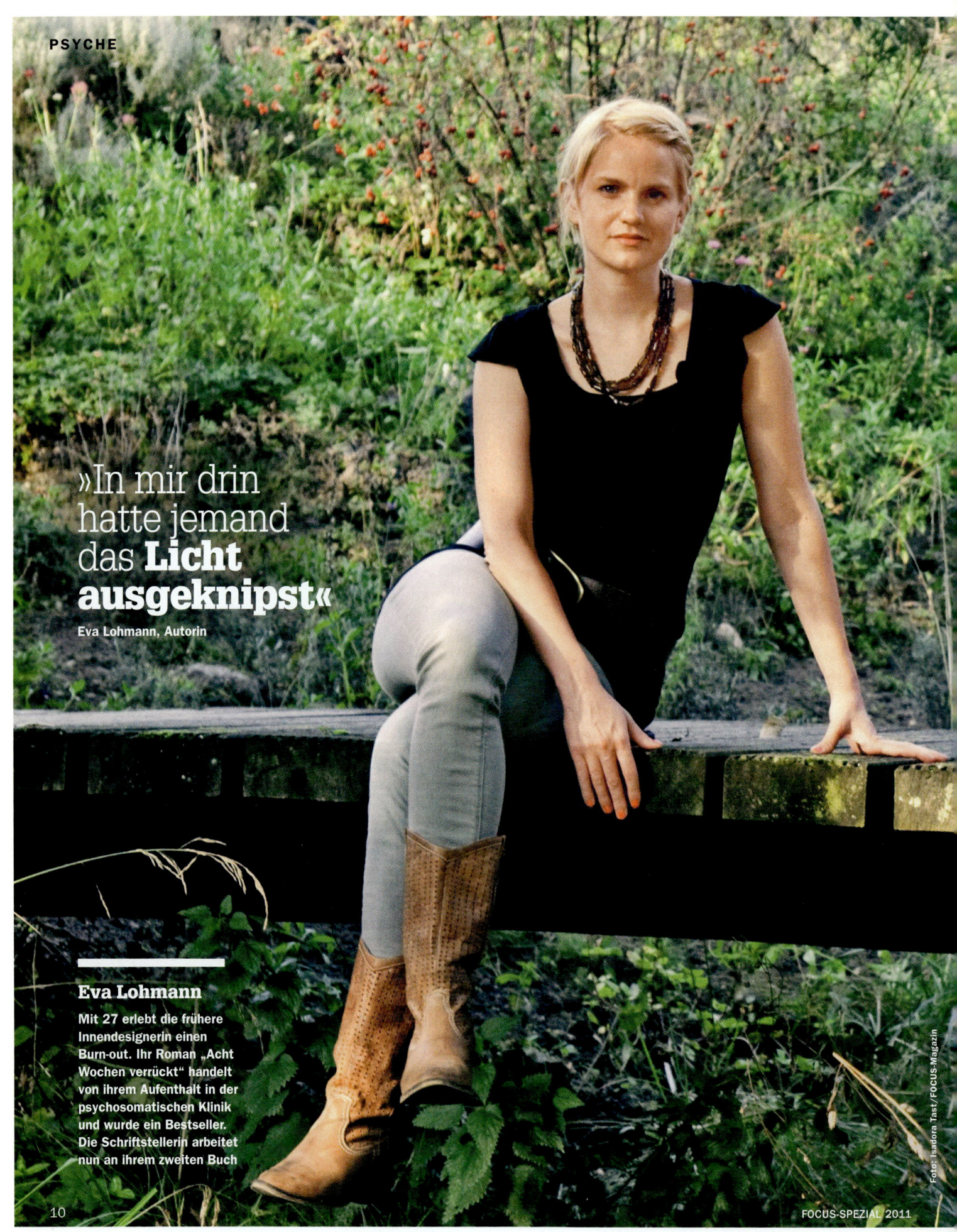

»In mir drin hatte jemand das **Licht ausgeknipst**«

Eva Lohmann, Autorin

Eva Lohmann

Mit 27 erlebt die frühere Innendesignerin einen Burn-out. Ihr Roman „Acht Wochen verrückt" handelt von ihrem Aufenthalt in der psychosomatischen Klinik und wurde ein Bestseller. Die Schriftstellerin arbeitet nun an ihrem zweiten Buch

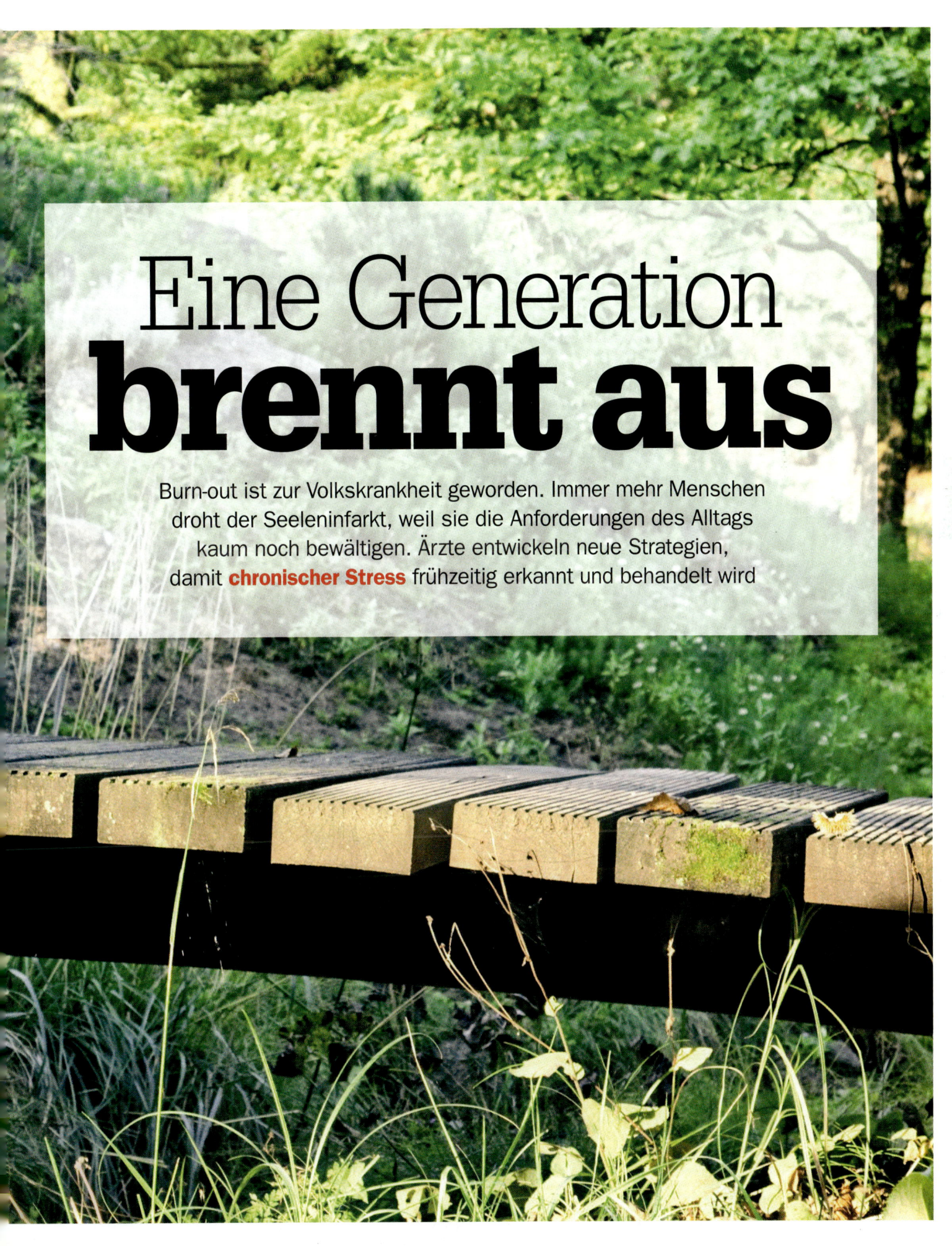

Eine Generation
brennt aus

Burn-out ist zur Volkskrankheit geworden. Immer mehr Menschen droht der Seeleninfarkt, weil sie die Anforderungen des Alltags kaum noch bewältigen. Ärzte entwickeln neue Strategien, damit **chronischer Stress** frühzeitig erkannt und behandelt wird

Ein Freitagnachmittag im Mai vergangenen Jahres. Ich lag auf meinem Bett und wartete. In den Momenten, in denen ich nicht weinte, wartete ich oft. Stundenlang. Ich wartete darauf, mich in Luft aufzulösen. Ich wünschte mir, dass sich langsam, Stück für Stück, die Moleküle meines Körpers von mir abspalten und ich immer weniger werden würde."

So beschreibt die gelernte Innendesignerin und Schriftstellerin Eva Lohmann die Hauptfigur ihres autobiografischen Romans „Acht Wochen verrückt". Milena, ihr Alter Ego, arbeitet in einem kreativen Job. Trotz innerer Lähmung schleppt sie sich zur Arbeit, fühlt sich ständig unter Druck, hat Angst, nicht gut genug zu sein.

Sie bekommt Kopfschmerzen, Hautprobleme, nimmt Schlaf- und Schmerztabletten, um weiter funktionieren zu können. Bis sie zusammenbricht. „Um mich herum hatte sich nichts verändert, aber in mir drin hatte soeben jemand das Licht ausgeknipst", schreibt die junge Frau. Burn-out mit 27, wie kann das passieren?

Die Romanheldin Milena geht, wie Eva Lohmann selbst, für acht Wochen in eine psychosomatische Klinik. Das Buch handelt von dieser Zeit, den Patienten, dem Therapeuten, der ihr neues Selbstwertgefühl gibt. Es beschreibt, warum sie mitten in der Wirtschaftskrise ihren festen Job kündigt und sich selbstständig macht.

„Im Job fühlte ich mich wie eine Pflanze, die jemand in einen Wald gepflanzt hat, obwohl ich zum Wachsen und Gedeihen an einen sonnigen Standort gehörte", berichtet die frühere Innendesignerin aus Hamburg. „Ich habe mir lange eingeredet, dass ich in der Arbeit glücklich sein muss", sagt Lohmann. „In Wahrheit bin ich sehr krank geworden."

Burn-out, eine Vorstufe der Depression, scheint die Epidemie der Neuzeit. Die Anzahl der Menschen, die auf Grund ei-

»Die Burn-out-Patienten fühlen sich als Versager«

Manfred Nelting

ner seelischen Erkrankung arbeitsunfähig geworden sind, hat nach Angaben der Deutschen Rentenversicherung seit 1993 um 37,7 Prozent zugenommen. Laut Zahlen des Wissenschaftlichen Instituts der AOK stiegen die Fehlzeiten von Arbeitnehmern mit psychischen Erkrankungen seit 1994 um 88 Prozent an. Gleichzeitig waren nach Zahlen des Statistischen Bundesamts Erwerbstätige 2010 pro Stunde 33,1 Prozent produktiver als noch 1991.

Vier Millionen Menschen leiden in Deutschland an Depressionen. Wie viele Millionen mehr an einem Burn-out erkrankt sind, ist ungewiss. Psychiater, Molekularbiologen, Neurowissenschaftler, Therapeuten erforschen die Ursachen für das Massenphänomen chronischer Stress und Burn-out. Sie wollen maßgeschneiderte Therapien anbieten und den Stress bei Patienten mindern, bevor diese am Seeleninfarkt zerbrechen. Dabei kommen sie zu überraschenden Erkenntnissen.

„Tausende Menschen sind den Anforderungen an ihrem Arbeitsplatz nicht mehr gewachsen", ist Michael Linden überzeugt. Linden behandelt im Reha-Zentrum Seehof und ist Mitglied der Forschungsgruppe Psychosomatische Rehabilitation an der Charité in Berlin. Anders als viele vermuteten, liege die Überforderung nicht daran, dass die Menschen nicht leistungsfähig, nicht belastbar, zu sensibel oder gesundheitlich angeschlagen sind. „Vielmehr gibt es heute zahlreiche Arbeitsplätze, die einfach zu niemandem mehr passen", fasst er die Situation zusammen. „Wenn mir Patienten schildern, was sie im Job erleben, denke ich oft, da würde jeder krank."

Diese Einschätzung teilt eine immer größer werdende Anzahl von Lindens Kollegen. Dennoch müssen die Betroffenen mit den Anforderungen zurechtkommen. Dabei helfen ihnen neue Formen von Anti-Stress-Programmen oder Achtsamkeitstraining, die Mediziner in den Forschungszentren und Kliniken entwickeln.

Andere Wissenschaftler erforschen, wie sie individuell die Stressachse von Patienten blockieren können, um Burn-out vorzubeugen. „Neue molekularbiologische Erkenntnisse ermöglichen einen Einblick in die Kaskade von Hormonen, die bei chronischem Stress Körper und Seele aus dem Gleichgewicht bringen", sagt Florian Holsboer vom Max-Planck-Institut für Psychiatrie in München. Holsboer und sein Team haben genetische Risikofaktoren ▶

Mit chinesischer Medizin zur Heilung Elke und Manfred Nelting helfen Patienten, die auf Grund von Termindruck, Doppelbelastung und Existenzängsten krank geworden sind

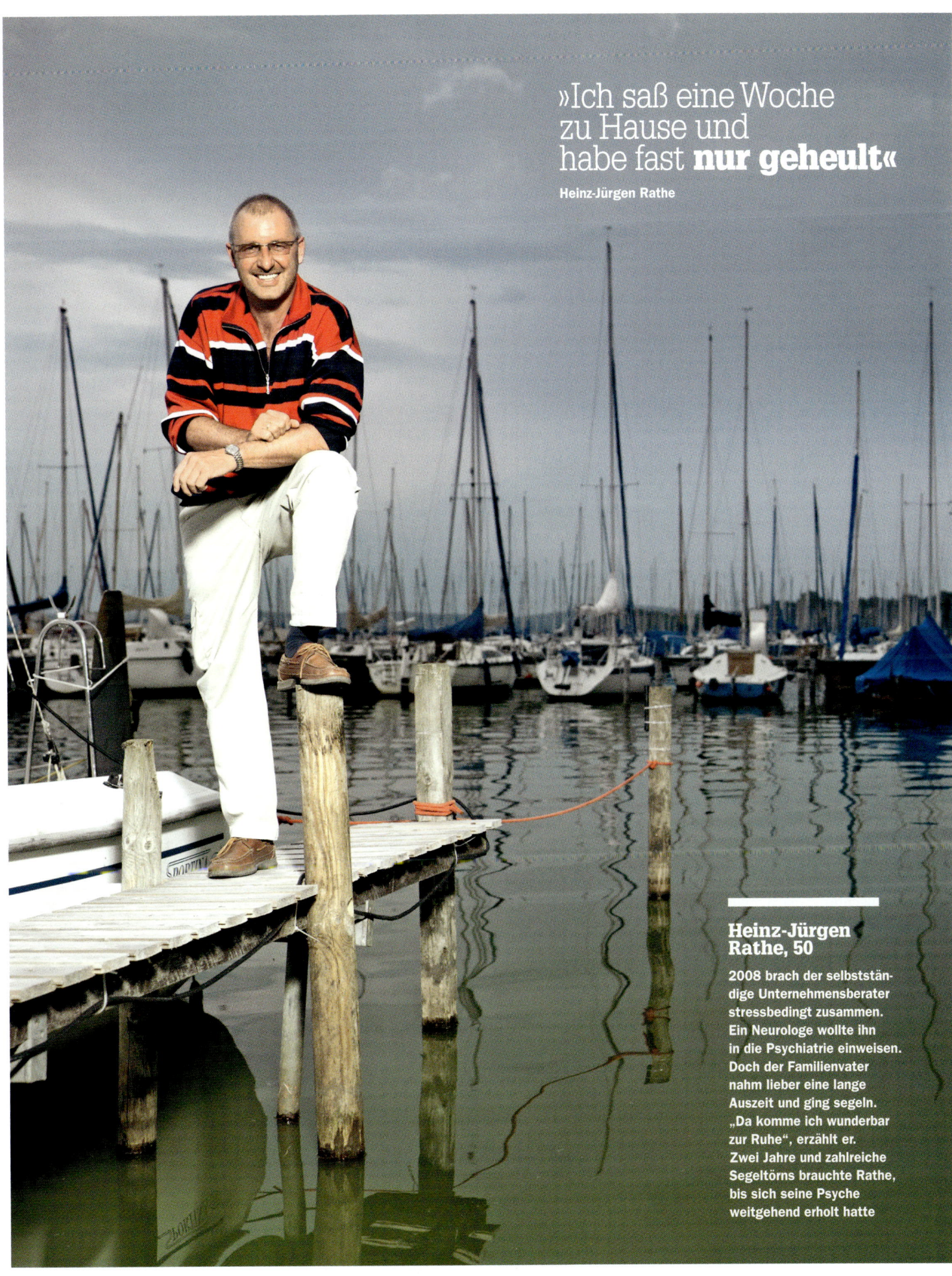

»Ich saß eine Woche
zu Hause und
habe fast **nur geheult**«

Heinz-Jürgen Rathe

**Heinz-Jürgen
Rathe, 50**

2008 brach der selbstständige Unternehmensberater stressbedingt zusammen. Ein Neurologe wollte ihn in die Psychiatrie einweisen. Doch der Familienvater nahm lieber eine lange Auszeit und ging segeln. „Da komme ich wunderbar zur Ruhe", erzählt er. Zwei Jahre und zahlreiche Segeltörns brauchte Rathe, bis sich seine Psyche weitgehend erholt hatte

für Burn-out und Depression identifiziert. Neue Wirkstoffe sollen in Zukunft genau zu dem molekularen Stressrisikoprofil von Betroffenen passen (siehe Seite 18).

Einen Grund für die vielen vom Burn-out geplagten sehen Experten in den großen Veränderungen auf dem Arbeitsmarkt. Psychotherapeut Michael Linden ist davon überzeugt, dass die Menge an Arbeitsstunden die Menschen nicht unbedingt in die Knie zwinge. „Viele können zehn Stunden arbeiten, aber mit der permanenten Kontrolle kommen sie nicht zurecht." Als Beispiel dafür verwendet er gern den Fall eines Fernfahrers, der seinen Beruf gewählt hat, „weil er ein lonely rider ist". Früher packte er seine Ware auf den Truck und fuhr damit nach Italien. „Ob er die eine oder die andere Route genommen hat, ob er auf dem Weg dahin eine Stunde bei der Sennerin in den Alpen vorbeigeschaut hat, das war egal. Er war sein eigener Herr." Heute sieht der Job ganz anders aus. Heute beobachtet der Chef, wann der Mann Pause macht, welche Strecke er nimmt, wann er anhält und wie lange. „Dauernd muss er sich rechtfertigen. Das macht ihn fertig", argumentiert Linden.

Über die zunehmende Kontrolle am Arbeitsplatz berichtet auch die Mitarbeiterin einer Düsseldorfer Werbeagentur: „Eines Tages installierte der Geschäftsführer eine Software, die es ihm erlaubte, mit Hilfe seines iPads auf die Computerbildschirme der Mitarbeiter zuzugreifen, wann immer er wollte." Sie sagt: „Die Angestellten werteten dies als Misstrauensvotum." Die Stimmung verschlechterte sich enorm. Glaubt man den Fachleuten, ist die Stimmung in deutschen Büros so schlecht wie selten zuvor. Das bestätigt eine Studie des Instituts für Arbeit und Qualifikation an der Universität Duisburg-Essen. So hat die Zufriedenheit in den vergangenen 30 Jahren kontinuierlich abgenommen. Mitte der 80er-Jahre beobachteten die Wissenschaftler noch Zufriedenheitswerte, die heute nur einzelne skandinavische Länder erreichen.

Warum führen Kontrolle und Unzufriedenheit am Arbeitsplatz zum Massen-Burn-out? „Objektiv gesehen, haben wir nicht mehr Stress als früher", sagt Psychiater Florian Holsboer. „Nie ging es den Deutschen besser als jetzt, auch im internationalen Vergleich." Allerdings hinge Stress maßgeblich mit den eigenen Werten und Ansprüchen zusammen. „Wenn ich hohe Bedürfnisse habe und die nicht erfüllen kann, entsteht natürlich auch Unzufriedenheit, mitunter Stress." Neid, Verweigerung von Anerkennung und zunehmende Freiheitsbeschränkung seien gerade für Leistungsträger Stressfaktoren.

Zudem spielen der Bildungsgrad und das Einkommen eine Rolle, wie eine Studie der Charité in Berlin gemeinsam mit der Uni Leipzig ergab. Stressfrei leben demnach die Menschen, die über gar kein eigenes Einkommen verfügen, denn sie erleben auch keinerlei Reibereien im Job. Die höchsten Stresswerte weisen Personen ohne Schulabschluss auf, Menschen mit Hochschulabschluss die niedrigsten.

Heinz-Jürgen Rathe gehört zu den Leistungsträgern, die unter der Last der Anforderungen litten. Mit 31 Jahren gründete der Hannoveraner eine Unternehmensberatung. Die nächsten Jahre waren davon bestimmt, sich etwas aufzubauen. „Mein Haus, mein Auto, mein Boot", das sei insgeheim sein Lebensmotto gewesen. Ende 2007 kam die Rechnung. Nach einem Kundentermin brach der 50-Jährige zusammen. Er zog die Konsequenz, machte vier Wochen Urlaub – und dachte, danach würde das Leben weitergehen wie zuvor.

Ein Vierteljahr später war sein Körper endgültig ausgebrannt. „Ich konnte mich vor Schmerzen nicht mehr bewegen", erzählt Rathe. Er ging zum Orthopäden, zum Allgemeinarzt, zum Kardiologen. Schließlich landete er beim Psychologen. Doch dessen Hilfe wollte er nicht annehmen – und ging erst einmal segeln. Zwei Jahre brauchte Rathe, um sich aus der Burn-out-Falle herauszuarbeiten. Zurzeit ist er nur teilweise arbeitsfähig, und er weiß, dass nur ein anderer Lebensrhythmus ihn vor einem erneuten Aus retten kann.

Der Stressforscher Dirk Hellhammer von der Uni Trier kann erklären, was der Dauerdruck im Job in unserem Körper bewirkt. „Es gibt zwei Systeme im Gehirn: das Erregungssystem und das Erholungssystem", erläutert der Psychologe. Verschiedene Hormone spielen hier zusammen, so etwa Noradrenalin. Es versetzt den Körper in Erregung und Aktionsbereitschaft, um Spitzenleistungen abzurufen. Das ausgleichende Hormon Serotonin spielt – stark vereinfacht ausgedrückt – bei der Erholung eine entscheidende Rolle. „Bei chronischem Stress, etwa bei einer dauerhaften Unzufriedenheit, gerät die Balance der Hormone im Körper außer Kontrolle", weiß Hellhammer. Statt sich zu erholen, stellt der Körper bei Daueralarm – ständige Kontrolle bedeutet für viele eine Anspannung – zu viel Stresshormon Cortisol her, die ge-

»Viele können zehn Stunden arbeiten, aber mit der **permanenten Kontrolle** kommen sie nicht zurecht«

Michael Linden

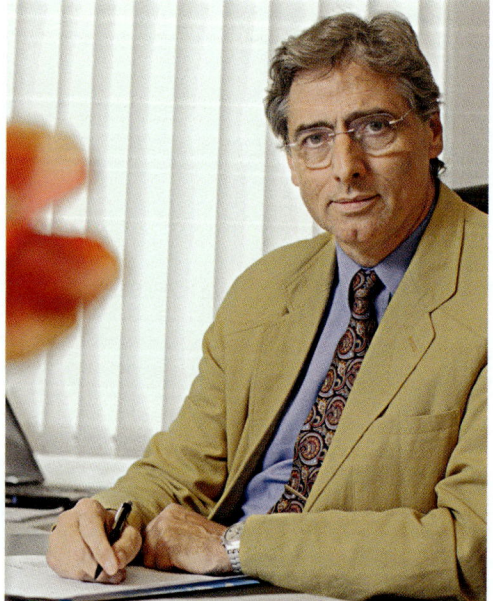

Erforscht Arbeitsplatzängste:
Michael Linden von der Seehof Klinik in Teltow bei Berlin

Fotos: Dietmar Gust/FOCUS-Magazin, getty images

samte Stresskaskade lähmt den Menschen (siehe Seite 9).

Hellhammer gehört zu den Forschern, die vor Jahren den Trierer Stresstest entwickelt haben. Der Test gilt heute international als das gängige Verfahren, mit dem sich Angst und Stress erfassen lassen. Zurzeit arbeitet der Mediziner daran, einen Stresstest für die Hausarztpraxis zu entwickeln. „Wir brauchen eine gute Stressdiagnostik für die breite Bevölkerung", erklärt der Arzt. Spezialisierte Zentren in Großstädten seien nicht ausreichend, um die Masse der Burn-out-Gefährdeten vor dem Seeleninfarkt zu bewahren. In einer Studie mit 106 Patienten bewies das Team um Hellhammer, dass das neuartige Konzept wirksam ist. Der Hausarzt ermittelt anhand eines Fragebogens in fünf Minuten die Stressfaktoren im Leben des Patienten. Ebenfalls soll der Betroffene 16 Speichelproben an verschiedenen Tagen bei sich nehmen, aus denen ein Labor dann seine individuellen Stresshormonwerte ermittelt. Als weiteren Parameter erheben die Hausärzte die sogenannte Herzfrequenzvariabilität, einen frühen Indikator für Überlastung am Herzen.

Wer bereits schwer vom Burn-out betroffen ist, erhält in Trier übergangsweise psychotherapeutische Hilfe. Denn ein Problem vieler Burn-out-Patienten besteht darin, dass die Praxen der Spezialisten überlaufen sind. Manche müssen in Tageskliniken oder beim Spezialisten Wartezeiten bis zu mehreren Monaten in Kauf nehmen.

„Eine Studie hat ergeben, dass 70 bis 90 Prozent aller Stressgeplagten zunächst ihren Hausarzt konsultieren", weiß Hellhammer. Die Betroffenen kommen mit Kopf- oder Rückenschmerzen, Infektionen, Bluthochdruck, Müdigkeit, Schlafproblemen, Unwohlsein und der Angst, dass ihnen alles über den Kopf wächst. „Die Art der Erkrankung ist im Prinzip austauschbar, die Ursache liegt in der allgemeinen Überlastung." Hausärzte erkennen nach Angaben einer aktuellen Studie bislang allerdings nur bei 50 Prozent aller Patienten die Stresssymptome.

Der Therapeut Michael Linden beschäftigt sich seit Jahren mit Überlastung am Arbeitsplatz, Arbeitsplatzängsten und Berufsunfähigkeit. „Das Wort Stress kommt bei mir nicht vor", ist die überraschende Erkenntnis von Linden. Der dramatische Wandel in der Jobwelt sei vielmehr ein Grund, warum zahlreiche Menschen, die früher ▶

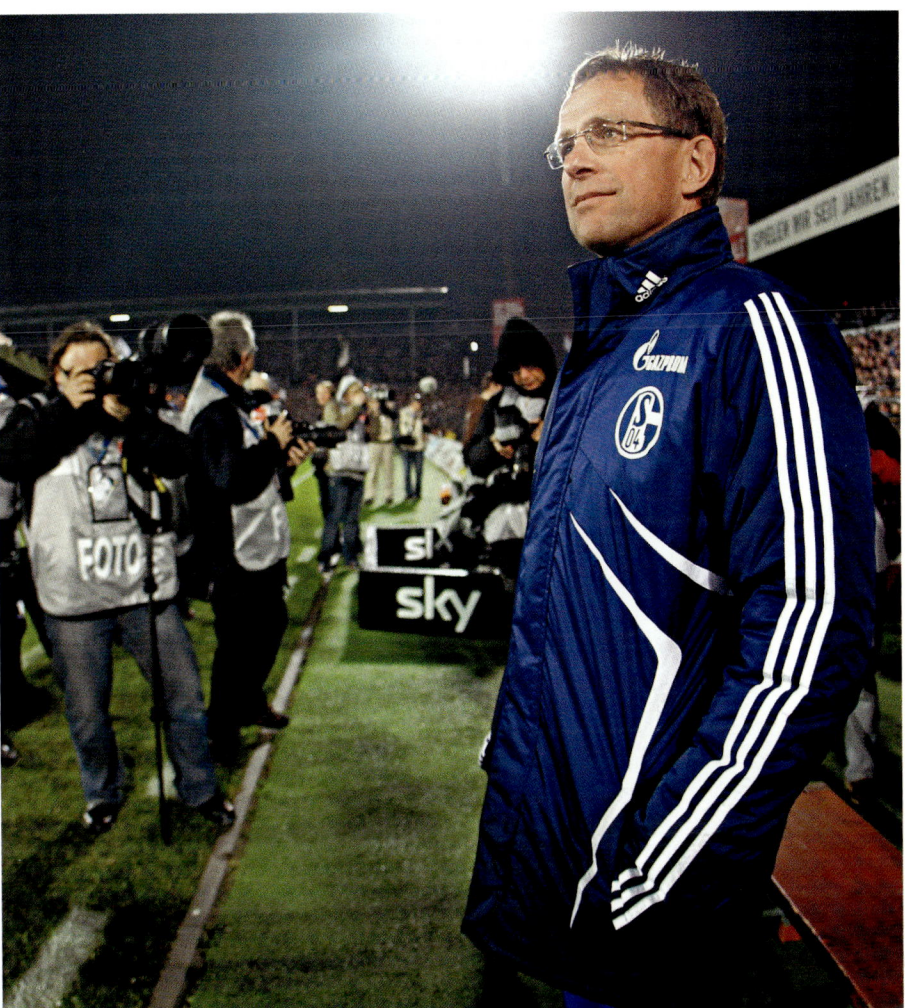

Ralf Rangnick, 53

Der Bundesligatrainer war der Architekt des märchenhaften Aufstiegs der TSG Hoffenheim und ist seit März dieses Jahres bei Schalke 04 unter Vertrag. Er gilt als fußballbesessen, und diese Besessenheit war wohl sein Verhängnis. Ende September trat er zurück, der Mannschaftsarzt bescheinigte ihm ein Erschöpfungssyndrom

Fieberkurve der **Arbeitsunfähigkeit**

Die Zahl der Menschen, die wegen seelischer Erkrankungen frühzeitig in Rente gehen müssen, steigt stetig. Hauptgründe sind Burn-out, Angsterkrankungen und Depressionen

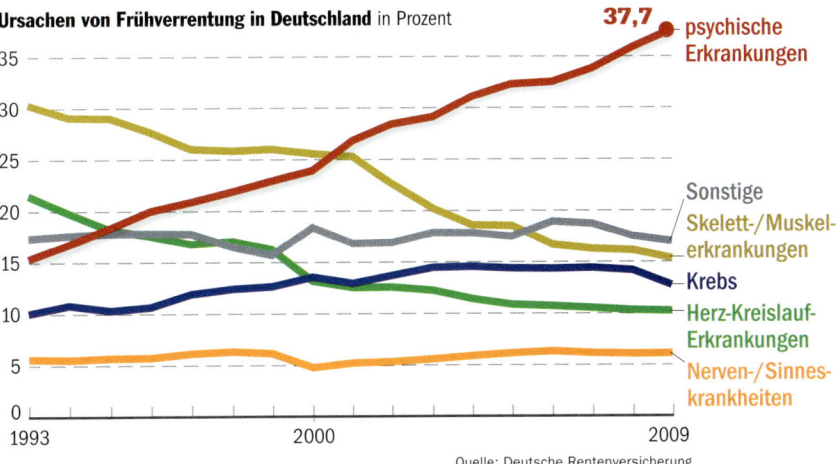

Ursachen von Frühverrentung in Deutschland in Prozent

37,7 psychische Erkrankungen
Sonstige
Skelett-/Muskelerkrankungen
Krebs
Herz-Kreislauf-Erkrankungen
Nerven-/Sinneskrankheiten

1993   2000   2009

Quelle: Deutsche Rentenversicherung

Spielende Kinder als Vorbild

**Forscher haben ein Achtsamkeitstraining entwickelt, mit dessen Hilfe
wir unseren Stress im Alltag kontrollieren können.**

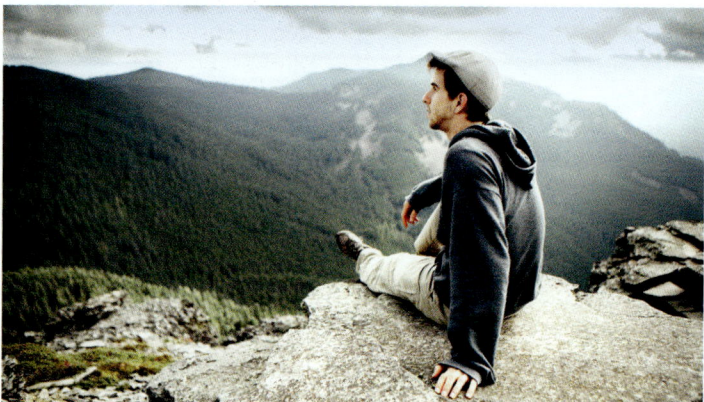

Konzentration auf jeden Schritt Erholung beim Bergwandern

Ursprünge

Der US-Molekularbiologe Jon Kabat-Zinn von der University of Massachusetts hat die achtsamkeitsbasierte Stressreduktion (englisch: mindfulness-based stress reduction, MBSR) entwickelt. 1979 gründete er die Stress Reduction Clinic. Die Achtsamkeitsübungen basieren auf Elementen der Meditation, des Yoga und Gedanken aus dem Buddhismus.

Negative Gedanken stoppen

Bei der Achtsamkeitspraxis gehört es dazu, nicht zu werten. Wir fällen ständig Urteile über unsere Umwelt, ohne uns dessen bewusst zu sein. Wenn wir in negativen Gedankenspiralen verhaftet sind, verstärkt dies den Stress. Statt uns aufzuregen, dass eine Ampel vor uns auf Rot umschaltet oder Kollegen uns nicht so behandeln, wie wir es wünschen, sollen die Gedanken neutral bleiben.

Tempo drosseln

Achtsamkeit braucht Geduld. Das klassische Beispiel ist das Kind, das möchte, dass der Schmetterling schneller aus der Puppe kommt, und sie öffnet. Wir müssen lernen, dass die Dinge sich in ihrem eigenen Tempo entfalten.

Mono-Tasking

Manche werden schon unruhig, wenn ihr Handy zwei Stunden abgeschaltet sein muss. Ständig sind wir mit unseren Gedanken bei vielen Dingen gleichzeitig. Achtsamkeit bedeutet, sich einer Sache konzentriert zu widmen. Also nicht telefonieren und gleichzeitig die Mails checken. Beobachten Sie Kinder, wenn sie selbstversunken spielen.

Stressoren identifizieren

Psychischer Druck ist individuell. Einige Menschen regt es auf, mit der U-Bahn in die Stadt zu fahren, andere werden durch ihre Arbeit oder durch Mitmenschen gestresst. Fragen Sie sich: Tut mir das gut? Tut mir der Anruf, der Besuch gut? Oder kostet es mich Energie? Überlegen Sie, welche Stressoren Sie eliminieren können.

Körper wahrnehmen

Wenn wir geistig angespannt sind, können sich unsere Muskeln verspannen und Schmerzen entstehen. Achtsamkeit bedeutet, respektvoll mit dem Körper umzugehen.

arbeitsfähig waren, heute arbeitsunfähig werden, zum Beispiel in einer Bank.

„Dort hat es früher den Typus des Buchhalters gegeben, der mit Ärmelschonern am Schreibtisch saß" und Zahlenkolonnen addierte", erklärt Linden. Dies machte er sehr effizient, sehr genau und sehr erfolgreich. Daneben gab es den extrovertierten Bankberatertypus, der Sparverträge, Kredite und Lebensversicherungen verkaufte. Bürokratie und genaues Nachrechnen auf die Stelle hinter dem Komma waren nicht seine Spezialität.

„Dann wurde umstrukturiert, und plötzlich mussten alle alles machen", beschreibt Linden das Szenario. Von nun an empfanden die Mitarbeiter die Situation als belastend. Der Buchhalter hatte Sonntagabend schon Herzklopfen, da er sich nun als Verkäufer profilieren musste. Der marketingversierte Verkäufertyp reagierte auf die Neupositionierung mit Wutattacken, da er sich plötzlich neben dem großen Ganzen mit Bürokratie und Rechenaufgaben beschäftigen musste, die vorher der Ärmelschoner erledigte. Dabei schlichen sich kleine Fehler ein. Diese hielt sein Chef ihm prompt vor. „Beide waren vorher erfolgreich und geraten durch nicht typengerechte Umstrukturierung ins Abseits", sagt Linden.

„Viele Firmen sitzen dem Irrglauben auf, es gäbe den Allwettermitarbeiter", so der Professor. Ähnliches berichten seine Klinikpatienten aus allen Bereichen des Arbeitsmarkts. Hochspezialisierte Experten arbeiten ohne Sekretärin und verzweifeln an der Masse ihrer Mails. Krankenschwestern, die sich eigentlich liebevoll um Patienten kümmern möchten, ersticken im Dokumentationswahnsinn. „Viele haben ständig den Eindruck, ihre Hausaufgaben nicht gemacht zu haben." Dabei brauche der Mensch das gute Gefühl, etwas erledigt zu haben, um zu entspannen. Für ihn hat dieser krank machende Trend eine politische Dimension. „Die ganze Arbeitsgesellschaft versucht verzweifelt, sich mit diesem System zu arrangieren." Doch immer mehr Menschen gelingt das nicht.

Der Hannoveraner Coach Michael Bohne bringt es auf den Punkt. „Ich habe keine Lust mehr auf Anti-Stress-Training mit Managern in Konzernen", sagt er. Denn es sei überholt, wenn Einzelne versuchten, sich an den Druck anzupassen. Die vielen Fälle von Burn-out seien für ihn auch ein „bildungsbürgerlicher Kol-

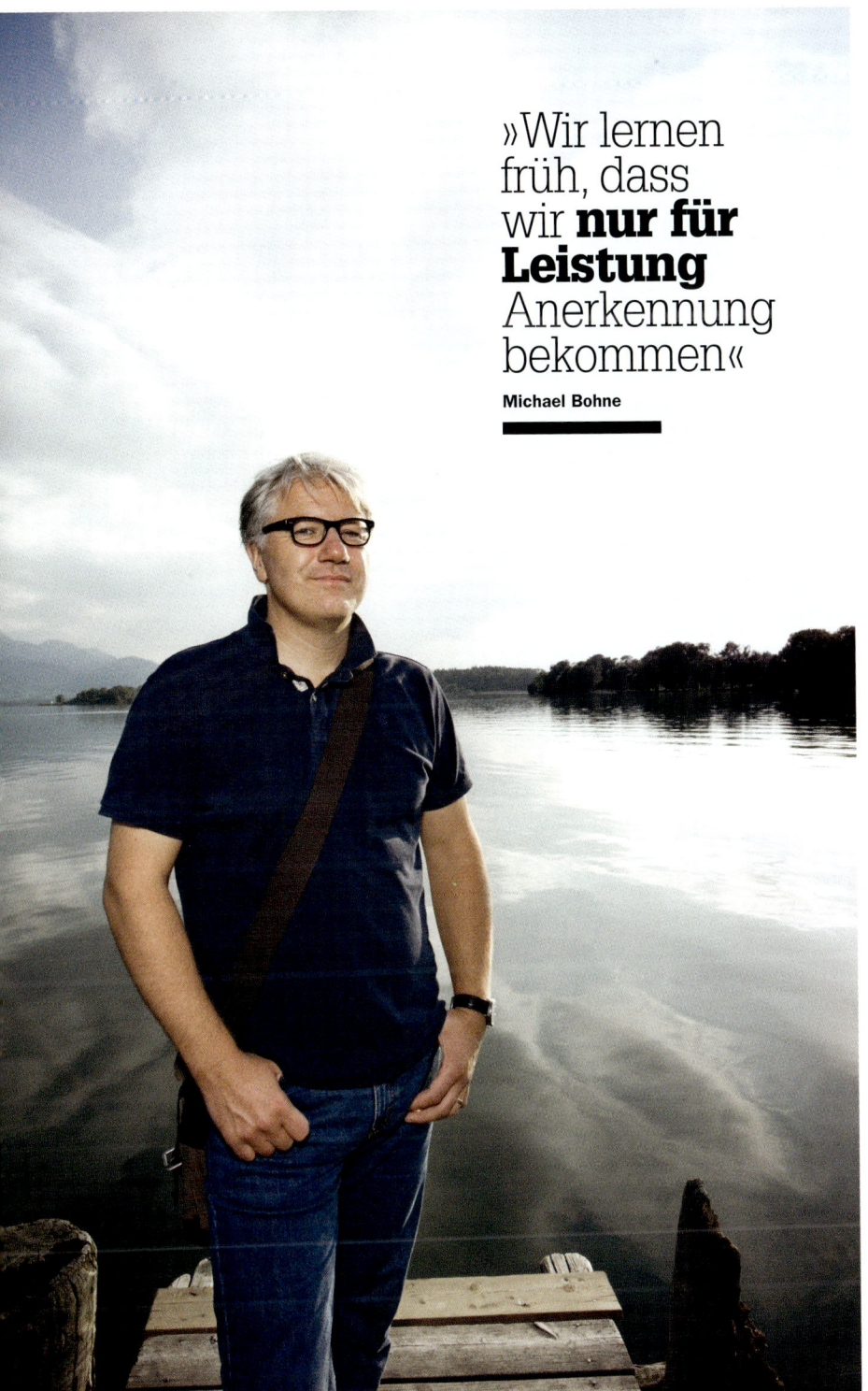

»Wir lernen früh, dass wir **nur für Leistung** Anerkennung bekommen«

Michael Bohne

Der Coach Michael Bohne steht am Ufer des Chiemsees, wo er in einem Anti-Stress-Workshop Therapeuten schult

lateralschaden". Denn: „Wir lernen früh, dass wir nur für Leistung Anerkennung ernten." Ein gutes Selbstwertgefühl sei jedoch eine Voraussetzung dafür, eine Resistenz gegen Stress zu entwickeln. „Das Selbstwertgefühl ist das Immunsystem des Bewusstseins", sagt Bohne. Dies beweist auch die Studie des Epidemiologen Donald Redelmeier aus To-

ronto. Er verglich die Lebenserwartung von Oscar-Preisträgern mit denen von anderen Schauspielern. Seine Hypothese, dass erfolgreiche Filmstars länger leben, wenn sie große Anerkennung genießen, bestätigte sich: Oscar-Preisträger leben im Durchschnitt vier Jahre länger. Nicht nur Auszeichnungen stärken unseren Selbstwert, sondern auch der Kontakt zu

anderen Menschen. Von unseren Freunden bekommen wir gefühlt jeden Tag einen Oscar, denn für sie sind wir permanent die Nummer eins: bester Gastgeber, Zuhörer, Koch, Tröster oder einfach nur Kumpel.

Deswegen setzen Mediziner auf die Stärkung der sozialen Bindungen bei Burn-out-Opfern. Etwa Manfred und Elke Nelting, die das zerrüttete Selbst ihrer Patienten mit Begegnungsmedizin wieder aufbauen. In ihrer „Gezeiten Haus Klinik" in Bonn, die mit Mitteln der chinesischen Heilkunde arbeitet, lernen die Patienten, was sie wirklich glücklich macht. „Wenn die Betroffenen hierherkommen, fühlen sie sich als Versager." Viele seien überschuldet, fühlten sich leer, da sie den Alltag in der Firma und zu Hause nicht mehr bewältigen. „Wir sagen ihnen, dass der Kern nicht verbrannt ist, sondern nur die Maske", erläutert Nelting. Der Wunsch, immer höher, schneller, weiter zu kommen, drängt viele dazu, komplett in der Arbeit aufzugehen. „Dort erleben sie aber auch Erniedrigung und Verachtung."

Die sozialen Bindungen verkümmern, außer Geschichten aus dem Unternehmen gibt es nichts mehr zu erzählen. „Glücksgefühle entstehen allerdings durch die Einbindung in einen Freundeskreis, die Tätigkeit in einem Ehrenamt, gemeinschaftliche Projekte und dadurch, dass man Aussicht auf etwas hat." In der „Gezeiten Haus Klinik" spielen die Patienten in der Körpertherapie etwa Thai-Chi-Ball, ein Spiel aus China, das an Tennis erinnert. Die sanften Bewegungen helfen, die Seele wieder in Balance zu bringen.

„Nicht alle können wie ich einfach den Job wechseln, um entspannt zu leben", resümiert Eva Lohmann. „Ich habe eine Cinderella-Geschichte erlebt." Das Gefühl, nun im richtigen Job zu sein, endlich ihren Platz im Leben gefunden zu haben, hat sie verändert. Arbeiten erfüllt sie nun mit Glücksgefühlen. Sie hat Hunderte von Mails von Betroffenen bekommen, die sich bei ihr bedanken.

Warum ihr Buch über Burn-out so erfolgreich sei? „Ich habe den Menschen ins Herz geschaut und aufgeschrieben, wie es nach einem Burn-out wieder bergauf gehen kann." ∎

ULRIKE BARTHOLOMÄUS
MITARBEIT: ROBERT THIELICKE ▷

»Stresshormone blockieren«

Der Neurowissenschaftler **Florian Holsboer** erklärt, wie neue Medikamente bei chronischem Stress, Burn-out und Depressionen helfen können

Ist Stress nur eine Plage der Natur, oder hat er auch einen Sinn?

Biologisch gesprochen ist Stress eine Schutzreaktion des Körpers, die ihm hilft, eine Gefahr zu bewältigen und sich anzupassen. Dringt eine Information über unsere Sinnesorgane ins Gehirn, etwa ein furchtbarer Schrei oder ein Angreifer, der auf uns zurennt, reagieren wir blitzschnell auf die Bedrohung. Das Ganze passiert unbewusst über unser zentrales Nervensystem.

Was passiert im Körper, wenn wir gestresst sind?

Der Körper mobilisiert alle Ressourcen, um sich der Bedrohung zu stellen. Wir müssen wach sein, vorsichtig und keine Ablenkung zulassen. Das bedeutet, dass der Körper Bedürfnisse wie Schlaf, Appetit oder Lust auf Sex unterdrückt. Im Laufe der Evolution wurde es sinnvoll, dass unser Körper bei akutem Stress sofort dieses Notprogramm starten kann. Die biochemische Leistung des Körpers ist dabei genial: Wir schütten vermehrt das Stresshormon Cortisol aus und produzieren mehr Zucker, die Nervennahrung schlechthin. Adrenalin geht in die Höhe, Blutdruck und Puls steigen an, wir sind hellwach.

Welche neuen Erkenntnisse hat die Forschung hervorgebracht?

Unser Gehirn stimuliert nicht einfach nur die Cortisolproduktion in den Nebennieren, sondern viele Signalketten wirken, ausgehend vom Gehirn, hinein in den Körper. Besonders wichtig sind Eiweißmoleküle, die an zentralen Schaltstellen des Gehirns die Stressreaktion auslösen. Am Max-Planck-Institut für Psychiatrie haben wir diese Vorgänge aufgeklärt und herausgefunden, wie die Stresshormone des Gehirns, die wir CRH und Vasopressin nennen, nicht nur den Cortisolspiegel im Körper erhöhen, sondern auch eine Vielzahl solcher Verhaltensanpassungen steuern, die für die Stressbewältigung nötig sind.

Warum verändern wir unser Verhalten und fühlen uns anders, wenn wir Stress haben?

Vasopressin und CRH lösen Signale aus, durch die Angst entsteht. Nach erfolgter Bewältigung der gefährlichen Situation normalisieren sich die Stresshormonwerte wieder, wir können wieder schlafen, die Angst verschwindet, das zentrale Nervensystem beruhigt sich.

Bei chronischem Stress beruhigt sich das Nervensystem nicht. Warum ist das schädlich?

Wenn wir eine solche Stresssituation nicht meistern können oder es auf Grund einer erblichen Veranlagung Hemmnisse gibt, die Stressreaktion wieder zu normalisieren, dann führt das zur Krankheit. Das Immunsystem wird geschwächt, die Knochen werden dünner, und der Stoffwechsel verändert sich,

> **»Wer ausgebrannt ist, hat ja vorher schon einmal für etwas gebrannt«**
>
> **Florian Holsboer**

Diabetes kann entstehen. Wir empfinden dauerhafte Angespanntheit, chronische Angst, Freudlosigkeit und leiden unter Schlafstörungen. Man gleitet dann nach und nach in eine depressive Verstimmung. Wenn ich in dieser Situation den Stress nicht kontrollieren kann, wenn ich mich hilflos fühle und dann noch die entsprechende Veranlagung habe, entsteht aus dem chronischen Stress heraus eine Depression.

Sind Stress und Burn-out mit Depressionen gleichzusetzen?

Burn-out kann eine Vorstufe der Depression sein. Warum das so populär ist, leuchtet ein: Wer ausgebrannt ist, hat ja vorher schon einmal für etwas gebrannt. Das ist immerhin schon ganz gut. Und außerdem: Die anderen sind schuld, weil sie einem den Respekt und die Anerkennung für die eigene Leistung verweigern. Es wird ein Begriff verwendet, bei dem man selbst zum Opfer der Situation geworden ist. Wenn man eine Depression hat oder meint, ein Burn-out-Patient zu sein, soll man nicht nach Schuldigen suchen, sondern zum Arzt gehen.

Verändert sich die Persönlichkeit von Menschen, die dauerhaft Stress haben?

Anatomisch verändert chronischer Stress die Feinstruktur der Nervenzellen und die Art und Weise, wie diese miteinander kommunizieren. Diese Veränderungen kann man rückgängig machen. Menschen dagegen, die ein körperliches oder psychisches Trauma erlebt haben, weisen bleibende Veränderungen auf der Erbsubstanz auf. Die Art und Weise, in der Gene aktiviert werden, ist nach dem Trauma eine an-

Foto: Dieter Mayr / FOCUS-Magazin

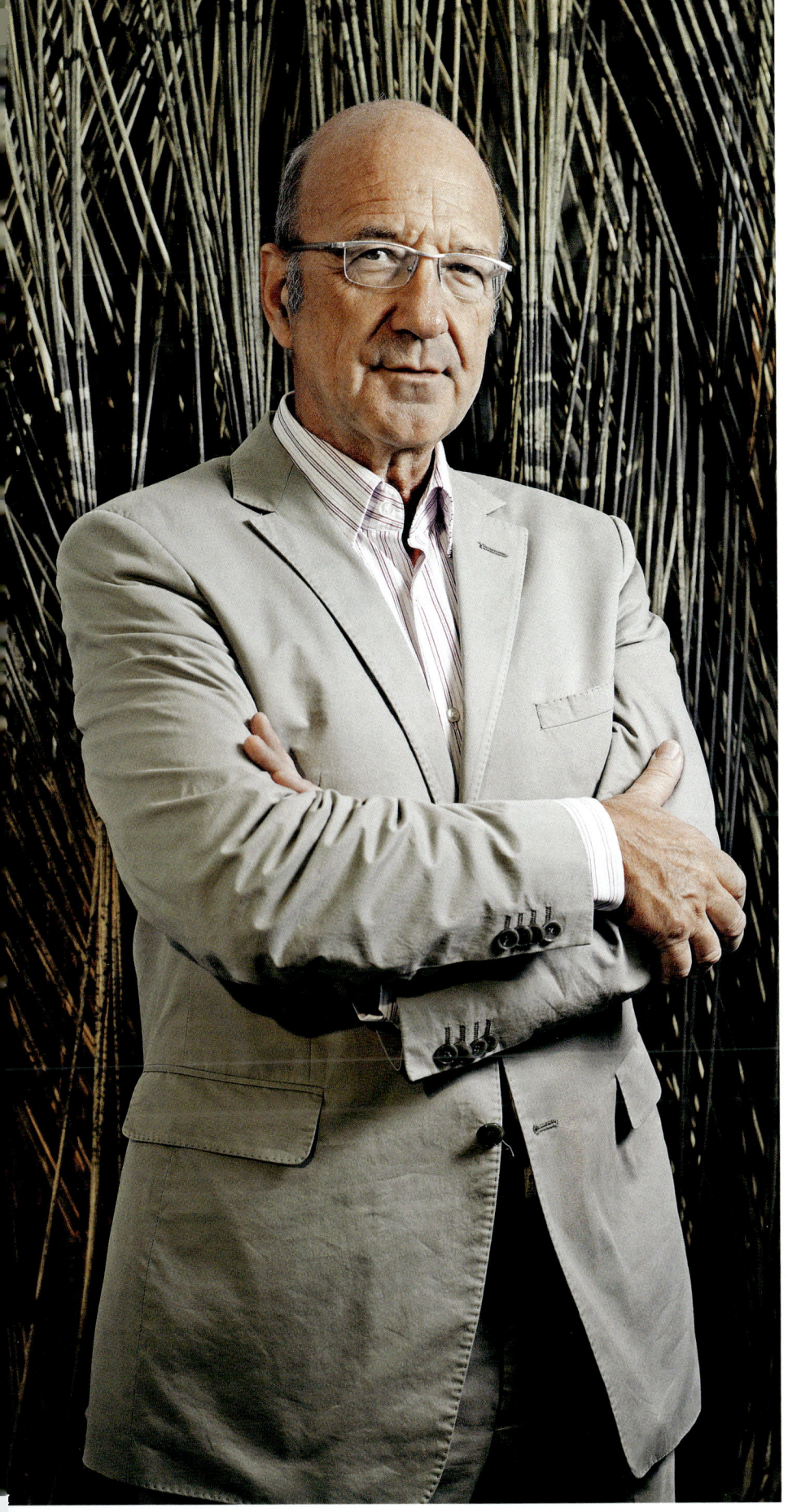

▮ **Neurowissenschaftler,**
Psychiater und Direktor
des Max-Planck-Instituts für
Psychiatrie in München.

▮ **Gründer** der HolsboerMasch-
meyer-NeuroChemie GmbH,
einer Start-up-Firma, die
neuartige Medikamente gegen
Depressionen entwickelt.

dere. Es ist wie ein Verkehrsfluss, den ich dauerhaft verändere, indem ich eine Straße sperre und den Verkehr über andere Wege laufen lasse.

Das heißt, emotionale Gewalt ist gleich- zusetzen mit körperlicher Gewalt?

Das ist richtig. Psychische Traumata sind wie Schläge auf die Gene. Das Gen für das Stresshormon Vasopressin etwa kann nach einem frühkindlichen Trauma leichter aktiviert werden. Das heißt, im späteren Leben kann ein klei- ner Auslöser eine folgenschwere Stress- reaktion im Körper bewirken.

Kann man heute schon die Erkenntnisse aus der Stressforschung therapeutisch nutzen?

Wir haben völlig neuartige Medika- mente, die gezielt das Stresshormon des Gehirns, CRH, blockieren, getestet. Vie- len depressiven Patienten ging es unter der Medikation besser. Das Problem ist allerdings, dass nicht bei allen Patien- ten eine Störung des CRH-Haushalts vorliegt – und nur bei denjenigen kann das Medikament wirken. Nun müssen wir die Patienten finden, die zu viel CRH produzieren. Dafür entwickeln wir Labortests. Es ist ein langer Weg.

Der Unterschied wird in Zukunft sein, dass wir nicht mehr mit der Schrotflinte zielen, sondern bestimmte molekulare Schaltstellen im Gehirn ansteuern kön- nen, um Störungen in den Nervenzellen gezielt zu unterdrücken. Wir wissen, es ist die Mischung von Stresshormonen im Gehirn, die entweder zu gutem Stress führt, der uns fit für das Bewältigen ei- ner Gefahr macht, oder zu schlechtem Stress, der uns krank macht. ∎

INTERVIEW: ULRIKE BARTHOLOMÄUS ▷

DEPRESSIONEN UND BIPOLARE STÖRUNGEN

Experten für Depressionen und bipolare Störungen

Arzt/Klinik	Ort/Tel.-Nr.	Fachrichtung	von Kollegen empfohlen	von Patienten empfohlen	Publikationen	Studien	Wartezeit	therapeut. Leistungen	medikamentöse Therapie	Service für Angehörige	ausgewählte Spezialisierung
Prof. Dr. Frank Schneider Uniklinikum www.psychiatrie.ukaachen.de	Aachen 0241/8089633	P, PS	●●	◆	■■	▲	☺	V, KV, IP, T	✔	B, S	Depression; Demenz; Psychosen
Dr. Christa Roth-Sackenheim Neuropsychiatrisch-psycho-therapeutische Praxis	Andernach 02632/96400	P, N, PM	●	◆◆			☺☺	V, KV, AL, T	✔	B	Depressionsbehandlung bei Frauen
Prof. Dr. Max Schmauss Bezirkskrankenhaus www.bkh-augsburg.de	Augsburg 0821/48031001	P, N	●●●	◆	■		k.A.	V, KV, T	✔	S	Depressionen
Priv.-Doz. Dr. Niels Bergemann Schön Klinik www.schoen-kliniken.de/bar	Bad Arolsen 05691/62383333	P, PS	●●	◆	■	▲▲	☺☺	V, KV	✔		affektive Erkrankungen in Schwangerschaft u. Stillzeit; Burn-out
Hans-Jochen Weidhaas Praxis für Psychotherapie	Bad Dürkheim 06322/8172	PS	●	◆◆			☺☺	V, KV			somatoforme Störungen; Zwangsstörungen
Priv.-Doz. Dr. Michael Franz Vitos Klinikum Kurhessen www.vitos-kurhessen.de	Bad Emstal 05624/6010211	P	●●●	◆	■		k.A.	V, KV, IP, AL, T	✔	B	Demenz; Sucht- und Alterserkrankungen; Borderline-Erkrankungen
Prof. Dr. Heinz Rüddel St. Franziska-Stift www.franziska-stift.de	Bad Kreuznach 0671/8820201	k.A.	●	◆	■	k.A.	k.A.	k.A.	k.A.	k.A.	Arzt wurde angeschrieben, beteiligte sich aber nicht an der FOCUS-Befragung.
Prof. Dr. Göran Hajak Klinik für Psychiatrie www.sozialstiftung-bamberg.de	Bamberg 0951/50321001	N	●●	◆	■■	▲	☺	V, KV, IP, T	✔	B, S	Affekt-, Emotions- und Schlafstörungen; traumat. Erkrankungen; somatoforme Störungen
Prof. Dr. Manfred Wolfersdorf Bezirkskrankenhaus www.bezirkskliniken-oberfranken.de	Bayreuth 0921/2833001	P, PM	●●●	◆			☺	V, KV, IP, T	✔	S	psychotherapeutische und psychopharmakologische Therapie bei Depression und Sucht
Priv.-Doz. Dr. Mazda Adli Uniklinikum Charité, CCM www.psy-ccm.charite.de	Berlin 030/450517002	P	●	◆◆	■	▲	☺	V, KV, IP, T	✔	S	therapieresistente Depression; bipolare Störungen; Stressfolgeerkrankungen
Prof. Dr. Peter Bräunig Vivantes Humboldt-Klinikum www.depressionszentrum-berlin.de	Berlin 030/130122100	P	●●	◆			☺	V, KV, IP	✔	B, S	bipolare Störungen; Depressionen in Begleitung körperlicher Erkrankungen
Priv.-Doz. Dr. Tom Bschor Schlosspark-Klinik www.schlosspark-klinik.de	Berlin 030/32641352-3	P	●●●	◆			☺	V, KV, IP, T	✔	S	therapieresistente Depression; Lithiumtherapie; Komorbidität Depression und Sucht
Prof. Dr. Markus Gastpar Fliednerklinik Berlin www.fliednerklinikberlin.de	Berlin 030/2045970	P	●●	◆◆	■		k.A.	V, T	✔		Depression; Sucht
Prof. Dr. Isabella Heuser Uniklinikum Charité, CBF www.psychiatrie.charite.de	Berlin 030/84458701	P, PS	●	◆	■■	▲	k.A.	V, KV, IP	✔	S	stressbezogene Störungen; affektive und kognitive Erkrankungen im höheren Lebensalter
Prof. Dr. Stephanie Krüger Vivantes Humboldt-Klinikum www.frauen-depression.de	Berlin 030/130122402	P	●	◆	■	▲▲	☺☺	V, KV, IP	✔	S	seelische Erkrankungen über den weiblichen Lebenszyklus (z. B. Schwangerschaft, Wechseljahre)
Prof. Dr. Gerhard Juckel Uniklinikum www.psychiatrie-bochum.de	Bochum 0234/5077110	P	●●●	◆	■■	▲	k.A.	V, KV, IP, AL, T	✔	B, S	Frühverläufe schizophrener und affektiver Erkrankungen; psychodynamische Therapie
Prof. Dr. Wolfgang Maier Uniklinikum www.meb.uni-bonn.de/psychiatrie	Bonn 0228/28715723	P, N, PS	●	◆	■■	▲	☺☺	V, KV, IP, AL, T	✔	B, S	Depressionen; Magnetstimulation; Magnetkrampftherapie; kreative Therapien

N = Neurologie und Psychiatrie/Nervenarzt
P = Psychiatrie und Psychotherapie
PM = Psychosomatische Medizin und Psychotherapie
PS = Psychologie/Psych. Psychotherapie

● = von Kollegen empfohlen
●● = häufig von Kollegen empfohlen
●●● = überdurchschnittlich häufig von Kollegen empfohlen
◆ = von Patienten empfohlen
◆◆ = häufig von Patienten empfohlen

■ = viel publiziert
■■ = überdurchschnittlich viel publiziert
▲ = macht Studien
▲▲ = macht viele Studien
▲▲▲ = macht überdurchschnittlich viele Studien

☺ = bis 2 Wochen
☺☺ = 3 Wochen bis 2 Monate
☺☺☺ = länger als 2 Monate

V = Verhaltenstherapie
KV = kognitive Verhaltenstherapie
IP = interpersonelle Psychotherapie
AL = analytische Therapie
T = tiefenpsychologisch fundierte Therapie

✔ = ja
k.A. = keine Angaben
B = Betreuung
S = Seminare/Schulungen

Experten für Depressionen und bipolare Störungen

Arzt/Klinik	Ort/Tel.-Nr.	Fachrichtung	von Kollegen empfohlen	von Patienten empfohlen	Publikationen	Studien	Wartezeit	therapeut. Leistungen	medikamentöse Therapie	Service für Angehörige	ausgewählte Spezialisierung
Dr. Dieter Schoepf Uniklinikum www.meb.uni-bonn.de/psychiatrie	Bonn 0228/2871 5794	P	•	◆		▲	☺☺	V, KV, IP	✔		Pharmakotherapie; Verhaltenstherapie; psychodynamische Therapie; Neuropsychotherapie
Dr. David Althaus Praxis am Gröbenbach www.verhaltenstherapie-dachau.de	Dachau 08131/733581	PS	••	◆			☺	V, KV			Behandlung von Menschen nach extremen Verlusterfahrungen; Zwangsstörungen; Angststörungen
Dr. Toni Forster Praxis	Dachau 08131/735158	PS	••	◆			☺	V, KV			Hypnotherapie; Angststörungen
Prof. Dr. Michael Bauer Uniklinikum psychiatrie.uniklinikum-dresden.de	Dresden 0351/4582760	P	•••	◆	■■	▲	☺☺		✔	S	medikamentöse Therapie von bipolaren Störungen und Depressionen
Dr. Bernhard Weber Uniklinikum www.psychiatrie.uni-frankfurt.de	Frankfurt am Main 069/6301 5347	k.A.	•	◆	■	k.A.	k.A.	k.A.	k.A.	k.A.	Arzt wurde angeschrieben, beteiligte sich aber nicht an der FOCUS-Befragung.
Prof. Dr. Mathias Berger Uniklinikum www.uniklinik-freiburg.de/psych	Freiburg 0761/2706 5050	P, N, PM	•••	◆◆	■	▲	k.A.	V, KV, IP, T	✔	B, S	schwere und chron. Depressionen; posttraum. Belastungsstörungen; chron. Schlafstörungen
Dr. Petra Dykierek Uniklinikum www.uniklinik-freiburg.de/psych	Freiburg 0761/2706 5880	PS	••	◆◆	■	▲	k.A.	V, KV			Alterspsychotherapie; neuropsychologische Diagnostik von Gedächtnisstörungen
Priv.-Doz. Dr. Elisabeth Schramm Uniklinikum www.uniklinik-freiburg.de/psych	Freiburg 0761/2706 9670	PS	•••	◆◆	■	▲▲▲	☺	V, KV, IP	✔		störungsorientierte Ansätze zur Depressionsbehandlung
Prof. Dr. Dietrich van Calker Uniklinikum www.uniklinik-freiburg.de/psych	Freiburg 0761/2706 5500	P	••	◆◆	■	▲	☺☺	V, KV, IP, T	✔	B	Depressionen, bipolare Störungen
Prof. Dr. Johannes Kruse Uniklinikum www.ukgm.de/ugm_2/deu/ugi_pso	Gießen 0641/985 45601	PM	•	◆	■	▲	☺☺	KV, AL, T	✔	B	Angststörungen bei chronischen körperl. Erkrankungen u. funktionellen körperlichen Störungen
Prof. Dr. Peter Falkai Uniklinikum www.psychiatrie-uni-goettingen.de	Göttingen 0551/396601	P	••	◆	■■	▲	☺	V, KV, IP, T	✔	B, S	therapieresistente psychotische Störungen von der schweren Depression bis zur Schizophrenie
Priv.-Doz. Dr. Jens M. Langosch Ev. Krankenhaus Bethanien www.odebrecht-stiftung.de	Greifswald 03834/543410	P	••	◆◆	■	▲	☺☺	V, KV, IP, AL, T	✔	B, S	affektive Störungen; bipolare Störungen; Gerontopsychiatrie
Prof. Dr. Andreas Marneros Uniklinikum www.medizin.uni-halle.de	Halle 0345/557 3651	k.A.	••	◆	■	k.A.	k.A.	k.A.		k.A.	Arzt wurde angeschrieben, beteiligte sich aber nicht an der FOCUS-Befragung.
Prof. Dr. Martin Härter Uniklinikum – www.uke.de/institute/medizinische-psychologie	Hamburg 040/741052863	PS	••	◆	■■		☺☺			B, S	Psychoonkologie; somatoforme Störungen; chronischer Schmerz; Tinnitus
Prof. Dr. Dieter Naber Uniklinikum www.uke.de/kliniken/psychiatrie	Hamburg 040/741053207	P	••	◆	■■	▲	☺	V, KV, T	✔	B, S	medikamentöse Therapie; Schizophrenie
Dr. Hans-Peter Unger Asklepios Klinik Harburg www.asklepios.com/harburg	Hamburg 040/1818863254	P	••	◆◆		▲	☺☺	V, KV, IP, T	✔	S	Burn-out; bipolare Störungen; integrierte Depressionsbehandlung
Prof. Dr. Sabine Herpertz Uniklinikum www.klinikum.uni-heidelberg.de/ Klinik-fuer-Allgemeine-Psychiatrie	Heidelberg 06221/562751	P, N, PM	••	◆	■	▲	☺☺	V, KV, IP, T	✔	S	Persönlichkeitsstörungen; stationäre Psychotherapie

Legende

N = Neurologie und Psychiatrie/ Nervenarzt	• = von Kollegen empfohlen	■ = viel publiziert	☺ = bis 2 Wochen	✔ = ja	
P = Psychiatrie und Psychotherapie	•• = häufig von Kollegen empfohlen	■■ = überdurchschnittlich viel publiziert	☺☺ = 3 Wochen bis 2 Monate	k.A. = keine Angaben	
PM = Psychosomatische Medizin und Psychotherapie	••• = überdurchschnittlich häufig von Kollegen empfohlen	▲ = macht Studien	☺☺☺ = länger als 2 Monate		
PS = Psychologie/Psych. Psychotherapie	◆ = von Patienten empfohlen	▲▲ = macht viele Studien	V = Verhaltenstherapie	B = Betreuung	
	◆◆ = häufig von Patienten empfohlen	▲▲▲ = macht überdurchschnittlich viele Studien	KV = kognitive Verhaltenstherapie	S = Seminare/ Schulungen	
			IP = interpersonelle Psychotherapie		
			AL = analytische Therapie		
			T = tiefenpsychologisch fundierte Therapie		

Experten für Depressionen und bipolare Störungen

Arzt/Klinik	Ort/Tel.-Nr.	Fachrichtung	von Kollegen empfohlen	von Patienten empfohlen	Publikationen	Studien	Wartezeit	therapeut. Leistungen	medikamentöse Therapie	Service für Angehörige	ausgewählte Spezialisierung
Priv.-Doz. Dr. Corinna Reck, Uniklinikum, www.klinikum.uni-heidelberg.de	Heidelberg, 06221/5634416	PS	•	♦	■	▲▲	☺☺	V, KV, IP, T			Mutter-Kind-Therapie; Schwangerschaftsdepression; postpartale Angststörung
Prof. Dr. Henning Schauenburg, Uniklinikum, www.klinikum.uni-heidelberg.de	Heidelberg, 06221/565888	k.A.	•	♦	■	k.A.	k.A.	k.A.	k.A.	k.A.	Arzt wurde angeschrieben, beteiligte sich aber nicht an der FOCUS-Befragung.
Prof. Dr. Ulrich Trenckmann, Hans-Prinzhorn-Klinik, www.hans-prinzhorn-klinik.de	Hemer, 02372/861109	P, PM	•	♦		▲	k.A.	V, KV, IP	✔		therapierefraktäre Depression; Psychotherapie
Prof. Dr. Detlef E. Dietrich, Ameos Klinikum, www.ameos.eu/1833.html	Hildesheim, 05121/103250	P	•	♦	■	▲	☺	V, KV, IP, T	✔	S	Differentialdiagnostik und Therapie affektiver Störungen (Depression und bipolare Störungen)
Prof. Dr. Thomas Pollmächer, Klinikum, www.klinikum-ingolstadt.de	Ingolstadt, 0841/8802200	P	••	♦	■	▲	☺☺	V, KV, IP	✔	S	Depression bei körperlichen Erkrankungen; komplexe Angststörungen; Schlafstörungen
Prof. Dr. Heinrich Sauer, Uniklinikum, www.psychiatrie.uk-jena.de	Jena, 03641/9390400	P, PS	••	♦	■■	▲	☺☺	V, KV, T	✔	B, S	Depressionen; Schizophrenien; Angststörungen; Demenz
Prof. Dr. Bernd Eikelmann, Städtisches Klinikum, www.klinikum-karlsruhe.de	Karlsruhe, 0721/9743710	P	••	♦			☺	V, KV, T	✔	S	Pharmakotherapie
Prof. Dr. Peter Brieger, Bezirkskrankenhaus Kempten, www.bkh-kempten.de	Kempten/Allgäu, 0831/54026212	P	••	♦♦	■		☺	V, KV	✔	B, S	bipolar affektive Störungen
Prof. Dr. Josef Aldenhoff, Zentrum für Integrative Psychiatrie, www.zip-kiel.de	Kiel, 0431/99002550	P	•••	♦	■	▲	☺	V, KV, IP	✔	B, S	Kombination von Psychotherapie und medikamentöser Behandlung; Traumatherapie
Prof. Dr. Ulrich Hegerl, Uniklinikum, www.psy.uniklinikum-leipzig.de	Leipzig, 0341/9724400	P	•••	♦	■■	▲	k.A.	KV	✔	S	depressive und manisch-depressive Erkrankungen
Prof. Dr. Fritz Hohagen, Uniklinikum, www.psychiatrie-luebeck.uk-sh.de	Lübeck, 0451/5002910	P, N, PM	••	♦♦	■		k.A.	V, KV, IP	✔	B, S	Depression; Angststörungen; Zwangsstörungen
Prof. Dr. Klaus Lieb, Uniklinikum – www.unimedizin-mainz.de/psychiatrie	Mainz, 06131/177336	k.A.	••	♦	■■	k.A.	k.A.	k.A.	k.A.	k.A.	Arzt wurde angeschrieben, beteiligte sich aber nicht an der FOCUS-Befragung.
Prof. Dr. Michael Deuschle, Zentralinstitut für Seelische Gesundheit – www.zi-mannheim.de	Mannheim, 0621/17032302	P	••	♦		▲	☺☺	V, KV, IP	✔		Depression; bipolare Störung; Angsterkrankungen; Schlafmedizin
Prof. Dr. Winfried Rief, Uniklinikum – www.uni-marburg.de/fb04/ag-klin/pam	Marburg, 06421/2823657	PS	••	♦	■■	▲	☺	V, KV		B, S	Interaktion von psychischen Erkrankungen und somatischen Symptomen
Prof. Dr. Thomas Bronisch, Max-Planck-Institut für Psychiatrie, www.mpipsykl.mpg.de	München, 089/30622239	P, PM	••	♦	■	▲▲	☺	V, KV	✔	B, S	Depression, Suizidalität
Prof. Dr. Peter Henningsen, Uniklinikum rechts der Isar, www.mri.tum.de	München, 089/41404311	P, PM	••	♦	■	▲	☺☺	KV, IP, T	✔		somatoforme/funktionelle Störungen; neurolog. Störungen; chronisches Erschöpfungssyndrom
Prof. Dr. Florian Holsboer, Max-Planck-Institut für Psychiatrie, www.mpipsykl.mpg.de	München, 089/306220	N	••	♦	■■	▲	k.A.	V	✔		stressbedingte Erkrankungen; Schlaf- und posttraumat. Belastungsstörungen; Panikerkrankung

DEPRESSIONEN UND BIPOLARE STÖRUNGEN

Legende

N = Neurologie und Psychiatrie/Nervenarzt
P = Psychiatrie und Psychotherapie
PM = Psychosomatische Medizin und Psychotherapie
PS = Psychologie/Psych. Psychotherapie

• = von Kollegen empfohlen
•• = häufig von Kollegen empfohlen
••• = überdurchschnittlich häufig von Kollegen empfohlen
♦ = von Patienten empfohlen
♦♦ = häufig von Patienten empfohlen

■ = viel publiziert
■■ = überdurchschnittlich viel publiziert
▲ = macht Studien
▲▲ = macht viele Studien
▲▲▲ = macht überdurchschnittlich viele Studien

☺ = bis 2 Wochen
☺☺ = 3 Wochen bis 2 Monate
☺☺☺ = länger als 2 Monate

V = Verhaltenstherapie
KV = kognitive Verhaltenstherapie
IP = interpersonelle Psychotherapie
AL = analytische Therapie
T = tiefenpsychologisch fundierte Therapie

✔ = ja
k.A. = keine Angaben
B = Betreuung
S = Seminare/Schulungen

Experten für Depressionen und bipolare Störungen

Arzt/Klinik	Ort/Tel.-Nr.	Fachrichtung	von Kollegen empfohlen	von Patienten empfohlen	Publikationen	Studien	Wartezeit	therapeut. Leistungen	medikamentöse Therapie	Service für Angehörige	ausgewählte Spezialisierung
Prof. Dr. Ingeborg Meller Praxis	**München** 089/2889 0822	k.A.	•	◆		k.A.	k.A.	k.A.	k.A.	k.A.	Ärztin wurde angeschrieben, beteiligte sich aber nicht an der FOCUS-Befragung.
Dr. Nico Niedermeier Praxis für Psychotherapeutische Medizin – www.psycho-muenchen.de	**München** 089/5450 8432	PM	••	◆		▲	◷◷	V, KV	✔	B, S	Zwangsstörungen; Konfrontationsverfahren im häuslichen und zwangsspezifischen Setting
Priv.-Doz. Dr. Frank Padberg Uniklinikum www.klinikum.uni-muenchen.de	**München** 089/5160 3358	P, N	••	◆◆	■	▲	◷◷	V, T	✔		affektive Erkrankungen; Borderline-Störung; posttraumatische Störungen
Dr. Annette Schaub Uniklinikum www.klinikum.uni-muenchen.de	**München** 089/5160 27 79	PS	•	◆			k.A.	V, KV, IP			kognitiv-psychoedukative Gruppentherapie sowie Einzeltherapie und Angehörigenarbeit
Dr. Emanuel Severus Uniklinikum www.klinikum.uni-muenchen.de	**München** 089/5160 57 55	k.A.	••	◆	■	k.A.	k.A.	k.A.	k.A.	k.A.	Arzt wurde angeschrieben, beteiligte sich aber nicht an der FOCUS-Befragung.
Dr. Annette Sonntag Max-Planck-Institut für Psychiatrie www.mpipsykl.mpg.de	**München** 089/3062 2568	k.A.	••	◆	■	k.A.	k.A.	k.A.	k.A.	k.A.	Ärztin wurde angeschrieben, beteiligte sich aber nicht an der FOCUS-Befragung.
Prof. Dr. Volker Arolt Uniklinikum www.klinikum.uni-muenster.de	**Münster** 0251/835 6601	P, PM	••	◆◆	■■	▲▲	◷	V, KV, IP, T	✔	B, S	Depressionserkrankungen; bipolare Erkrankungen; Angsterkrankungen
Prof. Dr. Gereon Heuft Uniklinikum www.klinikum.uni-muenster.de	**Münster** 0251/835 2902	P, N, PM	••	◆	■	▲	◷	V, KV, AL, T	✔		Somatisierungsstörungen; somatoforme Schmerzstörungen; psychogene Essstörungen
Dr. Martin Köhne St. Alexius/St. Josef-Krankenhaus www.psychiatrie-neuss.de	**Neuss** 02131/5292 9002	P, N	•	◆◆		▲	◷◷	V, KV, T	✔		Depressionen
Dr. Günter Niklewski Klinikum www.klinikum-nuernberg.de	**Nürnberg** 0911/398 2829	P, N	••	◆		▲	◷	V, KV, AL, T	✔	B, S	affektive und kognitive Störungen; Angststörungen
Priv.-Doz. Dr. Thomas Messer Danuvius-Klinik www.danuviusklinik.de	**Pfaffenhofen** 08441/405 90	P	••	◆	■	▲	◷	V, KV, IP, AL, T	✔	B, S	differenzierte Psychopharmakotherapie
Prof. Dr. Andreas Hillert Schön Klinik Roseneck www.schoen-kliniken.de/ptp/kkh/ros	**Prien am Chiemsee** 08051/683 522	P, PM	••	◆◆	■	▲	◷	V, KV	✔		Interaktion von beruflichen Belastungen u. psychotischer/ psychosomatischer Gesundheit
Prof. Dr. Ulrich Voderholzer Schön Klinik Roseneck www.schoen-kliniken.de/ptp/kkh/ros	**Prien am Chiemsee** 08051/683 510	P	•••	◆◆	■	▲	◷◷	V, KV, IP, T	✔	S	Depressionen; Zwangsstörungen; Essstörungen; Schlafstörungen
Prof. Dr. Wolfgang Kaschka Uniklinikum www.uniklinik-ulm.de/psychiatrie1	**Ravensburg** 0751/7601 2222	P	•	◆		▲	◷◷	KV, T	✔		affektive Erkrankungen; therapieresistente Depressionen; bipolare Störungen
Prof. Dr. Matthias Backenstraß Klinikum www.klinikum-stuttgart.de	**Stuttgart** 0711/2782 2901	PS	•	◆	■	▲	k.A.	V, KV			depressive Störungen (auch im Rahmen von Burn-out-Prozessen); Zwangsstörungen
Prof. Dr. Michael Linden Rehazentrum Seehof www.reha-klinik-seehof.de	**Teltow (bei Berlin)** 03328/345678	P, PM, PS	•••	◆◆	■	▲	◷◷	V, KV	✔		reaktive und posttraumatische Störungen; Angststörungen; psychosomatische Störungen
Prof. Dr. Anil Batra Uniklinikum – www.medizin. uni-tuebingen.de/ukpp/contray	**Tübingen** 07071/2982 313	P	••	◆	■	▲	◷◷	V, KV	✔	B	kognitive Verhaltenstherapie

Legende:

- **N** = Neurologie und Psychiatrie/ Nervenarzt
- **P** = Psychiatrie und Psychotherapie
- **PM** = Psychosomatische Medizin und Psychotherapie
- **PS** = Psychologie/Psych. Psychotherapie

- • = von Kollegen empfohlen
- •• = häufig von Kollegen empfohlen
- ••• = überdurchschnittlich häufig von Kollegen empfohlen
- ◆ = von Patienten empfohlen
- ◆◆ = häufig von Patienten empfohlen

- ■ = viel publiziert
- ■■ = überdurchschnittlich viel publiziert
- ▲ = macht Studien
- ▲▲ = macht viele Studien
- ▲▲▲ = macht überdurchschnittlich viele Studien

- ◷ = bis 2 Wochen
- ◷◷ = 3 Wochen bis 2 Monate
- ◷◷◷ = länger als 2 Monate
- V = Verhaltenstherapie
- KV = kognitive Verhaltenstherapie
- IP = interpersonelle Psychotherapie
- AL = analytische Therapie
- T = tiefenpsychologisch fundierte Therapie

- ✔ = ja
- k.A. = keine Angaben
- B = Betreuung
- S = Seminare/ Schulungen

Experten für Depressionen und bipolare Störungen

Arzt/Klinik	Ort/Tel.-Nr.	Fachrichtung	von Kollegen empfohlen	von Patienten empfohlen	Publikationen	Studien	Wartezeit	therapeut. Leistungen	medikamentöse Therapie	Service für Angehörige	ausgewählte Spezialisierung
Prof. Dr. Martin Hautzinger Eberhard Karls Universität www.pi.uni-tuebingen.de	**Tübingen** 07071/2977301	PS	●●●	◆	■	▲	☺☺☺	V, KV		S	Zwangs-, Angst-, Persönlichkeitsstörungen; ADHS; Störungen im Kindes- u. Jugendalter
Prof. Dr. Gerd Laux Inn-Salzach-Klinikum www.inn-salzach-klinikum.de	**Wasserburg a. Inn** 08071/71215	P, N, PS	●●	◆	■	▲	☺☺	V, KV, IP	✔	S	Depression; Drug Monitoring; Fahrtauglichkeitsuntersuchungen
Dr. Götz Berberich Psychosomatische Klinik www.klinik-windach.de	**Windach** 08193/72830	PM	●	◆			☺☺	V, KV, AL, T	✔		Burn-out; Depression; Angststörungen

Experten für Angststörungen

Arzt/Klinik	Ort/Tel.-Nr.	Fachrichtung	von Kollegen empfohlen	von Patienten empfohlen	Publikationen	Studien	Wartezeit	therapeut. Leistungen	medikamentöse Therapie	Expositionstherapie	ausgewählte Spezialisierung
Dr. Bernhard Osen Schön Klinik www.Schoen-Kliniken.de	**Bad Bramstedt** 04192/504509	P, PM	●●	◆◆		▲▲	☺	V, KV	✔	✔	posttraumat. Belastungsstörungen; Zwangs-, Essstörungen; achtsamkeitsbasierte Interventionen
Prof. Dr. Rolf Meermann Psychosomatische Klinik www.ahg.de/Pyrmont	**Bad Pyrmont** 0800/7006190	P, N, PM, PS	●●●	◆◆		▲	☺☺	V, KV	✔	✔	Angststörungen; posttraumat. Belastungsstörungen; Depressionen; Essstörungen
Dr. Jochen Sturm Nexus-Klinik www.nexusklinik.de	**Baden-Baden** 07221/301960	k.A.	●	◆◆		k.A.	k.A.	k.A.	k.A.	k.A.	Arzt wurde angeschrieben, beteiligte sich aber nicht an der FOCUS-Befragung.
Priv.-Doz. Dr. Lydia Fehm Humboldt-Universität www.zphu.de	**Berlin** 030/209399100	PS	●	◆	■	▲	☺☺	V, KV		✔	Expositionsbehandlung bei Angststörungen und Zwangsstörungen
Prof. Dr. Thomas Fydrich Humboldt-Universität www.psychologie.hu-berlin.de	**Berlin** 030/20939307	k.A.	●●	◆	■	k.A.	k.A.	k.A.	k.A.	k.A.	Arzt wurde angeschrieben, beteiligte sich aber nicht an der FOCUS-Befragung.
Prof. Dr. Andreas Ströhle Uniklinikum Charité, CCM www.angstambulanz-charite.de	**Berlin** 030/450517062	P	●●●	◆◆	■	▲▲	☺☺	V, KV, IP	✔	✔	Angsterkrankungen, z.B. Panikstörung und Agoraphobie
Prof. Dr. Jürgen Margraf Ruhr-Universität – www. ruhr-uni-bochum.de/klipsychologie	**Bochum** 0234/3223169	PS	●●●	◆	■	▲▲▲	☺☺☺	V, KV		✔	Angststörungen; pathologisches Spielen; Intensivtherapie
Prof. Dr. Jürgen Hoyer TU Dresden – www.psychologie. tu-dresden.de	**Dresden** 0351/46336957	PS	●●	◆	■	▲▲	☺	V, KV		✔	generalisierte Angststörung, soziale Phobie; verhaltenstherapeutische Intensivbehandlungen
Prof. Dr. Peter Joraschky Uniklinikum www.psychosomatik-ukd.de	**Dresden** 0351/4587089	P, N, PM	●●	◆	■	▲▲	☺☺	V, KV, IP, AL, T	✔	✔	multimodale Einzel- und Gruppenpsychotherapie; Paar- und Familientherapie
Prof. Dr. Hans-Ulrich Wittchen Uniklinikum www.psychologie.tu-dresden.de	**Dresden** 0351/46336985	PS	●●●	◆	■■	▲	☺☺	V, KV		✔	Angststörungen; Depressionen; Sucht; Essstörungen; traumabezogene Störungen

Legende

N = Neurologie und Psychiatrie/ Nervenarzt	● = von Kollegen empfohlen	■ = viel publiziert	☺ = bis 2 Wochen	✔ = ja
P = Psychiatrie und Psychotherapie	●● = häufig von Kollegen empfohlen	■■ = überdurchschnittlich viel publiziert	☺☺ = 3 Wochen bis 2 Monate	k.A. = keine Angaben
PM = Psychosomatische Medizin und Psychotherapie	●●● = überdurchschnittlich häufig von Kollegen empfohlen	▲ = macht Studien	☺☺☺ = länger als 2 Monate	B = Betreuung
PS = Psychologie/Psych. Psychotherapie	◆ = von Patienten empfohlen	▲▲ = macht viele Studien	V = Verhaltenstherapie	S = Seminare/ Schulungen
	◆◆ = häufig von Patienten empfohlen	▲▲▲ = macht überdurchschnittlich viele Studien	KV = kognitive Verhaltenstherapie	
			IP = interpersonelle Psychotherapie	
			AL = analytische Therapie	
			T = tiefenpsychologisch fundierte Therapie	

ANGSTSTÖRUNGEN

Experten für Angststörungen

Arzt/Klinik	Ort/Tel.-Nr.	Fachrichtung	von Kollegen empfohlen	von Patienten empfohlen	Publikationen	Studien	Wartezeit	therapeut. Leistungen	medikamentöse Therapie	Expositionstherapie	ausgewählte Spezialisierung
Prof. Dr. Ulrich Stangier Goethe-Universität www.vta.uni-frankfurt.de	Frankfurt am Main 069/79825102	PS	••	◆	■	▲	⊙	V, KV		✔	soziale Phobie; Depressionen
Dr. Regina Steil Uniklinikum www.vta.uni-frankfurt.de	Frankfurt am Main 069/79825102	PS	•	◆	■	▲	⊙	V, KV		✔	soziale Phobie; posttraumatische Belastungsstörung; körperdysmorphe Störung; Hypochondrie
Dr. Jörg Angenendt Uniklinikum www.uniklinik-freiburg.de/psych	Freiburg 0761/2706 5500	PS	••	◆◆		▲	⊙	V, KV		✔	Angsterkrankungen; Akuttraumatisierung
Prof. Dr. Georg Wiedemann Klinik für Psychiatrie/Psychotherapie www.klinikum-fulda.de	Fulda 0661/845734	P, N, PM	•	◆	■	▲	k.A.	V, KV, IP	✔	✔	Kombinationstherapien inkl. Psychotherapie, Verhaltenstherapie und kognitive Verhaltenstherapie
Prof. Dr. Borwin Bandelow Uniklinikum www.psychiatrie-uni-goettingen.de	Göttingen 0551/396607	N, PS	•••	◆	■	▲	⊙⊙	V, KV	✔	✔	Panikstörung; Agoraphobie; generalisierte Angststörung; soziale Phobie; spez. Phobien
Prof. Dr. Iver Hand Verhaltenstherapie Falkenried www.vt-falkenried.de	Hamburg 040/4293 36913	P, PM	•••	◆	■		⊙	V, KV		✔	Angst- u. Zwangserkrankungen; Depressionen; psychosomat. Störungen; Glücksspielsucht
Prof. Dr. Michael Kellner Uniklinikum www.uke.de/kliniken/psychiatrie	Hamburg 040/7410 54494	P	••	◆	■	▲	⊙⊙	V, KV, T	✔	✔	Angstspektrumsstörungen (z. B. Panikstörung; posttraumatische Belastungsstörung; Zwangsstörung)
Prof. Dr. Bernhard Strauß Uniklinikum www.mpsy.uniklinikum-jena.de	Jena 03641/936700	k.A.	••	◆	■	k.A.	k.A.	k.A.	k.A.	k.A.	Arzt wurde angeschrieben, beteiligte sich aber nicht an der FOCUS-Befragung.
Prof. Dr. Fritz Hohagen Uniklinikum www.psychiatrie-luebeck.uk-sh.de	Lübeck 0451/5002910	P, N, PM	••	◆◆	■		k.A.	V, KV, IP	✔	✔	Angststörungen; Zwangsstörungen; Depression
Prof. Dr. Ulrich Schweiger Uniklinikum www.psychiatrie-luebeck.uk-sh.de	Lübeck 0451/5002910	P, PM	••	◆◆	■	▲▲	⊙⊙	V	✔	✔	Verhaltenstherapie bei Angststörungen, Zwang, Depression; chron. Depression; metakogn. Therapien
Prof. Dr. Manfred E. Beutel Uniklinikum www.unimedizin-mainz.de	Mainz 06131/172841	PM, PS	••	◆	■■	▲	k.A.	V, KV, AL, T	✔		Angststörungen; Verhaltenssüchte (z. B. Computerspiel); Psychoonkologie, -kardiologie, -traumatologie
Prof. Dr. Winfried Rief Universität, Psychotherapie-Ambulanz www.uni-marburg.de/fb04	Marburg 06421/2823657	PS	••	◆	■■	▲	⊙	V, KV		✔	Interaktion von psychischen Erkrankungen und somatischen Symptomen
Prof. Dr. Willi Butollo Münchner Institut für Traumatherapie – www.butollo.de	München 089/36109070	PS	••	◆		▲	⊙	V, KV, T, IP		✔	Angststörungen; Trauma-Folgestörungen; Paartherapie
Dr. Angelika Erhardt-Lehmann Max-Planck-Institut für Psychiatrie www.mpipsykl.mpg.de	München 089/306229	P	•	◆	■			V, KV	✔	✔	Angsterkrankungen
Dr. Sabine Zaudig Praxis für Verhaltenstherapie www.vt-zaudig-muenchen.de	München 089/5238 9272	PS	••	◆			⊙	V, KV			Expositionstherapie; Essstörungen; Behandlung von Kindern und Jugendlichen
Dr. Fabian Andor Christoph-Dornier-Stiftung www.christoph-dornier-stiftung.de	Münster 0251/4183440	PS		◆◆		▲▲▲	⊙⊙⊙	V, KV			hochfrequente kognitive Verhaltenstherapie (z. B. Einzeltherapie mehrere Tage hintereinander)
Prof. Dr. Volker Arolt Uniklinikum www.klinikum.uni-muenster.de	Münster 0251/8356676	P, PM	••	◆◆	■■	▲▲	⊙	V, KV, IP, T	✔	✔	Depressionserkrankungen; bipolare Erkrankungen; Angsterkrankungen

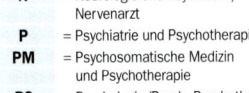

N = Neurologie und Psychiatrie/Nervenarzt	
P = Psychiatrie und Psychotherapie	
PM = Psychosomatische Medizin und Psychotherapie	
PS = Psychologie/Psych. Psychotherapie	

• = von Kollegen empfohlen
•• = häufig von Kollegen empfohlen
••• = überdurchschnittlich häufig von Kollegen empfohlen
◆ = von Patienten empfohlen
◆◆ = häufig von Patienten empfohlen

■ = viel publiziert
■■ = überdurchschnittlich viel publiziert
▲ = macht Studien
▲▲ = macht viele Studien
▲▲▲ = macht überdurchschnittlich viele Studien

⊙ = bis 2 Wochen
⊙⊙ = 3 Wochen bis 2 Monate
⊙⊙⊙ = länger als 2 Monate

✔ = ja
k.A. = keine Angaben

V = Verhaltenstherapie
KV = kognitive Verhaltenstherapie
IP = interpersonelle Psychotherapie
AL = analytische Therapie
T = tiefenpsychologisch fundierte Therapie

Experten für Angststörungen

Arzt/Klinik	Ort/Tel.-Nr.	Fachrichtung	von Kollegen empfohlen	von Patienten empfohlen	Publikationen	Studien	Wartezeit	therapeut. Leistungen	medikamentöse Therapie	Expositionstherapie	ausgewählte Spezialisierung
Prof. Dr. Peter Zwanzger Uniklinikum www.klinikum.uni-muenster.de	**Münster** 0251/8356681	P	●●	◆	■	▲	🕐🕐	V, KV, T	✔	✔	therapieresistente Erkrankungen, differenzierte Pharmakotherapie; Alterspsychiatrie; Depression
Priv.-Doz. Dr. Ulrich Frommberger Mediclin Klinik an der Lindenhöhe www.klinik-lindenhoehe.de	**Offenburg** 0781/9192258	P, N, PM, PS	●●	◆		▲	k. A.	V, KV, IP, T	✔	✔	Angststörungen und posttraumat. Belastungsstörungen (Trauma-folgestörungen); Depression
Prof. Dr. Edgar Geissner Schön Klinik Roseneck www.schoen-kliniken.de	**Prien am Chiemsee** 08051/680	PS	●	◆	■	▲	🕐🕐	V, KV		✔	Therapie bei psychologischen Aspekten von chron. Schmerz; komplexe Trauerreaktionen
Dr. Reinhard J. Boerner Christliches Krankenhaus www.ckq-gmbh.de	**Quakenbrück** 05431/152702	P, N, PM, PS	●●	◆			🕐	V, KV, IP, AL, T	✔	✔	Diagnose und Therapie von Angststörungen
Prof. Dr. Rainer Rupprecht Klinik f. Psychiatrie/Psychotherapie www.medbo.de	**Regensburg** 0941/9411001	P	●●	◆◆	■■	▲	🕐🕐	V, KV, IP	✔	✔	Angsterkrankungen; Depressionen
Prof. Dr. Tanja Michael Hochschulambulanz www.uni-saarland.de	**Saarbrücken** 0681/30271000	PS	●	◆	■	▲	🕐🕐	V, KV, IP		✔	Traumatherapie; Angststörungen und Depressionen
Fritjof Schneider Psychotherapeutische Praxis	**Saarbrücken** 068/5847815	PS	●	◆	■		🕐🕐	V, KV		✔	Störungen im Rahmen von Lebenskrisen; Persönlichkeitsstörungen; Paar- u. Sexualtherapie
Dr. Werner Trabert Kohlwald-Klinik www.kohlwald-klinik.de	**St. Blasien** 07672/4830	N, PM, PS	●	◆◆		▲	k. A.	V, KV, T	✔	✔	Angststörungen; Depressionen; Zwangsstörungen
Prof. Dr. Harald Freyberger Hanse-Klinikum www.medizin.uni-greifswald.de/psych	**Stralsund** 03831/452100	P	●●	◆	■■	▲	🕐🕐	V, KV, T	✔	✔	Traumafolgestörungen; dissoziative Störungen; Borderline-Persönlichkeitsstörungen
Prof. Dr. Andreas J. Fallgatter Uniklinikum www.medizin.uni-tuebingen.de	**Tübingen** 07071/2982302	P, N	●	◆	■■	▲	🕐🕐	V, KV, T	✔	✔	Depressionen; Angststörungen; Demenzen
Prof. Dr. Michael Zaudig Psychosomatische Klinik www.klinik-windach.de	**Windach** 08193/72802	P, PM	●●	◆◆	■		k. A.	V, KV	✔		Diagnose und Therapie von Angst- und Zwangsstörungen
Prof. Dr. Jürgen Deckert Uniklinikum www.nervenklinik.uk-wuerzburg.de	**Würzburg** 0931/2017800	P	●●	◆	■■	▲	🕐	V, KV, IP, T	✔	✔	Angst und Depressionen
Prof. Dr. Paul Pauli Hochschulambulanz www.hochschulambulanz. psychologie.uni-wuerzburg.de	**Würzburg** 0931/3182839	PS	●	◆	■■	▲▲▲	🕐🕐	V, KV		✔	kognitive Verhaltenstherapie bei Angststörungen (Panikstörung, Agoraphobie, soziale Phobie)

Experten für Zwangsstörungen

Arzt/Klinik	Ort/Tel.-Nr.	Legende siehe oben bei Angststörungen									ausgewählte Spezialisierung
Dr. Bernhard Osen Schön Klinik www.Schoen-Kliniken.de	**Bad Bramstedt** 04192/504509	P, PM	●●	◆◆		▲▲	🕐	V, KV	✔	✔	Zwangs-, Ess- und posttraumat. Belastungsstörungen; achtsamkeitsbasierte Interventionen
Priv.-Doz. Dr. Willi Ecker Psychotherapeutische Praxis	**Bad Dürkheim** 06322/66042	PS	●	◆			🕐🕐🕐	V, KV		✔	Zwangsstörungen
Dr. Klaus G. Limbacher AHG Klinik für Psychosomatik www.ahg.de/duerkheim	**Bad Dürkheim** 06322/934259	P, N, PM	●	◆		▲	🕐🕐	V, KV, IP	✔	✔	Störungen des Sexualverhaltens; arbeitsplatzbezogene Störungen; Burn-out-Prophylaxe

ANGST- UND ZWANGSSTÖRUNGEN

Experten für Zwangsstörungen

Arzt/Klinik	Ort/Tel.-Nr.	Fachrichtung	von Kollegen empfohlen	von Patienten empfohlen	Publikationen	Studien	Wartezeit	therapeut. Leistungen	medikamentöse Therapie	Expositionstherapie	ausgewählte Spezialisierung
Prof. Dr. Hans Reinecker Uniklinikum www.uni-bamberg.de/huwi	**Bamberg** 0951/66675	PS	●●●	◆	■	▲	☺☺	KV		✔	kognitive Verhaltenstherapie bei Angst- und Zwangsstörungen
Dr. Nicolas Hoffmann Privatpraxis für Psychotherapie www.agadaz.de	**Berlin** 030/8253902	PS	●	◆			☺	V, KV		✔	Zwangsstörungen; Depressionen; Angststörungen; Arbeitsstörungen, Lebenskrisen; Burn-out-Syndrom
Prof. Dr. Norbert Kathmann Humboldt-Universität – www. hochschulambulanz.hu-berlin.de	**Berlin** 030/20934843	PS	●●●	◆	■	▲▲	☺☺	V, KV		✔	Zwangsstörungen
Dr. Anne-Katrin Külz Uniklinikum www.uniklinik-freiburg.de/psych	**Freiburg** 0761/27069780	PM	●	◆◆	■	▲▲	☺☺	V, KV		✔	Zwangsstörungen; Depression; soziale Phobie
Dr. Nicole Münchau Praxis	**Hamburg** 040/4900440	k.A.	●	◆		k.A.	k.A.	k.A.	k.A.	k.A.	Ärztin wurde angeschrieben, beteiligte sich aber nicht an der FOCUS-Befragung.
Priv.-Doz. Dr. Katarina Stengler Uniklinikum www.medizin.uni-leipzig.de	**Leipzig** 0341/9724304	P	●	◆		▲	☺☺	V, KV	✔	✔	Zwangserkrankungen
Prof. Dr. Fritz Hohagen Uniklinikum www.psychiatrie-luebeck.uk-sh.de	**Lübeck** 0451/5002441	P, N, PM	●●●	◆◆	■		k.A.	V, KV, IP	✔	✔	Zwangsstörungen; Angststörungen; Depression
Dr. Andreas Wahl-Kordon Uniklinikum www.psychiatrie-luebeck.uk-sh.de	**Lübeck** 0451/5002471	P	●●●	◆◆	■	▲	☺	V, KV	✔	✔	Anwendung aller evidenzbasierten Therapiemethoden der Zwangsstörungen; Angststörungen
Prof. Dr. Mathias Zink Zentralinstitut f. Seel. Gesundheit www.zi-mannheim.de	**Mannheim** 0621/17032911	k.A.	●	◆	■	k.A.	k.A.	k.A.	k.A.	k.A.	Arzt wurde angeschrieben, beteiligte sich aber nicht an der FOCUS-Befragung.
Prof. Dr. Norbert Müller Uniklinikum www.klinikum.uni-muenchen.de	**München** 089/51605331	N, PM, PS	●●	◆	■	▲▲	☺☺	V, KV, T	✔	✔	Zwangsstörungen; Tic- und Bewegungsstörungen
Dr. Nico Niedermeier Praxis f. Psychotherapeutische Medizin – www.psycho-muenchen.de	**München** 089/54508432	PM	●●	◆		▲	☺☺	V, KV	✔	✔	Konfrontationsverfahren im häuslichen und zwangsspezifischen Setting; depressive Störungen
Dr. Igor Tominschek Tagklinik Westend www.tagklinik-westend.de	**München** 089/2024480	PM	●●	◆		▲	☺☺	V, KV, T	✔	✔	Zwangsstörungen; Paartherapie
Thomas Hillebrand Psychotherapeutische Praxis	**Münster** 0251/47923	PS	●●	◆			☺☺	V, KV		✔	Exposition bei Zwangsgedanken und Zwangshandlungen im ambulanten Rahmen
Prof. Dr. Ulrich Voderholzer Schön Klinik Roseneck www.schoen-kliniken.de/ptp/kkh/ros	**Prien am Chiemsee** 08051/683510	P	●●●	◆◆	■	▲	☺☺	V, KV, IP, T	✔	✔	Zwangsstörungen; Depressionen; Essstörungen; Schlafstörungen
Prof. Dr. Hans-Jörgen Grabe Hanse-Klinikum www.medizin.uni-greifswald.de/psych	**Stralsund** 03831/452100	P	●●	◆	■■	▲	☺☺	V, KV, IP, T	✔	✔	Zwangsstörungen; Depressionen; posttraumatische Belastungsstörungen; bipolare Störungen
Walter Hauke Psychosomatische Klinik www.klinik-windach.de	**Windach** 08193/72952	PS	●●	◆◆		▲	☺☺	V, KV		✔	emotionsfokussierte Behandlung; Verbindung von verhaltenstherap. und körpertherap. Methoden
Prof. Dr. Michael Zaudig Psychosomatische Klinik www.klinik-windach.de	**Windach** 08193/72802	P, PM	●●●	◆◆	■		k.A.	V, KV	✔		Angst- und Zwangsstörungen

---

N = Neurologie und Psychiatrie/ Nervenarzt	● = von Kollegen empfohlen	■ = viel publiziert	☺ = bis 2 Wochen	✔ = ja
P = Psychiatrie und Psychotherapie	●● = häufig von Kollegen empfohlen	■■ = überdurchschnittlich viel publiziert	☺☺ = 3 Wochen bis 2 Monate	k. A. = keine Angaben
PM = Psychosomatische Medizin und Psychotherapie	●●● = überdurchschnittlich häufig von Kollegen empfohlen	▲ = macht Studien	☺☺☺ = länger als 2 Monate	
PS = Psychologie/Psych. Psychotherapie	◆ = von Patienten empfohlen	▲▲ = macht viele Studien	V = Verhaltenstherapie	
	◆◆ = häufig von Patienten empfohlen	▲▲▲ = macht überdurchschnittlich viele Studien	KV = kognitive Verhaltenstherapie	
			IP = interpersonelle Psychotherapie	
			AL = analytische Therapie	
			T = tiefenpsychologisch fundierte Therapie	

Herz

Mit immer kleineren Werkzeugen und intelligenten Ersatzteilen reparieren Mediziner den **Motor des Menschen.** Ihre Methoden retten auch Herzpatienten, die für herkömmliche Eingriffe zu alt oder zu krank sind

Herzschwäche ist ebenso ernst wie Krebs. Stimmt das?

Die Lebenserwartung mit schwachem Herzen ist in der Tat kaum höher als bei Krebs; die Lebensqualität ist oft erheblich schlechter. Ohne Behandlung nimmt die Pumpkraft des Organs stetig ab. Anfangs rufen nur große Anstrengungen Beschwerden hervor, später auch kleine. Im Endstadium ist es fast nicht mehr möglich, das Bett zu verlassen. Wasser sammelt sich in den Beinen und den Lungen, ständige Atemnot, auch in Ruhe, quält die Betroffenen.

Häufig treten Rhythmusstörungen auf, die das Herz zusätzlich belasten – und schließlich tödlich sind. Ein Jahr nach Diagnosestellung sind ein Viertel der Patienten gestorben, nach anderthalb Jahren ist jeder dritte tot. Diese Zahlen sind auf dem Hintergrund der Häufigkeit der Erkrankung umso gravierender. Insgesamt sind etwa 1,8 Millionen Deutsche von Herzinsuffizienz betroffen, jedes Jahr kommen 300 000 dazu, 50 000 sterben daran. Wegen chronischer und akuter Herzschwäche ins Krankenhaus müssen jedes Jahr 300 000 Patienten. Diese Zahlen werden in Zukunft noch ansteigen, da die Menschen immer älter werden. Zudem werden andere Erkrankungen wie koronare Herzkrankheit und Herzinfarkte länger überlebt. In fortgeschrittenen Stadien münden sie meist in eine Herzschwäche.

Schwaches Herz?

Testen Sie, ob Sie eventuell an einer Herzschwäche leiden.

Ermüden Sie rasch? ☐

Befällt Sie immer wieder **Atemnot** – bei Belastung oder auch schon in Ruhe? ☐

Erwachen Sie nachts mit **Atemnot?** ☐

Haben Sie einen **erhöhten Blutdruck,** oder haben Sie einen **Herzinfarkt** erlitten? ☐

Müssen sie nachts häufig **Wasser lassen?** ☐

Beträgt Ihr Puls mehr als **90 Schläge** pro Minute? ☐

Ist Ihnen angenehmes Schlafen nur in **halb sitzender Position** – eventuell mit vielen Kissen – möglich? ☐

Haben Sie **Wasser** in den Beinen, und/oder haben Sie an Gewicht zugenommen, ohne mehr zu essen? ☐

AUSWERTUNG

Wenn Sie dreimal mit **Ja** geantwortet haben, sollten Sie Ihren Arzt aufsuchen und ihn auf das Thema Herzschwäche ansprechen.

Quelle: Schweizerische Herzstiftung

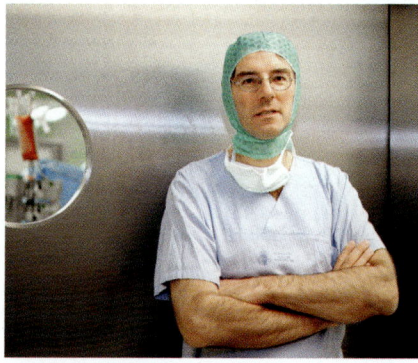

Chirurg der Herzen Friedhelm Beyersdorf leitet die Herzchirurgie der Uniklinik Freiburg

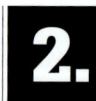

Kann man Herzen ohne große Schnitte operieren?

Noch vor wenigen Jahren wäre ein großer Eingriff nötig gewesen, um etwa eine Aortenklappe, also das Ventil zwischen Herz und Blutkreislauf, auszutauschen. Chirurgen hätten das Brustbein der Länge nach zersägen, die Herz-Lungen-Maschine anschließen, das Organ stilllegen und aufschneiden müssen. Die Sterbewahrscheinlichkeit eines alten herzkranken Mannes lag bei 50 Prozent innerhalb der nächsten zwei Jahre. Dank ausgefeilter Techniken, die nur noch kleine Narben hinterlassen, hat sich die Überlebensrate mittlerweile stark erhöht. „Minimalinvasive Techniken haben das Feld der Herzchirurgie stark ausgeweitet", sagt Friedhelm Beyersdorf, Herzchirug an der Uniklinik Freiburg.

3.

Lassen sich auch Herzklappen ohne große OP austauschen?

Eine der revolutionären Neuerungen ist eine faltbare Herzklappe aus einem engmaschigen Drahtgeflecht. Sie besteht aus Nitinol, einer Nickel-Titan-Legierung. Damit ist sie in Kälte verformbar und kehrt bei Körpertemperatur wieder in ihre ursprüngliche Form zurück. Im Inneren des Gerüsts arbeiten Taschen aus stark behandeltem Schweinegewebe als Ventil. Im Eisbad wickelt der Herzchirurg die Klappe ein und verstaut sie im Katheter. Nur sechs Millimeter dünn ist die Konstruktion. Über eine Schleuse in der Leistenarterie schiebt er dann zunächst einen Draht über die Hauptschlagader bis zum Herzen vor. Ein Ballon sprengt die Verkalkungen auf, die eisgekühlte Kunstklappe wird nachgeschoben. Im warmen Blut spannt sie sich schließlich über den Trümmern der alten auf.

Bei Gefäß-Risikopatienten ist der lange Weg über die Leistenarterie allerdings oft unmöglich oder zu gefährlich. Ihre Blutgefäße sind oft stark verkalkt, der Katheter könnte Kalk aus Gefäßwänden losreißen und einen Schlaganfall verursachen. Deshalb nutzen Ärzte in diesen Fällen eine alternative Route: Sie führen den Katheter über einen kleinen Schnitt in der Brustwand durch die Herzspitze ein.

Für solche Operationen entwickelten spezialisierte Kliniken sogar eine ganz neue Art Operationsaal: Hybrid-OPs verbinden moderne bildgebende Röntgeneinrichtungen, wie sie in Katheterlabors üblich sind, mit einem voll ausgestatteten Herzchirurgie-Saal. Falls nötig, kann ein minimalinvasiver Eingriff dort schnell auf die Operation am offenen Herzen umgestellt oder mit ihr kombiniert werden. Im Hybrid-OP arbeiten die bislang strenger getrennten Disziplinen der Kardiologie (Katheter) und Herzchirurgie (Skalpell) miteinander als Team.

Blutfluss des Herzens

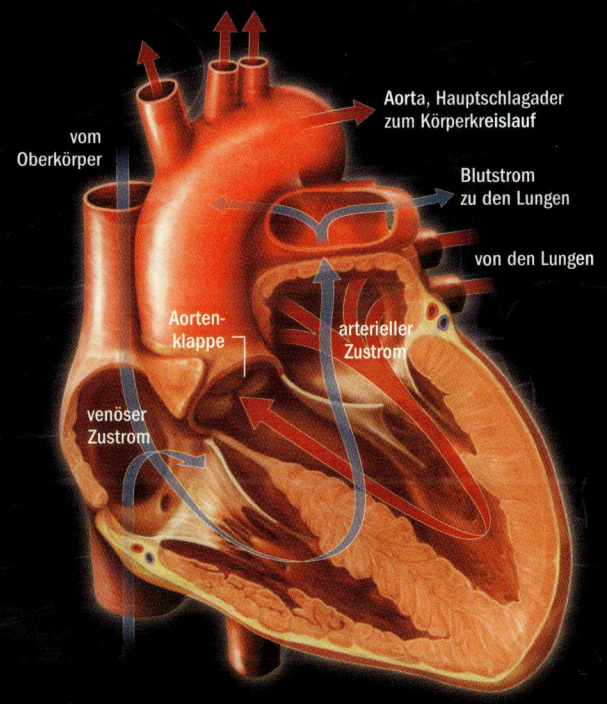

vom Oberkörper

Aorta, Hauptschlagader zum Körperkreislauf

Blutstrom zu den Lungen

von den Lungen

Aortenklappe

arterieller Zustrom

venöser Zustrom

Der Motor in uns

Länge	ca. **15 cm**
Gewicht	ca. **300 g**
Schläge	**70–210 pro Minute**
Volumen pro Schlag	**70–100 Milliliter Blut**
Arbeit	**100 000 Joule pro Tag**
Pumpvolumen	**ca. 7000 Liter pro Tag**
Schläge	durchschnittlich **3 Mrd.** in **657 000** Betriebsstunden

Große Herzen

Bei einer Herzinsuffizienz vergrößert sich der Herzmuskel – und wird dabei schwächer.

Volkskrankheit: Etwa 1,8 Millionen Deutsche leiden an Herzschwäche; 300 000 erkranken pro Jahr neu, 50 000 sterben.

Beschwerden: zunehmende Atemnot, Leistungsschwäche, Wasseransammlungen in den Beinen.

Ursachen: koronare Herzkrankheit und Bluthochdruck, auch Muskelerkrankungen und Infektionen.

Gefahr: Nur die Hälfte der Betroffenen lebt länger als fünf Jahre.

Herzinsuffizienz

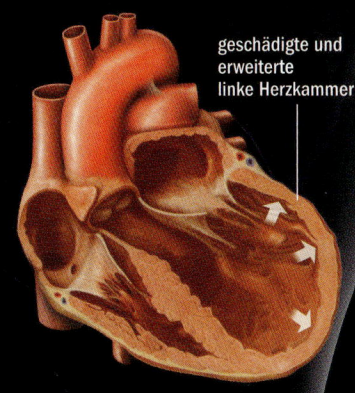

geschädigte und erweiterte linke Herzkammer

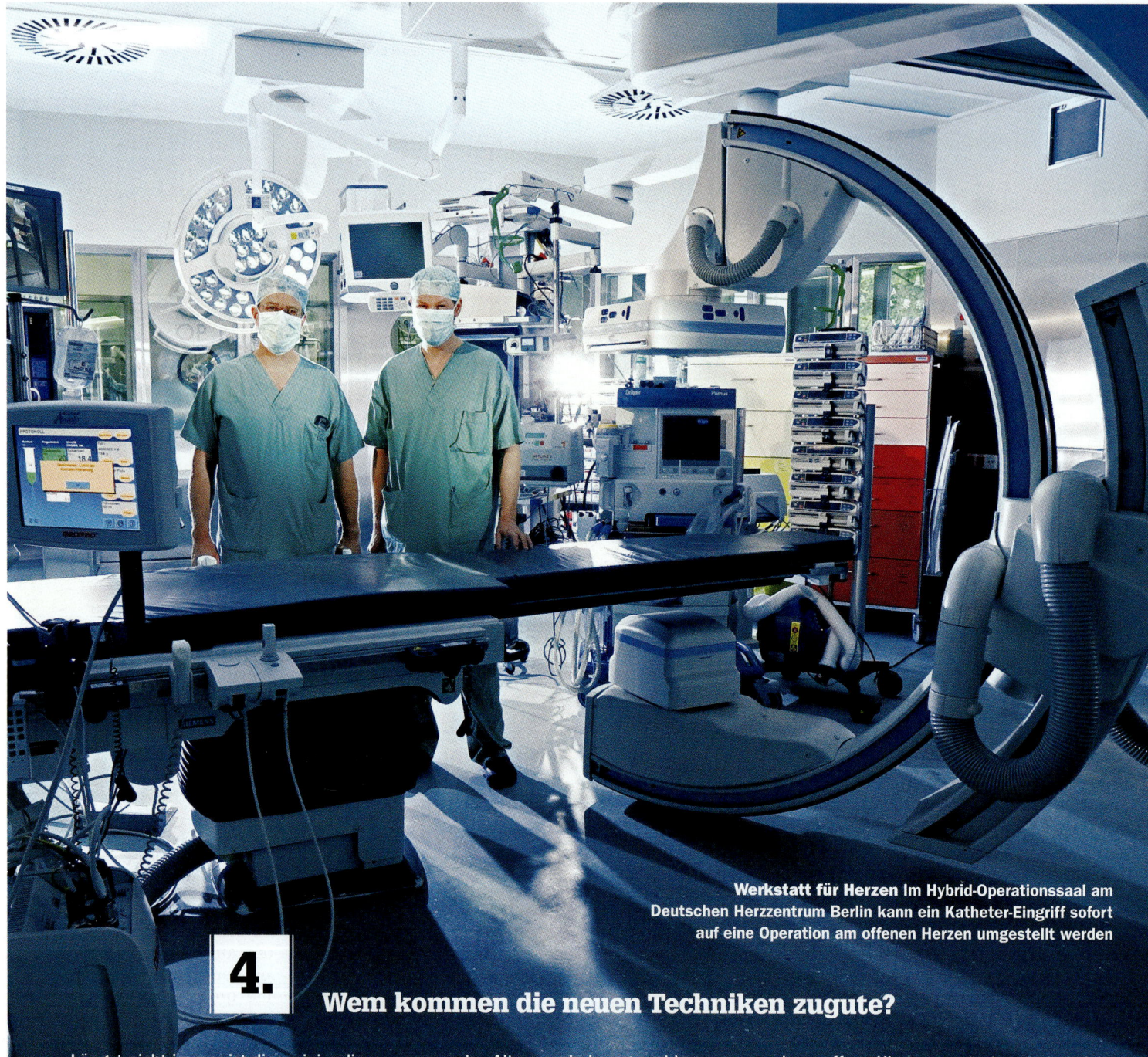

Werkstatt für Herzen Im Hybrid-Operationssaal am Deutschen Herzzentrum Berlin kann ein Katheter-Eingriff sofort auf eine Operation am offenen Herzen umgestellt werden

4. Wem kommen die neuen Techniken zugute?

Längst nicht immer ist die „minimalinvasive" Methode auch „optimal-invasiv", wie viele Herzchirurgen zu Recht anmerken. Doch gerade für ältere Patienten und deren gesundheitliche Verfassung sind sie ein Fortschritt. Im Jahr 2009 wurden in Deutschland knapp 120 000 Eingriffe am Herzen durchgeführt, schon mehr als jeder zweite bei einem über 70-Jährigen. Der Anteil der Alten liegt damit doppelt so hoch wie noch vor 15 Jahren, jeder zehnte Patient ist über 80 Jahre alt. „Und auch 100-Jährige werden im OP bald keine Seltenheit mehr sein", prophezeit Friedhelm Beyersdorf.

Die Entwicklung sieht der leitende Herzchirurg der Freiburger Uniklinik durchaus positiv: „Atemnot und Erschöpfung als Folge einer Herzschwäche werden nicht mehr als normale Alterserscheinungen hingenommen. Nach der Operation bekommen die Patienten wieder Luft, haben keine Brustschmerzen mehr und können selbstständig die Treppe steigen oder einkaufen gehen." Studien zufolge erlangen 80 bis 90 Prozent der über 75-jährigen Patienten nach der Operation wieder eine gute bis sehr gute Lebensqualität.

12 000 Patienten werden pro Jahr allein an der Aortenklappe operiert. „Katheterbasierte Implantation ist dabei ein richtiger Boom, ein Trend!", berichtet Robert Bauernschmitt, Direktor des Isar Herz Zentrums in München. Schon 20 Prozent der Aortenklappen verbaut er über die Leistenarterie. An seinen Statistiken erkennt er, dass diese Patienten zusätzlich zu ihm geschickt werden – offene Klappenoperationen sind nicht seltener geworden. Und die Arbeit wird sogar noch zunehmen: Schätzungen zufolge erhalten bis zu 60 Prozent der Patienten trotz starker Beschwerden derzeit noch keinen für sie lebenswichtigen Klappenersatz, weil sie als „zu alt" oder „zu krank" eingeschätzt werden, den Eingriff am offenen Herzen zu überleben. „Für manche Hochrisiko-Patienten, die sich kaum noch bewegen können, ist die Katheter-Klappe die Rettung", bestätigt Bauernschmitt.

Ob sich der Preis von 35 000 Euro inklusive Einbau aber bei jedem Patienten noch lohnt, wagt er nicht zu beantworten. „Wir wissen nicht, ob sich die Lebenszeit dadurch verlängert, aber ganz sicher bessert sich die Lebensqualität dieser geplagten Patienten."

5.

Wie lange halten die neuartigen Klappen?

Jüngeren Patienten wird sie nicht empfohlen. Weil Langzeitdaten fehlen, ist unklar, ob die minimalinvasiv eingesetzte Klappe genauso lange haltbar ist wie eine sorgsam von Hand eingenähte. Jochen Cremer, Direktor der Herz- und Gefäßchirurgie am Uniklinikum Schleswig-Holstein, warnt bereits: „Es besteht ein finanzieller Anreiz für die Kliniken, die kathetergestützte Herzklappe zu bevorzugen. Sie wird auch schon außerhalb der verabredeten Indikation, nicht nur bei über 75-Jährigen mit hohem OP-Risiko, eingesetzt."

Nutzen und Risiken soll ein neues Aortenklappenregister nun genau bestimmen. Mit Ergebnissen ist aber erst in einigen Jahren zu rechnen. Klappenspezialist Bauernschmitt wagt trotzdem die Prognose, dass sich das minimalinvasive Verfahren durchsetzen wird: „Es gibt eine Menge Vorteile, keine offensichtlichen Nachteile, und der im Moment noch höhere Preis wird sich angleichen." Die Situation sei vergleichbar mit dem Aufkommen der Koronar-Stents. Die mit dem Katheter eingebrachten Metallgitterchen, die Herzgefäße vor dem Infarkt schützen, haben die offene Bypass-Chirurgie am Herzen stark zurückgedrängt.

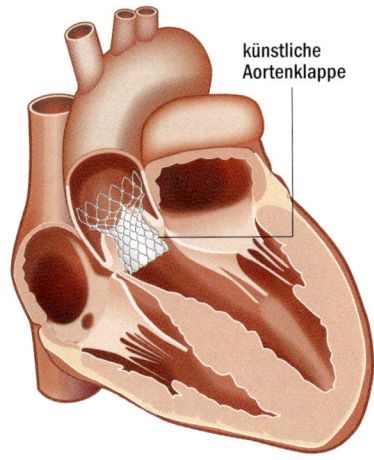

künstliche Aortenklappe

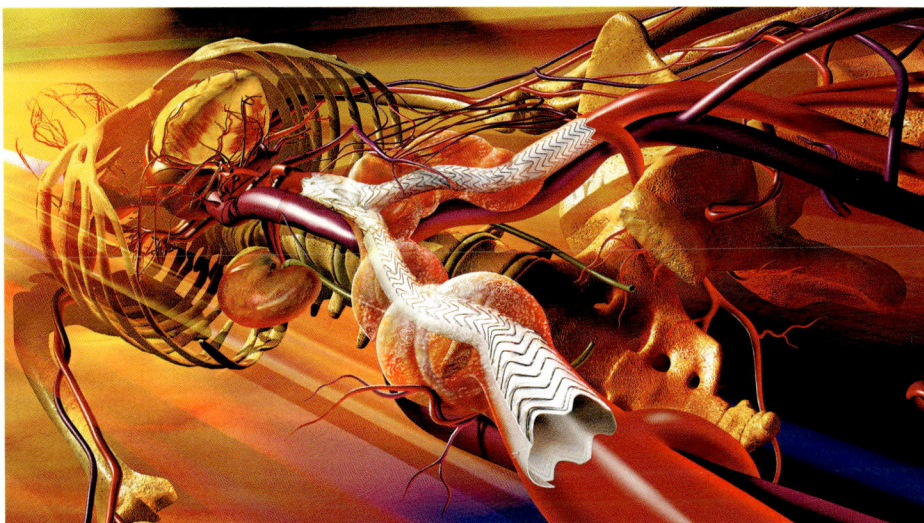

Innere Schienung Von der Leiste aus eingeführte Prothesen nehmen den Druck von den dünnen Gefäßwänden der Schlagader. Die Gefahr des Platzens und Verblutens ist gebannt

6.

Was ist die »Bombe im Bauch«, und was lässt sich dagegen tun?

Es gilt als eine der gefährlichsten Gefäßerkrankungen und als „stiller Killer", weil es nahezu unbemerkt besteht – bis zur Katastrophe: Das **Aortenaneurysma** ist zum Bersten gespannte Erweiterung der Hauptschlagader. Das zentrale Kreislaufrohr bläht sich auf das Doppelte des normalen Durchmessers auf, seine Wand droht einzureißen. „Davon Betroffene verbluten ohne Vorwarnung innerlich innerhalb von Minuten", warnt Hans-Henning Eckstein, Gefäßchirurg am Klinikum rechts der Isar in München. „Die Letalität liegt über 80 Prozent."

Die einzige Möglichkeit, die Bombe zu entschärfen, sind Vorbeugeuntersuchungen. Ärzte können ein Aortenaneurysma mit Hilfe des Ultraschalls entdecken. Die Untersuchung muss allerdings selbst bezahlt werden und kostet etwa 20 Euro. Empfohlen ist sie insbesondere männlichen Rauchern über 65 Jahren, mit dem Alter steigt das Risiko für Gefäßaussackungen steil an. Hochrechnungen zufolge gibt es in Deutschland 250 000 Aortenaneurysmen, 50 000 davon sind lebensgefährlich. Mindestens 2500 platzen pro Jahr. Aber immerhin 13 000 werden rechtzeitig entdeckt und repariert. Auch hier sind minimalinvasive Techniken auf dem Vormarsch. „Wir versorgen bereits ein Drittel der Patienten ohne große Operation mit Prothesen, die über eine Leistenarterie eingebracht werden", so Eckstein. Zur Bombenentschärfung bleiben die Patienten nur noch wenige Tage im Krankenhaus; „zu alt" dafür sind immer weniger Patienten.

2500
Gefäßaussackungen
platzen jährlich.
80 Prozent
der Patienten sterben

Foto: Norbert Michalke/FOCUS-Magazin

Aus dem Takt geraten

In Herzen, die wegen einer Insuffizienz erweitert sind, kommt es häufig zu einer Störung der Erregungsleitung. Der Muskel zieht sich nicht mehr gleichzeitig zusammen und arbeitet ineffizient. Impulse aus speziellen Schrittmachern ermöglichen in der sogenannten Resynchronisationstherapie koordinierte Kontraktionen. Bei einem Kammerflimmern steht das Herz praktisch still. Der implantierte Defibrillator erkennt dies automatisch und gibt einen rettenden Elektroschock ab.

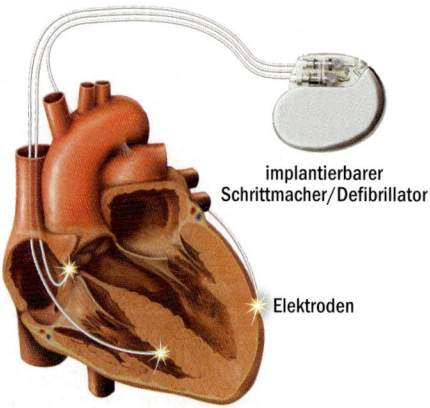

implantierbarer
Schrittmacher/Defibrillator

Elektroden

Quellen: Thieme Verlag, Prometheus,
Illustration: M. Voll, Composing: FOCUS-Magazin

Batterie in der Brust

Immer mehr Menschen in Deutschland leben mit Schrittmachern

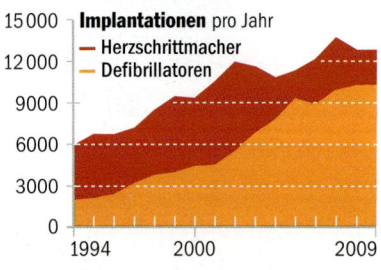

Implantationen pro Jahr
Herzschrittmacher
Defibrillatoren

Quelle: DGTHG Leistungsstatistik 2009

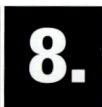

Was können Mediziner gegen Herzrhythmusstörungen tun?

„Viele gefährliche Rhythmusstörungen lassen sich mit Hilfe von Schrittmachern gut in den Griff bekommen", sagt Stephan Götze vom Deutschen Herzzentrum Berlin. Moderne Geräte sind kaum noch größer als eine Streichholzschachtel und viel mehr als simple Taktgeber. Ununterbrochen analysieren sie den Herzrhythmus, passen sich der körperlichen Aktivität ihrer Träger an und erhöhen die Schlagzahl nur, wenn nötig. Über mehrere Elektroden in beiden Kammern des Herzens synchronisieren sie die Pumpbewegungen des Muskels und ökonomisieren so die Herzarbeit. Manche der Geräte haben Zusatzfunktionen, etwa einen „Wasserstandsanzeiger". Dieser schlägt Alarm, wenn sich bei einer Verschlechterung der Pumpkraft vermehrt Flüssigkeit in den Lungen sammelt.

Was kann passieren, wenn der Herzmuskel schwächelt?

„Je schwächer das Herz ist, desto häufiger sind gefürchtete schnelle Rhythmusstörungen", weiß Stephan Götze vom Deutschen Herzzentrum Berlin. Es kann zu einem „Kammerflimmern" kommen. Der Herzmuskel kontrahiert über 400-mal pro Minute, das Herz steht dabei praktisch still. In dieser Situation kann nur ein Elektroschock aus einem Defibrillator das Herz wieder anwerfen. Für die Rettung bleiben nur wenige Minuten Zeit. Um insbesondere schwer Herzkranken dieser Gefahr gar nicht erst auszusetzen, bekommen viele ihren Lebensretter gleich eingebaut. Rund 23 000 Patienten sind es pro Jahr. Die implantierbaren sogenannten De-

fis überwachen die elektrischen Herzströme und beenden potenziell tödliche Rhythmusprobleme per Schock. Dies tun sie inzwischen so zuverlässig und effektiv, dass die Indikation dafür stark ausgeweitet wurde: Allen Patienten mit beeinträchtigter Pumpfunktion unterhalb eines gewissen Wertes wird der Einbau vorbeugend empfohlen. Alle drei bis vier Monate muss ein Defibrillator-Träger zum Check-up. Spezialisten werten die Aufzeichnungen der Geräte aus, überprüfen die Funktionen und justieren ihre Programmierung.

„Die enorme Zunahme von Patienten mit Schrittmachern erfordert dabei vollkommen neue Methoden der Nachsorge und Überwachung", erklärt Kardiologe Götze. „Einen Defibrillator braucht man vielleicht jahrelang nicht, dann muss er in der einen Minute des Ernstfalls aber einwandfrei funktionieren." Nur mit Hilfe der Telemedizin wird die Datenflut aus Tausenden implantierten Defibrillatoren, Schrittmachern und Monitoring-Geräten in den Spezialambulanzen in Zukunft noch zu bändigen sein. Moderne Schrittmacher verfügen bereits über Selbstdiagnose-Routinen und kommunizieren automatisch allabendlich mit Terminals auf dem Nachttisch, von wo die Daten an ein Zentrum weitergeleitet werden. Stimmt etwas nicht, wird der Arzt benachrichtigt, der Patient angerufen oder das Gerät direkt neu programmiert.

Wie verkraften Patienten den Schock aus dem Defibrillator?

Meist sind die Patienten bewusstlos, wenn der Schock aktiviert wird – schließlich steht ihr Herz zu diesem Zeitpunkt still. Es besteht auch die Gefahr unnötiger, schmerzhafter Schockabgaben auf Grund eines Defekts bei vollem Bewusstsein. Depressionen und Angststörungen können die Folge sein. Techniker arbeiten daher an noch zuverlässigeren und schonenderen Systemen.

Fotos: Martin Ley/FOCUS-Magazin, Medical Products Division

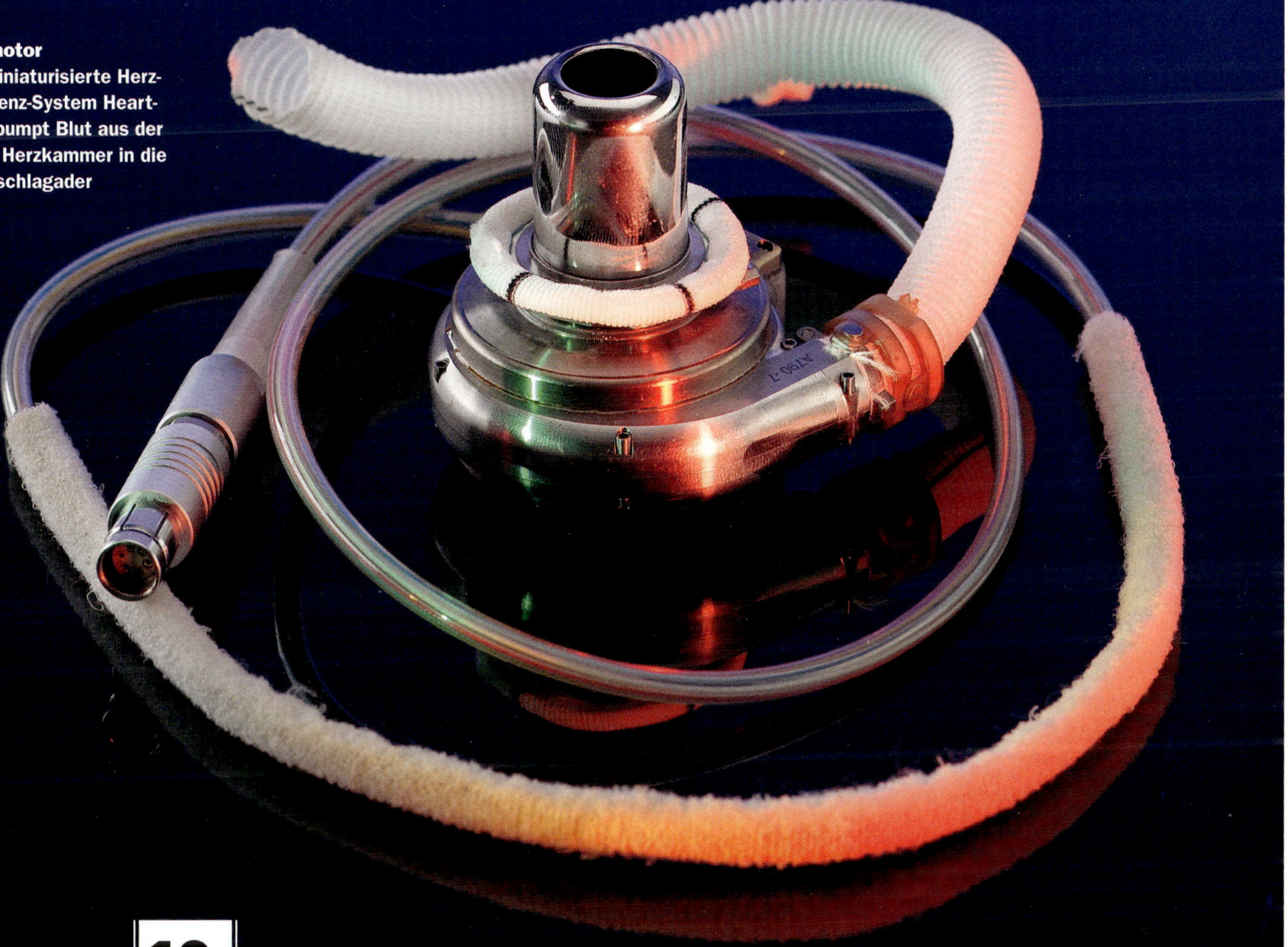

Hilfsmotor
Das miniaturisierte Herz-Assistenz-System Heart-Ware pumpt Blut aus der linken Herzkammer in die Hauptschlagader

10. Wie weit ist die Entwicklung von kompletten Kunstherzen?

Definitive Lebensrettung bei schwerer Herzschwäche bietet häufig nur der Ersatz des Organs. „Aber wegen des eklatanten Mangels an Spenderorganen können wir nur sehr wenigen Patienten mit einer Herztransplantation helfen", bedauert Roland Hetzer vom Deutschen Herzzentrum Berlin. Engagiert kämpft der Chirurg für eine höhere Akzeptanz der Organspende in der Bevölkerung und eine günstigere Gesetzgebung.

Bis dahin muss er seinen Patienten anders helfen: „Kunstherzen sind derzeit und mittelfristig die einzige praktikable Alternative zur Transplantation", stellt Hetzer fest. Bereits viermal häufiger als Organe Verstorbener setzt er die künstlichen Pumpen ein. Herz-Assistenz-Systeme waren ursprünglich nur zur Überbrückung der Zeit bis zur Herztransplantation gedacht. „Wir sehen sie aber

– gezwungenermaßen – zunehmend als definitive Versorgung", so Hetzer. Die immer weiter miniaturisierten Kunstherzen beför-

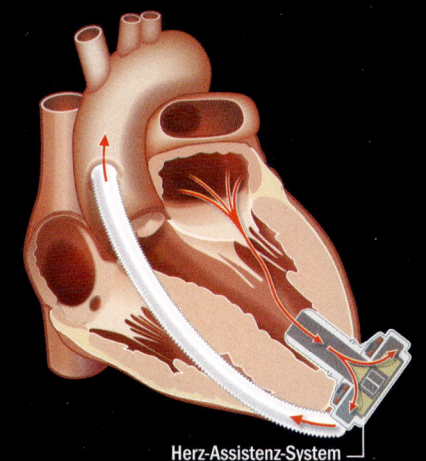

Herz-Assistenz-System

dern zusätzliches Blut aus der Herzkammer in die Hauptschlagader. Ihren Trägern ermöglichen sie ein fast normales Leben zu Hause.

„Es kommt vor, dass sich Herzen mit der Unterstützungspumpe erholen und das Gerät wieder entfernt werden kann", berichtet Kunstherz-Pionier Hetzer. „Leider können wir aber nicht voraussagen, bei welchem Patienten dieser Fall eintritt. Das ist das für mich derzeit drängendste Forschungsziel." Die Geräte könnten womöglich gezielter eingesetzt werden, eventuell auch früher, solange noch keine akute Lebensgefahr besteht. Derzeit kostet ein Kunstherz zwischen 50 000 und 70 000 Euro. Die Preise werden jedoch sinken, vermutet Hetzer, wenn eine Massenproduktion beginnt, so wie es bei den Defibrillatoren schon der Fall sei.

GEFÄSSCHIRURGIE

Gefäßchirurgen

Arzt/Klinik	Ort/Tel.-Nr.	von Kollegen empfohlen	von Patienten empfohlen	Publikationen	Studien	Carotischirurgie	Aneurysmenchirurgie	periphere Bypass-operationen	Krampfaderbehandlungen	ausgewählte Spezialisierung
						Behandlungsspektrum				
Prof. Dr. Michael Jacobs Uniklinikum, Gefäßchirurgie www.gefaesschirurgie.ukaachen.de	**Aachen** 0241/8080832	•	◆◆	■■	k.A.	k.A.	k.A.	k.A.	k.A.	Arzt wurde angeschrieben, beteiligte sich aber nicht an der FOCUS-Befragung.
Dr. Dimitrios Tsantilas Praxis www.tsantilas.de	**Augsburg** 0821/3199820	••	◆		✔			▲	▲▲	Ultraschalldiagnostik; endovaskuläre Venenoperationen; Implantation von Portsystemen
Prof. Dr. Klaus Wölfle Klinikum, Gefäßchirurgie www.klinikum-augsburg.de	**Augsburg** 0821/4002655	••	◆◆	■	✔	▲	▲	▲	▲	komplexe endovaskuläre und offene Aortenchirurgie; Bypass- und Carotis-chirurgie
Dr. Thomas Umscheid Helios William Harvey Klinik www.helios-kliniken.de/badnauheim	**Bad Nauheim** 06032/707910	••	◆	■■		▲	▲	▲	▲▲	Behandlung von Aortenaneurysmen und Aneurysmen der Beckengefäße
Prof. Dr. Hans Schweiger Herz- und Gefäßklinik, Gefäßchirurgie gefaesschirurgie-bad-neustadt.de	**Bad Neustadt/S.** 09771/662102	••	◆				▲			Stent-Prothesen bei Aortenaneurysma; Behandlung schwerer Durchblutungs-störungen
Dr. Andreas Gussmann Helios Klinikum, Gefäßchirurgie www.helios-kliniken.de/badsaarow	**Bad Saarow** 0336/3173060	•	◆		✔	▲▲	▲▲	▲▲	▲▲	Stent-Prothesen bei komplizierten Aortenaneurysmen; Operationen der inneren Carotis
Dr. Ingo Flessenkämper Helios Klinikum Emil von Behring www.helios-kliniken.de	**Berlin** 030/81022201	•••	◆◆		✔	k.A.	k.A.	k.A.	k.A.	verzweigte, individuell angepasste Gefäßprothesen; laparoskopische Aortenchirurgie
Priv.-Doz. Dr. Ralph-Ingo Rückert Franziskus-Krankenhaus, Chirurgie www.franziskus-berlin.de	**Berlin** 030/26383701	•	◆	■■	✔	▲	▲	▲	▲	konventionelle und endovaskuläre Gefäßchirurgie; Therapie der arteriellen Verschlusskrankheit
Priv.-Doz. Dr. Hans Scholz Ev. KH Königin Elisabeth, Gefäßchir. www.keh-berlin.de	**Berlin** 030/54724701	•	◆◆	■		▲	▲	▲	▲	Therapie der hirnversorgenden Arterien; Dialyse-Shuntchirurgie
Prof. Dr. Achim Mumme St. Josef-Hospital, Gefäßchirurgie www.klinikum-bochum.de	**Bochum** 0234/5092270	•	◆◆	■■	✔	▲▲	▲	▲▲	▲▲	Phlebologie; Carotischirurgie
Prof. Dr. Gernold Wozniak Knappschafts-KH, Gefäßchirurgie www.kk-bottrop.de	**Bottrop** 02041/151209	••	◆◆		✔	▲	▲	▲	▲	Behandlung von Gefäßverengungen und -erweiterungen; multimodale Wund-behandlung
Prof. Dr. Heiner Wenk Klinikum Bremen-Nord, Gefäßzentr. www.klinikum-bremen-nord.de	**Bremen** 0421/66061402	•••	◆◆	■	✔	▲	▲	▲	▲	arterielle und venöse Gefäßchirurgie; Eingriffe innerhalb der Gefäße (endovaskulär)
Prof. Dr. Klaus Grabitz Uniklinikum, Gefäßchirurgie www.uniklinik-duesseldorf.de	**Düsseldorf** 0211/8116390	•	◆		k.A.	k.A.	k.A.	k.A.	k.A.	Arzt wurde angeschrieben, beteiligte sich aber nicht an der FOCUS-Befragung.
Prof. Dr. Joachim Dörrler Kreiskrankenhaus, Gefäßchirurgie www.kkh-erding.de/gefaesszentrum	**Erding** 08122/591791	•	◆			▲▲	▲	▲	▲▲	angiologische Diagnostik und Therapie
Prof. Dr. Werner Lang Uniklinikum, Gefäßchirurgie www.gefaesschirurgie.uk-erlangen.de	**Erlangen** 09131/8532968	•••	◆◆	■■		k.A.	k.A.	k.A.	k.A.	kombinierte plastisch-chirurgische Eingriffe mit Venenbypässen zum Bein-Erhalt
Prof. Dr. Horst-Wilhelm Kniemeyer Elisabeth-KH, Gefäßchirurgie www.elisabeth-essen.de	**Essen** 0201/8973401	•••	◆◆			▲▲	▲▲	▲▲	▲▲	Therapie des Bauchaortenaneurysmas und der Carotis; periphere Bypassverfahren
Prof. Dr. Thomas Schmitz-Rixen Uniklinikum, Zentrum der Chirurgie www.kgu.de	**Frankfurt am Main** 069/63015349	••	◆◆	■	✔	▲	▲▲	▲▲	▲	endovaskuläre Chirurgie; Extrembypass-chirurgie; Kindergefäßchirurgie
Prof. Dr. Max Zegelman KH Nordwest, Gefäß- und Thoraxchir. www.krankenhaus-frankfurt.de/nwk	**Frankfurt am Main** 069/76013235	••	◆		✔	▲	▲	▲	▲▲	Operationen bei Durchblutungsstörungen der Halsschlagader und Beine; Operationen von Aneurysmen

 = von Kollegen empfohlen
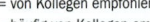 = häufig von Kollegen empfohlen
= überdurchschnittlich häufig von Kollegen empfohlen

 = von Patienten empfohlen
= häufig von Patienten empfohlen

 = viel publiziert
= überdurchschnittlich viel publiziert

 ✔ = ja
k.A. = keine Angaben

 ▲ = nimmt Eingriff vor
▲▲ = nimmt Eingriff häufig vor

Gefäßchirurgen

Arzt/Klinik	Ort/Tel.-Nr.	von Kollegen empfohlen	von Patienten empfohlen	Publikationen	Studien	Carotischirurgie	Aneurysmenchirurgie	periphere Bypassoperationen	Krampfaderbehandlungen	ausgewählte Spezialisierung
						Behandlungsspektrum				
Dr. Hans-Joachim Florek Weißeritztal-Kliniken, Gefäßchirurgie www.weisseritztal-kliniken.de	Freital 0351/6466303	•••	◆◆	■	✔	▲▲	▲▲		▲▲	endovaskuläre Gefäßchirurgie und Hybrideingriffe
Prof. Dr. Eike Sebastian Debus Uniklinikum Eppendorf, Gefäßmed. www.uke.de/kliniken/gefaessmedizin	Hamburg 040/741053876	•••	◆◆	■■	✔	▲	▲▲	▲▲	▲	Therapie von Aortenaneurysmen; periphere Bypasschirurgie (Hybridtechniken)
Prof. Dr. Helmut Kortmann Asklepios Klinik Altona, Gefäßchir. www.ak-altona.de	Hamburg 040/1818811611	•••	◆		✔	▲▲	▲▲	▲▲	▲	offene und endovaskuläre OP an den Brust-, Bauch- und Beckenschlagadern
Prof. Dr. Dittmar Böckler Uniklinikum, Gefäßchirurgie www.klinikum.uni-heidelberg.de	Heidelberg 06221/566249	•••	◆◆	■■	✔	▲	▲▲	▲	▲	offene und/oder endovaskuläre Therapie arterieller Gefäßerkrankungen
Prof. Dr. Wilhelm Sandmann St. Bernhard-Hospital, Gefäßchirurgie www.st-bernhard-hospital.de	Kamp-Lintfort 02842/708259	••	◆◆	■■	✔		▲	▲▲	▲	große Aortenchirurgie; Therapie von angeborenen Gefäßleiden und kindlichen Erkrankungen
Prof. Dr. Martin Storck Städt. Klinikum, Gefäß- u. Thoraxchir. www.gefaesszentrum-karlsruhe.com	Karlsruhe 0721/9742301	•••	◆◆	■	✔	▲	▲	▲	▲	vaskuläre und endovaskuläre Gefäßchirurgie; Krampfaderchirurgie
Prof. Dr. Thomas Bürger Diakonie-Kliniken, Gefäßchirurgie www.diako-kassel.de	Kassel 0561/10021500	••	◆◆			▲	▲	▲	▲	Therapie von Aneurysmen, Schultergürtelkompressionssyndromen, Gefäßinfektionen
Prof. Dr. Jan Brunkwall Uniklinikum, Herzzentrum/Gefäßchir. www.uniklinik-herzzentrum.de	Köln 0221/4784820	•	◆	■■	✔	▲▲	▲▲	▲▲	▲	Behandlung von aortalen Erkrankungen, Carotisstenosen und arteriellen Verschlüssen
Dr. Stefan Schulte Praxis www.gefaesscentrum-koeln.de	Köln 0221/9797102	•	◆◆	■		▲	▲	▲	▲▲	venöse und arterielle Gefäßchirurgie; minimalinvasive Katheterverfahren und Varizenchirurgie
Prof. Dr. Bernd Luther Helios Klinikum, Gefäßchirurgie www.helios-kliniken.de/krefeld	Krefeld 02151/322619	••	◆	■	✔	▲	▲	▲▲	▲	Therapie an Hals- und Hauptschlagader sowie des diabetischen Fußsyndroms
Dr. Hartmut Görtz St. Bonifatius Hospital, Gefäßchir. www.gefaesszentrum-emsland.de	Lingen 0591/9101340	••	◆		✔	▲	▲	▲	▲	minimalinvasive Versorgung von peripheren Durchblutungsstörungen und Aneurysmen
Dr. Jörg Teßarek St. Bonifatius Hospital, Gefäßchir. www.gefaesszentrum-emsland.de	Lingen 0591/9101340	•••	◆	■	✔	▲	▲▲	▲	▲	endovaskuläre Versorgung: Aneurysmen, periphere Durchblutungsstörungen, Carotisstenosen
Priv.-Doz. Dr. Johannes Gahlen Klinikum, Gefäßchirurgie www.klinikum-ludwigsburg.de	Ludwigsburg 07141/9966401	••	◆			▲▲	▲▲	▲▲	▲▲	Behandlung von Aortenaneurysmen und Durchblutungsstörungen; Hybridoperationen
Prof. Dr. Walther Schmiedt Kath. Klinikum, Gefäßchirurgie www.katholisches-klinikum-mz.de	Mainz 06131/147252	•	◆	■		▲	▲	▲	▲	konventionelle Gefäßchirurgie; Bypasschirurgie bei diabet. Fußsyndrom; endovaskuläre Aortenchirurgie
Dr. Helmut Nüllen Praxis www.gpg-mg.de	Mönchengladbach 02161/92970	••	◆◆		✔				▲▲	ambulante und stationäre Krampfaderoperationen; Radiofrequenztherapie und Verödung von Varizen
Priv.-Doz. Dr. Alexander Stehr Ev. Krankenhaus, Gefäßchirurgie www.evkmh.de	Mülheim a. d. Ruhr 0208/3092441	•	◆	■■	✔	▲▲	▲▲	▲▲	▲▲	offene, interventionelle und konservative Gefäßmedizin
Dr. Christoph Bernheim Praxis www.bernheim.de	München 089/696200	•	◆		✔				▲▲	Ultraschalldiagnostik; Behandlung von Krampfadern mit allen gängigen Verfahren
Prof. Dr. Richard Brandl Städt. Klinikum Schwabing www.klinikum-schwabing.de	München 089/3068345	•••	◆◆	■	✔	▲▲	▲	▲▲	▲▲	Halsschlagaderchirurgie; Hämodialyseshuntchirurgie; Phlebologie

 • = von Kollegen empfohlen
•• = häufig von Kollegen empfohlen
••• = überdurchschnittlich häufig von Kollegen empfohlen

 ◆ = von Patienten empfohlen
◆◆ = häufig von Patienten empfohlen

■ = viel publiziert
■■ = überdurchschnittlich viel publiziert

✔ = ja
k. A. = keine Angaben

 ▲ = nimmt Eingriff vor
▲▲ = nimmt Eingriff häufig vor

GEFÄSSCHIRURGIE

Gefäßchirurgen

Arzt/Klinik	Ort/Tel.-Nr.	von Kollegen empfohlen	von Patienten empfohlen	Publikationen	Studien	Carotischirurgie	Aneurysmenchirurgie	periphere Bypass-operationen	Krampfaderbehandlungen	ausgewählte Spezialisierung
						Behandlungsspektrum				
Prof. Dr. Hans-Henning Eckstein Uniklinikum rechts der Isar www.gchir.med.tu-muenchen.de	**München** 089/4140 2167	●●	◆◆	■■	✔	▲	▲	▲	▲	offene und endovaskuläre Therapie von Aortenerkrankungen; Operation der Carotisstenose
Dr. Hans Niedermeier Städt. Klinikum Neuperlach www.kh-neuperlach.de	**München** 089/6794 2591	●●●	◆	■		▲▲	▲	▲▲	▲▲	offene und endovaskuläre Versorgung von akuten und chronischen Gefäßverschlüssen
Prof. Dr. Bernd Steckmeier Praxis Brienner Quartier www.brienner-quartier.de	**München** 089/29 2679	●	◆◆	■		▲	▲	▲	▲▲	Therapie aller Arterien- und Venenerkrankungen; Implantation von Ports, Herzschrittmachern, Defibrillatoren
Prof. Dr. Giovanni Torsello St. Franziskus-Hospital, Gefäßchir. www.gefaesschirurgie-muenster.de	**Münster** 0251/935 3933	●●●	◆◆	■■	✔	▲▲	▲▲	▲▲	▲▲	konventionelle und Katheterbehandlung der aortalen und peripheren Aneurysmen
Prof. Dr. Thomas Noppeney Medizinisches Versorgungszentrum www.gefaesszentrum-nuernberg.de	**Nürnberg** 0911/2706130	●●	◆	■	✔	▲	▲	▲	▲▲	Behandlung von arteriellen und venösen Gefäßerkrankungen
Prof. Dr. Eric Verhoeven Klinikum Süd, Gefäßchirurgie www.klinikum-nuernberg.de	**Nürnberg** 0911/398 2651	●	◆	■■	✔	▲▲	▲▲	▲▲	▲	endovaskuläre Therapie von Aneurysmen und Arteriosklerose; Carotischirurgie
Dr. Christoph-Maria Ratusinski Pius-Hospital, Thorax- u. Gefäßchir. www.pius-hospital.de	**Oldenburg** 0441/229 1451	●●	◆		✔	▲▲	▲▲	▲		offene Operationsmethoden und minimalinvasive endovaskuläre Operationstechniken
Prof. Dr. Stefan von Sommoggy RoMed Klinik, Vasculäre Medizin www.gefaesschirurgie-muenchen.net	**Prien** 08051/6002 048	●	◆◆		k.A.	k.A.	k.A.	k.A.	k.A.	Arzt wurde angeschrieben, beteiligte sich aber nicht an der FOCUS-Befragung.
Priv.-Doz. Dr. Piotr Kasprzak Uniklinikum, Chirurgie www.uniklinikum-regensburg.de	**Regensburg** 0941/944 6911	●●●	◆◆	■	✔	▲▲	▲▲	▲	▲	endovaskuläre Aortenaneurysmen; Therapie der Halsschlagaderverengung
Prof. Dr. Gerhard Rümenapf Diakonissen-Stiftungs-Krankenhaus www.diakonissen.de	**Speyer** 06232/22 1955	●	◆◆		✔	▲	▲	▲▲	▲	Therapie von Patienten mit kritischen Durchblutungsstörungen (vor allem Diabetiker)
Prof. Dr. Thomas Hupp Klinikum Katharinenhospital www.klinikum-stuttgart.de	**Stuttgart** 0711/2783 3601	●●	◆◆		✔	▲▲	▲▲	▲▲	▲	Halsschlagader-Operationen; Therapie des Bauchaorten-Aneurysmas
Prof. Dr. Karl-Heinz Orend Uniklinikum, Chirurgie www.uniklinik-ulm.de	**Ulm** 0731/500 54001	●●	◆	■■	✔	▲▲	▲▲	▲▲	▲	arterielle Gefäßrekonstruktionen, sowohl als offene Eingriffe als auch endovaskulär
Priv.-Doz. Dr. Achim Neufang Dr. Horst Schmidt Klinik www.hsk-wiesbaden.de	**Wiesbaden** 0611/43 2681	●	◆	■	✔	▲▲	▲	▲▲		periphere Bypasschirurgie (speziell beim diabetischen Fußsyndrom); Aortenchirurgie

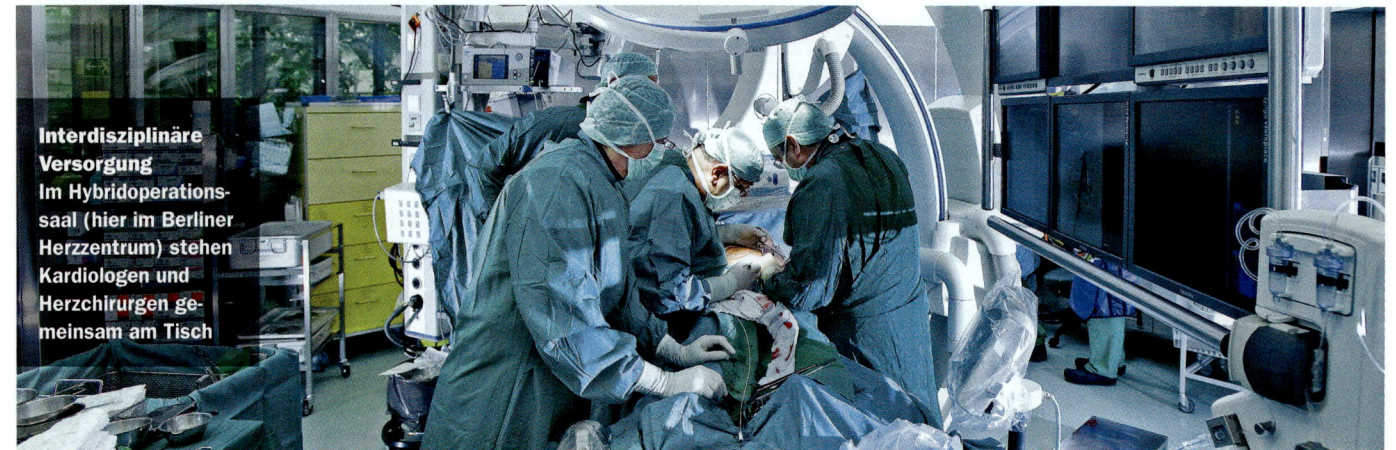

Interdisziplinäre Versorgung Im Hybridoperationssaal (hier im Berliner Herzzentrum) stehen Kardiologen und Herzchirurgen gemeinsam am Tisch

Foto: Norbert Michalke/FOCUS-Magazin

Herzchirurgen

Arzt/Klinik	Ort/Tel.-Nr.	von Kollegen empfohlen	von Patienten empfohlen	Publikationen	Studien	Behandlungsspektrum Bypassoperationen ohne Herz-Lungen-Maschine	Aortenchirurgie	Herzklappenreparaturen	OP bei Kindern am Herzen	ausgewählte Spezialisierung
Prof. Dr. Michael Beyer Klinikum, Herz- und Thoraxchirurgie www.klinikum-augsburg.de	**Augsburg** 0821/4002671	•	◆◆		✔	▲▲	▲			rekonstruktive Herzklappenchirurgie und Aortenchirurgie
Prof. Dr. G. Wimmer-Greinecker Herz- und Gefäßzentrum www.hgz-bb.de	**Bad Bevensen** 05821/821702	•	◆	■	✔	▲	▲	▲		minimalinvasive Herzchirurgie; kathetergestützte Klappeneingriffe; Hybrid-Eingriffe
Prof. Dr. Thomas Walther Kerckhoff-Klinik, Herzchirurgie www.kerckhoff-klinik.de	**Bad Nauheim** 06032/996-2502	•	◆◆	■■	✔	▲▲	▲	▲		minimalinvasive Herzchirurgie; kathetergestützte Herzklappenoperationen
Prof. Dr. Anno Diegeler Herz- u. Gefäßklinik, Kardiochirurgie www.herzchirurgie.de	**Bad Neustadt/S.** 09771/662417	••	◆	■	✔	▲	▲	▲		minimalinvasive Herzchirurgie; koronare Bypasschirurgie
Dr. Patrick Perier Herz- u. Gefäßklinik, Kardiochirurgie www.herzchirurgie.de	**Bad Neustadt/S.** 09771/662417	••	◆		✔			▲▲		Herzklappenrekonstruktionen; minimalinvasive Eingriffe
Prof. Dr. Jan F. Gummert Uniklinikum, Herz- u. Diabeteszentr. www.hdz-nrw.de	**Bad Oeynhausen** 05731/971331	••	◆◆	■■	✔	▲▲	▲	▲▲		minimalinvasive Herzchirurgie; Kunstherzimplantationen; Transplantationen
Prof. Dr. Henning Warnecke Schüchtermann-Klinik, Herzchirurgie www.schuechtermann-klinik.de	**Bad Rothenfelde** 05424/6410	••	◆		k.A.	k.A.	k.A.	k.A.	k.A.	Arzt wurde angeschrieben, beteiligte sich aber nicht an der FOCUS-Befragung.
Prof. Dr. Roland Hetzer Dt. Herzzentrum Berlin, HTG-Chir. www.dhzb.de	**Berlin** 030/4593200 0	•••	◆◆	■■		▲	▲▲	▲▲	▲	Operation von angeborenen Herzfehlern; thorakale Transplantationen; Hybridoperationen
Dr. Michael Hübler Deutsches Herzzentrum Berlin www.dhzb.de	**Berlin** 030/4593200 0	•••	◆	■■	✔		▲	▲	▲▲	transfusionsfreie Herzoperationen bei Kindern unter einem Jahr; Ross-Operationen; Transplantationen
Prof. Dr. Wolfgang Konertz Uniklinikum Charité, Campus Mitte www.herzchir.charite.de	**Berlin** 030/450522092	•	◆	■■	k.A.	k.A.	k.A.	k.A.	k.A.	Arzt wurde angeschrieben, beteiligte sich aber nicht an der FOCUS-Befragung.
Prof. Dr. Johannes Albes Ev.-Freikirchl. KH und Herzzentrum www.immanuel.de	**Bernau** 03338/694510	•	◆	■	✔	▲	▲	▲		minimalinvasive Herzklappen- und Bypasschirurgie; künstliche Unterstützungssysteme
Prof. Dr. Armin Welz Uniklinikum, Herzchirurgie www.ukb.uni-bonn.de	**Bonn** 0228/28714190	••	◆◆	■		▲	▲	▲	▲	Kinderherzchirurgie; Chirurgie der Mitralklappe und der thorakalen Aorta
Priv.-Doz. Dr. Wolfgang Harringer Städt. Klinikum, HTG-Chirurgie www.klinikum-braunschweig.de	**Braunschweig** 0531/5952213	••	◆◆	■	✔	▲	▲▲	▲		minimalinvasive Herzchirurgie; Aortenaneurysmen- und Lungenchirurgie (offen und endoskopisch)
Priv.-Doz. Dr. Ralf Krakor Klinikum, Herz- und Gefäßchirurgie www.klinikum-dortmund.de	**Dortmund** 0231/9532098 0	••	◆		✔	▲▲	▲	▲▲		endoskopische Herzchirurgie (vor allem Mitralklappenchirurgie); endoskopische Vorhofablationen
Prof. Dr. Klaus Matschke Herzzentrum, Uniklinik an der TU www.herzzentrum-dresden.com	**Dresden** 0351/4501801	•	◆◆	■■	✔	▲	▲	▲▲		chirurgische Rekonstruktionen der Herzklappen
Prof. Dr. Robert Cesnjevar Uniklinikum, Kinderherzchirurgie www.uk-erlangen.de	**Erlangen** 09131/8534010	••	◆	■	✔		▲	▲	▲▲	Chirurgie angeborener Herzfehler
Prof. Dr. Michael Weyand Uniklinikum, Herzchirurgie www.herzchirurgie.uk-erlangen.de	**Erlangen** 09131/8533319	•	◆◆	■■		▲	▲	▲		Operationen angeborener Herzfehler im Kindes- und Erwachsenenalter; Insuffizienzchirurgie

 = von Kollegen empfohlen
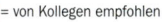 = häufig von Kollegen empfohlen
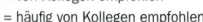 = überdurchschnittlich häufig von Kollegen empfohlen

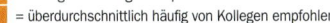 = von Patienten empfohlen
= häufig von Patienten empfohlen

 = viel publiziert
= überdurchschnittlich viel publiziert

✔ = ja
k.A. = keine Angaben

 = nimmt Eingriff vor
 = nimmt Eingriff häufig vor

HERZCHIRURGIE

HERZCHIRURGIE

Herzchirurgen

Arzt/Klinik	Ort/Tel.-Nr.	von Kollegen empfohlen	von Patienten empfohlen	Publikationen	Studien	Bypassoperationen ohne Herz-Lungen-Maschine	Aortenchirurgie	Herzklappenreparaturen	OP bei Kindern am Herzen	ausgewählte Spezialisierung
Prof. Dr. Heinz Jakob Uniklinikum, Westdt. Herzzentrum www.whze.de	**Essen** 0201/7234901	•	◆◆	■■	✔	▲	▲▲	▲▲	▲	Aorten- und Koronarchirurgie; minimalinvasive Herzchirurgie; Herz- und Lungentransplantationen
Prof. Dr. Anton Moritz Uniklinikum, HTG-Chirurgie www.kgu.de	**Frankfurt am Main** 069/63016141	••	◆◆	■■	✔	▲	▲▲	▲▲	▲	minimalinvasive Herzklappenrekonstruktionen; Ventrikelrekonstruktionen bei Myopathie
Prof. Dr. Friedhelm Beyersdorf Uniklinikum, Herz- u. Gefäßchirurgie www.uniklinik-freiburg.de/hkz	**Freiburg** 0761/2702818	••	◆◆	■■			▲	▲		koronare Bypassoperationen; Herzklappenoperationen; Herzinsuffizienzbehandlung
Priv.-Doz. Dr. Hakan Akintürk Uniklinikum, Kinderherzchirurgie www.ukgm.de	**Gießen** 0641/9943460	•••	◆		✔		▲	▲	▲▲	Chirurgie angeborener Herzfehler; Transplantationschirurgie
Prof. Dr. H. Reichenspurner Uniklinikum, Herzzentrum www.uhz.de	**Hamburg** 040/7410-52440	••	◆◆	■	✔	▲▲	▲	▲		minimalinvasive Herzoperationen; Transplantationen von Herz und Lunge
Prof. Dr. Friedrich-C. Rieß Albertinen-KH, Herzzentrum www.albertinen-herzzentrum.de	**Hamburg** 040/55882445	••	◆◆	■		▲▲	▲▲	▲▲	▲	arterielle koronare Bypassversorgung ohne Herz-Lungen-Maschine (minimalinvasiv)
Dr. Thomas Breymann Uniklinikum, Kinderherzchirurgie www.mh-hannover.de/httg.html	**Hannover** 0511/5329829	•	◆◆	■	✔				▲	Korrekturen angeborener Fehlbildungen bei Neugeborenen, Kindern und Erwachsenen
Prof. Dr. Axel Haverich Uniklinikum, HTTG-Chirurgie www.mh-hannover.de/httg.html	**Hannover** 0511/5329828	•••	◆◆	■■	✔	▲	▲▲	▲		Aortenchirurgie; Klappenchirurgie; Bypasschirurgie; Transplantationen
Prof. Dr. Matthias Karck Uniklinikum, Herzchirurgie www.klinikum.uni-heidelberg.de	**Heidelberg** 06221/566272	•••	◆◆	■■	✔	▲	▲▲	▲▲		koronare Bypasschirurgie; rekonstruktive Herzklappenchirurgie; Aortenchirurgie
Dr. Christian Sebening Uniklinikum, Herzchirurgie www.klinikum.uni-heidelberg.de	**Heidelberg** 06221/566272	••	◆	■		▲▲	▲▲	▲	▲▲	operative Korrekturen angeborener Herzfehler aller Altersstufen; Tracheachirurgie
Prof. Dr. Hans-Joachim Schäfers Uniklinikum, HTG-Chirurgie www.uniklinik-saarland.de	**Homburg** 06841/1632000	•••	◆◆	■■	✔	▲	▲▲	▲▲	▲	Aortenklappenrekonstruktionen; Operation der chronischen Lungenembolie; Aortenchirurgie
Dr. Herbert Posival Klinik für Herzchirurgie www.herzchirurgie-karlsruhe.de	**Karlsruhe** 0721/9738131	••	◆◆			▲	▲	▲		arterielle Revaskularisation; minimalinvasive Mitralklappenchirurgie; Aortenklappenrekonstruktionen
Prof. Dr. Jochen Cremer Uniklinikum, Herz- u. Gefäßchirurgie www.uni-kiel.de/hgck	**Kiel** 0431/5974401	•••	◆◆	■■	✔	▲▲	▲	▲		minimalinvasive Koronar- und Mitralklappenchirurgie; komplexe arterielle Bypasschirurgie
Dr. Jens Scheewe Uniklinikum, Kinderherzzentrum www.kinderherzzentrum-kiel.de	**Kiel** 0431/5971728	•••	◆		✔			▲	▲▲	Frühkorrekturen angeborener Herzfehler (Säuglinge); minimalinvasive fremdblutfreie Chirurgie
Prof. Dr. Gerardus Bennink Uniklinikum, Herzzentrum www.kinderherzchirurgie-koeln.de	**Köln** 0221/47832432	•	◆		✔				▲▲	Kinderherzchirurgie und -thoraxchirurgie (vor allem bei Neugeborenen)
Prof. Dr. Thorsten Wahlers Uniklinikum, Herzzentrum www.uniklinik-herzzentrum.de	**Köln** 0221/47832508	••	◆◆	■	✔	▲	▲	▲		minimalinvasiver Herzklappenersatz und -rekonstruktionen; komplexe Zweitoperationen
Prof. Dr. Jürgen Ennker MediClin Herzzentrum www.mediclin.de/herzzentrum-lahr	**Lahr** 07821/9251001	•	◆◆	■■	✔	▲▲	▲	▲		Bypasschirurgie am schlagenden Herzen; gerüstloser Aortenklappenersatz

Behandlungsspektrum

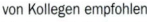
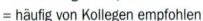
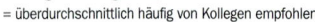

Herzchirurgen

Arzt/Klinik	Ort/Tel.-Nr.	von Kollegen empfohlen	von Patienten empfohlen	Publikationen	Studien	Bypassoperationen ohne Herz-Lungen-Maschine	Aortenchirurgie	Herzklappenreparaturen	OP bei Kindern am Herzen	ausgewählte Spezialisierung
					Behandlungsspektrum					
Prof. Dr. Martin Kostelka Uniklinikum, Herzzentrum www.herzzentrum-leipzig.de	**Leipzig** 0341/8651422	•••	◆	■	✔	▲▲		▲	▲▲	Frühkorrekturen bei Neugeborenen und Säuglingen mit angeborenen Herzfehlern
Prof. Dr. Friedrich-Wilhelm Mohr Uniklinikum, Herzzentrum www.herzzentrum-leipzig.de	**Leipzig** 0341/8651422	•••	◆◆	■■	✔	▲▲	▲▲	▲▲		rekonstruktive Klappenchirurgie; Aortenaneurysmenchirurgie; minimalinvasive Herzoperationen
Prof. Dr. Hans-Hinrich Sievers Uniklinikum, HTG-Chirurgie www.herzchirurgie-luebeck.uk-sh.de	**Lübeck** 0451/5002108	•••	◆◆	■■	✔		▲▲	▲▲		Herzklappenrekonstruktionen; Ross-Operation; Aortenchirurgie
Prof. Dr. Rüdiger Lange Deutsches Herzzentrum München www.dhm.mhn.de	**München** 089/12184111	•••	◆	■■	✔	▲	▲	▲▲	▲	Herzklappenrekonstruktionen; minimalinvasive Herzchirurgie; Kinderherzchirurgie
Prof. Dr. Edward Malec Uniklinikum, Kinderherzchirurgie www.herzklinik-muenchen.de	**München** 089/70953941	•	◆	■			▲	▲	▲▲	Chirurgie angeborener Herzfehler (speziell des univentrikulären Herzens)
Prof. Dr. Bruno Reichart Chir. Klinik Dr. Rinecker, Herzchirurgie www.rinecker.de	**München** 089/7244 0251	••	◆◆	■■		▲	▲▲	▲		thorakale Transplantationen; Aortenchirurgie; arterielle Bypassoperationen
Priv.-Doz. Dr. Christian Schreiber Deutsches Herzzentrum München www.dhm.mhn.de	**München** 089/12184111	•••	◆	■■	✔	▲▲			▲▲	Chirurgie angeborener Herzfehler bei Kindern und Erwachsenen
Prof. Dr. Christof Schmid Uniklinikum, THG-Chirurgie www.uniklinikum-regensburg.de	**Regensburg** 0941/9449801	•	◆	■■	✔	▲	▲	▲		minimalinvasive Operationen und Kunstherzunterstützungssysteme; Herztransplantationen
Priv.-Doz. Dr. Hartmut Oster Herz- und Kreislaufzentrum www.hkz-rotenburg.de	**Rotenburg** 06623/885858	••	◆◆			▲	▲	▲		Bypasschirurgie ohne Beinvenen
Prof. Dr. Boulos Asfour Dt. Kinderherzzentr., Kinderherzchir. www.dkhz.de	**Sankt Augustin** 02241/249601	•••	◆	■		▲▲		▲	▲▲	Korrektur angeborener Herzfehler jeden Alters, insbesondere primäre Frühkorrekturen
Dr. Viktor Hraska Dt. Kinderherzzentr., Kinderherzchir. www.dkhz.de	**Sankt Augustin** 02241/249603	•••	◆	■	✔				▲▲	Behandlung angeborener Herzfehler
Prof. Dr. Nicolas Doll Sana Herzchirurgie www.sana-herzchirurgie.de	**Stuttgart** 0711/27836001	••	◆			▲▲	▲▲	▲▲		minimalinvasive Mitralklappenchirurgie; Rhythmuschirurgie (auch endoskopisch)
Priv.-Doz. Dr. Ulrich Franke Robert-Bosch-KH, Herz- u. Gefäßch. www.rbk.de	**Stuttgart** 0711/81013650	••	◆	■		▲▲	▲▲	▲▲		minimalinvasive Operationen einschließlich Ross- und David-Operation; Koronarchirurgie ohne Herz-Lungen-Maschine
Dr. Alexander Horke Sana Herzchirurgie www.sana-herzchirurgie.de	**Stuttgart** 0711/27836001	•	◆		k.A.	k.A.	k.A.	k.A.	k.A.	Arzt wurde angeschrieben, beteiligte sich aber nicht an der FOCUS-Befragung.
Prof. Dr. Christian Schlensak Uniklinikum, HTG-Chirurgie www.medizin.uni-tuebingen.de	**Tübingen** 07071/2986638	••	◆◆	■	✔		▲	▲	▲	Behandlung angeborener Herzfehler; Herzunterstützungssysteme und -transplantationen
Prof. Dr. Andreas Liebold Uniklinikum, HTG-Chirurgie www.uniklinik-ulm.de	**Ulm** 0731/50054303	••	◆	■	✔	▲		▲▲		minimalinvasive Herzchirurgie
Prof. Dr. Rainer Leyh Uniklinikum, THG-Chirurgie www.htc-wuerzburg.de	**Würzburg** 0931/20133001	•	◆◆	■	✔	▲	▲▲	▲▲		Aortenwurzelchirurgie (Ross-Operation, David-Operation); thorakale Gefäßchirurgie

 = von Kollegen empfohlen
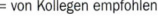 = häufig von Kollegen empfohlen
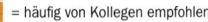 = überdurchschnittlich häufig von Kollegen empfohlen

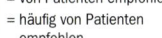 = von Patienten empfohlen
= häufig von Patienten empfohlen

 = viel publiziert
 = überdurchschnittlich viel publiziert

✔ = ja
k.A. = keine Angaben

 = nimmt Eingriff vor
 = nimmt Eingriff häufig vor

Kardiologen

KARDIOLOGIE

Arzt/Klinik	Ort/Tel.-Nr.	von Kollegen empfohlen	von Patienten empfohlen	Publikationen	Studien	Ballondilatationen/Stenting	Katheterablationen	Herzklappenersatz	Implantationen von Schrittmachern/Defibrillatoren	ausgewählte Spezialisierung
Prof. Dr. Wolfgang von Scheidt Klinikum, I. Medizinische Klinik www.med1-klinikum-augsburg.de	**Augsburg** 0821/4002355	•	♦♦	■	✔	▲			▲	Koronarinterventionen; akutes Koronarsyndrom; Herzinsuffizienz; Synkopen
Prof. Dr. Franz-Josef Neumann Herz-Zentrum, Klin. Kardiologie I www.herzzentrum.de	**Bad Krozingen** 07633/4025500	•••	♦	■■	✔	▲▲		▲▲		Katheterbehandlung bei Herzinfarkt, Herzkranzgefäß- und Aortenklappenverengungen
Prof. Dr. Christian W. Hamm Kerckhoff-Klinik, Kardiologie www.kerckhoff-klinik.de	**Bad Nauheim** 06032/9962202	•••	♦	■■	✔	▲		▲	▲	alle Kathetertechniken; Herzdiagnostik (MRT, CT); Rhythmusstörungen; Insuffizienz
Prof. Dr. Sebastian Kerber Herz- und Gefäß-Klinik, Kardiologie www.kardiologie-bad-neustadt.de	**Bad Neustadt** 09771/662302	•	♦	■	✔	▲▲		▲▲		koronare Herzkrankheit (KHK); fortgeschrittene Herzinsuffizienz; minimalinvasive Therapien bei Aortenklappenvitien
Prof. Dr. Dieter Horstkotte Herz- und Diabeteszentrum NRW www.hdz-nrw.de	**Bad Oeynhausen** 05731/971276	•	♦♦	■■	✔	▲▲	▲▲	▲▲	▲	koronare Herzkrankheit; Herzklappenfehler; Insuffizienz; entzündliche Herzerkrankungen
Prof. Dr. Gert Richardt Segeberger Kliniken www.segebergerkliniken.de	**Bad Segeberg** 04551/8024801	••	♦	■■	✔	▲▲	▲		▲	perkutane Koronarinterventionen und Aortenklappenimplantationen
Prof. Dr. Nicolaus Reifart KH Bad Soden, Med. Klinik I www.kliniken-mtk.de	**Bad Soden** 06196/657051	•	♦♦	■		▲▲		▲		Aufweitung von Kranzgefäßen; Stenting und Wiedereröffnung chronischer Verschlüsse
Prof. Dr. Dietrich Andresen Vivantes Klinikum am Urban www.urban-berlin.de	**Berlin** 030/130225100	••	♦♦	■	✔	▲	▲		▲▲	Therapie von Rhythmusstörungen, Herzinfarkt, Angina pectoris, Herzschwäche
Prof. Dr. Harald Darius Vivantes Klinikum Neukölln www.vivantes.de	**Berlin** 030/130142011	••	♦	■	✔	▲		▲		invasive Kardiologie; Intensivmedizin; Hochdruckkrankheiten; antithrombotische Therapie
Prof. Dr. Eckart Fleck Deutsches Herzzentrum Berlin www.dhzb.de	**Berlin** 030/45932400	•	♦	■■		▲▲		▲		(nicht) invasive Diagnostik und Therapie kardialer und vaskulärer Erkrankungen
Prof. Dr. Wilhelm Haverkamp Uniklinikum Charité, CVK www.charite.de/kardiologie	**Berlin** 030/450553722	•	♦	■	k. A.	k. A.	k. A.	k. A.	k. A.	Herzrhythmusstörungen; Herzschwäche; koronare Herzerkrankung
Dr. Benny Levenson Kardiologische Gemeinschaftspraxis www.cardio-clinic.com	**Berlin** 030/3236117	•	♦	■		▲			▲	Herzkatheter; Schrittmacher; konservative Therapien
Prof. Dr. Heinz-Peter Schultheiss Uniklinikum Charité, CBF www.mkkp-charite.de	**Berlin** 030/84452343	••	♦♦	■■		▲▲				entzündliche Herzmuskelerkrankungen; akutes Koronarsyndrom; komplexe Koronarinterventionen
Priv.-Doz. Dr. Christian Butter Ev.-Freikirchl. KH und Herzzentrum www.immanuel.de	**Bernau** 03338/694610	•	♦	■	✔	▲▲	▲		▲▲	Herzmuskelschwäche; Rhythmusstörungen; Klappenersatz und -korrektur in Kathetertechnik
Dr. Ulrich Gerckens Gemeinschafts-KH, St. Petrus www.gk-bonn.de	**Bonn** 0228/5062431	•••	♦	■	✔	▲▲		▲▲	▲	interventionelle Kardiologie (v. a. perkutane Implantation von Aortenklappen)
Prof. Dr. Georg Nickenig Uniklinikum, Innere Medizin II herzzentrum-bonn.de/kardiologie	**Bonn** 0228/28715217	••	♦	■■	✔	▲▲		▲▲		minimalinvasive Therapien von Infarkten, Herzklappenfehlern und angeborenen Herzfehlern
Prof. Dr. Michael Oeff Städt. Klinikum, Innere Medizin I www.klinikum-brandenburg.de	**Brandenburg** 03381/411500	•	♦	■	✔	▲▲	▲▲		▲▲	interventionelle Kardiologie (v. a. Elektrophysiologie); Implantation von Devices (z. B. Herzschrittmachern, Defibrillatoren)
Prof. Dr. Rainer Hambrecht Klinikum Links der Weser www.klinikum-bremen-ldw.de	**Bremen** 0421/8791430	••	♦♦	■■	✔	▲▲			▲	Prävention kardiovaskulärer Erkrankungen; Behandlungen in Kathetertechnik
Dr. Joachim Hebe Praxis www.ep-bremen.com	**Bremen** 0421/8400789	••	♦♦				▲▲		▲	elektrophysiologische Untersuchung und Ablationen bei Kindern, Erwachsenen und Patienten mit angeborenen Herzfehlern

Behandlungsspektrum

Kardiologen

Arzt/Klinik	Ort/Tel.-Nr.	von Kollegen empfohlen	von Patienten empfohlen	Publikationen	Studien	Ballondilatationen/Stenting	Katheterablationen	Herzklappenersatz	Implantationen von Schrittmachern/Defibrillatoren	ausgewählte Spezialisierung
Prof. Dr. Johannes Brachmann Klinikum Coburg, II. Med. Klinik www.kardiologie-coburg.de	**Coburg** 09561/226370	●●●	◆	■	✔	▲▲	▲	▲	▲	Koronardiagnostik und -interventionen; elektrophysiologische Untersuchungen und Ablationen
Dr. Karin Rybak Praxis	**Dessau-Roßlau** 0340/8826000	●	◆◆		✔	▲			▲▲	invasive Kardiologie; Rhythmologie; Telemedizin
Prof. Dr. Ulrich Tebbe Klinikum Lippe, Kardiologie www.klinikum-lippe.de	**Detmold** 05231/721181	●	◆◆	■■	✔	▲			▲	Kathetertechniken; Psychokardiologie; Intensivmedizin; Insuffizienz; Herzschrittmacher
Prof. Dr. Ruth Strasser Herzzentrum, Uniklinik an der TU www.kardiologie-tu-dresden.de	**Dresden** 0351/4501701	●	◆◆	■■	✔	▲▲	▲	▲▲	▲▲	konservative und interventionelle Kardiologie und Angiologie; bildgebende Diagnostik
Prof. Dr. Malte Kelm Uniklinikum, Kardiologie www.uniklinik-duesseldorf.de	**Düsseldorf** 0211/8118800	●●●	◆◆	■■	✔	▲▲	▲	▲▲	▲▲	interventionelle Therapie bei koronarer Herzkrankheit, akutem Myokardinfarkt und Klappenerkrankungen
Prof. Dr. Ernst Günter Vester Ev. Krankenhaus, Kardiologie www.evk-duesseldorf.de	**Düsseldorf** 0211/9191855	●●	◆◆		✔	▲			▲	Erweiterung verengter Herzkranzgefäße (PTCA), Stenting; Ultraschall per Katheter; Ablation bei Vorhofflimmern
Prof. Dr. Wolfgang Schöls Herzzentrum, Medizinische Klinik III www.ejk.de/herzzentrum-duisburg	**Duisburg** 0203/4513200	●	◆		✔	▲▲	▲	▲		interventionelle Kardiologie und Elektrophysiologie
Prof. Dr. Thomas Budde Alfried Krupp Krankenhaus, Innere I www.krupp-krankenhaus.de	**Essen** 0201/4342525	●	◆◆	■	✔	▲				invasive und nicht invasive Therapie bei KHK, Insuffizienz und Rhythmusstörungen
Prof. Dr. Raimund Erbel Uniklinikum, Westdt. Herzzentrum www.wdhz.de	**Essen** 0201/7234800	●●	◆◆	■■	✔	▲▲		▲		Infarktprävention; Klappenerkrankungen; Fettstoffwechselstörungen; Echokardiografie
Prof. Dr. Georg Sabin Elisabeth-Krankenhaus, Kardiologie www.cardio-essen.de	**Essen** 0201/8973200	●	◆◆	■	✔	▲▲				interventionelle Kardiologie; bildgebende Diagnostik des Herzens
Prof. Dr. Stefan Hohnloser Uniklinikum, Innere Medizin III www.kardiologie.kgu.de	**Frankfurt am Main** 069/63017404	●●	◆	■■	✔	▲	▲		▲▲	Herzrhythmusstörungen (insbesondere Vorhofflimmern); ICD-Therapie (implantierbare Kardioverter-Defibrillatoren)
Prof. Dr. Horst Sievert Cardiovasculäres Centrum www.cvcfrankfurt.de	**Frankfurt am Main** 069/46031344	●●●	◆◆	■■	✔	▲▲		▲▲		minimalinvasive Kathetertherapie
Priv.-Doz. Dr. Thomas Voigtländer Cardioangiol. Centrum Bethanien www.ccb.de	**Frankfurt am Main** 069/9450280	●●	◆◆	■	✔	▲				interventionelle Kardiologie; akute Infarktbehandlung; kardiale MRT; Intensivmedizin
Prof. Dr. Andreas Zeiher Uniklinikum, Med. Klinik III www.kardiologie.kgu.de	**Frankfurt am Main** 069/63015789	●●●	◆◆	■■	✔	▲		▲		interventionelle Kathetertherapie; Behandlung der Herzinsuffizienz
Prof. Dr. Volker Schächinger Klinikum, Medizinische Klinik I www.klinikum-fulda.de	**Fulda** 0661/845381	●●	◆	■	✔	▲		▲		interventionelle Kardiologie
Prof. Dr. Gerd Hasenfuß Uniklinikum, Innere Medizin www.herzzentrum-goettingen.de	**Göttingen** 0551/396351	●	◆	■■	✔	▲				Behandlung der Herzinsuffizienz
Prof. Dr. Stephan Felix Uniklinikum, Innere Medizin kardiologie-universitaet-greifswald.de	**Greifswald** 03834/866656	●●●	◆	■■	✔	▲		▲▲		Behandlung der Herzinsuffizienz; interventionelle Kardiologie
Prof. Dr. Karl-Heinz Kuck Asklepios Klinik St. Georg www.asklepios.com/sanktgeorg	**Hamburg** 040/1818852305	●●●	◆◆	■■	✔	▲▲	▲▲	▲▲	▲▲	Katheterablation bei Rhythmusstörungen; Kathetertherapie von Herzklappenfehlern

Behandlungsspektrum (Spalten: Publikationen, Studien) — **ausgewählte Spezialisierung**

Legende:
- ● = von Kollegen empfohlen
- ●● = häufig von Kollegen empfohlen
- ●●● = überdurchschnittlich häufig von Kollegen empfohlen
- ◆ = von Patienten empfohlen
- ◆◆ = häufig von Patienten empfohlen
- ■ = viel publiziert
- ■■ = überdurchschnittlich viel publiziert
- ✔ = ja
- k. A. = keine Angaben
- ▲ = nimmt Eingriff vor
- ▲▲ = nimmt Eingriff häufig vor

KARDIOLOGIE

KARDIOLOGIE

Kardiologen

Arzt/Klinik	Ort/Tel.-Nr.	von Kollegen empfohlen	von Patienten empfohlen	Publikationen	Studien	Ballondilatationen/Stenting	Katheterablationen	Herzklappenersatz	Implantationen von Schrittmachern/Defibrillatoren	ausgewählte Spezialisierung
Prof. Dr. Detlef Mathey Medizinisches Versorgungszentrum www.herz-hh.de	**Hamburg** 040/8890090	••	◆		✔	▲▲				invasive und nicht invasive Diagnostik und Therapie von Herz- und Gefäßerkrankungen
Prof. Dr. Joachim Schofer Medizinisches Versorgungszentrum www.herz-hh.de	**Hamburg** 040/8890090	•••	◆	■	✔	▲▲		▲▲	▲▲	Klappenersatz und -reparatur (in Kathetertechnik); Wiedereröffnung von chronischen Gefäßverschlüssen
Prof. Dr. Stephan Willems Universitäres Herzzentrum www.uhz.de	**Hamburg** 040/741052438	••	◆	■■	✔	▲	▲▲		▲	Therapie von Rhythmusstörungen inklusive Katheterablation (z. B. Vorhofflimmern)
Prof. Dr. Hugo Katus Uniklinikum, Innere Medizin III www.med.uni-heidelberg.de	**Heidelberg** 06221/568671	•••	◆◆	■■	✔	▲▲				Herzmuskelerkrankungen; Kathetereingriffe; Therapie des akuten Koronarsyndroms
Prof. Dr. Hans-Joachim Trappe Marienhospital, Med. Klinik II www.marienhospital-herne.de	**Herne** 02323/4991604	••	◆◆	■■	✔	▲			▲▲	Rhythmustherapie (Implantation von Schrittmachern und Defibrillatoren, Katheterablation); automatische Defibrillatoren
Prof. Dr. Karl Heinrich Scholz St. Bernward KH, Med. Klinik I www.bernward-khs.de	**Hildesheim** 05121/901036	••	◆◆		✔	▲			▲▲	Ballondilatation und Stenting; Herzinfarktversorgung; Intensivmedizin
Prof. Dr. Jürgen Tebbenjohanns Klinikum, Med. Klinik I www.klinikum-hildesheim.de	**Hildesheim** 05121/894315	•	◆◆		✔	▲	▲▲			Katheterablation bei Rhythmusstörungen; Stentversorgung von Koronargefäßen
Prof. Dr. Michael Böhm Uniklinikum, Innere Medizin III www.med-rz.uni-sb.de/kardiologie	**Homburg** 06841/1623372	•••	◆◆	■■	✔	▲		▲		invasive Kardiologie; Herzinsuffizienz; Bluthochdruckerkrankungen
Prof. Dr. Hans-Reiner Figulla Uniklinikum, Innere Medizin I www.kim1.uniklinikum-jena.de	**Jena** 03641/9324101	•••	◆◆	■■	✔	▲		▲▲		Kathetereingriffe an Klappen und Herzscheidewand; Herzmuskelerkrankungen
Prof. Dr. Burghard Schumacher Westpfalz-Klinikum, Med. Klinik II www.westpfalz-klinikum.de	**Kaiserslautern** 0631/2031255	•	◆	■		▲▲	▲▲	▲		Ablation von Rhythmusstörungen; Verschluss von Septumdefekten; Aortenklappenersatz
Prof. Dr. Bernd-Dieter Gonska St. Vincentius-Kliniken, Innere Med. www.vincentius-kliniken.de	**Karlsruhe** 0721/81083168	•	◆◆		✔	▲▲	▲▲			Koronar- und Stentimplantationen; Rhythmusstörungen; Ablation v. Vorhofflimmern; Herzschrittmacher; Defibrillatoren
Prof. Dr. Norbert Frey Uniklinikum, Innere Medizin III www.kardiologie-kiel.uk-sh.de	**Kiel** 0431/5971440	••	◆	■	✔	▲▲		▲▲		Kathetereingriffe; Intensivmedizin; Therapie bei koronarer Herzkrankheit, Kardiomyopathie und Insuffizienz
Prof. Dr. Erland Erdmann Uniklinikum, Kardiologie www.uniklinik-herzzentrum.de	**Köln** 0221/47832511	••	◆◆	■■		▲				Behandlung von Herzinsuffizienz und pulmonaler Hypertonie
Prof. Dr. Volker Kühlkamp Herz-Zentrum Bodensee, Kardiologie www.herz-zentrum.com	**Konstanz** 07531/8970	•	◆		✔		▲▲		▲	Katheterablation bei Rhythmusstörungen; Herzinsuffizienz; Herzschrittmacher- und Defibrillatorimplantation
Prof. Dr. Gerhard Hindricks Universitäres Herzzentrum, Rhythm. www.herzzentrum-leipzig.de	**Leipzig** 0341/8651413	••	◆◆	■■	✔		▲▲		▲▲	Katheterablation von Vorhofflimmern und Kammertachykardien; Herzschrittmacher- und Defibrillatorimplantation
Prof. Dr. Gerhard Schuler Universitäres Herzzentrum, Kardiol. www.herzzentrum-leipzig.de	**Leipzig** 0341/8651428	•••	◆◆	■■	✔	▲▲		▲▲		Eingriffe an Herzkranzgefäßen; Aortenklappenersatz per Katheter; Septumverschluss
Prof. Dr. Ralf Zahn Klinikum, Med. Klinik B Kardiologie www.klilu.de	**Ludwigshafen** 0621/5034000	••	◆	■■	k. A.	k. A.	k. A.	k. A.	k. A.	Arzt wurde angeschrieben, beteiligte sich aber nicht an der FOCUS-Befragung.
Prof. Dr. Heribert Schunkert Uniklinikum, Medizinische Klinik II www.innere2-luebeck.uk-sh.de	**Lübeck** 0451/5002501	••	◆	■■	✔	▲		▲		Aortenklappentherapie; Ablation von Vorhofflimmern; Herzschrittmacher- und Defibrillatorimplantation
Prof. Dr. Thomas Münzel Uniklinikum, II. Medizinische Klinik www.unimedizin-mainz.de/2-med	**Mainz** 06131/177251	••	◆	■■	✔	▲▲		▲		Aufweitung von Kranzgefäßen; Stenting; Aortenklappenimplantation; Insuffizienz

Behandlungsspektrum

Kardiologen

Arzt/Klinik	Ort/Tel.-Nr.	von Kollegen empfohlen	von Patienten empfohlen	Publikationen	Studien	Ballondilatationen/Stenting	Katheterablationen	Herzklappenersatz	Implantationen von Schrittmachern/Defibrillatoren	ausgewählte Spezialisierung
						Behandlungsspektrum				ausgewählte Spezialisierung
Prof. Dr. Martin Borggrefe Uniklinikum, Medizinische Klinik I www.ma.uni-heidelberg.de/inst/med1	**Mannheim** 0621/3832204	••	♦♦	■■		k.A.	k.A.	k.A.	k.A.	Arzt wurde angeschrieben, beteiligte sich aber nicht an der FOCUS-Befragung.
Prof. Dr. Michael Block Klinik Augustinum, Kardiologie www.augustinum-kliniken.de	**München** 089/7097 1154	••	♦♦		✔	▲	▲	▲	▲	Kathetereingriffe bei koronarer Herzkrankheit (KHK), Rhythmusstörungen und Insuffizienz
Prof. Dr. Ellen Hoffmann Städt. Klinikum Bogenhausen www.kh-bogenhausen.de	**München** 089/9270 2071	••	♦♦	■		k.A.	k.A.	k.A.	k.A.	Kathetereingriffe bei koronarer Herzkrankheit; Diagnostik und Katheterablation bei Rhythmusstörungen
Prof. Dr. Harald Mudra Städt. Klinikum Neuperlach www.kh-neuperlach.de	**München** 089/6794 2351	••	♦	■	✔	▲		▲	▲▲	interventionelle und klinische Kardiologie; Carotis-Stenting
Prof. Dr. Stefan Sack Städt. Klinikum Schwabing www.klinikum-schwabing.de	**München** 089/3068 2525	••	♦	■■	✔	▲▲			▲	Aortenklappenersatz per Katheter; perkutane Mitralklappenrekonstruktion
Prof. Dr. Albert Schömig Deutsches Herzzentrum München www.dhm.mhn.de	**München** 089/1218 4073	•••	♦♦	■■	✔	▲▲	▲▲	▲▲	▲▲	interventionelle Kardiologie
Prof. Dr. Sigmund Silber Praxis www.sigmund-silber.com	**München** 089/2908310	•	♦	■■	✔	▲▲				nicht invasive Kardiologie (inklusive bildgebende Diagnostik); Dilatationen; Stents
Prof. Dr. Gerhard Steinbeck Uniklinikum Großhadern, Med. I www.med1.klinikum.uni-muenchen.de	**München** 089/7095 2371	•••	♦	■■	✔	▲	▲	▲	▲	invasive und nicht invasive Kardiologie (inklusive Rhythmologie)
Prof. Dr. Michael Haude Städt. Kliniken, Lukaskrankenhaus www.lukasneuss.de	**Neuss** 02131/888 2001	••	♦	■	✔	▲▲		▲		interventionelle Therapie bei koronarer Herzkrankheit, Infarkt und Herzfehlern; CT-Diagnostik bei KHK
Prof. Dr. Matthias Pauschinger Klinikum Süd, Medizinische Klinik 8 www.klinikum-nuernberg.de	**Nürnberg** 0911/398 2990	•••	♦	■■	✔	▲▲		▲▲		koronare Herzkrankheit, Herzinsuffizienz und entzündliche Herzmuskelerkrankungen
Prof. Dr. Albrecht Elsässer Klinikum, Kardiologie www.klinikum-oldenburg.de	**Oldenburg** 0441/403 2424	••	♦♦	■■		▲▲		▲▲		interventionelle Kardiologie: komplexe Koronarinterventionen, Aortenklappenersatz; Herzinsuffizienz
Prof. Dr. Christoph Nienaber Uniklinikum, Kardiologie www.kardiologie.med.uni-rostock.de	**Rostock** 0381/494 7701	•••	♦	■■	✔	▲▲		▲	▲	per Katheter: komplizierte Koronarinterventionen, Klappenersatz und -rekonstruktionen
Dr. Fokko de Haan Praxis www.kardiologen-solingen.de	**Solingen** 0212/209199	••	♦		✔				▲	Herzrhythmusstörungen; Vitien; Betreuung von Erwachsenen mit angeborenem Herzfehler (EMAH)
Prof. Dr. Udo Sechtem Robert-Bosch-KH, Kardiologie www.rbk.de	**Stuttgart** 0711/8101 3456	•••	♦♦	■■	k.A.	k.A.	k.A.	k.A.	k.A.	Arzt wurde angeschrieben, beteiligte sich aber nicht an der FOCUS-Befragung.
Prof. Dr. Meinrad Gawaz Uniklinikum, Medizinische Klinik III www.medizin.uni-tuebingen.de	**Tübingen** 07071/298 3688	•	♦	■■	✔	▲	▲	▲▲	▲▲	interventionelle Klappentherapie und Rhythmologie; antithrombotische Therapie
Prof. Dr. Wolfgang Kasper St. Josefs-Hospital, I. Med. Klinik www.joho.de	**Wiesbaden** 0611/177 1201	•	♦			▲	▲	▲	▲	invasive Koronardiagnostik und -therapie
Prof. Dr. Martin Sigmund Dr. Horst Schmidt Klinik www.hsk-wiesbaden.de	**Wiesbaden** 0611/432415	••	♦		k.A.	k.A.	k.A.	k.A.	k.A.	Arzt wurde angeschrieben, beteiligte sich aber nicht an der FOCUS-Befragung.
Prof. Dr. Georg Ertl Uniklinikum, Medizinische Klinik I www.medizin1.uk-wuerzburg.de	**Würzburg** 0931/2013 9001	••	♦♦	■■	✔	k.A.	k.A.	k.A.	k.A.	Insuffizienz; Infarkt; Herzmuskelerkrankungen; nicht invasive Bildgebung zur Diagnose

Legende:

- • = von Kollegen empfohlen
- •• = häufig von Kollegen empfohlen
- ••• = überdurchschnittlich häufig von Kollegen empfohlen
- ♦ = von Patienten empfohlen
- ♦♦ = häufig von Patienten empfohlen
- ■ = viel publiziert
- ■■ = überdurchschnittlich viel publiziert
- ✔ = ja
- k.A. = keine Angaben
- ▲ = nimmt Eingriff vor
- ▲▲ = nimmt Eingriff häufig vor

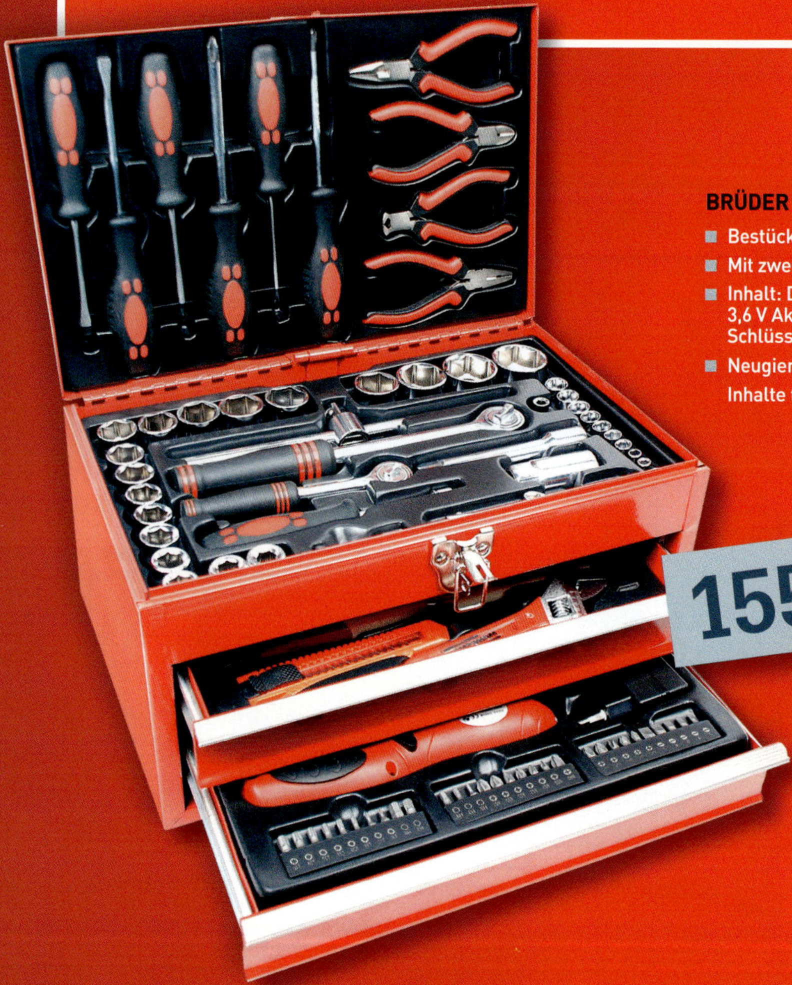

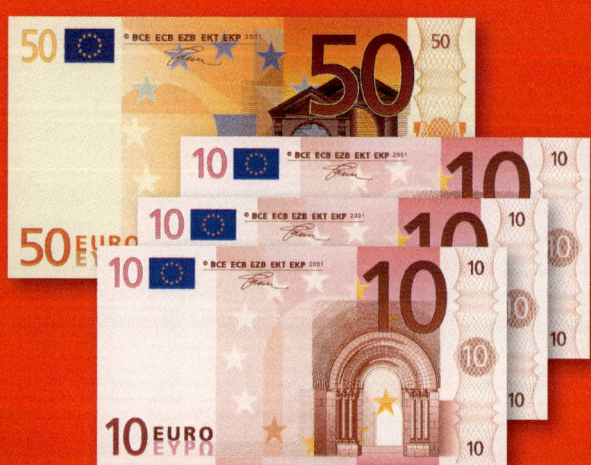

FOCUS für Freunde, Prämie für Sie.

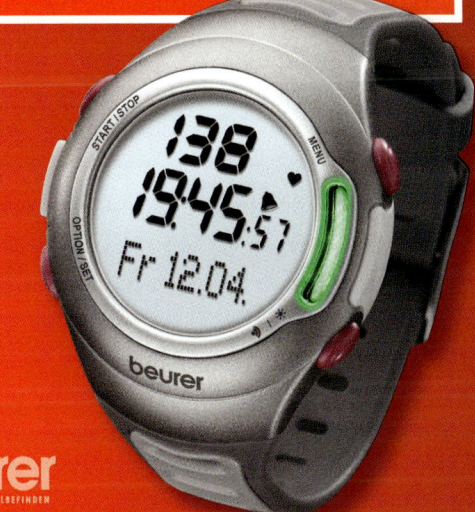

BEURER Pulsuhr „PM70" (E251)

- EKG-genaue Herzfrequenz-Messung inkl. Herzrhythmus LED: rot oder grün
- Individueller Trainingsbereich einstellbar (inkl. Alarm)
- Durchschnittliche / maximale Herzfrequenz
- Kalorienverbrauch in Kcal
- Ermittlung eines Fitnesslevels (1-5) inklusive Interpretation

- Automatischer Trainingszonenvorschlag
- BMR (Basal Metabolic rate), AMR (Active Metabolic rate)
- Inkl. Uhrzeit, Kalender, Weckalarm, Stoppuhr
- Wasserdicht bis zu 30 m, Fahrradhalterung, Displaybeleuchtung, Speedbox kompatibel
- Digitaler Brustgurt mit flexiblem Spanngurt

beurer
GESUNDHEIT UND WOHLBEFINDEN

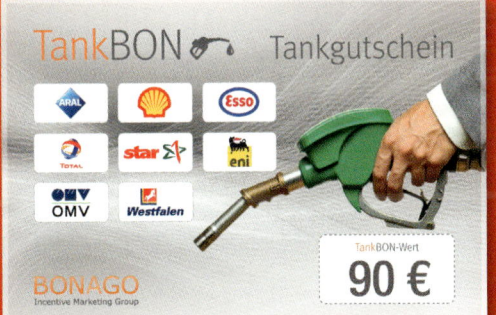

TankBON Tankgutschein
ARAL · Shell · Esso · Total · star · eni · OMV · Westfalen
TankBON-Wert **90 €**
BONAGO Incentive Marketing Group

BONAGO TankBON über € 90,– (D803)

- Schon mal kostenlos getankt?
- Mit dem TankBON stehen Ihnen bundesweit über 6.000 Tankstellen der großen Anbieter wie Aral, Shell, Esso, Total, etc. zur Auswahl

FOCUS Magazin Verlag GmbH, Hauptstraße 130, 77652 Offenburg, GF: Burkhard Graßmann, Andreas Mayer

---

Vorteile für Abonnenten:

✓ keine Ausgabe mehr verpassen
✓ wöchentliche Lieferung frei Haus
✓ Top-Angebote in der FOCUS Vorteilswelt

Vorteile für Empfehler:

✓ die beste Prämienauswahl
✓ werben, auch ohne selbst Abonnent zu sein

Per Post einsenden:
FOCUS Magazin Verlag GmbH, Postfach 290, 77649 Offenburg.
Oder faxen an: 0180 5 480 1001*

Ja, ich abonniere FOCUS ab sofort für zunächst 1 Jahr versandkostenfrei zum Preis von zzt. € 3,50 pro Ausgabe. Wenn ich das FOCUS Abo nicht spätestens 6 Wochen vor Ablauf der Bezugszeit kündige (Datum des Zugangs), verlängert sich das Abo automatisch um je 1 weiteres Jahr. Alle Preise inkl. MwSt.

Name · Vorname

Straße, Nr.

PLZ · Ort

Telefon (bitte für evtl. Rückfragen angeben) · Geb.-Datum

E-Mail (für unseren kostenlosen Info-Service)

Ich zahle bequem per Bankeinzug:
(Nur im Inland möglich. Berechnung jährlich, zzt. € 182,00.)

Geldinstitut

BLZ · Kontonummer

☐ Ja, ich bin einverstanden, dass mich die Hubert Burda Media Holding KG und Tochtergesellschaften künftig schriftlich, telefonisch oder per E-Mail über weitere Serviceleistungen und interessante Medienangebote informieren. Mein Einverständnis ist freiwillig und kann jederzeit widerrufen werden (z.B. per E-Mail an meine-daten@burda.com).

✗
Datum, Unterschrift · 633476F03

Ja, ich habe einen neuen Abonnenten geworben.
Der Versand der Prämie erfolgt, ca. 2 Wochen nachdem der neue FOCUS Abonnent bezahlt hat. Der Anspruch auf die Prämie entsteht erst dann, wenn das Abo vollständig bezahlt ist. Hinweis: Prämienempfänger und neuer FOCUS Abonnent dürfen nicht identisch sein. Das Angebot gilt nur in Deutschland. Auslandskonditionen auf Anfrage. Die Bestellung kann binnen 4 Wochen ohne Angabe von Gründen schriftlich widerrufen werden. Die Frist beginnt mit dem Bestelldatum. Zur Wahrung der Widerrufsfrist genügt die rechtzeitige Absendung an FOCUS Magazin Verlag GmbH, Abonnentenservice, Postfach 290, 77649 Offenburg. Meine Prämie schicken Sie bitte an folgende Adresse. Ich bekomme sie auch, wenn ich selbst kein FOCUS Abonnent bin.

Name · Vorname

Straße, Nr.

PLZ · Ort

Telefon (bitte für evtl. Rückfragen angeben)

E-Mail

Als Prämie wünsche ich mir: (Bitte ankreuzen. Die evtl. Zuzahlung wird bei Auslieferung erhoben. Lieferung, solange Vorrat reicht. Versand nur in Deutschland)

☐ BRÜDER MANNESMANN WERKZEUGE Werkzeugbox, 155-teilig (E181)
☐ BEURER Pulsuhr „PM70" (E251)
☐ Verrechnungsscheck über € 80,– (7640)
☐ BONAGO TankBON über € 90,– (D803)

Bluthochdruck

Bluthochdruck ist die Volkskrankheit Nummer eins: Nach Schätzungen sind **35 Millionen Deutsche betroffen.** Mit neuen Medikamenten und High-Tech-Verfahren wollen Mediziner den Patienten helfen. Vor der Krankheit retten kann man sich jedoch nur selbst

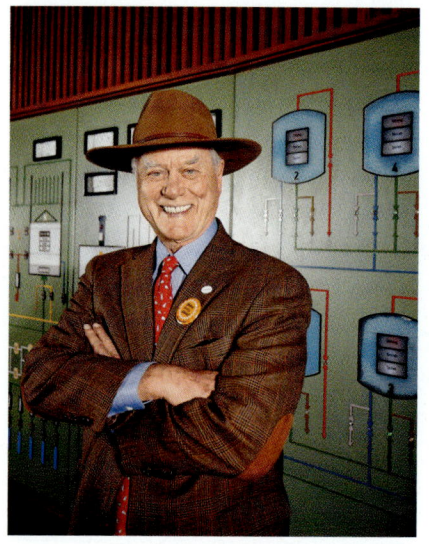

»Da ich Diabetes und Bluthochdruck habe, **werde ich nie eine Lizenz bekommen**«

Larry Hagman, „Dallas"-Star, auf die Frage, ob er den Helikopter-landeplatz auf seinem Anwesen selbst anfliegt, 2009

»Erwachsene müssen sich bewegen: **spazieren gehen, tanzen, sicheren Sex haben**«

José Gomes Temporão, brasilianischer Gesundheitsminister, zum Start einer landesweiten Kampagne gegen Bluthochdruck, 2010

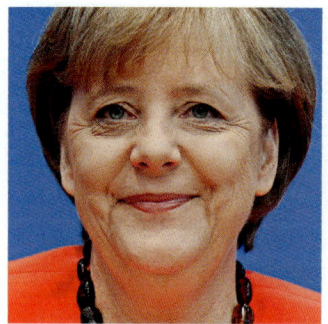

»Der Amtsarzt stellte bei mir Bluthochdruck fest, weswegen ich nicht im Bundespresseamt eingestellt werden könnte. **Da war ich dann froh, dass ich für den Bundestag kandidiert hatte.** Dafür musste ich nicht zum Amtsarzt …«

Angela Merkel, Bundeskanzlerin, über ihre bundespolitischen Anfänge nach dem Mauerfall, 2010

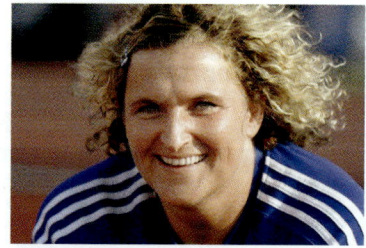

»**Irgendetwas stimmte nicht. Die Beine liefen nicht, ich war überhaupt nicht fit. Plötzlich musste ich mich beim Einlaufen quälen.** Von da an ging's bergab. Wir dachten, das liegt an der Umstellung vom Strand und vom schönen Wetter auf unser Klima«

Franka Dietzsch, dreimalige Weltmeisterin im Diskuswerfen, über ihre ersten Bluthochdruck-Symptome, 2008

»Je älter man wird, desto leichter **verwechselt man erhöhten Blutdruck mit Leidenschaft**«

Friedrich Hollaender (1896–1976), deutscher Komponist

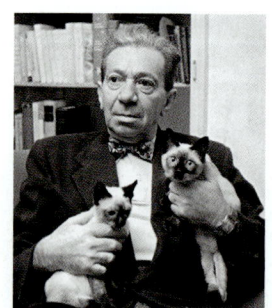

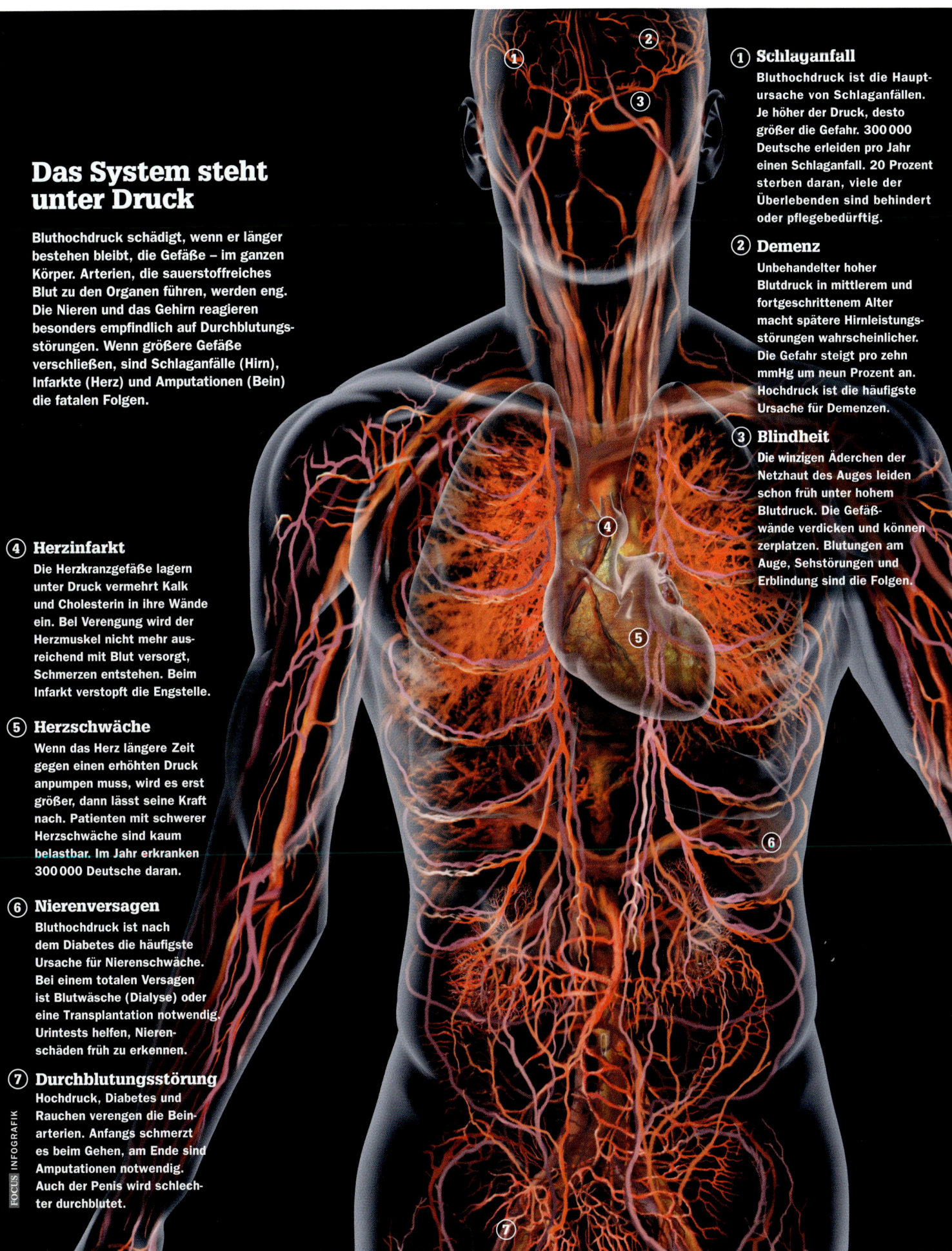

Das System steht unter Druck

Bluthochdruck schädigt, wenn er länger bestehen bleibt, die Gefäße – im ganzen Körper. Arterien, die sauerstoffreiches Blut zu den Organen führen, werden eng. Die Nieren und das Gehirn reagieren besonders empfindlich auf Durchblutungsstörungen. Wenn größere Gefäße verschließen, sind Schlaganfälle (Hirn), Infarkte (Herz) und Amputationen (Bein) die fatalen Folgen.

① Schlaganfall

Bluthochdruck ist die Hauptursache von Schlaganfällen. Je höher der Druck, desto größer die Gefahr. 300 000 Deutsche erleiden pro Jahr einen Schlaganfall. 20 Prozent sterben daran, viele der Überlebenden sind behindert oder pflegebedürftig.

② Demenz

Unbehandelter hoher Blutdruck in mittlerem und fortgeschrittenem Alter macht spätere Hirnleistungsstörungen wahrscheinlicher. Die Gefahr steigt pro zehn mmHg um neun Prozent an. Hochdruck ist die häufigste Ursache für Demenzen.

③ Blindheit

Die winzigen Äderchen der Netzhaut des Auges leiden schon früh unter hohem Blutdruck. Die Gefäßwände verdicken und können zerplatzen. Blutungen am Auge, Sehstörungen und Erblindung sind die Folgen.

④ Herzinfarkt

Die Herzkranzgefäße lagern unter Druck vermehrt Kalk und Cholesterin in ihre Wände ein. Bel Verengung wird der Herzmuskel nicht mehr ausreichend mit Blut versorgt, Schmerzen entstehen. Beim Infarkt verstopft die Engstelle.

⑤ Herzschwäche

Wenn das Herz längere Zeit gegen einen erhöhten Druck anpumpen muss, wird es erst größer, dann lässt seine Kraft nach. Patienten mit schwerer Herzschwäche sind kaum belastbar. Im Jahr erkranken 300 000 Deutsche daran.

⑥ Nierenversagen

Bluthochdruck ist nach dem Diabetes die häufigste Ursache für Nierenschwäche. Bei einem totalen Versagen ist Blutwäsche (Dialyse) oder eine Transplantation notwendig. Urintests helfen, Nierenschäden früh zu erkennen.

⑦ Durchblutungsstörung

Hochdruck, Diabetes und Rauchen verengen die Beinarterien. Anfangs schmerzt es beim Gehen, am Ende sind Amputationen notwendig. Auch der Penis wird schlechter durchblutet.

FOCUS INFOGRAFIK

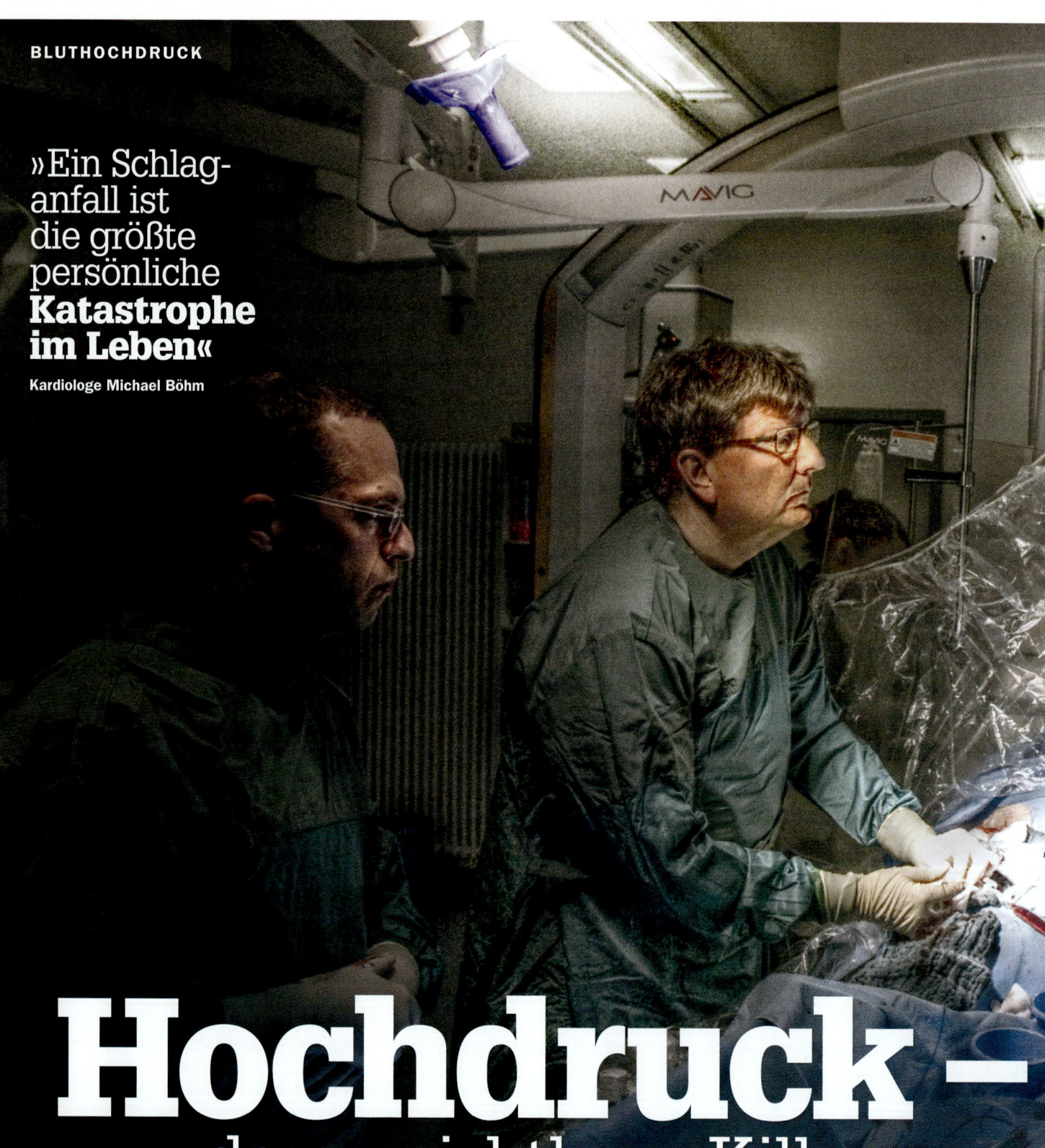

»Ein Schlag-
anfall ist
die größte
persönliche
**Katastrophe
im Leben**«

Kardiologe Michael Böhm

Hochdruck –
der unsichtbare Killer

**Hunderttausende sterben in Deutschland jährlich an den Folgen der Volkskrankheit.
Mit neuartigen Methoden und Medikamenten wollen Ärzte und Industrie
Millionen behandeln. Kann High-Tech-Medizin das Leiden aufhalten?**

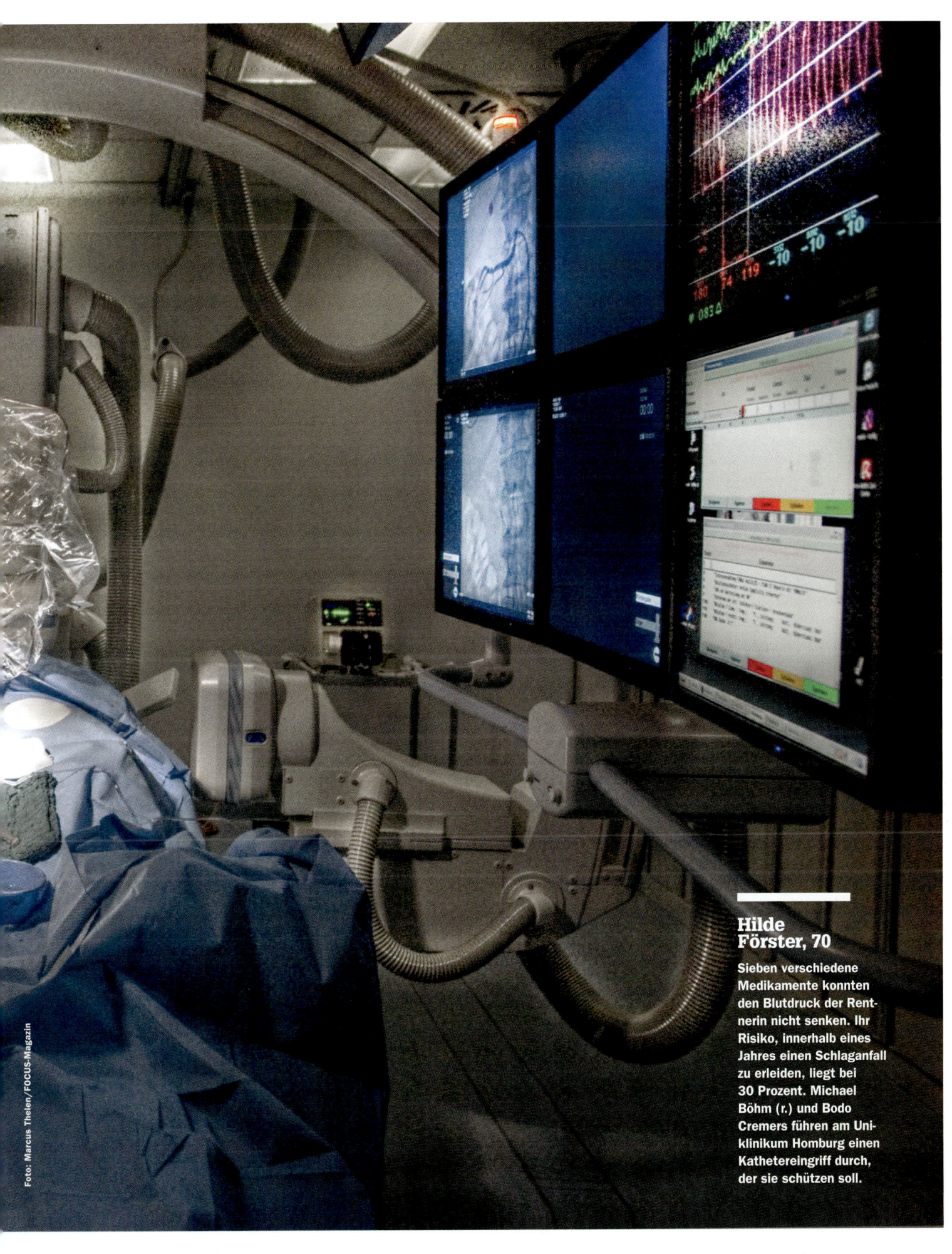

Hilde Förster, 70

Sieben verschiedene Medikamente konnten den Blutdruck der Rentnerin nicht senken. Ihr Risiko, innerhalb eines Jahres einen Schlaganfall zu erleiden, liegt bei 30 Prozent. Michael Böhm (r.) und Bodo Cremers führen am Uniklinikum Homburg einen Kathetereingriff durch, der sie schützen soll.

Eigentlich fühlt sich Hilde Förster ganz gesund. Dennoch liegt die 70-Jährige nun blau abgedeckt in einem Operationssaal des Universitätsklinikums des Saarlandes in Homburg. Sie unterzieht sich einem Eingriff, der zunächst völlig übertrieben und unangebracht erscheint: Um den Blutdruck zu senken, werden Ärzte bei Frau Förster heute Nervengeflechte der Nierengefäße zerstören.

Die Rentnerin murmelt sich beruhigende Worte zu, während Klinikleiter Michael Böhm die rechte Leistenarterie in lokaler Betäubung freilegt. Seine Patientin ist es gewohnt, mit autogenem Training zu entspannen. „Nur den Blutdruck, den kann ich damit nicht beruhigen", scherzt sie. Auch sieben verschiedene Medikamente schafften das bisher nicht. „Wenn wir hier gegen den Hochdruck nichts unternehmen, liegt die Gefahr bei 30 Prozent, innerhalb eines Jahres einen Schlaganfall zu bekommen", flüstert Mediziner Böhm. „Das ist die größte persönliche Katastrophe im Leben eines Menschen."

Unter Röntgenkontrolle führt der Kardiologe den neuartigen Simplicity-Katheter durch Leisten- und Hauptschlagader bis auf Höhe des Bauchnabels. Dessen speziell für diesen Abzweig gebogener Kopf gleitet dort in die Nierenarterie hinein.

Bevor Böhm das Gerät aktiviert, erhöht er per Infusion die Schmerzmitteldosis. „Alles in Ordnung", gibt Patientin Förster bekannt, als Hochfrequenzstrom von der Katheterspitze in die Gefäßwand dringt. Sensible Nervenenden tief im Gewebe verkochen nun bei bis zu 70 Grad. Die Ader selbst, gekühlt durch den Blutstrom, bleibt unverletzt.

„Frau Förster braucht nur die Hälfte der Schmerzmittel, die wir normalerweise einsetzen", wundert sich Böhm. Die Nerven der Blutdruckregulation, auf die es die Ärzte abgesehen haben, liegen genau parallel zu Schmerzfasern. Die meisten Patienten spüren ein Brennen. „Autogenes Training bringt wohl wirklich was."

Wenn alles wie erwartet verläuft, wird Hilde Förster morgen schon zu Hause sein. Ihr Blutdruck wird sich normalisieren. Haben die Forscher ein Wundermittel gegen Bluthochdruck gefunden?

Eine Heilung für Bluthochdruckpatienten wäre ein Segen. Schätzungen gehen davon aus, dass bis zu 35 Millionen Menschen in Deutschland, fast die Hälfte aller Erwachsenen, ungesund hohen Druck in den Adern haben. Wenn dieser, meist unbemerkt, länger besteht, verhärten die Wände der Arterien zunächst, verengen und verschließen sich letztlich ganz. 300 000 To-

> »Neue High-End-Therapien werden die **Vokskrankheit nicht besiegen**«
>
> **Michael Stimpel**

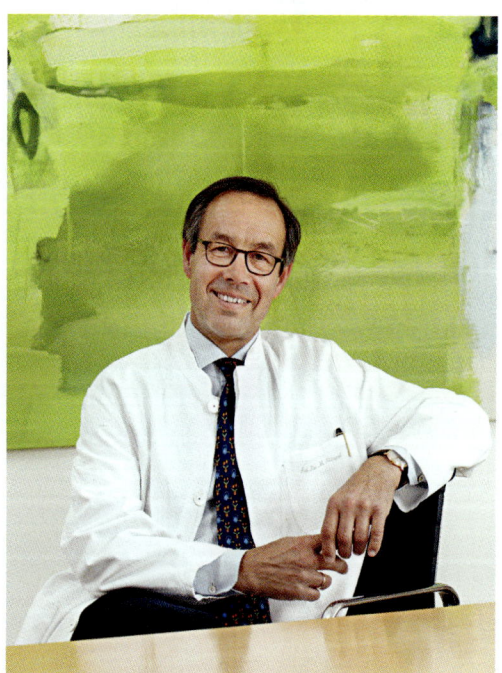

Selbsthilfelehrer An der Klinik für Präventivmedizin in Püttlingen hilft Michael Stimpel beim gesunden Leben

desfälle pro Jahr durch Schlaganfall, Herzinfarkt und Nierenversagen gehen direkt auf die Ursache Bluthochdruck zurück.

Jährlich 3,2 Milliarden Euro geben die gesetzlichen Krankenkassen für Blutdruckmedikamente aus. Die direkten Behandlungskosten der häufig nachfolgenden Herz-Kreislauf-Erkrankungen belaufen sich auf 35 Milliarden Euro pro Jahr. Dazu kommen die Kosten von vorzeitigen Todesfällen, (Früh-)Renten und Pflege auf Grund von Behinderungen wie Blindheit, Lähmung und Demenzen.

Angesichts solcher Zahlen wird intensiv geforscht. Erst nach und nach werden dabei sämtliche Ursachen eines vermeintlich alten Bekannten in der Medizin offenbar. Mit neuen, individuellen Therapien und unkonventionellen Behandlungsansätzen sagen die Wissenschaftler dem Bluthochdruck nun den Kampf an.

Das Kappen der Nierennerven mit Strom ist Hoffnung für diejenigen, denen herkömmliche, maximale und optimale Therapie mit Medikamenten nicht ausreichend hilft. „In unseren Studien haben wir bei 60 Prozent eine deutliche Besserung durch die Nierenarterien-Denervation gesehen", so Herzforscher Böhm aus dem Saarland. „Nur bei etwa jedem Zehnten erreichen wir überhaupt keine Senkung." Der Grund für den heilsamen Druckabfall ist die Unterbrechung eines Regelkreises des sympathischen Nervensystems. Sensible Fasern um die Nierenarterien messen den Blutdruck und senden die Information zum Gehirn. Andere sympathische Nervenfasern aus dem Gehirn steigern den Druck durch Veränderung der Nierentätigkeit, Ausschüttung des Blutdruckhormons Renin und Verengung der Gefäße. Durch Aktivität dieses sympathischen Nervensystems wird der Körper auf Flucht oder Angriff eingestellt. Statt einer kurzen körperlichen Höchstleistung wartet auf den so aktivierten Hochdrückler von heute jedoch nur ein stressiger, aber bewegungsarmer Büroalltag.

Allmählich, über Monate, sinkt der Druck nach dem Eingriff. „Studien zeigen dauerhafte Senkung um durchschnittlich 30 mmHg", so Böhm. Zudem sei die Methode sicher: Unter den 300 von ihm behandelten Patienten kam es bisher zu keinen schwerwiegenden Komplikationen.

Unerwartete Nebenwirkungen haben die Forscher positiv überrascht. Offenbar sinkt durch die Nervenverödung nicht nur der ▶

Fotos: Wolf Heider-Sawall/FOCUS-Magazin, K. Bucher

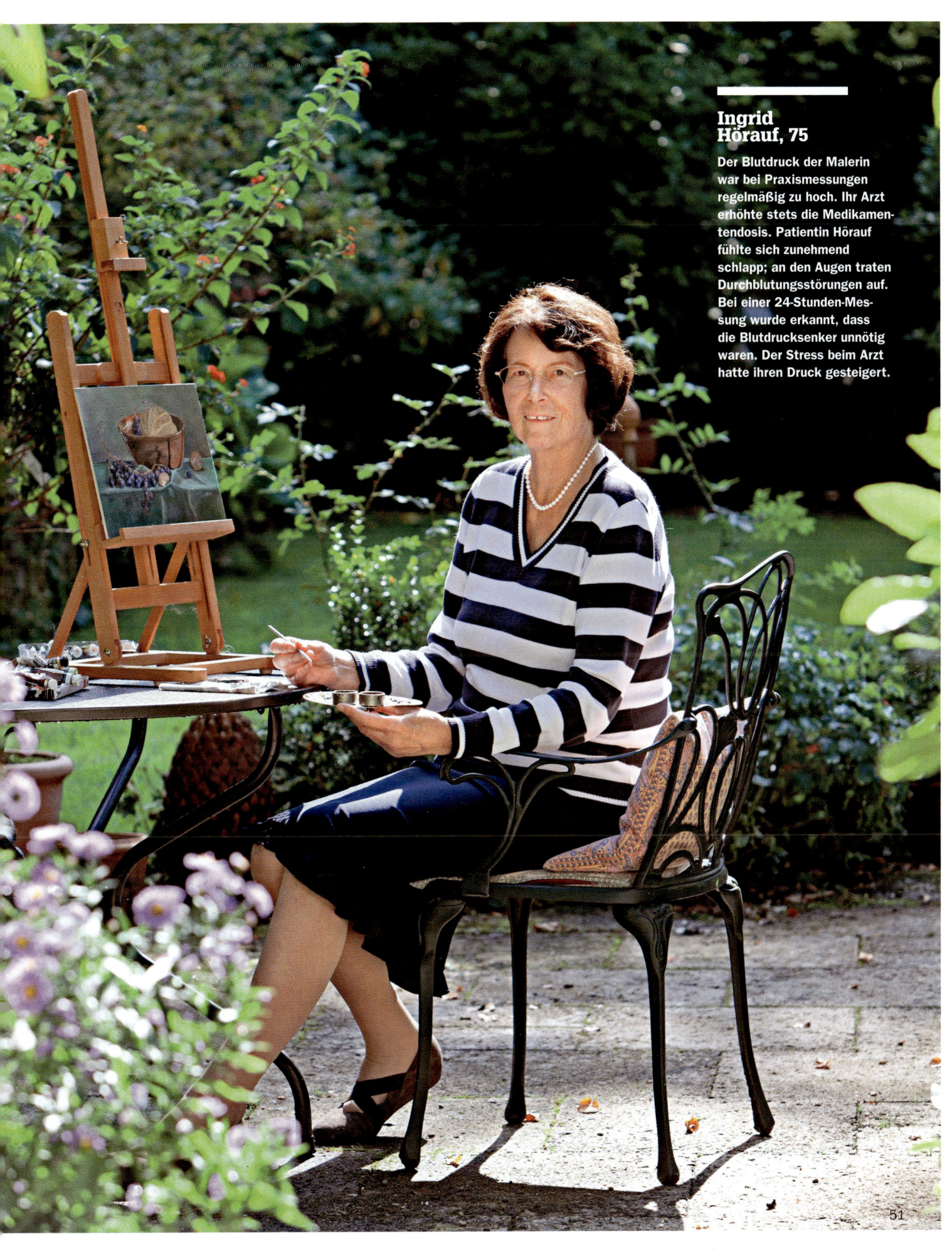

Ingrid Hörauf, 75

Der Blutdruck der Malerin war bei Praxismessungen regelmäßig zu hoch. Ihr Arzt erhöhte stets die Medikamentendosis. Patientin Hörauf fühlte sich zunehmend schlapp; an den Augen traten Durchblutungsstörungen auf. Bei einer 24-Stunden-Messung wurde erkannt, dass die Blutdrucksenker unnötig waren. Der Stress beim Arzt hatte ihren Druck gesteigert.

Blutdruck. „Es kommt zu einer generellen Abnahme der Aktivität des sympathischen Nervensystems", erklärt Denise Fischer von der Spezialambulanz für Herzinsuffizienz an der Uniklinik in Homburg. Der Körper entspannt. Die Leber produziert weniger Glukose, der Blutzuckerspiegel sinkt, und Muskelzellen reagieren besser auf Insulin. Der Herzschlag verlangsamt sich. „Unsere Patienten berichten über deutlich erholsameren Schlaf und weniger innere Unruhe", so Psychologin Fischer. In ihren Studien testet sie die Stresstoleranz von Hochdruckpatienten nach der Nerventrennung. Während diese am Computer unter Zeitdruck Aufgaben lösen, wird der Blutdruck gemessen. „Der Anstieg beim Test fällt geringer aus als vor dem Eingriff", berichtet Fischer. „Die Probanden arbeiten konzentrierter und effektiver." Die Wirkung auf das Nervensystem sei ähnlich wie die von Betablockern. Diese würden bei Prüfungsängsten mitunter ja ebenfalls zur Beruhigung eingenommen.

Nur zwei Jahre nach der Entwicklung ist die Nachfrage bereits enorm. Der deutsche Leiter der beiden großen Katheterstudien, Michael Böhm, schätzt, dass die Nierenarterien-Denervation in etwa zehn deutschen Zentren und 80 weltweit angewandt wird. Er irrt sich gewaltig: Allein unter den von FOCUS befragten Blutdruckspe-

Die globalen Kosten im **Kampf gegen Bluthochdruck** betragen pro Jahr
500 Mrd. US-Dollar

zialisten geben schon mehr als 50 an, die Methode zu verwenden (S. 56).

Kritiker warnen jedoch vor einem frühen massenhaften Einsatz außerhalb von Studien. Denn Langzeitergebnisse sind nur über zwei Jahre bekannt. Nierenspezialisten etwa befürchten Vernarbungen, die behandelte Nierengefäße verengen und das Filterorgan schädigen könnten. Auch ein Nachwachsen der Nerven ist theoretisch möglich, und die Prozedur müsste wiederholt werden. Ungeübte Operateure könnten Gefäße verletzen. Ein geringes Risiko zwar, das angesichts wirksamer medikamentöser Alternativen aber sehr ernst genommen werden muss.

Der 3600 Euro teure, nur einmal verwendbare Blutdruck-Katheter verspricht

ein gutes Geschäft. Der Medizintechnik-Riese Medtronic übernahm die US-amerikanische Herstellerfirma Ardian kurz nach der Publikation der ersten erfolgreichen klinischen Studie für 800 Millionen Dollar. Als Kunden kommen alle Patienten in Frage, bei denen Medikamente nicht ausreichend wirken – etwa zehn Prozent der Betroffenen. Das wären allein in Deutschland Millionen.

Vorwürfe, die rasche Verbreitung des Katheters in den Kliniken sei wesentlich von Geldinteressen vorangetrieben, weist Studienleiter Michael Böhm zurück: „Die hohen Kosten werden nicht vollständig von den Kassen übernommen." Um mögliche Spätschäden unter Kontrolle zu behalten, hat der Wissenschaftler ein Register geschaffen. „Alle Patienten sollen dort gemeldet und regelmäßig nachuntersucht werden." Die Teilnahme der Ärzte ist allerdings freiwillig. Klare Anwendungsrichtlinien der Fachgesellschaft sollen zudem unnötiges Denervieren von Patienten verhindern helfen.

Selbst der Katheterhersteller Medtronic fürchtet, dass jetzt in jedem kleinen Krankenhaus denerviert wird und unqualifizierte Ärzte ihren Patienten die Methode als bequeme Tablettenalternative verkaufen. Das Unternehmen trete absichtlich noch auf die Bremse und gebe die Geräte nur an ausgewiesene Spezialisten ab. „Obwohl so manche Krankenhausverwaltung schon mit Geldscheinen winkt", heißt es bei Medtronic.

Zurückhaltung bei der Übernahme neuer Verfahren ist angebracht. Bereits vor drei Jahren meldeten Forscher und Medien das Ende des Hochdrucks. Eine Impfung gegen das gefäßverengende Hormon Angiotensin sollte damals den Druck von Probanden senken. Ebenfalls große Hoffnungen setzten Ärzte in einen „Blutdruck-Schrittmacher", der die Aktivität des sympathischen Nervensystems über Stromimpulse an Halsnerven zügelte.

„Die Versuche mit dem Impfstoff sind inzwischen abgebrochen", berichtet Jan Menne vom Studienzentrum für Nieren- und Hochdruckerkrankungen der Medizinischen Hochschule Hannover heute. „Es stellte sich heraus, dass die vom Immunsystem gebildeten Antikörper nicht ausreichend wirksam waren." Am Blutdruck-Schrittmacher werde zwar noch geforscht, aber mit einer abgewandelten und stark verkleinerten Version des damaligen ▶

Nervenberuhigung mit Strom

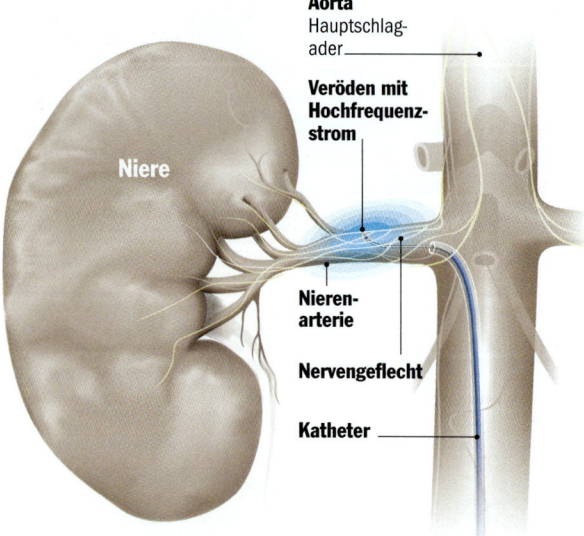

Aorta
Hauptschlagader

Veröden mit Hochfrequenzstrom

Niere

Nierenarterie

Nervengeflecht

Katheter

Druckregler ausschalten

Über die Leistenarterie führt der Arzt den Katheter ein und schiebt ihn durch die Aorta bis zur Niere vor. Dort verödet er mit Hochfrequenzstrom umgebende Nervenfasern, die an der Blutdruckregulierung beteiligt sind. Der Eingriff dauert etwa 45 Minuten; Vollnarkose ist nicht nötig.

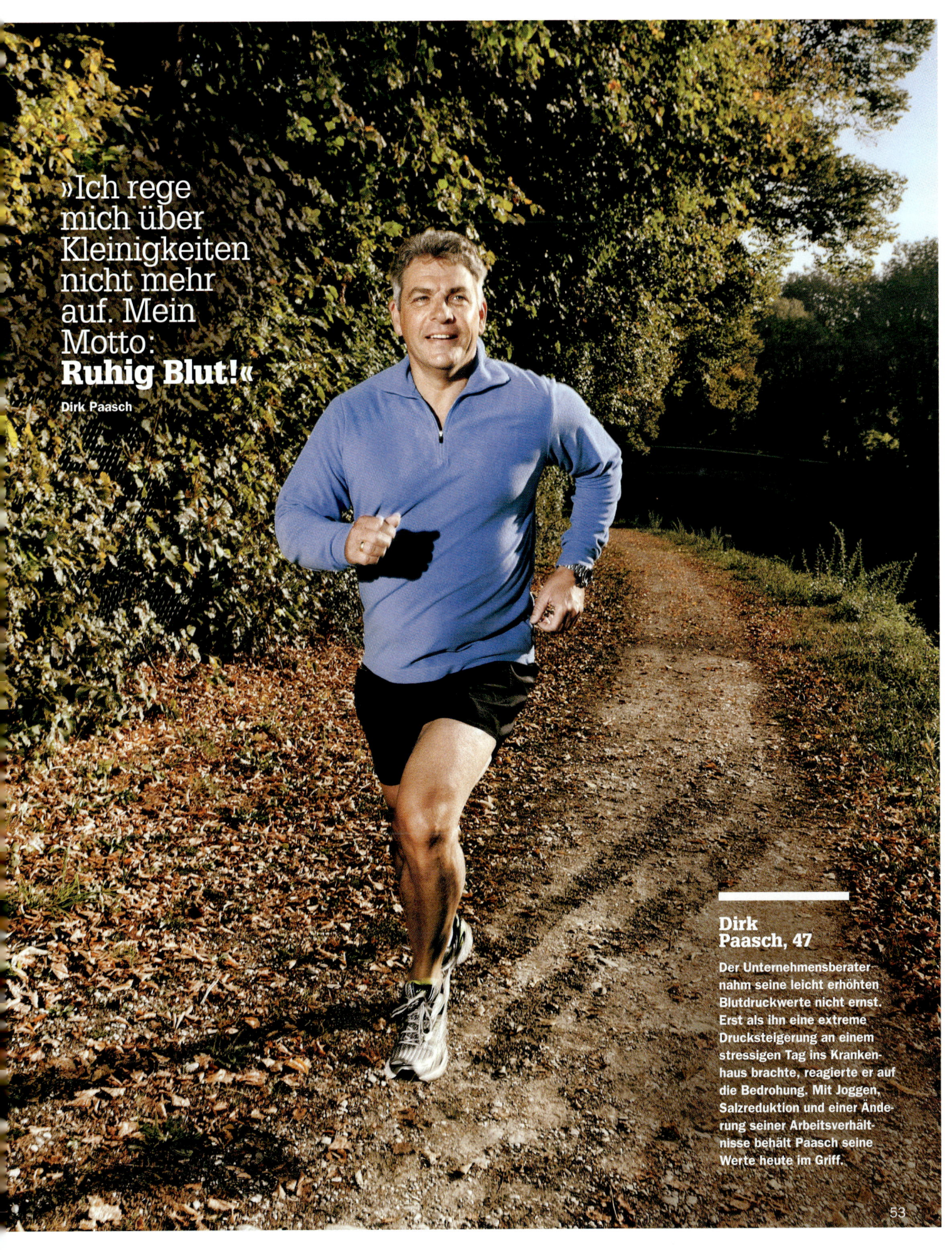

»Ich rege mich über Kleinigkeiten nicht mehr auf. Mein Motto: **Ruhig Blut!**«

Dirk Paasch

Dirk Paasch, 47

Der Unternehmensberater nahm seine leicht erhöhten Blutdruckwerte nicht ernst. Erst als ihn eine extreme Drucksteigerung an einem stressigen Tag ins Krankenhaus brachte, reagierte er auf die Bedrohung. Mit Joggen, Salzreduktion und einer Änderung seiner Arbeitsverhältnisse behält Paasch seine Werte heute im Griff.

Modells. Bei der zum Einsetzen notwendigen, schwierigen Operation am Hals waren zu viele Komplikationen aufgetreten.

„Eingriffe wie Denervation und Schrittmacher sind wissenschaftlich interessant, aber noch nicht reif für die breite Anwendung in der Praxis", urteilt Martin Middeke, Leiter des Hypertoniezentrums in München. Erst müssten sich die neuen Therapien mit einer optimalen medikamentösen Behandlung messen lassen. Eine sogenannte therapieresistente Hypertonie, gegen die kein Mittel mehr hilft, gäbe es nur bei wenigen Patienten. Wenn richtig gemessen würde, gelänge es fast immer, unter den verschiedenen Klassen der Blutdrucksenker eine ausreichend wirksame und verträgliche Medikation zu finden.

Die Malerin Ingrid Hörauf bekam ihren Blutdruck seit Jahren einfach nicht in den Griff. Messungen in der Praxis ergaben regelmäßig Werte über 160/100 mmHg; normal sind höchstens 140/90 mmHg. Ihr Arzt verschrieb mehrere Medikamente und erhöhte stets die Dosis der Betablocker. „Ich bemerkte, wie ich immer schlapper und müder wurde", erinnert sich die sonst sehr fitte 75-Jährige. „Ich nahm die Tabletten dann abends ein, damit ich wenigstens gut schlafen konnte." Als sich ihr Sehvermögen verschlechterte und die Malerin kaum noch arbeiten konnte, brachte ein Besuch beim Augenarzt die Wende.

Am Münchner Makula-Netzhaut-Zentrum bemerkte der ärztliche Leiter Joachim Nasemann bei einer Untersuchung des Augenhintergrunds eine Mangeldurchblutung – ausgelöst durch überdosierte Betablocker. Frau Höraufs Sehnerv war bereits geschädigt. Eine 24-Stunden-Blutdruckmessung ergab eine Überraschung: Ihre Werte waren vollkommen im Keller, nachts sogar manchmal bei 90/40.

„Der Blutdruck ist immer in Bewegung, abhängig von der Tageszeit und Tätigkeit", erklärt Hypertonie-Experte Middeke. „Nach einer einzigen Messung weiß man fast nichts über die Variabilität des Blutdrucks und seinen Tag-Nacht-Rhythmus. Jedenfalls weiß man zu wenig für optimale und individuelle Therapieentscheidungen." Viele Patienten haben wie Ingrid

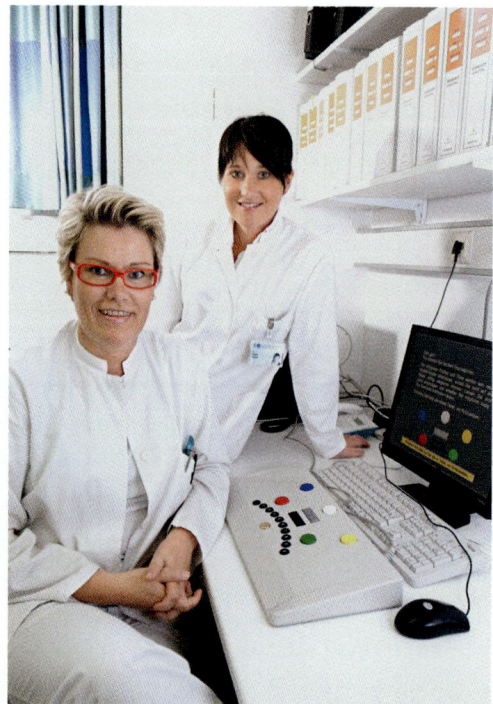

Psychokardiologen Am Universitätsklinikum in Homburg untersuchen Ingrid Kindermann und Denise Fischer die Reaktionen von Hypertonikern bei Stress

Volksleiden

Mit jedem Jahr steigt die Gefahr. Einer von vier 50-Jährigen hat einen behandlungsbedürftigen Bluthochdruck.

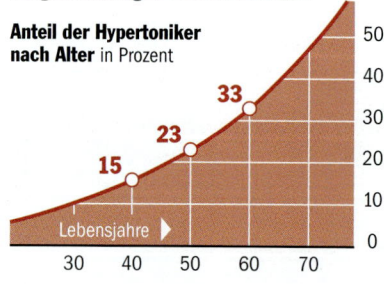

Anteil der Hypertoniker nach Alter in Prozent

Der Blutdruck schwankt im Tagesverlauf. Schon geringe Aktivität erhöht die Werte. Im Schlaf sinkt er ab.

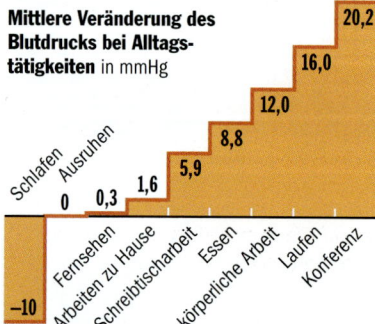

Mittlere Veränderung des Blutdrucks bei Alltagstätigkeiten in mmHg

Hörauf eine sogenannte Weißkittelhypertonie, bei der die Druckwerte nur auf Grund der Aufregung beim Messen zu hoch sind. Ebenso viele haben nur in der Praxis normale Werte, weil die Anwesenheit eines Arztes bei ihnen beruhigend wirkt.

Nach einer ganztägigen Messung mit einem tragbaren Blutdruckrekorder und telemedizinischer Überwachung durch das Hypertoniezentrum während der Medikamentenumstellung hat sich Patientin Höraufs Blutdruck normalisiert. Betablocker nimmt sie nicht mehr ein, stattdessen Vitamin D und zur Nacht Melatonin. Beide Hormone sind erst seit Kurzem als wichtige Regulatoren des Blutdrucks bekannt. „Sehr viele Menschen in Deutschland haben einen Mangel an Vitamin D, das der Körper nur mit Hilfe von Sonnenstrahlen in der Haut produziert", erklärt Middeke. Sind die Speicher erschöpft, meist im Winter, steigt das Risiko für Bluthochdruck. „Melatonin eignet sich gut für Patienten, die vor allem nachts erhöhte Werte haben." Das Schlafhormon aus der Zirbeldrüse senkt den Blutdruck behutsam ab und hilft beim Einschlafen. Bei Frau Hörauf zeigt sich der Erfolg auch ganz bildhaft: Seit die Sehstörungen wieder verschwanden, gelingen ihre Gemälde noch detailreicher.

„Neue Medikamente und High-End-Therapien verbessern die Prognose, sie werden die Volkskrankheit jedoch nicht besiegen", ist Michael Stimpel überzeugt. An der Deutschen Klinik für Naturheilkunde und Präventivmedizin in Püttlingen an der Saar geht er dem Leiden auf den Grund und leitet seine Patienten zur Selbsttherapie an: „Wenn es gelingt, Normalgewicht zu halten, regelmäßig Ausdauersport zu treiben, genügend zu trinken und den Salzkonsum einzuschränken, kann Bluthochdruck heilbar sein und ist vermeidbar." Falls dennoch Medikamente nötig seien, wirken sie bei gesundem Lebensstil besser und können häufig in der Dosis reduziert werden.

Bei 90 Prozent der Betroffenen hat der Bluthochdruck keine konkrete körperliche Ursache. Eine genetische Neigung wird bei ihnen unter dem Einfluss ungünstiger Lebensumstände manifest. Eine internationale Forschergruppe identifizierte inzwischen 28 Regionen im Erbgut, die direkt an der Blutdruckregulation beteiligt sind. Die Gene steuern unter anderem die Weitung der Gefäße oder die Ausscheidung von Salz über die Nieren.

Foto: Marcus Thelen/FOCUS-Magazin

Viel schwitzen, wenig Salz

Ein gesunder Lebensstil kann helfen, das Auftreten von Bluthochdruck zu verhindern. Die Werte bessern sich deutlich.

Bewegen

Das beste Herzmedikament ist der Sport. Sämtliche Risikofaktoren für Herz-Kreislauf-Krankheiten werden durch ihn positiv beeinflusst. An möglichst jedem Tag der Woche sollte man für 30 Minuten schwitzen. Am besten gegen Hochdruck wirksam ist Ausdauersport mit geringem Kraftaufwand und mittlerer Belastungsintensität. Die Blutgefäße weiten sich, der Puls wird langsamer. Stress und Übergewicht lassen sich ebenfalls beim Joggen, Schwimmen oder Radfahren loswerden. Ungeübte und Ältere sollten langsam anfangen und zuvor einen Belastungstest beim Arzt durchführen.

Ruhig bleiben

Stress kann zu Höchstleistungen anspornen und sogar genossen werden. Aber nur, wenn man sich den Anforderungen gewachsen fühlt und die Belastung nach getaner Arbeit wieder nachlässt. Dauerstress hält den Körper in ungesunder Alarmbereitschaft: Die Muskeln sind gespannt, der Blutdruck erhöht. Machen Sie sich Ihre Stressfaktoren bewusst, und schalten Sie sie aus.

Abnehmen

Mehr als die Hälfte aller Hochdruckpatienten sind zu schwer. Besonders die Fettdepots der Körpermitte sind gefährlich, denn Bauchfett produziert blutdrucksteigernde Hormone. Pro verlorenen Zentimeter Bauchumfang sinkt das Risiko für Bluthochdruck um fünf Prozent. Am besten gelingt das Abspecken mit einer langfristigen Ernährungsumstellung.

Richtig essen

Herzgesundes Essen schmeckt so: viel Obst und Gemüse, Fisch und Vollkornprodukte, weniger Fleisch und tierische Fette. Hypertoniker sollten sparsam mit Salz umgehen. Drei Gramm pro Tag sind genug. Würzen und pfeffern Sie stattdessen. Achtung: Das meiste Salz ist „versteckt", etwa in Fertiggerichten oder Wurstwaren.

Maßvoll trinken

Ein Bier pro Tag ist gesund – solange es keine Mass ist. Bis zu 30 Gramm Alkohol bei Männern (0,3 Liter Wein, 0,6 Liter Bier) und 20 Gramm bei Frauen schützen die Gefäße. Größere Mengen sind Gift für Blutdruck und Leber.

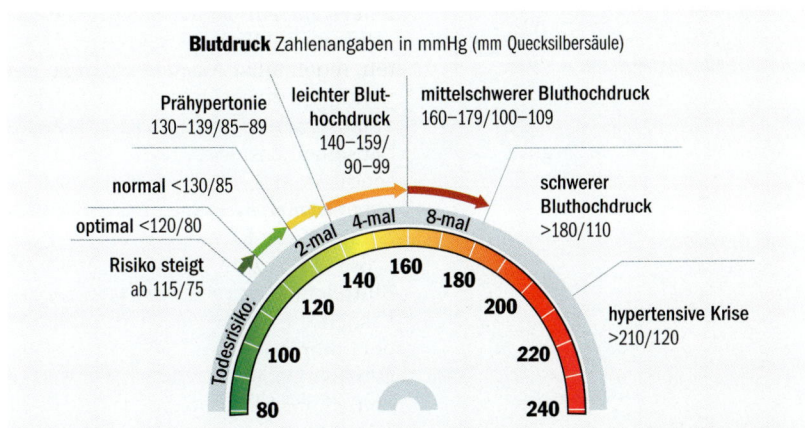

Blutdruck Zahlenangaben in mmHg (mm Quecksilbersäule)

Prähypertonie 130–139/85–89
leichter Bluthochdruck 140–159/90–99
mittelschwerer Bluthochdruck 160–179/100–109
normal <130/85
optimal <120/80
Risiko steigt ab 115/75
schwerer Bluthochdruck >180/110
hypertensive Krise >210/120
2-mal · 4-mal · 8-mal
Todesrisiko:
80 100 120 140 160 180 200 220 240

Risiko-Tacho Die Gefahr, an Herzinfarkt oder Schlaganfall zu versterben, steigt schon bei gering erhöhtem Blutdruck an. Optimal sind Werte unter 120/80 mmHg

---

In der Bevölkerung ist nach Ansicht von Präventivmediziner Stimpel nach wie vor die Verharmlosung von Bluthochdruck das größte Problem. Nur etwa die Hälfte der 35 Millionen Betroffenen kennen überhaupt ihre Werte. Von diesen, das haben große Studien ergeben, sind nur ein Viertel ausreichend behandelt. Denn auch viele Ärzte nehmen „ein bisschen Bluthochdruck" noch immer nicht ernst genug.

Unternehmensberater Dirk Paasch war mit seinen leicht erhöhten Werten von 150/100 ganz zufrieden. Sein Hausarzt attestierte ihm ebenfalls beste Gesundheit; kein Hinweis auf Herz- oder Gefäßkrankheiten in EKG und Ultraschall. „Ich habe vom Blutdruck nichts gespürt, es ging mir gut", so der 47-Jährige. Bis er an einem beruflich und privat besonders stressigen Tag mit einer sogenannten hypertensiven Krise, schwitzend und schwindelig, in eine Münchner Herzklinik eingeliefert wurde. Sein Blutdruck stieg dabei auf sehr hohe Werte von 230/130 mmHg an. Die Organe halten dem nicht lange stand und können unmittelbar geschädigt werden. „Das war mein Weckruf", sagt Paasch heute. „Ich fühlte mich, als sei ich gegen einen Baum gefahren, total hilflos."

Schon im mittleren Lebensalter verändern anhaltender Stress, Übergewicht, Bewegungsmangel und zu viel Salz die Arterien. Erkennbar wird dies bei einer Analyse der Druckwelle, die beim Schlagen des Herzens in den Gefäßen entsteht. „In versteiften Gefäßen ist die Geschwindigkeit der Pulswellen erhöht", erklärt Wissenschaftler Middeke. „Es ist der erste Schritt in Richtung Herzinfarkt und Schlaganfall, noch bevor andere Untersuchungen oder körperliche Signale eine Gefäßschädigung anzeigen."

Der Münchner Dirk Paasch beschloss, gesund zu bleiben. „Ich bin kein Aussteigertyp", lächelt er, „aber ich habe doch viele Dinge grundlegend verändert." Bestimmte Geschäftsmodelle, die ihn stressten, lässt er nun bleiben. Er joggt täglich an der Isar, macht Entspannungsübungen und versucht, sich nicht mehr über Kleinigkeiten so aufzuregen. Zum Essen nimmt er sich jetzt Zeit, würzt lieber, statt zu salzen. „Ruhig Blut" ist sein neues Motto. Die nun normalisierte Pulswellengeschwindigkeit gibt ihm Recht. ■

JOCHEN NIEHAUS ▷

BLUTHOCHDRUCK

Experten für Bluthochdruck

Arzt/Klinik	Ort/Tel.-Nr.	Fachrichtung	von Kollegen empfohlen	von Patienten empfohlen	Publikationen	Studien	Behandlung in der Schwangerschaft	Therapiespektrum	ausgewählte Spezialisierung
Prof. Dr. Jürgen Floege Uniklinikum www.ukaachen.de	**Aachen** 0241/8089531	NE	●●	◆	■■	▲▲▲		MT, R, TE	Hypertonie (u. a.)
Prof. Dr. Bernhard Heintz Uniklinikum www.ukaachen.de	**Aachen** 0241/8089532	NE	●●	◆		▲	✔	MT, R	schwere Hypertonieformen, primär und sekundär; immunologische Erkrankungen (seltene Rheumaformen)
Prof. Dr. Thomas Mengden Kerckhoff Rehabilitationsklinik www.kerckhoff-klinik.de	**Bad Nauheim** 06032/9995906	AN, K	●●●	◆◆	■			MT, R, TE	schwer einzustellende Bluthochdruckerkrankungen; Blutdruckmessung (Heim- u. Langzeitmessung, Telemedizin)
Dr. Siegfried Eckert Herz- und Diabeteszentrum www.hdz-nrw.de	**Bad Oeynhausen** 05731/971276	k. A.	●●●	◆◆	■	k. A.	k. A.	k. A.	Arzt wurde angeschrieben, beteiligte sich aber nicht an der FOCUS-Befragung.
Priv.-Doz. Dr. Clemens Grupp Klinikum www.sozialstiftung-bamberg.de	**Bamberg** 0951/5031 2501	NE	●	◆◆		▲▲	✔	MT, R	Abklärung des Hypertonus mit einer darauf basierenden individualisierten Therapie; Diagnostik des Bluthochdrucks
Prof. Dr. Harald Rupprecht Klinikum www.klinikum-bayreuth.de	**Bayreuth** 0921/4006102	NE	●●	◆		▲		MT	Diagnostik u. Therapie von Bluthochdruckerkrankungen; Diagnostik u. Therapie von Vaskulitis mit Nierenbeteiligung bei rheumatischen Erkrankungen
Prof. Dr. Harald Darius Vivantes Klinikum Neukölln www.vivantes.de/knk/kardio	**Berlin** 030/130142011	K	●●	◆◆	■	▲		MT, R, TE	Hypertonie als kardiovaskulärer Risikofaktor; langfristige Hypertonieeinstellung; Abklärung sekundärer Hypertonieursachen
Priv.-Doz. Dr. Ralf Dechend Helios Klinik Berlin Buch – www. helios-kliniken.de/klinik/berlin-buch	**Berlin** 030/940112925	K	●●	◆◆	■■	▲	✔	MT, R, TE	hypertoniebedingte Schäden am Herzen und an den Gefäßen; Hypertonie in der Schwangerschaft und Präklampsie
Prof. Dr. Christiane Erley St.Joseph-Krankenhaus www.sjk.de	**Berlin** 030/78822379	k. A.	●●	◆◆		k. A.	k. A.	k. A.	Ärztin wurde angeschrieben, beteiligte sich aber nicht an der FOCUS-Befragung.
Prof. Dr. Maik Gollasch Uniklinikum Charité, CVK www.niere.charite.de/klinik	**Berlin** 030/450503242	k. A.	●●	◆	■	k. A.	k. A.	k. A.	Arzt wurde angeschrieben, beteiligte sich aber nicht an der FOCUS-Befragung.
Prof. Dr. Reinhard Ketelhut Praxis www.medical-center-berlin.net	**Berlin** 030/39789573	K	●●	◆		▲		MT	Herz-Kreislauf-Erkrankungen; Bluthochdruck; Sportmedizin
Prof. Dr. Reinhold Kreutz Uniklinikum Charité, CCM www.charite.de/kliphatox	**Berlin** 030/450525112	IM	●●	◆	■■	▲	✔	MT, R	klin. Hypertensiologie u. Pharmakologie; Arzneimitteltherapie im Alter; medikamentöse Therapieresistenz
Dr. Benny Levenson Kardiologische Gemeinschaftspraxis www.cardio-clinic.com	**Berlin** 030/3236117	K	●	◆◆	■			MT	koronare Herzerkrankungen; arterielle Hypertonie; Fettstoffwechselstörungen; Herzrhythmusstörungen
Prof. Dr. Jürgen Scholze Uniklinikum Charité, CCM www.med-poli.charite.de	**Berlin** 030/450514012	IM	●●●	◆	■■	▲		MT, R, TE	Hypertonie; metabolisches Syndrom; Arteriosklerose
Prof. Dr. Karl-Ludwig Schulte Ev. KH Königin Elisabeth Herzberge www.gefaesszentrum-berlin.de	**Berlin** 030/54723701	AN	●	◆◆	■	▲		MT, R	interventionelle Angiologie (Kathetertherapie)
Prof. Dr. Carsten Tschöpe Uniklinikum Charité, CBF www.carsten-tschoepe.de	**Berlin** 030/84452343	K	●●	◆	■■	▲▲		MT, TE	Herzinsuffizienz; Kardiologie; regenerative Medizin
Prof. Dr. Markus van der Giet Uniklinikum Charité, CBF www.nephro-cbf.charite.de	**Berlin** 030/84452379	NE	●●	◆	■■	▲▲		MT, R	Bluthochdruck, auch im höheren Lebensalter; therapierefraktärer Hypertonus; Hochdruck u. Nierenfunktionsstörung/Gefäßschäden
Prof. Dr. Walter Zidek Uniklinikum Charité, CBF nephro-cbf.charite.de	**Berlin** 030/84452441	EN, NE	●●●	◆	■■	▲▲	✔	MT, R, TE	Innere Medizin; Bluthochdruck; Nierenerkrankungen
Prof. Dr. Andreas Mügge St. Josef-Hospital www.kardiologie-bochum.de	**Bochum** 0234/5092300	K	●	◆	■■	▲		MT, R, TE	invasive Kardiologie; Bildgebung; schwere Herzinsuffizienz; Herzfehlerdiagnostik/-therapie; schwer einstellbare arterielle Hypertonie

Experten für Bluthochdruck

Arzt/Klinik	Ort/Tel.-Nr.	Fachrichtung	von Kollegen empfohlen	von Patienten empfohlen	Publikationen	Studien	Behandlung in der Schwangerschaft	Therapiespektrum	ausgewählte Spezialisierung
Prof. Dr. Rainer Düsing Uniklinikum www.ukb.uni-bonn.de	Bonn 0228/2872343	IM	•••	◆	■		✔	MT, R	schwer einstellbare Hypertonie; Verbesserung der medikamentösen Therapie
Prof. Dr. Markus Hollenbeck Knappschaftskrankenhaus www.kk-bottrop.de	Bottrop 02041/151601	NE	••	◆◆	■	▲		MT, R	Diagnostik und Therapie schwerer Hypertonieformen (endokrin, renal, vaskulär)
Prof. Dr. Joachim Schrader St. Josefs-Hospital www.kh-clp.de	Cloppenburg 04471/162951	NE	•••	◆◆	■■	▲▲	✔	MT, TE	Nephrologie; Hypertensiologie
Prof. Dr. Markus Ketteler Klinikum www.klinikum-coburg.de	Coburg 09561/249611	NE	••	◆◆	■■	▲	✔	MT, R	Störungen des Knochen- und Mineralhaushalts bei Niereninsuffizienz; kardiovask. Morbidität bei Niereninsuffizienz; sek. Hypertonieformen
Prof. Dr. Hjalmar Steinhauer Carl-Thiem-Klinikum www.ctk.de	Cottbus 0355/462220	NE	••	◆◆		▲▲		MT, R	alle Formen von Hochdruck; akute u. chron. Nierenerkrankungen, Langzeitbetreuung v. Pat. mit chron. Nierenversagen durch Peritonealdialyse
Priv.-Doz. Dr. Arnfried Klingbeil Gemeinschaftspraxis www.dialyse-darmstadt.de	Darmstadt 06151/17170	k. A.	••			k. A.	k. A.	k. A.	Arzt wurde angeschrieben, beteiligte sich aber nicht an der FOCUS-Befragung.
Dr. Kai Hahn Nephrologische Gemeinschaftspraxis www.dialyseteam-dortmund.de	Dortmund 0231/2865870	NE	••	◆◆		▲▲	✔	MT, TE	Nieren- und Hochdruckkrankheiten; kardiovaskuläres Risiko
Prof. Dr. Christian Hugo Uniklinikum www.mk3.uniklinikum-dresden.de	Dresden 0351/4584233	NE	••	◆	■	k. A.		MT, R	Nephrologie; Hypertensiologie und Innere Medizin/ Transplantationsmedizin
Prof. Dr. Bernd Grabensee Gemeinschaftspraxis Karlstraße www.praxis-mit-naehe.de	Düsseldorf 0211/1679791	NE	••	◆◆	■	▲		MT, TE	Nephrologie und Hypertensiologic
Prof. Dr. Lars Christian Rump Uniklinikum www.uniklinik-duesseldorf.de	Düsseldorf 0211/8117726	NE	•••	◆◆	■■	▲▲	✔	MT, R	Differentialdiagnostik und Therapie der schweren arteriellen Hypertonie
Priv.-Doz. Dr. Oliver Vonend Uniklinikum www.uniklinik-duesseldorf.de	Düsseldorf 0211/8117726	NE	••	◆◆		▲▲	✔	MT, R	schwer einstellbarer Bluthochdruck; Ursachenabklärung bei med. Therapieversagen; schlafbezogene Atemstörungen als Ursache der Hypertonie
Prof. Dr. Kai-Uwe Eckardt Uniklinikum www.medizin4.uk-erlangen.de	Erlangen 09131/8539002	NE	••	◆	■■	▲		MT, R	Nieren- und Hochdruckkrankheiten
Prof. Dr. Karl Hilgers Uniklinikum www.medizin4.uk-erlangen.de	Erlangen 09131/8532566	NE	••	◆◆	■■	▲		MT, R	schwer einstellbare Hypertonie
Prof. Dr. Roland E. Schmieder Uniklinikum www.medizin4.uk-erlangen.de	Erlangen 09131/8536245	AN, NE	•••	◆	■■	▲▲▲		MT, R	Hypertonie; vaskuläre Medizin; klinische Forschung
Priv.-Doz. Dr. Anton Daul Elisabeth-Krankenhaus www.elisabeth-essen.de	Essen 0201/8973112	NE	••	◆◆		▲	✔	MT, TE	Therapie d. schwer einstellbaren Bluthochdrucks; Nierenerkrankungen bei Patienten mit Diabetes mellitus
Prof. Dr. Wolfgang Grotz Alfried Krupp Krankenhaus www.krupp-krankenhaus.de	Essen 0201/4342546	K, NE	•			▲	✔	MT, R	individuell abgestimmte Therapiekonzepte zur Behandlung der Hypertonie; Diagnostik u. Therapie seltener Erkrankungen
Prof. Dr. Andreas Kribben Uniklinikum www.uk-essen.de/nephrologie	Essen 0201/7232552	NE	••	◆◆	■■	▲▲		MT, R	Nephrologie; Hypertensiologie

AN = Angiologie	• = von Kollegen empfohlen	■ = viel publiziert
AM = Allgemeinmedizin	•• = häufig von Kollegen empfohlen	■■ = überdurchschnittlich viel publiziert
EN = Endokrinologie	••• = überdurchschnittlich häufig von Kollegen empfohlen	▲ = macht Studien
IM = Innere Medizin		▲▲ = macht viele Studien
K = Kardiologie	◆ = von Patienten empfohlen	▲▲▲ = macht überdurchschnittlich viele Studien
NE = Nephrologie	◆◆ = häufig von Patienten empfohlen	

✔ = Behandlung in der Schwangerschaft
k. A. = keine Angaben
MT = medikamentöse Therapie
R = renale Nervenablation (Denervation)
TE = Telemetrie

BLUTHOCHDRUCK

Experten für Bluthochdruck

Arzt/Klinik	Ort/Tel.-Nr.	Fachrichtung	von Kollegen empfohlen	von Patienten empfohlen	Publikationen	Studien	Behandlung in der Schwangerschaft	Therapiespektrum	ausgewählte Spezialisierung
Prof. Dr. Thomas Philipp Uniklinikum www.uk-essen.de/nephrologie	**Essen** 0201/7232280	NE	●●●	◆	■■	▲		MT, R, TE	schwerste Hypertoniefälle und chronisch progrediente Nierenerkrankungen; klinische Immunologie
Prof. Dr. Helmut Geiger Uniklinikum www.kgu.de/index.php?id=19	**Frankfurt am Main** 069/63015555	NE	●●●	◆◆	■	▲	✔	MT, R	Hypertonie; Transplantation; Dialyse; Nierenkrankheiten; Vaskulitis
Prof. Dr. Hartmut Neumann Uniklinikum www.uniklinik-freiburg.de	**Freiburg** 0761/27032510	AM, EN, NE	●	◆		▲▲▲			hereditäre Nieren- und Nebennierenerkrankungen; genetische Beratung
Prof. Dr. Gerhard A. Müller Uniklinikum www.gwdg.de/nephro	**Göttingen** 0551/396331	NE	●●	◆	■■	▲▲		MT	Nierenerkrankungen aller Art – akut u. chronisch; Hochdruckerkrankungen; rheumat. Erkrankungen; Versorgung nierentransplantierter Patienten
Dr. Egbert Schulz Nephrologisches Zentrum www.goedia.de	**Göttingen** 0551/30985312	NE	●●	◆		▲	✔	MT, TE	interventionelle Blutdruck- u. Gewichts-Telemetrie; interdiszipl. Koop. mit umliegenden Krankenhäusern; 24-h-Rufbereitschaft f. nephrologische Pat.
Prof. Dr. Matthias Girndt Uniklinikum www.medizin.uni-halle.de/kim2/	**Halle** 0345/5572717	NE	●●	◆	■	▲▲▲	✔	MT, R	Bluthochdruckerkrankungen; endokrine Hypertonie; autoimmune Nierenkrankheiten
Prof. Dr. Ulrich Wenzel Uniklinikum – www.uke.de/kliniken/medizinische-klinik-3/	**Hamburg** 040/741053663	NE	●●●	◆◆	■	▲	✔	MT, R	Diagnostik und Therapie der therapieresistenten arteriellen Hypertonie
Prof. Dr. Hermann Haller Uniklinikum www.mh-hannover.de	**Hannover** 0511/5326319	NE	●●●	◆◆	■■	▲▲	✔	MT, R, TE	Nierenkrankheiten; schwere Hypertonieformen; diabetische Nierenerkrankungen; Nierentransplantation; Gefäßerkrankungen der Niere
Dr. Johann Borwin Lüth Gemeinschaftspraxis www.dialyse-hannover.de	**Hannover** 0511/5426370	NE	●●	◆		▲	k.A.	k.A.	Hochdruckerkrankungen
Prof. Dr. Martin G. Zeier Uniklinikum www.nierenzentrum-heidelberg.com	**Heidelberg** 06221/9112611	NE	●●	◆◆	■■	▲▲	✔	MT, R	Bluthochdruck; infektiöse Nierenerkrankungen; Nierentransplantation
Prof. Dr. Klaus Kisters St. Anna-Hospital www.annahospital.de	**Herne** 02325/9862100	NE	●●	◆◆	■		✔	MT, R, TE	Hypertonie; Nephrologie
Prof. Dr. Gerhard Wambach St. Elisabeth-Hospital www.st-elisabeth-hospital.de	**Herten** 02366/153201	K, NE	●●	◆◆		▲		MT, R, TE	schwer einstellbare arterielle Hypertonie; Hormone des Herz-Kreislauf-Systems
Prof. Dr. Michael Böhm Uniklinikum www.uniklinikum-saarland.de	**Homburg/Saar** 06841/1623372	AN, K	●●●	◆	■■	▲▲▲		MT, R	therapieresistente Hypertonie, u. a. mittels renaler Nervenablation; Revaskularisation v. Nierenarterienstenosen; Herzinsuffizienz
Prof. Dr. Danilo Fliser Uniklinikum www.uniklinikum-saarland.de	**Homburg/Saar** 06841/1623526	NE	●●	◆	■■	k.A.	✔	MT	Nieren- und Hochdruckerkrankungen
Prof. Dr. Gunter Wolf Uniklinikum www.kim3.uniklinikum-jena.de	**Jena** 03641/9324301	NE	●●	◆	■■	▲▲		MT, TE	Nephrologie; Hypertensiologie; diabetische Nierenerkrankungen
Prof. Dr. Martin Hausberg Städtisches Klinikum www.klinikum-karlsruhe.com	**Karlsruhe** 0721/9742801	NE	●●●	◆◆	■■	▲	✔	MT, R, TE	allgemeine Innere Medizin; Nephrologie einschl. Transplantationsmedizin; intensivmedizinische Hypertensiologie
Thorsten Bargemann Gemeinschaftspraxis www.nc-kiel.de	**Kiel** 0431/570910	k.A.	●	◆		k.A.	k.A.	k.A.	Arzt wurde angeschrieben, beteiligte sich aber nicht an der FOCUS-Befragung.

AN = Angiologie	● = von Kollegen empfohlen	■ = viel publiziert	✔ = Behandlung in der Schwangerschaft
AM = Allgemeinmedizin	●● = häufig von Kollegen empfohlen	■■ = überdurchschnittlich viel publiziert	k.A. = keine Angaben
EN = Endokrinologie	●●● = überdurchschnittlich häufig von Kollegen empfohlen	▲ = macht Studien	
IM = Innere Medizin		▲▲ = macht viele Studien	MT = medikamentöse Therapie
K = Kardiologie	◆ = von Patienten empfohlen	▲▲▲ = macht überdurchschnittlich viele Studien	R = renale Nervenablation (Denervation)
NE = Nephrologie	◆◆ = häufig von Patienten empfohlen		TE = Telemetrie

Experten für Bluthochdruck

Arzt/Klinik	Ort/Tel.-Nr.	Fachrichtung	von Kollegen empfohlen	von Patienten empfohlen	Publikationen	Studien	Behandlung in der Schwangerschaft	Therapiespektrum	ausgewählte Spezialisierung
Prof. Dr. Ulrich Kunzendorf Uniklinikum www.uni-kiel.de/Nephrologie	**Kiel** 0431/5971338	NE	●●	◆	■	▲▲	✔	MT, TE	Transplantationsmedizin; Autoimmunerkrankungen und Niere
Dr. Ulrich Tholl St. Antonius-Hospital – www.kkikk.de/ahk/nierenkrankheiten.html	**Kleve** 02821/4902803	AN, NE	●	◆		▲		MT	Hochdruckdiagnostik; Validierung von Blutdruckmessgeräten; klinische Nephrologie; klinische Diabetologie
Prof. Dr. Thomas Benzing Uniklinikum www.nephrologie.uk-koeln.de	**Köln** 0221/4784480	NE	●●	◆◆	■■	▲	✔	MT, R	Nieren- und Systemerkrankungen; arterielle Hypertonie; genetische Erkrankungen; Rheumatologie; Nierentransplantation
Prof. Dr. Hans-Georg Predel Deutsche Sporthochschule www.dshs-koeln.de	**Köln** 0221/49825280	K	●●	◆	■	▲▲		MT, TE	Hypertensiologie/Sportmedizin; Lebensstilmanagement
Prof. Dr. Manfred Weber Krankenhaus Merheim www.kliniken-koeln.de	**Köln** 0221/89073200	NE	●●	◆◆	■	▲	✔	MT, R	Klinische Immunologie; Hypertensiologie (familiäre und sekundäre Formen des Bluthochdrucks) und deren Folgeschäden; Intensivmedizin
Prof. Dr. Tomas Lenz KfH Nierenzentrum Ludwigshafen www.kfh-dialyse.de/ludwigshafen	**Ludwigshafen** 0621/6859972	NE	●●	◆◆				MT	Hypertensiologie
Prof. Dr. Heribert Schunkert Uniklinikum www.innere2-luebeck.uk-sh.de	**Lübeck** 0451/5002407	K	●●●	◆◆	■■	▲		MT, R, TE	kardiovaskuläre Prävention und Akutbehandlung von kardiologischen und hypertensiologischen Notfällen
Prof. Dr. Joachim Hoyer Uniklinikum www.ukgm.de	**Marburg** 06421/5866480	NE	●●●	◆	■■	▲▲		MT, TE	Nierenkrankheiten, insbesondere autoimmune Nierentransplantation; internistische und nephrologische Intensivmedizin
Prof. Dr. Jörg Radermacher Johannes Wesling Klinikum – www.mkk-nrw.de/klinikum-minden.html	**Minden** 0571/7904301	NE	●	◆◆	■	▲▲	✔	MT, R	sekundäre Hypertonie u. schwer einstellbarer Hochdruck; med. Therapie u. Gabe alternativer Mittel; Diagnostik v. Nierengefäßverengungen
Prof. Dr. Heinrich Holzgreve Kardiologische Praxis www.kardiologie-marienplatz.de	**München** 089/24267530	k.A.	●●●	◆	■	k.A.	k.A.	k.A.	Arzt wurde angeschrieben, beteiligte sich aber nicht an der FOCUS-Befragung.
Prof. Dr. Johannes Mann Städtisches Klinikum www.nephro-zentrum.de	**München** 089/30682386	NE	●●●	◆◆	■■	▲▲	✔	MT, R, TE	Nephrologie und Hochdruckerkrankungen
Prof. Dr. Martin Middeke Hypertoniezentrum München www.hypertoniezentrum.de	**München** 089/21669180	IM	●●●	◆	■■	▲▲	✔	MT, TE	Prävention u. konservative Behandlung von Herz-Kreislauf- u. Stoffwechselerkr.; Telemedizin bei Herz-Kreislauf-Erkr.; zirkadiane Blutdruckregulation
Prof. Dr. Martin Reincke Uniklinikum www.klinikum.uni-muenchen.de	**München** 089/51602101	EN	●●	◆	■■	▲▲▲		MT, R	sekundäre Hypertonieformen (u. a. Conn-Syndrom, Cushing-Syndrom, Nierenarterienstenose, genetische Hypertonieformen)
Prof. Dr. Eva Brand Uniklinikum www.klinikum.uni-muenster.de	**Münster** 0251/8347516	k.A.	●●	◆	■	k.A.	k.A.	k.A.	Ärztin wurde angeschrieben, beteiligte sich aber nicht an der FOCUS-Befragung.
Prof. Dr. Hermann Pavenstädt Uniklinikum www.klinikum.uni-muenster.de	**Münster** 0251/8347516	NE	●●	◆	■■	▲	✔	MT	Hypertoniediagnostik u. -therapie; Erkrankungen des Nierenkörperchens; chron. Nierenerkrankungen; Nierenersatzverfahren/-transplantation
Prof. Dr. Claus Spieker Raphaelsklinik www.raphaelsklinik.de	**Münster** 0251/5007231	EN, NE	●●	◆		▲		MT, R, TE	Bluthochdruckerkrankungen mit Folgeerkrankungen; Patienten mit unklaren Krankheitsbildern, besonders mehrfach Erkrankte
Prof. Dr. Roland Veelken Klinikum Nürnberg Süd www.klinikum-nuernberg.de	**Nürnberg** 0911/3982702	k.A.	●●	◆	■	k.A.	k.A.	k.A.	Arzt wurde angeschrieben, beteiligte sich aber nicht an der FOCUS-Befragung.

AN = Angiologie	● = von Kollegen empfohlen	■ = viel publiziert
AM = Allgemeinmedizin	●● = häufig von Kollegen empfohlen	■■ = überdurchschnittlich viel publiziert
EN = Endokrinologie	●●● = überdurchschnittlich häufig von Kollegen empfohlen	▲ = macht Studien
IM = Innere Medizin		▲▲ = macht viele Studien
K = Kardiologie	◆ = von Patienten empfohlen	▲▲▲ = macht überdurchschnittlich viele Studien
NE = Nephrologie	◆◆ = häufig von Patienten empfohlen	

✔ = Behandlung in der Schwangerschaft
k. A. = keine Angaben

MT = medikamentöse Therapie
R = renale Nervenablation (Denervation)
TE = Telemetrie

Experten für Bluthochdruck

Arzt/Klinik	Ort/Tel.-Nr.	Fachrichtung	von Kollegen empfohlen	von Patienten empfohlen	Publikationen	Studien	Behandlung in der Schwangerschaft	Therapiespektrum	ausgewählte Spezialisierung
Priv.-Doz. Dr. Rafael Schäfers Ev. und Johanniter Klinikum Niederrhein – www.ejk.de	Oberhausen 0208/6974080	NE	●●	◆			✔	MT, R	Diagnostik und Therapie aller Formen der arteriellen Hypertonie
Prof. Dr. Michael Stimpel Knappschaftskrankenhaus www.dknp.de	Püttlingen 06898/552602	K	●	◆◆		▲▲		MT	kardiovaskuläre Medizin, insbesondere Hypertonie
Prof. Dr. Bernhard Banas Uniklinikum www.uniklinikum-regensburg.de	Regensburg 0941/9447301	NE	●●	◆◆	■■	▲	✔	MT, R	Nephrologie; Hypertonie; klinische Immunologie; Transplantationsmedizin
Prof. Dr. Peter Heering Städtisches Klinikum www.klinikumsolingen.de	Solingen 0212/5472418	NE	●●	◆◆		▲		MT, R	Nieren- und Hochdruckerkrankungen
Prof. Dr. Peter Trenkwalder Klinikum Starnberg www.hypertonie-starnberg.de	Starnberg 08151/182240	K	●●●	◆	■	▲		MT, TE	Pharmakotherapie; Therapie der Hypertonie im Alter; Prävention v. Herz-Kreislauf-Erkrankungen; Behandlung von Pat. mit und nach Schlaganfall
Prof. Dr. Marianne Haag-Weber Klinikum St. Elisabeth www.klinikum-straubing.de	Straubing 09421/7101611	NE	●●	◆◆		▲▲		MT	Peritonealdialyse (Bauchfelldialyse); Hämodialyse (Entgiftung des Blutes); Hypertonie
Prof. Dr. Christoph Olbricht Katharinenhospital www.klinikum-stuttgart.de	Stuttgart 0711/27835301	NE	●●	◆		▲	✔	MT, R	Hypertonie; Transplantationsmedizin
Prof. Dr. Hans-Willi M. Breuer Knappschaftskrankenhaus www.kksulzbach.de	Sulzbach 06897/5741101	K	●	◆				MT, TE	Präventionsmedizin; Abklärung von Atemnot; Herz-Lungen-Erkrankungen; metabolisch-vaskuläre Erkrankungen
Prof. Dr. Helga Frank Klinikum Traunstein www.kliniken-suedostbayern.de	Traunstein 0861/7051266	NE	●	◆	■	▲▲	✔	MT, R	akute u. chron. Nierenkrankheiten; Herzkrankheiten; Bluthochdruck; immunologische Erkrankungen; Diabetes und Nierenkrankheiten
Prof. Dr. Hans-Paul Schobel Benedictus Krankenhaus www.krankenhaus-tutzing.de	Tutzing 08158/23280	NE	●	◆◆		▲	✔	MT	Akutnephrologie; Interaktion Herz-Niere; Kreislaufregulationsstörungen; schwer einstellbarer Hypertonus; sekundäre Hypertonien
Prof. Dr. Stephan Jacob Praxis www.praxis-jacob-vs.de	Villingen-Schwenningen 07721/504388	EN	●●	◆◆		▲		MT	multimodales kardio-metabol. Risikomanagement; Adipositastherapie; Früherkennung kardio-vaskulärer metabolischer Risiken
Prof. Dr. Helmut Reichel Nephrologisches Zentrum www.dialyse-schwenningen.de	Villingen-Schwenningen 07720/39080	k. A.	●●	◆		k. A.	k. A.	k. A.	Arzt wurde angeschrieben, beteiligte sich aber nicht an der FOCUS-Befragung.
Dr. Thomas Weinreich Nephrologisches Zentrum www.dialyse-schwenningen.de	Villingen-Schwenningen 07720/39080	NE	●●	◆		▲▲		MT	renale Hypertonie; renovaskuläre Hypertonie; chronische Niereninsuffizienz; Nierenersatztherapie, Dialyse
Dr. Rüdiger Schmidt Evangelisches Krankenhaus www.evkwesel.de	Wesel 0281/1062600	NE	●	◆				MT	Innere Medizin, Schwerpunkt Nieren- und Hochdruckkrankheiten
Prof. Dr. Frank Strutz Deutsche Klinik für Diagnostik www.rhoen-klinikum-ag.com	Wiesbaden 0611/956830	NE	●●	◆	■	▲	✔	MT	sekundäre Hypertonie; therapierefraktäre Hypertonie; Pat. mit zusätzlichen renalen/rheumatologischen Erkrankungen
Prof. Dr. Christoph Wanner Uniklinikum www.nephrologie.uni-wuerzburg.de	Würzburg 0931/20139300	NE	●●	◆◆	■■	▲▲		MT, R	Fettstoffwechselstörungen; metabolisches Syndrom; Herz-Kreislauf-Risikofaktoren
Prof. Dr. Bernd Sanner Agaplesion Bethesda Krankenhaus www.bethesda-wuppertal.de	Wuppertal 0202/2902002	K	●●	◆◆		k. A.			Bluthochdruck (u. a.)

AN = Angiologie	● = von Kollegen empfohlen	■ = viel publiziert	✔ = Behandlung in der Schwangerschaft
AM = Allgemeinmedizin	●● = häufig von Kollegen empfohlen	■■ = überdurchschnittlich viel publiziert	k. A. = keine Angaben
EN = Endokrinologie	●●● = überdurchschnittlich häufig von Kollegen empfohlen	▲ = macht Studien	
IM = Innere Medizin		▲▲ = macht viele Studien	MT = medikamentöse Therapie
K = Kardiologie	◆ = von Patienten empfohlen	▲▲▲ = macht überdurchschnittlich viele Studien	R = renale Nervenablation (Denervation)
NE = Nephrologie	◆◆ = häufig von Patienten empfohlen		TE = Telemetrie

Wissen ist die beste Medizin.

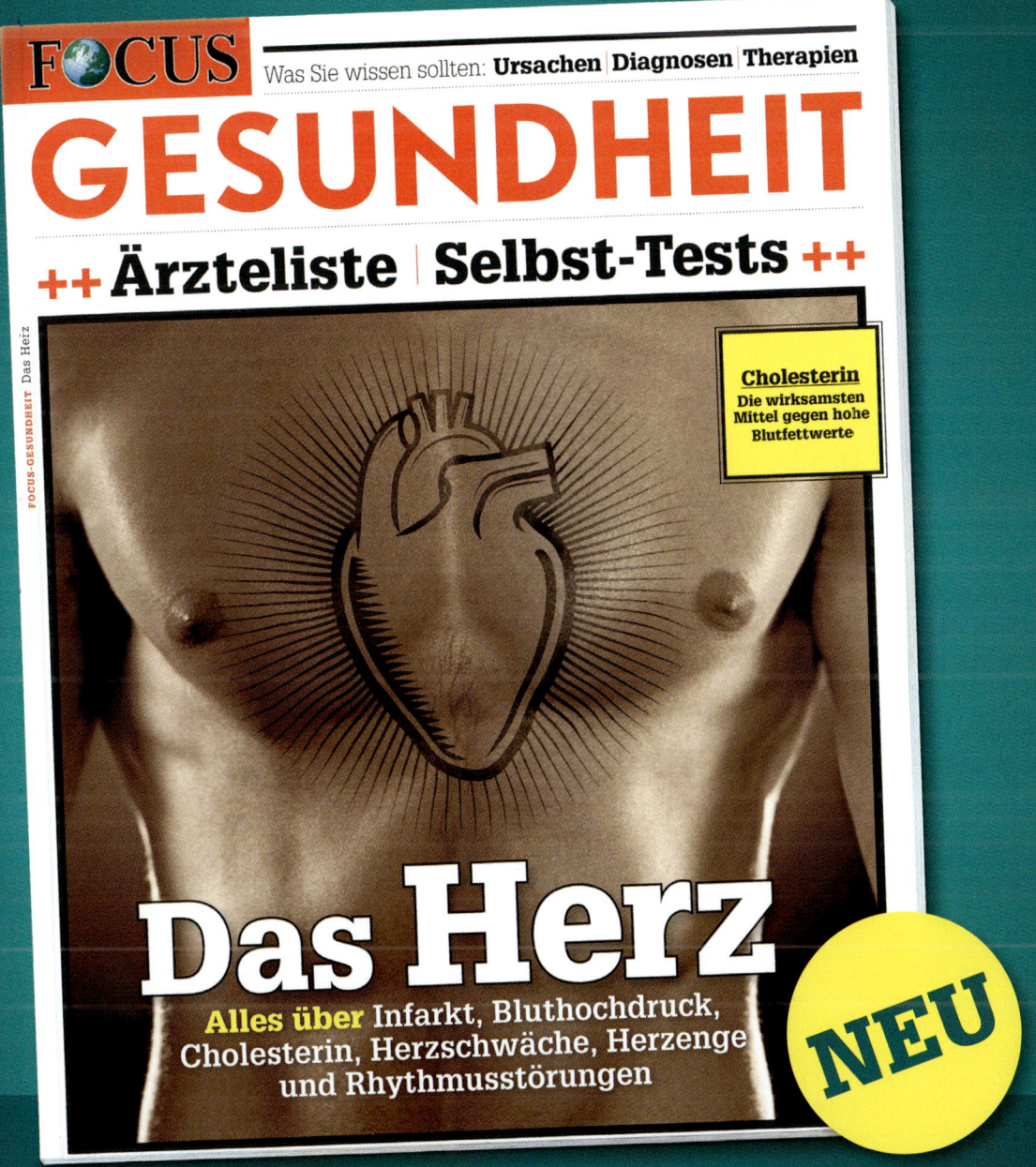

Medizinthemen spielen in FOCUS schon immer eine zentrale Rolle. In FOCUS-GESUNDHEIT bündeln wir die Erfahrung unserer Fachredaktion mit der Kompetenz von Experten. Die aktuelle Ausgabe bringt Sie auf den neuesten Stand zum Thema Herz: Sie präsentiert neue Erkenntnisse zu Vorbeugung und Therapien, klärt Irrtümer auf und nennt anerkannte Spezialisten.

Außerdem in diesem Heft:
- **Selbsttest:** Wie hoch ist mein Infarktrisiko?
- **Gebrochene Herzen:** Wie die Seele das Herz lenkt
- **Reportage:** Mangelware Spenderherz
- **Ärzteliste:** Führende Kardiologen

Ab 3.11. am Kiosk.

Kinderwunsch

Weil die künstliche Befruchtung längst eine Routineleistung ist, fordern Experten Preissenkungen. Wo lässt sich sparen? Gleichzeitig dürfen Kinderwunschzentren **genetische Untersuchungen des Embryos** anbieten. Welchen Paaren nützen sie?

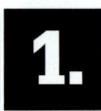

Sind Kinderwunsch-behandlungen zu teuer?

Ja, meint zumindest Klaus Diedrich, einer der Pioniere der künstlichen Befruchtung hierzulande. „Würde man mit dem Rotstift durch die Praxisräume gehen, ließen sich – abgesehen von den Medikamenten – 30 bis 50 Prozent einsparen", sagt der Direktor der Frauenklinik an der Universität Lübeck. Die Kosten schwanken zwar je nach medizinischer Ursache der Unfruchtbarkeit deutlich, aber einige tausend Euro pro Versuch müssen Paare einkalkulieren. In Relation zu den Ausgaben, die ein Kind insgesamt bedeutet, mag die Summe gering sein. Für viele unfruchtbare Paare ist sie entscheidend. Zumindest teilweise erklärt sich so auch eine erstaunliche Diskrepanz hierzulande: Zehn bis 15 Prozent der Paare können auf natürliche Weise kein Kind zeugen. 2009 kamen dennoch nur etwa 6200 im Labor gezeugte Babys zur Welt.

Bis zu
15%
der Paare in Deutschland können auf natürliche Weise **kein Kind zeugen**

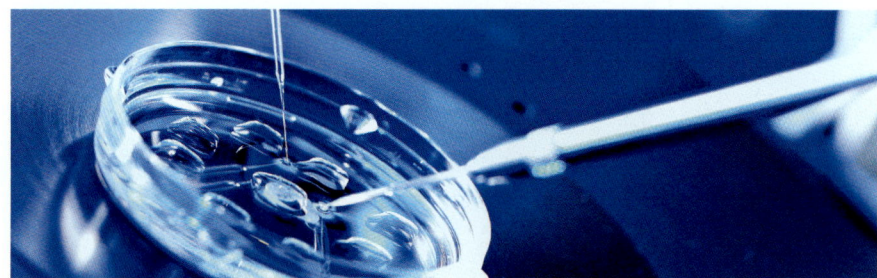

Per Pieks ins Leben Mit einer Nadel wird das Spermium in die Eizelle injiziert

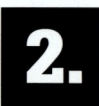

Wo lässt sich sparen?

Reproduktionsmediziner Diedrich stören insbesondere Methoden, „die für viel Geld angeboten werden, deren Nutzen aber nicht erwiesen ist". Darunter fallen etwa die embryonale Entwicklungshilfe namens Assisted Hatching oder der sogenannte Blastozystentransfer, bei dem die Embryonen in einem späteren Stadium übertragen werden.

Besonders breite Kritik zieht die große Menge sogenannter ICSI-Behandlungen auf sich. Dabei injizieren Labormitarbeiter das Spermium direkt in die Eizelle. Mittlerweile wenden Ärzte das Verfahren dreimal häufiger an als eine normale In-vitro-Fertilisation (IVF) – obwohl nur jene 30 bis 40 Prozent der Paare profitieren, die auf Grund männlicher Unzulänglichkeit kinderlos sind. Vordergründig erscheint die Spermieninjektion zwar effizienter, weil mehr befruchtete Eizellen entstehen. Dafür aber „nistet sich der Embryo schlechter ein", betont Reproduktionsmediziner Diedrich. Am Ende ist der medizinische Nutzen der gleiche. Was sich ändert, ist der Kontostand des Arztes, weil eine ICSI mehrere hundert Euro teurer ist. Der dänische Mediziner Anders Nyboe Andersen vom Kopenhagener Universitätshospital argumentiert ähnlich. Im Auftrag der Europäischen Gesellschaft für Reproduktionsmedizin (ESHRE) hat er jahrelang Daten zur künstlichen Befruchtung ausgewertet. „Länder mit einem kommerzialisierten System führen tendenziell mehr Spermieninjektionen durch", lautet sein Fazit.

Auch eine seit einigen Jahren propagierte Technik namens IMSI bringt nicht den erhofften Zugewinn. Sie soll anhand eines hochauflösenden Mikroskops besonders befruchtungsfähige Spermien finden. „Alle Studien, die einen Vorteil zeigen, stammen aus der Arbeitsgruppe, die die Technik entwickelt hat, oder sie haben zu kleine Fallzahlen", kritisiert Jan-Steffen Krüssel von der Uniklinik Düsseldorf, Vorsitzender der Deutschen Gesellschaft für Reproduktionsmedizin. Er ist überzeugt, „dass Erfahrung und ein normales Mikroskop genauso gut sind".

Foto: Martin Ley/FOCUS-Magazin

3. Wie funktioniert die künstliche Befruchtung?

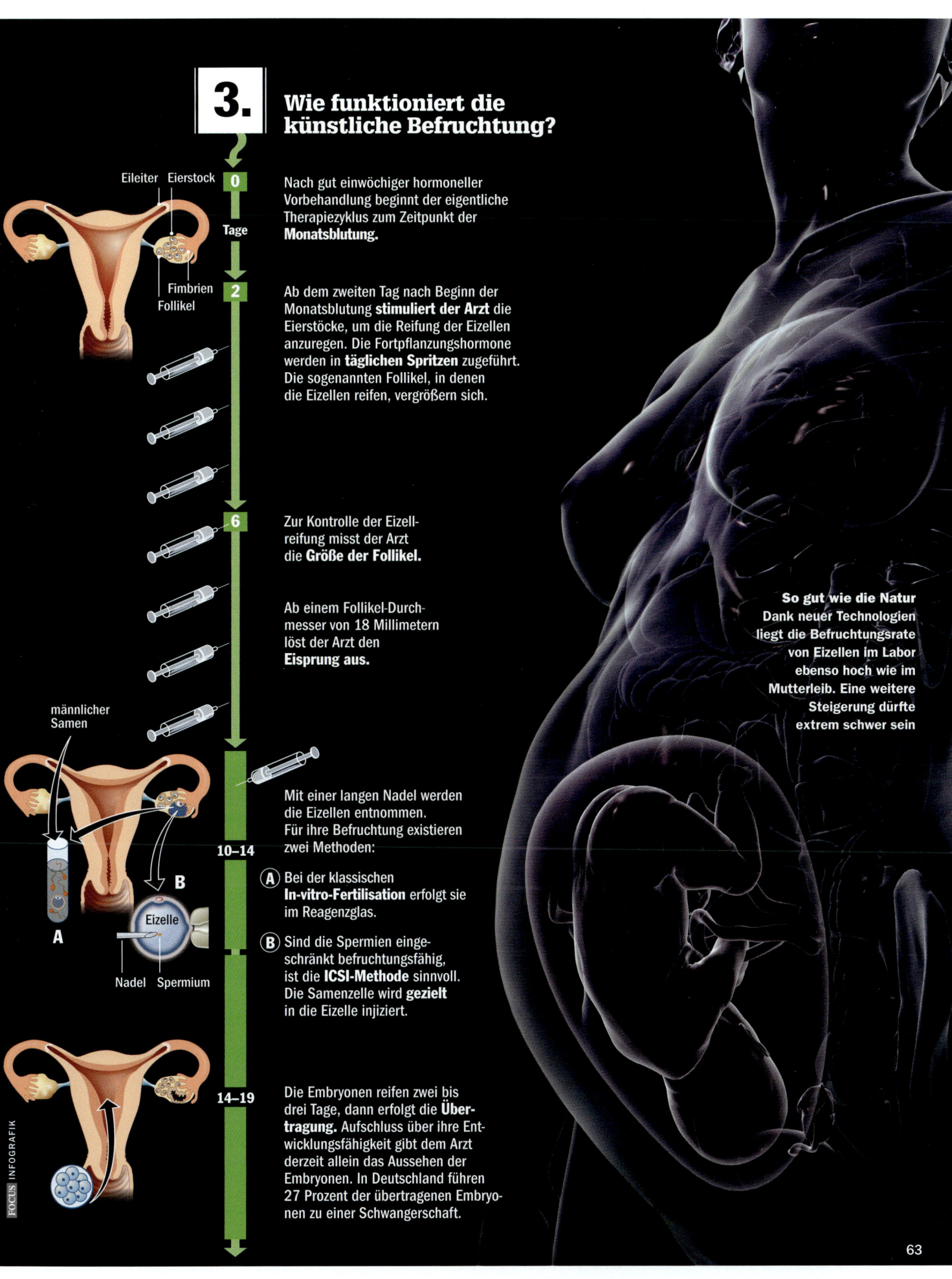

Eileiter **Eierstock**

Fimbrien
Follikel

0
Tage

Nach gut einwöchiger hormoneller Vorbehandlung beginnt der eigentliche Therapiezyklus zum Zeitpunkt der **Monatsblutung.**

2

Ab dem zweiten Tag nach Beginn der Monatsblutung **stimuliert der Arzt** die Eierstöcke, um die Reifung der Eizellen anzuregen. Die Fortpflanzungshormone werden in **täglichen Spritzen** zugeführt. Die sogenannten Follikel, in denen die Eizellen reifen, vergrößern sich.

6

Zur Kontrolle der Eizellreifung misst der Arzt die **Größe der Follikel.**

Ab einem Follikel-Durchmesser von 18 Millimetern löst der Arzt den **Eisprung aus.**

So gut wie die Natur
Dank neuer Technologien liegt die Befruchtungsrate von Eizellen im Labor ebenso hoch wie im Mutterleib. Eine weitere Steigerung dürfte extrem schwer sein

männlicher
Samen

10–14

Mit einer langen Nadel werden die Eizellen entnommen. Für ihre Befruchtung existieren zwei Methoden:

A Bei der klassischen **In-vitro-Fertilisation** erfolgt sie im Reagenzglas.

B Sind die Spermien eingeschränkt befruchtungsfähig, ist die **ICSI-Methode** sinnvoll. Die Samenzelle wird **gezielt** in die Eizelle injiziert.

A **B**
Eizelle
Nadel **Spermium**

14–19

Die Embryonen reifen zwei bis drei Tage, dann erfolgt die **Übertragung.** Aufschluss über ihre Entwicklungsfähigkeit gibt dem Arzt derzeit allein das Aussehen der Embryonen. In Deutschland führen 27 Prozent der übertragenen Embryonen zu einer Schwangerschaft.

FOCUS INFOGRAFIK

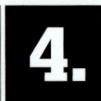

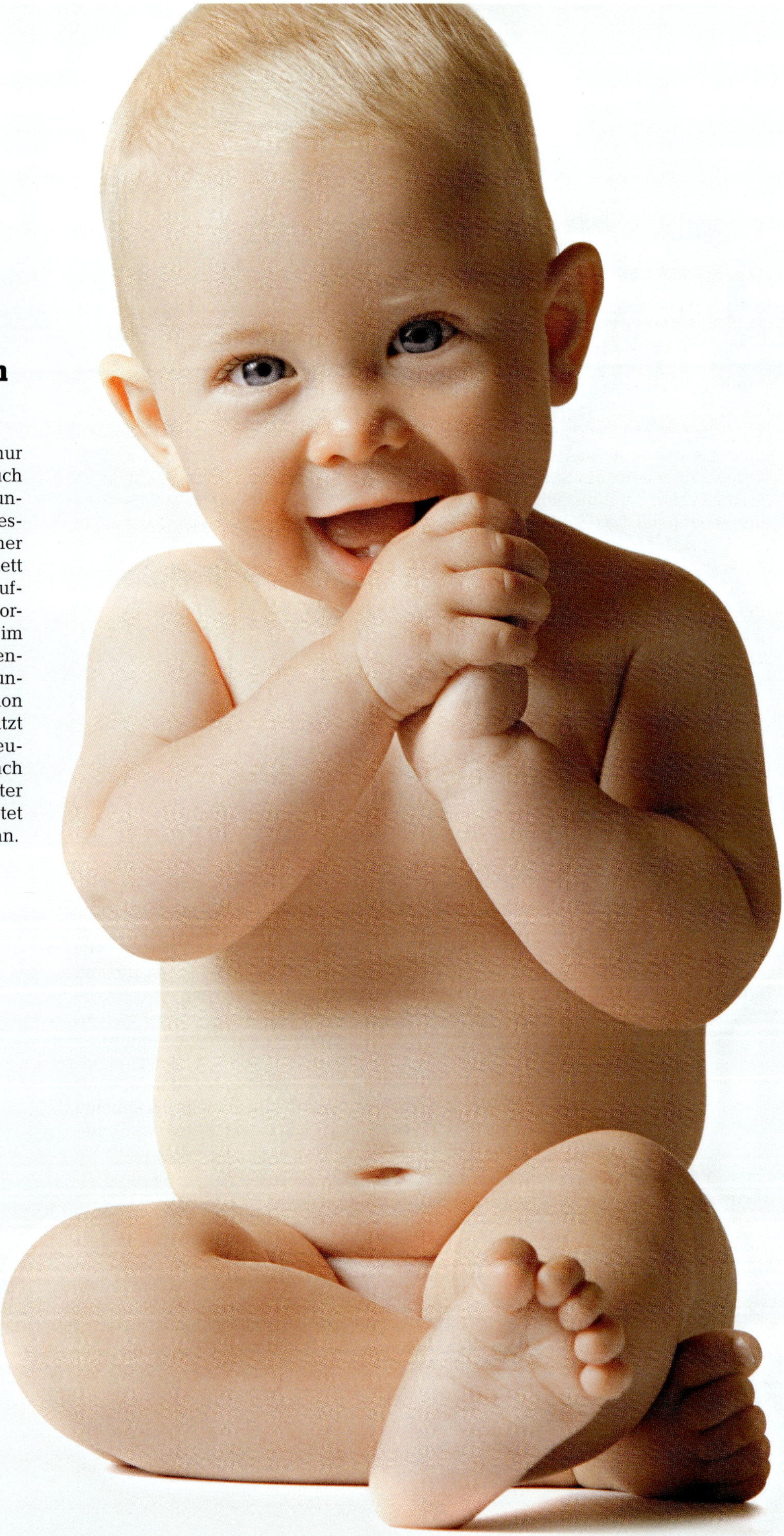

In welchem Umfang werden Kinderwunschbehandlungen bezahlt?

Krankenkassen erstatten seit 2004 nur noch die ersten drei Versuche, und auch sie lediglich zur Hälfte. Weitgehend ungehört blieb bisher der Ruf des Bundesverbands Reproduktionsmedizinischer Zentren, die Therapie wieder komplett in den Leistungskatalog der Kassen aufzunehmen. Sollte es dazu kommen, fordert Fortpflanzungspionier Diedrich im Gegenzug „ein finanzielles Entgegenkommen der IVF-Zentren". Einige Bundesländer gewähren allerdings schon heute mehr Hilfen: Sachsen unterstützt seit Anfang 2009 die künstliche Zeugung mit 800 bis 1800 Euro, je nach Befruchtungszyklus und verwendeter Methode. Auch Sachsen-Anhalt bietet seit 2010 finanzielle Unterstützung an.

Bis zu
50 %
billiger könnte eine künstliche Befruchtung hierzulande sein, meinen Experten

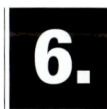

5.

Sind auch die Medikamente überteuert?

Willem Ombelet vom belgischen Krankenhaus Ost-Limburg ist überzeugt, dass auch Arzneimitteltherapien günstiger sein könnten. Der Reproduktionsmediziner leitet ein ESHRE-Projekt, das die Kosten der künstlichen Befruchtung senken soll. Das Hauptanliegen ist, die Behandlung Entwicklungsländern zugänglich zu machen, und dort hält Ombelet sogar einen Preis zwischen 250 und 300 Dollar für möglich – allerdings ohne Personalkosten und mit geringerem Erfolg. Aber selbst die in Europa erzielten Schwangerschaftsraten „sind mit 20 bis 30 Prozent geringeren Arzneimittelausgaben möglich". Teure Hormonpräparate, die die Eizellreifung der Frau stimulieren, ließen sich in vielen Fällen geringer dosieren oder mit günstigen Wirkstoffen wie Clomifen kombinieren. „Immer mehr Studien zeigen, dass es geht", sagt Ombelet. Die Zahlen geben ihm Recht. Belgien erstattet 1075 Euro für die Medikamente eines Zyklus. In Deutschland dagegen liegen die Ausgaben mehrere hundert Euro darüber, aber besser sind die Schwangerschaftsraten pro Eizellentnahme nicht.

6.

Wie gut sind die deutschen IVF-Kliniken?

Als wichtiges Kriterium gilt, wie wahrscheinlich eine Schwangerschaft pro Eizellentnahme ist. Doch gerade diese Daten wollen die Zentren oft nicht verraten. Neben vielen ausländischen Kliniken stellen sich auch „etwa die Hälfte der Mitglieder im Bundesverband Reproduktionsmedizinischer Zentren gegen eine Veröffentlichungspflicht", schätzt Wolfgang Würfel vom Kinderwunsch Centrum München. Der Mediziner plädiert dafür, die Daten

möglichst transparent und bezogen auf die Ursache der Fruchtbarkeitsstörung zu publizieren. „So können Paare nach den Spezialisten für ihr Problem suchen und vorab feststellen, ob er die richtige Adresse ist."

Als Vorbild gilt Großbritanniens Fortpflanzungsbehörde HFEA. Ihre Qualitätskontrolle dürfte einer der Gründe dafür sein, dass die Erfolgsrate auf der Insel im Schnitt höher liegt als hierzulande. Nach den aktuellsten verfügbaren Zahlen der HFEA wachsen im Königreich 28 Prozent der eingesetzten Embryonen zu einem Baby heran. In Deutschland sind es 24 Prozent.

7.

Sollte man zur Behandlung lieber ins Ausland reisen?

Eine bessere Qualitätskontrolle ist nicht der einzige Grund für Großbritanniens höhere Erfolgsrate. Kliniken auf der Insel und in vielen anderen Ländern dürfen, was deutschen Medizinern bislang verwehrt ist: Sie können eine große Zahl an Embryonen herstellen, die viel versprechenden anhand ihres äußeren Erscheinungsbilds auswählen – und die überzähligen einfrieren. Dadurch steigt die Erfolgsrate pro Eizellentnahme.

Die Befruchtung im Ausland hat allerdings zwei Nachteile: Zum einen erschwert die fremde Sprache die ohnehin anspruchsvolle Behandlung. Zum anderen ist die Qualitätskontrolle in vielen Ländern – mit Ausnahme von Großbritannien – noch laxer als hierzulande.

Ohnehin setzt sich auch in Deutschland allmählich eine liberale Deutung des Embryonenschutzgesetzes durch. „Wenn erforderlich, dürfen auch deutsche Mediziner mehrere befruchtete Eizellen kultivieren, um letztlich zwei bis drei entwicklungsfähige Embryonen zu erhalten", meint Thomas Strowitzki von der Universitätsfrauenklinik Heidelberg. „Ins Ausland gehen muss nur, wer eine Eizellspende benötigt", resümiert der Mediziner. „Für alle anderen gibt es keinen Grund."

Teure Methode

Die teurere Spermieninjektion ICSI läuft der klassischen In-vitro-Fertilisation (IVF) den Rang ab

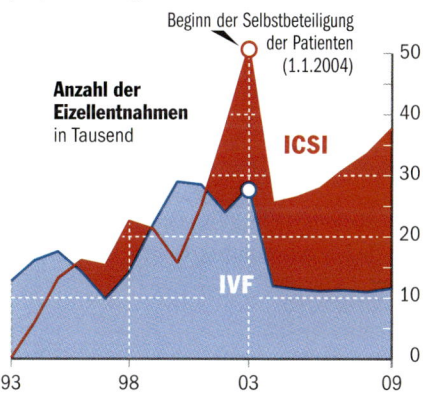

Komplikation Alter

Auch wenn Mediziner es inzwischen schaffen, die Eizellen selbst älterer Frauen zu befruchten – die Chance, dass der Embryo sich einnistet, sinkt ab Anfang 30. Mit zunehmendem Alter steigt zudem die Gefahr für Fehlgeburten

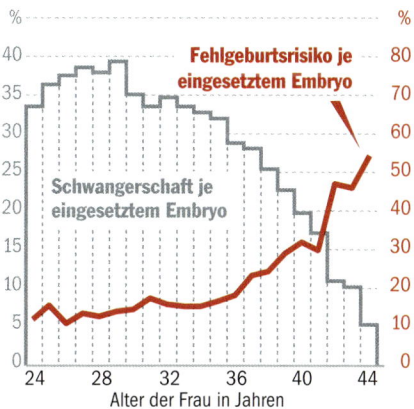

Quellen: Deutsches IVF-Register 2009

8.

Welche Risiken kommen auf ältere Frauen zu?

Im Oktober 2010 gebar Pop-Diva Céline Dion ihre Zwillinge – nach fünf Befruchtungszyklen. Mediziner konnten die Freude nur bedingt teilen. Denn die Kanadierin ist 42 Jahre alt und damit ein Beispiel dessen, was Frauenärzten seit Jahren Sorge bereitet. Das Alter der werdenden Mütter steigt unaufhörlich. Jene Frauen, die mit einer Kinderwunschbehandlung beginnen, sind mittlerweile 35 Jahre alt – durchschnittlich. Dabei weisen ab Ende 30 im Mittel 80 Prozent der Eizellen einer Frau so schwere Erbgutfehler auf, „dass eine Schwangerschaft ausgeschlossen ist", betont Gynäkologin Katrin van der Ven vom Uniklinikum Bonn.

Kommt es trotz allem zur Schwangerschaft, häufen sich die Komplikationen. Nach Zahlen der Deutschen Gesellschaft für Pränatal- und Geburtsmedizin stufen Frauenärzte mittlerweile 72 Prozent der werdenden Mütter als Risikoschwangere ein. Die Zahl der Frühgeburten steigt und damit auch der Anteil der Babys auf der Intensivstation.

Bedenklicher Anstieg

Kinderwunsch-Patientinnen werden immer älter. Die medizinischen Probleme, beispielsweise Frühgeburten, häufen sich

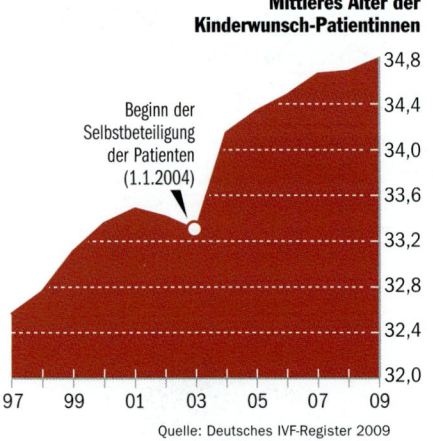

Mittleres Alter der Kinderwunsch-Patientinnen

Beginn der Selbstbeteiligung der Patienten (1.1.2004)

34,8
34,4
34,0
33,6
33,2
32,8
32,4
32,0

97 99 01 03 05 07 09

Quelle: Deutsches IVF-Register 2009

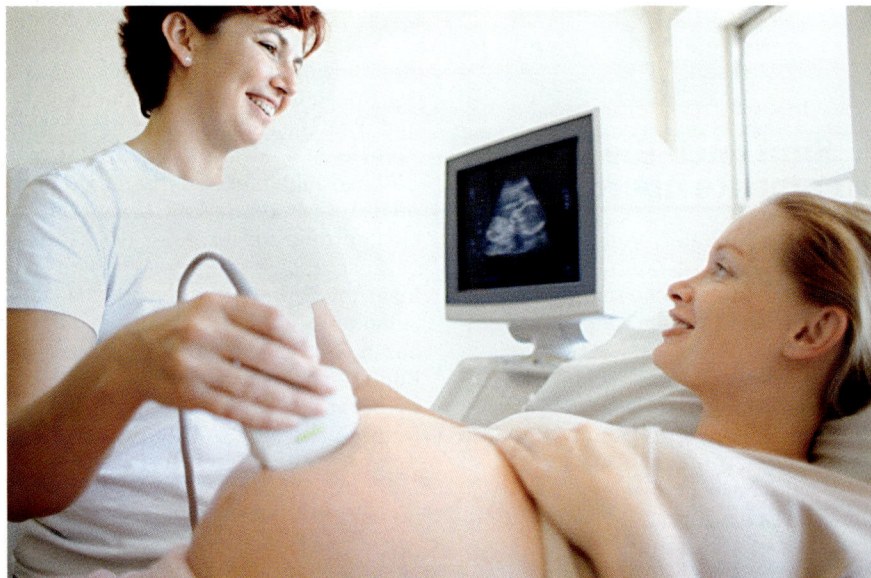

Baby-TV Die Ultraschallaufnahmen sind für die werdende Mutter ein regelmäßiges Highlight. Zusammen mit den Ärzten können Eltern damit die gesunde Entwicklung verfolgen

9.

Sind IVF-Kinder generell kränker?

Um die Erfolgsrate einer künstlichen Befruchtung zu erhöhen, setzen Mediziner hierzulande bis zu drei Embryonen in die Gebärmutter ein. Im Ausland sind es oft noch mehr. Die Folge ist, das Frauen nach künstlicher Befruchtung häufiger Mehrlinge austragen als nach natürlicher Zeugung. Doch jede Mehrlingsschwangerschaft ist ein zusätzliches Gesundheitsrisiko. Frühgeburten drohen ebenso wie ein deutlich zu geringes Geburtsgewicht des Kindes.

Aber auch die Befruchtungstechnik selbst scheint nicht gefahrlos zu sein, wie zwei Studien nahelegen. Dänische Mediziner um Kirsten Wisborg von der Uniklinik Arhus haben 20 000 Frauen untersucht, die nach einer Zeugung im Labor ihr Kind ausgetragen hatten. Bei ihnen lag die Gefahr für eine Totgeburt viermal höher als bei Schwangeren, die ihren Nachwuchs auf natürliche Weise gezeugt hatten. Risikofaktoren wie Alter der Frau oder Übergewicht können diesen Unterschied den Forschern zufolge

nicht erklären. Studienleiterin Wisborg ist dennoch vorsichtig mit der Deutung: „Wir wissen nicht, ob es wirklich an der Methode liegt." In einer weiteren Studie hatte die Medizinerin Géraldine Viot vom Maternité-Port-Royal-Hospital in Paris die Häufigkeit von Fehlbildungen nach künstlicher Befruchtung untersucht. Die Ergebnisse präsentierte sie kürzlich auf einem Kongress der Europäischen Gesellschaft für Humangenetik. Demnach wiesen etwas über vier Prozent der 15 000 im Labor gezeugten Babys körperliche Schäden auf – und damit zweimal mehr als natürlich empfangene Kinder. Am häufigsten waren Herzkrankheiten sowie Fehlbildungen der Harn- und Geschlechtsorgane. Die Zahl liegt zwar deutlich unter der früherer Studien, die bis zu elf Prozent Fehlbildungen gefunden hatten. Viot fordert Reproduktionsmediziner dennoch eindringlich dazu auf, Paare auf derartige Risiken hinzuweisen. Dass diese anschließend auf ihren Kinderwunsch verzichten, „habe ich allerdings noch nie erlebt", berichtet Klaus Diedrich, Direktor der Universitäts-Frauenklinik Lübeck. Viele Patienten seien risikofreudig. Selbst eine riskante Mehrlingsschwangerschaft sähen sie nicht als Nachteil. „Sie wollen Kinder, und wenn es zwei sind, umso besser."

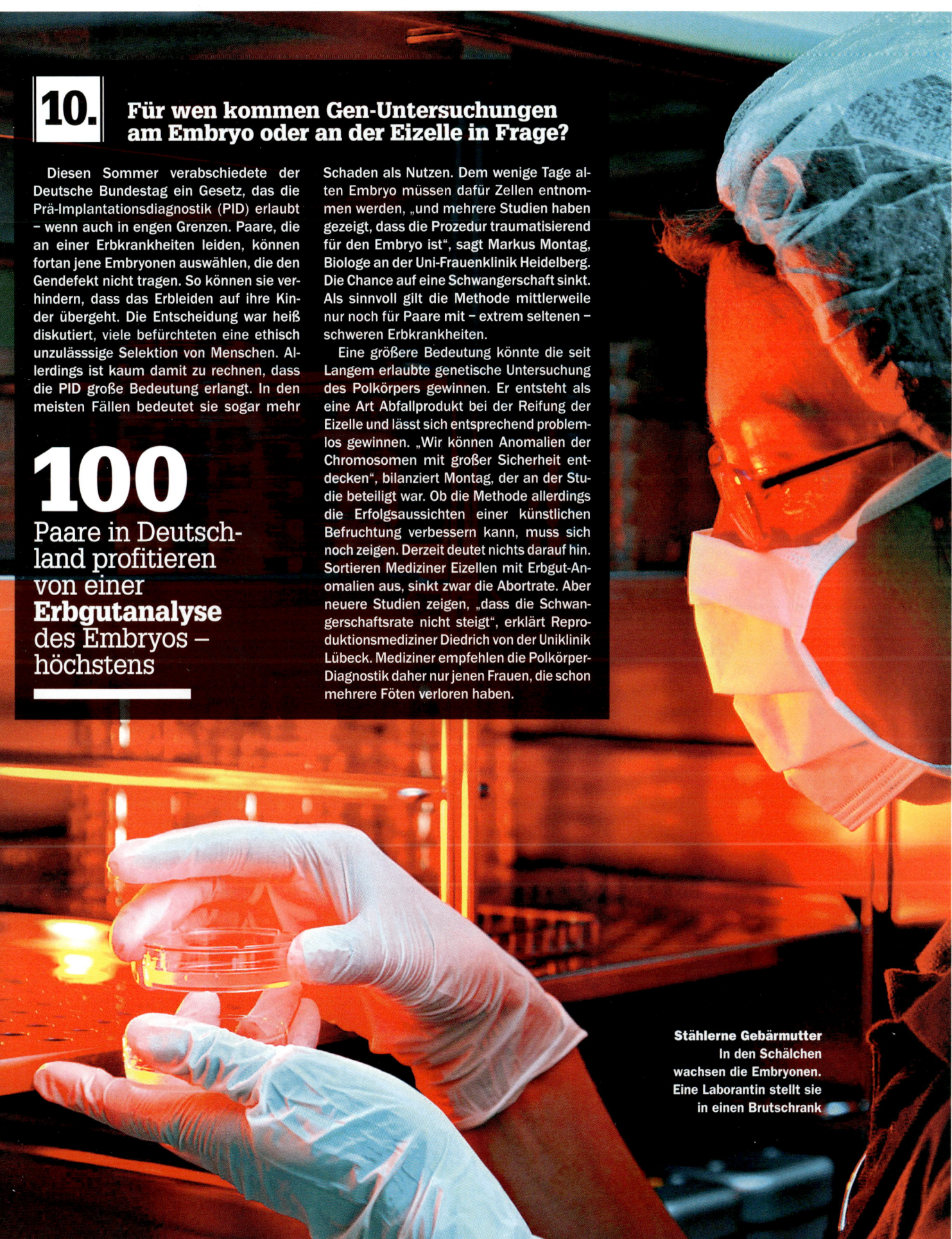

10. Für wen kommen Gen-Untersuchungen am Embryo oder an der Eizelle in Frage?

Diesen Sommer verabschiedete der Deutsche Bundestag ein Gesetz, das die Prä-Implantationsdiagnostik (PID) erlaubt – wenn auch in engen Grenzen. Paare, die an einer Erbkrankheiten leiden, können fortan jene Embryonen auswählen, die den Gendefekt nicht tragen. So können sie verhindern, dass das Erbleiden auf ihre Kinder übergeht. Die Entscheidung war heiß diskutiert, viele befürchteten eine ethisch unzulässige Selektion von Menschen. Allerdings ist kaum damit zu rechnen, dass die PID große Bedeutung erlangt. In den meisten Fällen bedeutet sie sogar mehr

100
Paare in Deutschland profitieren von einer **Erbgutanalyse** des Embryos – höchstens

Schaden als Nutzen. Dem wenige Tage alten Embryo müssen dafür Zellen entnommen werden, „und mehrere Studien haben gezeigt, dass die Prozedur traumatisierend für den Embryo ist", sagt Markus Montag, Biologe an der Uni-Frauenklinik Heidelberg. Die Chance auf eine Schwangerschaft sinkt. Als sinnvoll gilt die Methode mittlerweile nur noch für Paare mit – extrem seltenen – schweren Erbkrankheiten.

Eine größere Bedeutung könnte die seit Langem erlaubte genetische Untersuchung des Polkörpers gewinnen. Er entsteht als eine Art Abfallprodukt bei der Reifung der Eizelle und lässt sich entsprechend problemlos gewinnen. „Wir können Anomalien der Chromosomen mit großer Sicherheit entdecken", bilanziert Montag, der an der Studie beteiligt war. Ob die Methode allerdings die Erfolgsaussichten einer künstlichen Befruchtung verbessern kann, muss sich noch zeigen. Derzeit deutet nichts darauf hin. Sortieren Mediziner Eizellen mit Erbgut-Anomalien aus, sinkt zwar die Abortrate. Aber neuere Studien zeigen, „dass die Schwangerschaftsrate nicht steigt", erklärt Reproduktionsmediziner Diedrich von der Uniklinik Lübeck. Mediziner empfehlen die Polkörper-Diagnostik daher nur jenen Frauen, die schon mehrere Föten verloren haben.

Stählerne Gebärmutter
In den Schälchen
wachsen die Embryonen.
Eine Laborantin stellt sie
in einen Brutschrank

REPRODUKTIONSMEDIZIN

Experten für Reproduktionsmedizin

Arzt/Klinik	Ort/Tel.-Nr.	von Kollegen empfohlen	von Patienten empfohlen	Publikationen	In-vitro-Fertilisation (IVF)	Intrazytoplasmatische Spermieninjektion (ICSI)	Kryokonservierung von Eizellen	Polkörperdiagnostik	Finanzierungsmöglichkeit	ausgewählte Spezialisierung
Dr. Matthias Bloechle Kinderwunschztr. Gedächtniskirche www.kinderwunsch-berlin.de	**Berlin** 030/2190920	•	◆◆	■	k.A.	k.A.	k.A.	k.A.	k.A.	*Arzt wurde angeschrieben, beteiligte sich aber nicht an der FOCUS-Befragung.*
Prof. Dr. Heribert Kentenich Fertility Center Berlin www.fertilitycenterberlin.de	**Berlin** 030/233 20 81 10	•••	◆◆	■■	k.A.	k.A.	k.A.	k.A.	k.A.	*Arzt wurde angeschrieben, beteiligte sich aber nicht an der FOCUS-Befragung.*
Dr. Bettina Pfüller Gynäkologikum Berlin www.gynaekologikum-berlin.de	**Berlin** 030/88034900	••	◆	■	k.A.	k.A	k.A.	k.A.	k.A.	*Ärztin wurde angeschrieben, beteiligte sich aber nicht an der FOCUS-Befragung.*
Prof. Dr. Roland Sudik Praxisklinik am Gendarmenmarkt www.praxisklinik-sydow.de	**Berlin** 030/20626720	••	◆		k.A.	k.A.	k.A.	k.A.	k.A.	*Arzt wurde angeschrieben, beteiligte sich aber nicht an der FOCUS-Befragung.*
Dr. Peter Sydow Praxisklinik am Gendarmenmarkt www.praxisklinik-sydow.de	**Berlin** 030/20626720	•	◆◆		k.A.	k.A.	k.A.	k.A.	k.A.	*Arzt wurde angeschrieben, beteiligte sich aber nicht an der FOCUS-Befragung.*
Prof. Dr. Hans van der Ven Uniklinikum, Gynäkol. Endokrinologie www.uniklinik-bonn.de/ufk	**Bonn** 0228/28715779	•••	◆◆	■■	▲	▲▲	▲▲	✔		*Polkörperanalyse; Genetik und Immunologie der Reproduktionsmedizin*
Dr. Achim von Stutterheim Ztr. für Kinderwunschbehandlung www.kinderwunschbremen.de	**Bremen** 0421/224910	•	◆		▲	▲▲	▲			*alle Verfahren der modernen Kinderwunschbehandlung*
Prof. Dr. Robert Greb Kinderwunschzentrum Dortmund www.ivf-dortmund.de	**Dortmund** 0231/5575450	••	◆◆	■	k.A.	k.A.	k.A.	k.A.	k.A.	*Arzt wurde angeschrieben, beteiligte sich aber nicht an der FOCUS-Befragung.*
Dr. Hans-Jürgen Held Praxisklinik www.ivf-dresden.de	**Dresden** 0351/5014000	••	◆◆		▲	▲▲	▲▲		✔	*gynäkologisch-endokrinologische Medizin*
Prof. Dr. Jan-Steffen Krüssel Uniklinikum, Frauenklinik www.unikid.de	**Düsseldorf** 0211/8104060	•••	◆◆	■■	▲▲	▲▲	▲▲	✔		*gynäkologische Endokrinologie und Reproduktion*
Dr. Michael Scholtes Interdisz. Ztr. für Kinderwunschbeh. www.ivf-duesseldorf.de	**Düsseldorf** 0211/901970	•	◆		▲▲	▲▲	▲▲	✔	✔	*wiederholte Fehlgeburten; Immunologie der Fortpflanzungsmedizin*
Dr. Miklos Hamori Praxis für Kinderwunschbehandlung www.ivf-erlangen.de	**Erlangen** 09131/89520	••	◆		▲▲	▲	▲	✔	✔	*Genetik der Reproduktion*
Prof. Dr. Thomas Katzorke novum – Ztr. für Reproduktionsmed. www.ivfzentrum.de	**Essen** 0201/294290	•••	◆	■	▲▲	▲▲	▲	✔	✔	*assistierte Reproduktion (ART); donogene Insemination (Behandlung mit Spendersamen)*
Prof. Dr. Ernst Siebzehnrübl Zentrum für Reproduktionsmedizin www.ivf-ffm.de	**Frankfurt am Main** 069/4260770	•	◆◆		▲	▲▲			✔	*gynäkologische Endokrinologie; ambulante Operationen*
Prof. Dr. Franz Geisthövel Gemeinschaftspraxis www.kinderwunsch-hormone.de	**Freiburg** 0761/207430	•••	◆◆		k.A.	k.A.	k.A.	k.A.	k.A.	*Arzt wurde angeschrieben, beteiligte sich aber nicht an der FOCUS-Befragung.*
Dr. Robert Fischer Fertility Center Hamburg www.fertility-center-hh.de	**Hamburg** 040/30804520	•••	◆		k.A.	k.A.	k.A.	k.A.	k.A.	*Arzt wurde angeschrieben, beteiligte sich aber nicht an der FOCUS-Befragung.*
Prof. Dr. Thomas Strowitzki Uniklinikum, Frauenklinik www.med.uni-heidelberg.de	**Heidelberg** 06221/567910	•••	◆	■■	▲	▲	▲			*Fertilitätschirurgie; künstliche Befruchtung; endokrine Ambulanz*

Behandlungsspektrum

Legende:

 = von Kollegen empfohlen
= häufig von Kollegen empfohlen
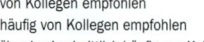 = überdurchschnittlich häufig von Kollegen empfohlen

 = von Patienten empfohlen
= häufig von Patienten empfohlen

■ = viel publiziert
 = überdurchschnittlich viel publiziert

▲ = nimmt Eingriff vor
 = nimmt Eingriff häufig vor

✔ = ja
 = keine Angaben

Experten für Reproduktionsmedizin

Arzt/Klinik	Ort/Tel.-Nr.	von Kollegen empfohlen	von Patienten empfohlen	Publikationen	In-vitro-Fertilisation (IVF)	Intrazytoplasmatische Spermieninjektion (ICSI)	Kryokonservierung von Eizellen	Polkörperdiagnostik	Finanzierungsmöglichkeit	ausgewählte Spezialisierung
					Behandlungsspektrum					
Dr. Georg Wilke Gemeinschaftspraxis www.kinderwunsch-hildesheim.de	Hildesheim 05121/2067930	●●	◆		▲▲	▲▲	▲	✔	✔	Kombination von Reproduktionsmedizin und Genetik; gynäkologische Endokrinologie
Prof. Dr. Ricardo Felberbaum Klinikum, Gynäkologie www.klinikum-kempten.de	Kempten 0831/5303393	●	◆	■■	▲	▲				gynäkologische Endokrinologie und Reproduktionsmedizin
Dr. Stefan Palm PAN Institut für Endokrinologie www.fertilitycenter-koeln.de	Köln 0221/2776200	●●	◆◆		k.A.	k.A.	k.A.	k.A.	k.A.	Arzt wurde angeschrieben, beteiligte sich aber nicht an der FOCUS-Befragung.
Dr. Klaus Bühler Kinderwunschzentrum www.kinderwunsch-langenhagen.de	Langenhagen 0511/9723011	●	◆◆		k.A.	k.A.	k.A.	k.A.	k.A.	Arzt wurde angeschrieben, beteiligte sich aber nicht an der FOCUS-Befragung.
Prof. Dr. Henry Alexander Uniklinikum, Frauenklinik www.ufk.uniklinikum-leipzig.de	Leipzig 0341/9723477	●	◆		▲	▲	▲			wiederholte Fehlgeburten; Endometriose; fertilitätserhaltende Operationen; Fehlbildungsdiagnostik
Dr. Fayez Abu Hmeidan Kinderwunschzentrum www.ivf-Leipzig.de	Leipzig 0341/141200	●●	◆◆	■	▲	▲				gynäkologische Endokrinologie und Reproduktionsmedizin
Prof. Dr. Klaus Diedrich Uniklinikum, Frauenheilkunde www.uk-sh.de	Lübeck 0451/5002134	●●●	◆	■■	▲	▲	▲	✔	✔	assistierte Reproduktion; Konservierung von Ovargewebe bei Krebspatientinnen
Prof. Dr. Jürgen Kleinstein Uniklinikum, Reproduktionsmedizin www.med.uni-magdeburg.de	Magdeburg 0391/6717390	●●	◆◆	■	▲▲	▲	▲▲		✔	assistierte Reproduktion; Mikrochirurgie am inneren Genital
Dr. Klaus Fiedler Kinderwunsch Centrum München www.ivf-muenchen.de	München 089/24414467	●●●	◆		▲▲	▲	▲	✔		gynäkologische Endokrinologie; spezielle Geburtshilfe und Perinatalmedizin
Dr. Ulrich Noss Zentrum für Reproduktionsmedizin www.ivf-bbn.de	München 089/2422950	●●●	◆◆	■	▲▲	▲▲	▲	✔	✔	IVF; ICSI; IMSI; Kryokonservierung; hormonelle Stimulation
Prof. Dr. Christian Thaler Uniklinikum Großhadern, Frauenheilk. www.kinderwunsch-uni-muenchen.de	München 089/70956825	●●	◆◆	■■	▲	▲	▲	✔		Reproduktionsendokrinologie und Reproduktionsimmunologie; Psychotherapie
Prof. Dr. Wolfgang Würfel Kinderwunsch Centrum München www.ivf-muenchen.de	München 089/24414467	●●	◆◆		▲▲	▲	▲	✔		wiederholte Fehlgeburten; endoskopische Operationen (v. a. bei Sterilitätsproblemen)
Prof. Dr. Peter Licht Kinderwunsch- und Frauenhormonctr. www.ivf-nuernberg.de	Nürnberg 0911/2355500	●	◆	■	▲		▲			Kinderwunschbehandlung; Gynäkologie
Prof. Dr. Monika Bals-Pratsch profertilita, Ztr. f. Fruchtbarkeitsmedizin / www.profertilita.de	Regensburg 0941/8984994 4	●	◆◆	■	▲		▲		✔	Endokrinologie; Polkörperdiagnostik; Hormonstörungen; Fertilitätsprotektion
Dr. Friedrich Gagsteiger Kinderwunsch-Zentrum Ulm www.kidz-ulm.de	Ulm 0731/151590	●	◆◆	■	▲▲	▲▲	▲▲	✔	✔	ganzheitliche Therapie bei Kinderwunsch; Therapie bei wiederholten Fehlgeburten
Prof. Dr. Karl Sterzik Praxisklinik Frauenstraße www.kinderwunsch-ulm.de	Ulm 0731/966510	●●●	◆◆	■	k.A.	k.A.	k.A.	k.A.	✔	Kinderwunschbehandlung; Pränataldiagnostik; Risikoschwangerschaften
Dr. Thomas Hahn Kinderwunschztr. Wiesbaden / www. kinderwunschzentrum-wiesbaden.de	Wiesbaden 0611/976320	●●	◆	■	▲	▲▲		✔	✔	Sterilitätsdiagnostik und -therapie

 = von Kollegen empfohlen
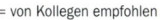 = häufig von Kollegen empfohlen
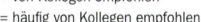 = überdurchschnittlich häufig von Kollegen empfohlen

 = von Patienten empfohlen
= häufig von Patienten empfohlen

 = viel publiziert
= überdurchschnittlich viel publiziert

 = nimmt Eingriff vor
= nimmt Eingriff häufig vor

 = ja
k.A. = keine Angaben

Experten für Risikogeburten und Pränataldiagnostik

Arzt/Klinik	Ort/Tel.-Nr.	von Kollegen empfohlen	von Patienten empfohlen	Publikationen	Betreuung von Risikoschwangerschaften	Mehrlingsgeburten	Frühgeburten unter 1500 g	ausgewählte Spezialisierung
					Behandlungsspektrum			
Prof. Dr. Rolf Becker Zentrum für Pränataldiagnostik www.kudamm-199.de	**Berlin** 030/8804 3188	●●●	◆◆		▲▲			Pränatalmedizin; gynäkologische Ultraschalldiagnostik
Prof. Dr. Rabih Chaoui Pränataldiagnostik www.feindiagnostik.de	**Berlin** 030/2045 66 77	●●●	◆	■■	▲▲	▲		Pränataldiagnostik; fetale Doppler- und Echokardiografie; invasive Eingriffe; Fehlbildungsausschluss; 3-D-Ultraschall
Priv.-Doz. Dr. Kai-Sven Heling Pränataldiagnostik www.feindiagnostik.de	**Berlin** 030/2045 66 77	●●	◆		▲			pränatale Diagnostik und Therapie
Prof. Dr. Wolfgang Henrich Charité (CVK), Geburtsmedizin www.geburtsmedizin.charite.de	**Berlin** 030/450 56 40 48	●●●	◆	■■	▲	▲	▲	spezielle Geburtshilfe (vor allem bei Risikoschwangerschaften)
Prof. Dr. Karim Kalache Charité (CCM), Geburtsmedizin www.geburtsmedizin.charite.de	**Berlin** 030/450 56 40 31	●●	◆	■	▲	▲	▲	Pränataldiagnostik; Ersttrimester-Ultraschall; Echokardio- und Neurosonografie; spezielle Geburtshilfe
Prof. Dr. Klaus Vetter Vivantes Klinikum Neukölln www.vivantes.de	**Berlin** 030/130 14 84 86	●●●	◆◆	■	▲▲	▲▲	▲▲	operativer Verschluss des Gebärmutterhalses; Gestationsdiabetes; äußere Wendungen bei Becken-endlage
Prof. Dr. Ulrich Gembruch Uniklinikum, Frauenklinik www.uniklinik-bonn.de/ufk	**Bonn** 0228/287 150 82	●●●	◆◆	■■	▲▲	▲	▲	intrauterine Therapien (unter anderem Bluttransfusionen, Shunt-Einlagen, Tracheal-Ballonverschluss bei Zwerchfellhernie)
Prof. Dr. Michael Butterwegge KH St. Joseph-Stift, Frauenklinik www.sjs-bremen.de	**Bremen** 0421/347 13 00	●●	◆		▲	▲	▲	spezielle Geburtshilfe (insbesondere bei Risikoschwangerschaften)
Prof. Dr. Gerd Crombach St. Marien-Hospital Düren, Gynäkol. www.marien-hospital-dueren.de	**Düren** 02421/80 52 39	●●				▲	▲	Risikogeburtshilfe; pränatale Diagnostik
Priv.-Doz. Dr. Peter Kozlowski Praenatal.de www.praenatal.de	**Düsseldorf** 0211/38 45 70	●●	◆◆	■	▲▲			vorgeburtliche Therapien bei fetalen und mütterlichen Erkrankungen; frühe Organdiagnostik (12. bis 14. Woche)
Priv.-Doz. Dr. Franz Bahlmann Bürgerhospital, Gynäkologie www.buergerhospital-ffm.de	**Frankfurt am Main** 069/150 04 12	●●●	◆◆		▲	▲	▲▲	Risikogeburten aller Art; Pränatalmedizin (inklusive invasiver Eingriffe, intrauteriner Therapien)
Prof. Dr. Frank Louwen Uniklinikum, Geburtshilfe www.kgu.de/zfg	**Frankfurt am Main** 069/6301 77 03	●	◆◆			▲▲	▲▲	Pränatalmedizin und Geburtshilfe; Zwillingsschwangerschaften; natürliche Geburt bei Beckenendlage
Prof. Dr. Eberhard Merz KH Nordwest, Frauenklinik www.krankenhaus-frankfurt.de/nwk	**Frankfurt am Main** 069/76 011	●●	◆◆	■	▲	▲	▲	pränatale Diagnostik und Therapie; Ultraschall (insbesondere auch dreidimensional)
Prof. Dr. Roland Axt-Fliedner Uniklinikum, Frauenheilkunde www.ukgm.de	**Gießen** 0641/994 51 70	●●	◆◆	■■		▲▲	▲▲	Perinatalmedizin und spezielle Geburtshilfe; Ultraschall
Prof. Dr. Bernhard-J. Hackelöer Asklepios Klinik Barmbek, Frauenkl. www.ak-barmbek.de	**Hamburg** 040/1818 82 14 11	●●●	◆◆	■	k. A.	k. A.	k. A.	Geburtshilfe; Pränataldiagnostik und -therapie, z.B. Utraschall; intrauterine Lasertherapie bei Zwillings-transfusionssyndrom
Prof. Dr. Kurt Hecher Uniklinikum, Geburtshilfe www.uke.de/kliniken/geburtshilfe	**Hamburg** 040/7410 57 832	●●●	◆	■■	▲▲	▲▲	▲▲	Pränatalmedizin; Lasertherapie bei Zwillingstransfusions-syndrom; fetoskopische intrauterine Operationen
Priv.-Doz. Dr. Holger Maul Kath. Marien-KH, Frauenklinik www.marienkrankenhaus.org	**Hamburg** 040/254 61 662	●	◆	■■	▲	▲	▲	spezielle Geburtshilfe; Pränataldiagnostik (fetale Fehlbildungen); Betreuung bei drohender Frühgeburt
Prof. Dr. Volker Ragosch Asklepios Klinik Altona, Frauenklinik www.ak-altona.de	**Hamburg** 040/88 22 17 11	●	◆		k. A.	k. A.	k. A.	Arzt wurde angeschrieben, beteiligte sich aber nicht an der FOCUS-Befragung.

Legende:

● = von Kollegen empfohlen	◆ = von Patienten empfohlen
●● = häufig von Kollegen empfohlen	◆◆ = häufig von Patienten empfohlen
●●● = überdurchschnittlich häufig von Kollegen empfohlen	
■ = viel publiziert	▲ = nimmt Eingriff vor
■■ = überdurchschnittlich viel publiziert	▲▲ = nimmt Eingriff häufig vor
	k. A. = keine Angaben

RISIKOGEBURTEN UND PRÄNATALDIAGNOSTIK

Experten für Risikogeburten und Pränataldiagnostik

Arzt/Klinik	Ort/Tel.-Nr.	von Kollegen empfohlen	von Patienten empfohlen	Publikationen	Betreuung von Risikoschwangerschaften	Mehrlingsgeburten	Frühgeburten unter 1500 g	ausgewählte Spezialisierung
Prof. Dr. Ralf Schild Diakonie-KH Friederikenstift geburtshilfe-henriettenstiftung.de	**Hannover** 0511/1292310	●●	◆	■■	▲	▲	▲	*Geburtshilfe; Geburts- und Perinatalmedizin; spezialisierter Ultraschall*
Dr. Robin Schwerdtfeger Gemeinschaftspraxis www.praenatal-hannover.de	**Hannover** 0511/663064	●	◆◆		k.A.	k.A.	k.A.	*Arzt wurde angeschrieben, beteiligte sich aber nicht an der FOCUS-Befragung.*
Prof. Dr. Constantin v. Kaisenberg MHH, Frauenheilkunde www.mh-hannover.de	**Hannover** 0511/5329581	●●	◆	■	▲▲	▲	▲▲	*spezielle Geburtshilfe und Perinatalmedizin; Ultraschall*
Prof. Dr. Ekkehard Schleußner Uniklinikum, Frauenheilkunde www.geburtshilfe.uniklinikum-jena.de	**Jena** 03641/933230	●●	◆◆	■■	▲	▲	▲	*Betreuung von Patientinnen mit Diabetes während der Schwangerschaft, Autoimmunerkrankungen und Thromboseneigung*
Prof. Dr. Alexander Strauss Uniklinikum, Gynäkologie www.unifrauenklinik-kiel.de	**Kiel** 0431/5972100	●	◆	■	▲▲	▲	▲	*Risikogeburtshilfe (unter anderem höhergradige Mehrlinge); Pränataldiagnostik und -therapie*
Priv.-Doz. Dr. Christoph Berg Uniklinikum, Pränatalmedizin www.frauenklinik.uk-koeln.de	**Köln** 0221/4784975	●●	◆◆	■■	▲▲	▲	▲	*pränatale Medizin (insbesondere fetale Kardiologie); Ultraschall*
Dr. Rüdiger Stressig Praenatal.de www.praenatal.de	**Köln** 0221/9776055	●	◆◆	■	▲	▲	▲	*Pränataldiagnostik; fetale Echokardiografie; invasive intrauterine Diagnostik und Therapie*
Prof. Dr. Thorsten Fischer Krankenhaus Achdorf, Frauenklinik www.lakumed.de	**Landshut** 0871/4042707	●●	◆◆	■	▲	▲▲	▲	*Perinatalmedizin; Pränataldiagnostik; spezialisierter Ultraschall*
Prof. Dr. Holger Stepan Uniklinikum, Geburtsmedizin www.geburtsmedizin-leipzig.de	**Leipzig** 0341/9723595	●●	◆	■■	▲	▲▲	▲▲	*Betreuung von Patientinnen mit Bluthochdruck in der Schwangerschaft; Präeklampsie; Mehrlingsschwangerschaften*
Dr. Rainer Bald Klinikum, Gynäkologie www.klinikum-lev.de	**Leverkusen** 0214/133279	●	◆◆		▲▲	▲▲	▲	*Pränatalmedizin; Echokardiografie; intrauterine Transfusionen*
Priv.-Doz. Dr. Kubilay Ertan Klinikum, Gynäkologie www.Dr-Ertan.de	**Leverkusen** 0214/132216	●	◆		▲	▲	▲▲	*spezielle Geburtshilfe mit Betreuung der Risikoschwangerschaften*

Behandlungsspektrum

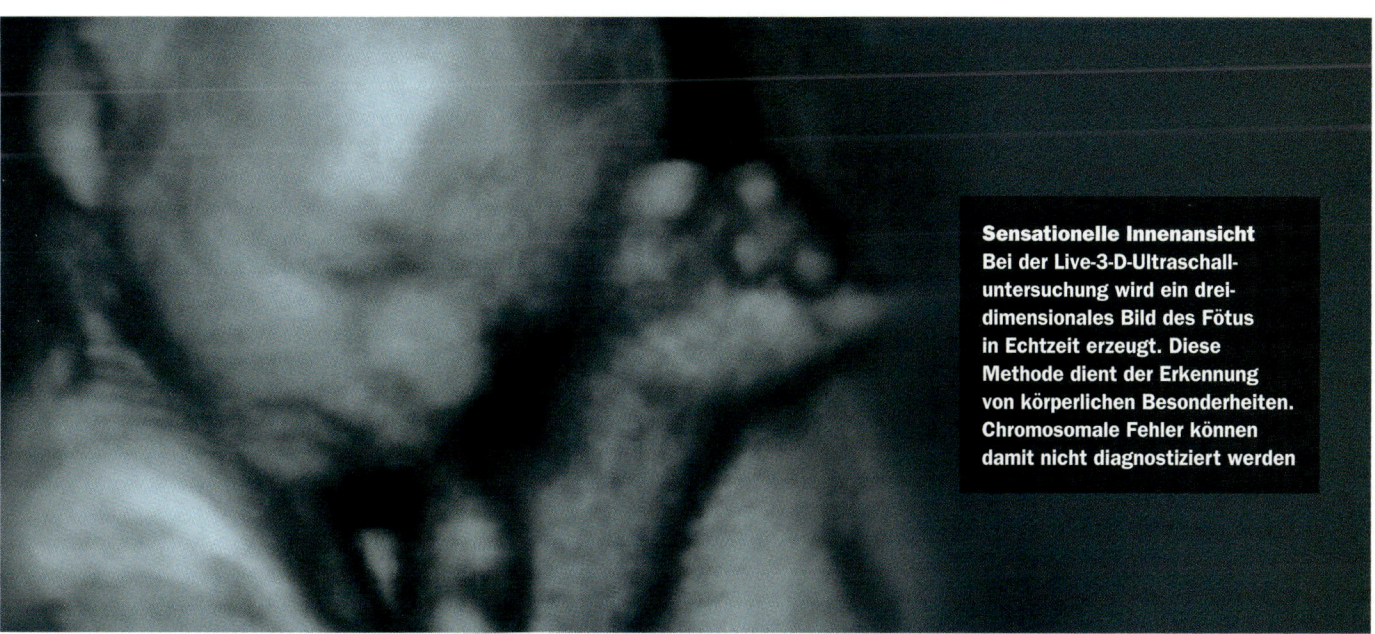

Sensationelle Innenansicht
Bei der Live-3-D-Ultraschall-untersuchung wird ein drei-dimensionales Bild des Fötus in Echtzeit erzeugt. Diese Methode dient der Erkennung von körperlichen Besonderheiten. Chromosomale Fehler können damit nicht diagnostiziert werden

Foto: Layyous/SPL/Ag. Focus

RISIKOGEBURTEN UND PRÄNATALDIAGNOSTIK

Experten für Risikogeburten und Pränataldiagnostik

Arzt/Klinik	Ort/Tel.-Nr.	von Kollegen empfohlen	von Patienten empfohlen	Publikationen	Betreuung von Risikoschwangerschaften	Mehrlingsgeburten	Frühgeburten unter 1500 g	ausgewählte Spezialisierung
Prof. Dr. Stephan Schmidt Uniklinikum, Geburtshilfe www.med.uni-marburg.de	**Marburg** 06421/5866213	••	◆◆		▲	▲	▲	Harnabflussstörungen beim Ungeborenen; Operation von Lymphgefäßwucherungen am kindlichen Hals
Dr. Karl-Philipp Gloning Pränatalmedizin München www.praenatal-medizin.de	**München** 089/1307440	•••	◆◆		▲	▲▲	▲▲	fetale Anämie und Arhythmie; Legen von Shunts; intrauterine Wachstumsrestriktion
Prof. Dr. Dieter Grab Städt. Klinikum Harlaching www.khmh.de	**München** 089/62102501	•	◆◆			▲▲	▲	pränatale Diagnostik und Therapie; spezialisierter Ultraschall
Priv.-Doz. Dr. Uwe Hasbargen Uniklinikum Großhadern, Frauenheilk. www.gyngh.klinikum.uni-muenchen.de	**München** 089/70954541	•	◆	■	▲	▲▲	▲▲	Hochrisikoschwangerschaften; Frühgeborene; schwere mütterliche Erkrankungen; Mehrlinge; Beckenendlage
Prof. Dr. Franz Kainer Uniklinikum, Frauenheilkunde www.frauenklinik-maistrasse.de	**München** 089/51604600	•••	◆	■	▲▲	▲	▲	pränatale Diagnostik und Therapie; fetale Neurologie; Diabetes und Schwangerschaft
Prof. Dr. Marcus Schelling Gemeinschaftspraxis www.praenatalschall.de	**München** 089/4522050	•	◆		▲▲			pränatale Diagnostik und Medizin; Ultraschall; Geburtshilfe und Gynäkologie
Prof. Dr. KTM Schneider Uniklinikum rechts der Isar www.frauenklinik.med.tu-muenchen.de	**München** 089/41402446	•••	◆	■■	▲			Risikoschwangerschaften und -geburten; äußere Wendung bei Beckenendlage; operativer Verschluss des Muttermunds
Priv.-Doz. Dr. Thomas Schramm Pränatalmedizin München www.praenatal-medizin.de	**München** 089/1307440	•••	◆◆		▲	▲▲	▲▲	fetale Anämie und Arhythmie; Legen von Shunts; intrauterine Wachstumsrestriktion
Prof. Dr. Walter Klockenbusch Uniklinikum, Frauenheilkunde www.rundum-geborgen.de	**Münster** 0251/8348212	•	◆	■		▲	▲	Präeklampsie (schwangerschaftsbedingter Bluthochdruck); Diabetes und Schwangerschaft; drohende Frühgeburt
Priv.-Doz. Dr. Ute Germer Pränataldiagnostik www.caritasstjosef.de	**Regensburg** 0941/7823440	••	◆◆	■	▲▲			Pränatalmedizin; Mehrlinge; frühe Organdiagnostik; fetale Echokardiografie
Prof. Dr. Birgit Seelbach-Göbel KH Barmherzige Brüder www.barmherzige-regensburg.de	**Regensburg** 0941/3695201	••	◆◆		▲▲	▲▲	▲▲	Beckenendlage; intrauterine Therapien; intrauterine Wachstumsretardierungen; mütterliche Erkrankungen
Prof. Dr. Matthias Meyer-Wittkopf Mathias-Spital, Frauenklinik www.mathias-stiftung.de	**Rheine** 05971/421971	•	◆◆		▲▲			Risikoschwangerschaften; spezialisierter Ultraschall
Dr. Thomas Külz Gemeinschaftspraxis www.ivf-rostock.de	**Rostock** 0381/44012010	•	◆◆		k.A.	k.A.	k.A.	Arzt wurde angeschrieben, beteiligte sich aber nicht an der FOCUS-Befragung.
Prof. Dr. Andreas Rempen Diakonieklinikum, Frauenklinik www.dasdiak.de	**Schwäbisch Hall** 0791/7534605	••	◆		k.A.	k.A.	k.A.	spezialisierter Ultraschall in der Schwangerschaft
Prof. Dr. Gunther Mielke Praxis www.praenatal-ultraschall.de	**Stuttgart** 0711/7827993	••	◆		▲▲			pränatale Diagnostik und Therapie; spezialisierter Ultraschall in der Schwangerschaft
Dr. Harald Abele Uniklinikum, Frauenklinik www.uni-frauenklinik-tuebingen.de	**Tübingen** 07071/2986250	•	◆◆	■■	▲▲	▲▲	▲▲	spezielle Geburtshilfe und Perinatalmedizin
Priv.-Doz. Dr. Karl-Oliver Kagan Uniklinikum, Frauenklinik www.uni-frauenklinik-tuebingen.de	**Tübingen** 07071/2984807	••	◆◆	■■	▲▲	▲▲	▲▲	Pränataldiagnostik; Schwangerenmedizin (insbesondere Risikoabschätzung für Chromosomenstörung)
Priv.-Doz. Dr. Markus Gonser Dr. Horst Schmidt Klinik www.hsk-wiesbaden.de	**Wiesbaden** 0611/432577	••	◆◆		▲	▲	▲	pränatale Diagnostik und Therapie; extreme Frühgeburten; schwere mütterliche Erkrankungen

Behandlungsspektrum

Legende:
- • = von Kollegen empfohlen
- •• = häufig von Kollegen empfohlen
- ••• = überdurchschnittlich häufig von Kollegen empfohlen
- ◆ = von Patienten empfohlen
- ◆◆ = häufig von Patienten empfohlen
- ■ = viel publiziert
- ■■ = überdurchschnittlich viel publiziert
- ▲ = nimmt Eingriff vor
- ▲▲ = nimmt Eingriff häufig vor
- k.A. = keine Angaben

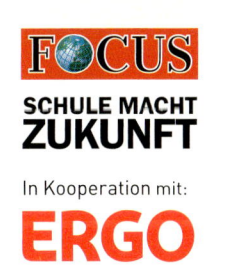

FOCUS

SCHULE MACHT.
ZUKUNFT

In Kooperation mit:

ERGO

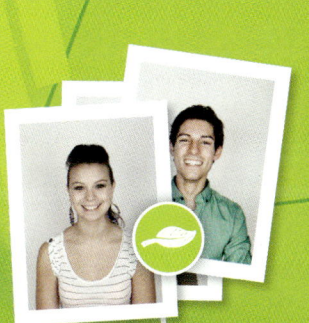
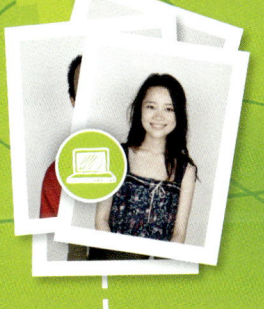

IN DIE NETZE. FERTIG. LOS!

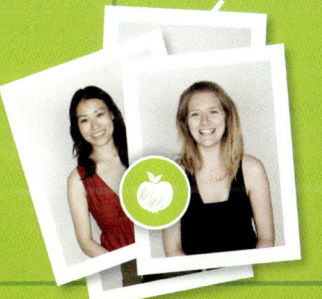
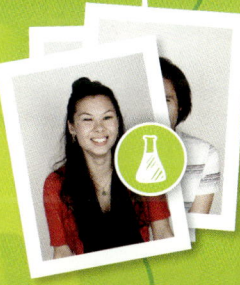
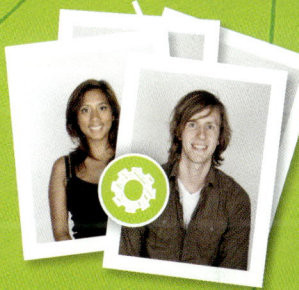

Eure Ideen für Forschung, Technik, Wirtschaft und Gesellschaft. Möglichkeiten und Grenzen der vernetzten Welt.

Ob in der Wirtschaft oder Wissenschaft – Vernetzung spielt eine Schlüsselrolle in unserer Zeit. Aber wie funktionieren die Mechanismen dafür? Welchen konkreten Nutzen haben Netzwerke für die Zukunft? Welche Ideen von morgen habt Ihr?

Ihr seid gefragt – beim 16. Schülerwettbewerb „Schule macht Zukunft" für Lehrer und Schüler der Klassen 8 bis 13. Nutzt Eure Chance und entwickelt mit Experten spannende Ideen für die Zukunft. Das Siegerteam gewinnt eine Reise in die Metropolregion Mumbai. Weitere Siegerreisen führen zu europäischen Innovations- und Technikzentren. Außerdem: Die besten Teams werden im Juni 2012 nach Berlin eingeladen.

Alle Informationen, mögliche Themen und die Anmeldung findet Ihr im Internet unter:

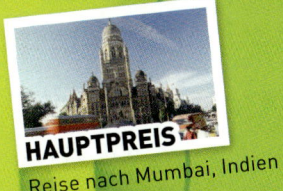

HAUPTPREIS
Reise nach Mumbai, Indien

➜ www.focus.de/schuelerwettbewerb

UNTER DER SCHIRMHERRSCHAFT VON
PROF. DR. ANNETTE SCHAVAN

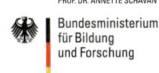
Bundesministerium
für Bildung
und Forschung

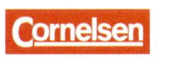
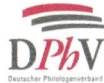
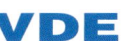

Allergie & Asthma

Bei gut 40 Prozent der Deutschen spielt mindestens einmal im Leben das Immunsystem verrückt – sei es als Reaktion auf Pollen, Tierhaare oder Erdnüsse. Für jeden gilt es, die passende Therapie zu finden, um die **Beschwerden erfolgreich zu behandeln**

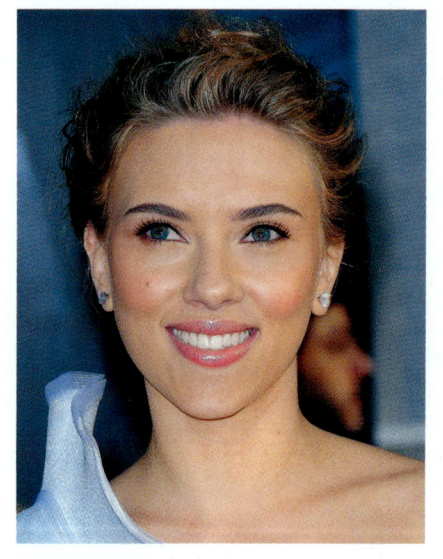

»Er sagte, wenn mein **Auge auf die Größe seiner Faust anschwellen würde,** dürfte ich mir zwei Tage frei nehmen«

Scarlett Johansson über Woody Allens Reaktion auf ihre Weizengras-Allergie

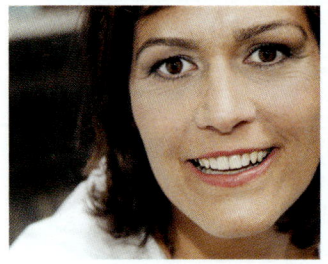

»Ich war geschockt, dachte ich doch, als **Leistungssportlerin** – besonders als Schwimmerin mit einem so großen Lungenvolumen – von so einer Krankheit verschont zu bleiben«

Weltklasseschwimmerin Sandra Völker, Gründerin der Sandra Völker Stiftung für asthmakranke Kinder und Jugendliche und selbst Asthmapatientin

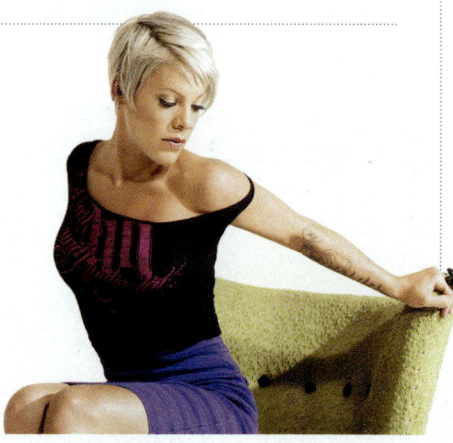

»Es ist absurd, aber **mein Asthma** hat mich zur Musik gebracht«

Sängerin P!nk verdankt ihre Karriere ihrem Hausarzt. Er hatte ihr als Kind Gesangsunterricht als Lungentraining verordnet

»Ich habe Angst vor Katzen, weil ich gegen Katzenhaare allergisch bin. Ich mache immer einen riesigen Bogen um die Tiere. In meiner Hochzeitsnacht mit meiner damaligen Frau, Karin Metz, brach ich in Tränen aus, weil eine Katze das Bett mit uns teilte«

Wolfgang Joop, Modeschöpfer über sein Verhältnis zu Katzen

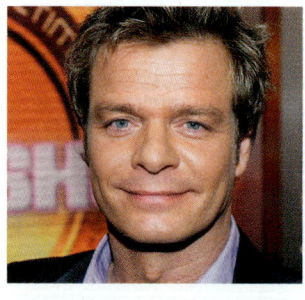

»Ich habe alles gegen meinen fiesen Heuschnupfen ausprobiert. **Von Akupunktur bis Desensibilisierung.** Die Nächte sind am schlimmsten: Schlechter, kurzer Schlaf, drei, vier Wochen lang – das färbt aufs Umfeld ab«

Oliver Geissen, TV-Star und Moderator über seinen Heuschnupfen

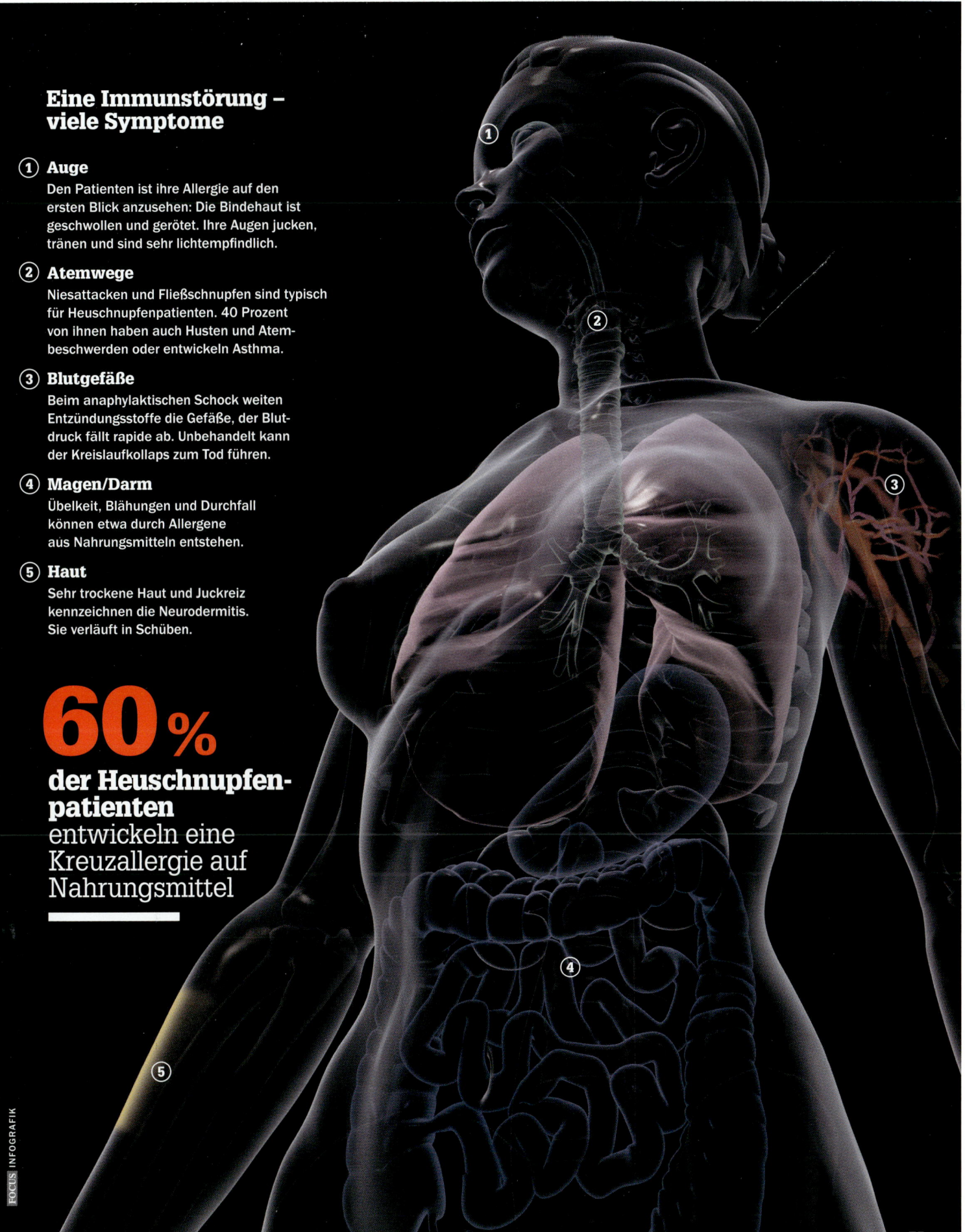

Eine Immunstörung – viele Symptome

① Auge

Den Patienten ist ihre Allergie auf den
ersten Blick anzusehen: Die Bindehaut ist
geschwollen und gerötet. Ihre Augen jucken,
tränen und sind sehr lichtempfindlich.

② Atemwege

Niesattacken und Fließschnupfen sind typisch
für Heuschnupfenpatienten. 40 Prozent
von ihnen haben auch Husten und Atembeschwerden oder entwickeln Asthma.

③ Blutgefäße

Beim anaphylaktischen Schock weiten
Entzündungsstoffe die Gefäße, der Blutdruck fällt rapide ab. Unbehandelt kann
der Kreislaufkollaps zum Tod führen.

④ Magen/Darm

Übelkeit, Blähungen und Durchfall
können etwa durch Allergene
aus Nahrungsmitteln entstehen.

⑤ Haut

Sehr trockene Haut und Juckreiz
kennzeichnen die Neurodermitis.
Sie verläuft in Schüben.

60%
der Heuschnupfen-
patienten
entwickeln eine
Kreuzallergie auf
Nahrungsmittel

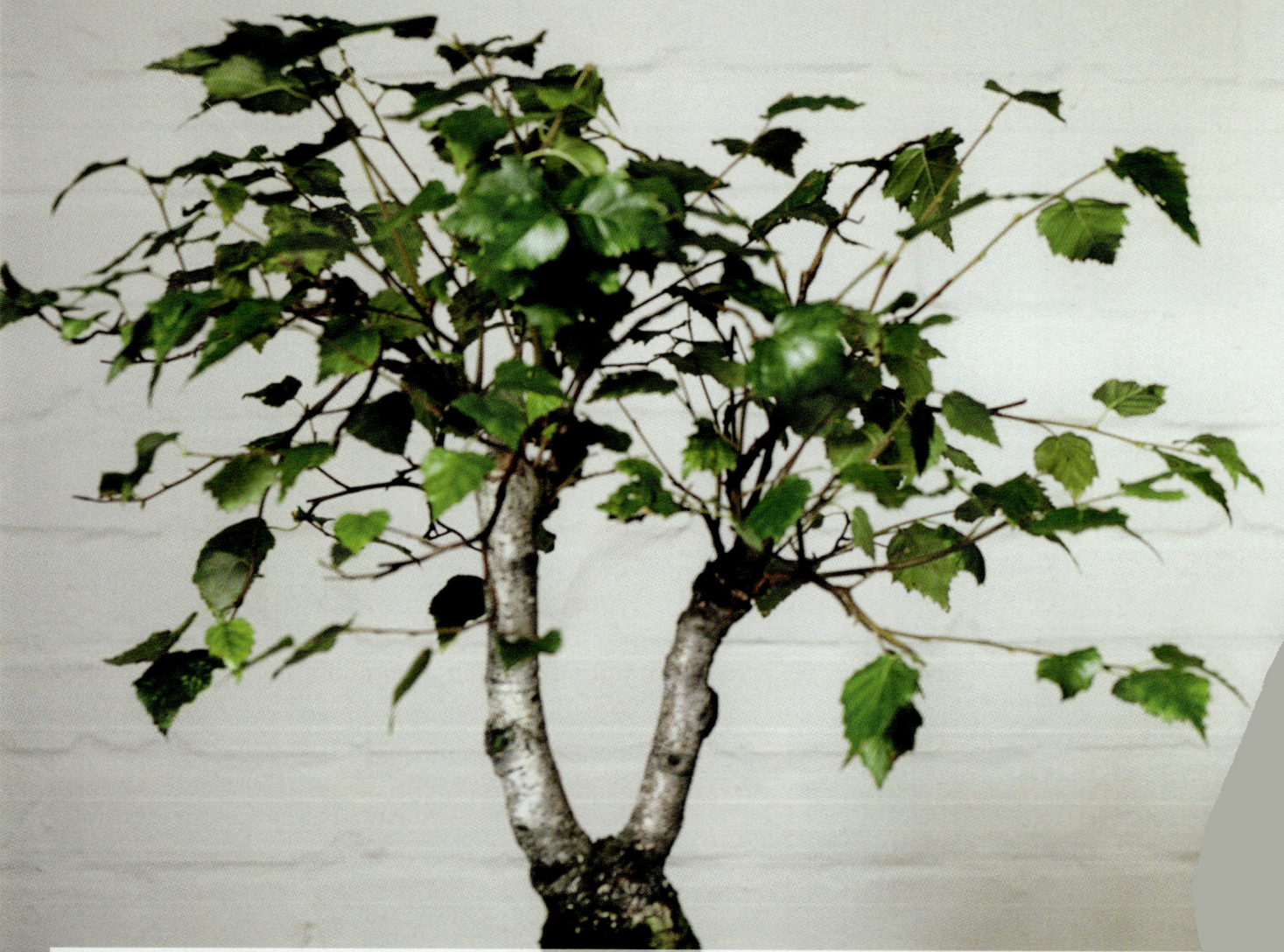

Endlich Schluss mit
Allergien

Der Herbst ist die richtige Zeit, um mit Therapien gegen ein **übereifriges Immunsystem** zu beginnen. Ärzte bieten heute für jeden Allergiker die passende Behandlung an

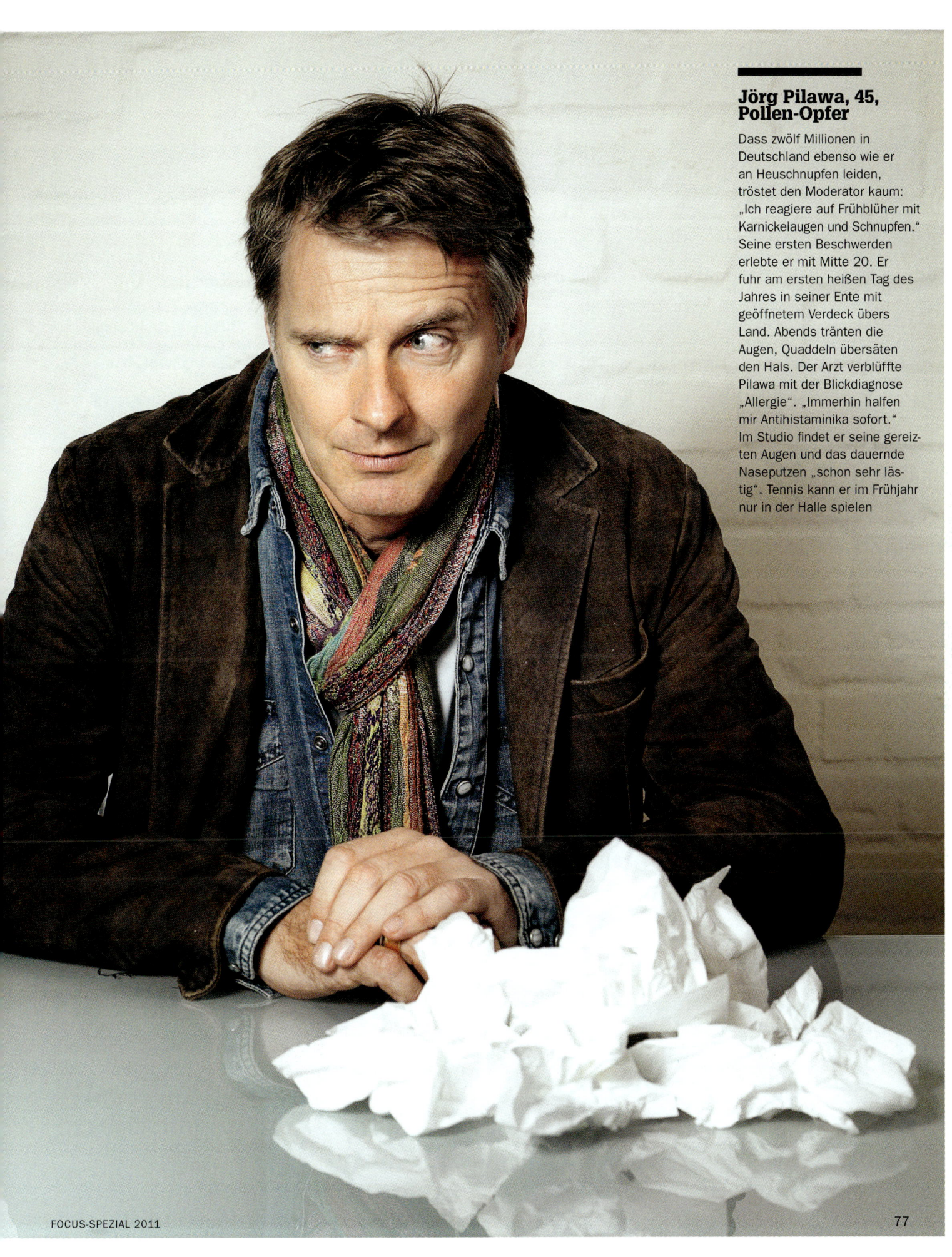

Jörg Pilawa, 45, Pollen-Opfer

Dass zwölf Millionen in Deutschland ebenso wie er an Heuschnupfen leiden, tröstet den Moderator kaum: „Ich reagiere auf Frühblüher mit Karnickelaugen und Schnupfen." Seine ersten Beschwerden erlebte er mit Mitte 20. Er fuhr am ersten heißen Tag des Jahres in seiner Ente mit geöffnetem Verdeck übers Land. Abends tränten die Augen, Quaddeln übersäten den Hals. Der Arzt verblüffte Pilawa mit der Blickdiagnose „Allergie". „Immerhin halfen mir Antihistaminika sofort." Im Studio findet er seine gereizten Augen und das dauernde Naseputzen „schon sehr lästig". Tennis kann er im Frühjahr nur in der Halle spielen

Jedes Jahr nehme ich mir aufs Neue vor, eine Desensibilisierung zu machen", bekennt der ZDF-Moderator Jörg Pilawa, „aber wenn es mir nach der Pollensaison wieder gut geht, dann habe ich meinen Vorsatz schnell vergessen." Doch jetzt, da sein siebenjähriger Sohn auch von Heuschnupfen geplagt ist, will er sich gemeinsam mit ihm behandeln lassen. „Ich muss meinem Kleinen eben erklären, dass er nun einiges über sich ergehen lassen muss", sagt Pilawa mit Blick auf die vielen Arztbesuche, die den beiden bevorstehen. „Natürlich wären mir Tropfen oder Tabletten gegen die Allergie viel lieber als Spritzen."

Exakt 100 Jahre ist es her, dass der englische Arzt Leonard Noon sein kühnes Experiment publizierte: Er hatte einem Heuschnupfenpatienten Pollen unter die Haut gespritzt – und dadurch überraschend dessen Symptome gelindert. „Bis heute hat sich am Prinzip dieser Allergie-Impfung nichts geändert", erklärt Ludger Klimek, HNO-Arzt und Allergologe aus Wiesbaden. Allerdings haben Mediziner die Methoden verfeinert. Biotechnologen machen die Immunisierung sicherer und wirksamer. Ärzte bieten Zeit sparende Programme an, damit sich Allergiker leichter für die Impfung entscheiden: Statt mit wochenlangen Spritzenkuren können vielbeschäftigte Patienten heute ihre Grundtherapie in ein bis fünf Tagen absolvieren (siehe Tabelle S. 80/81).

„Der Herbst ist genau die richtige Zeit, eine Desensibilisierung zu beginnen", sagt HNO-Arzt Ludger Klimek. Die Luft ist dann fast frei von Pollen. Der Professor für Allergologie, der auch an der Uni Heidelberg lehrt, nennt die Chancen der sogenannten spezifischen Immuntherapie (SIT): Bis zu 90 von 100 Heuschnupfenpatienten haben in den Jahren nach Therapiebeginn deutlich weniger Symptome. „Damit ist die SIT bis heute die einzige Therapieform, die Allergien wirklich hei-

len kann", so Klimek. Zudem schützt sie Pollen- und Milbenallergiker auch vor Asthma bronchiale, das sich oft infolge von unbehandeltem Heuschnupfen entwickelt, so Klimek.

Trotz derlei Verheißungen ringen sich nur wenige zu einer SIT durch: Obwohl den meisten Patienten mit Heuschnupfen geholfen werden könnte, begebe sich nur jeder zehnte in Behandlung, klagt Klimek. Er vermutet, dies liege am schlechten Image der Therapie, die früher vielfach erfolglos verlief.

Auch Jörg Pilawa versuchte vor 15 Jahren bereits einmal, mittels Spritzen-

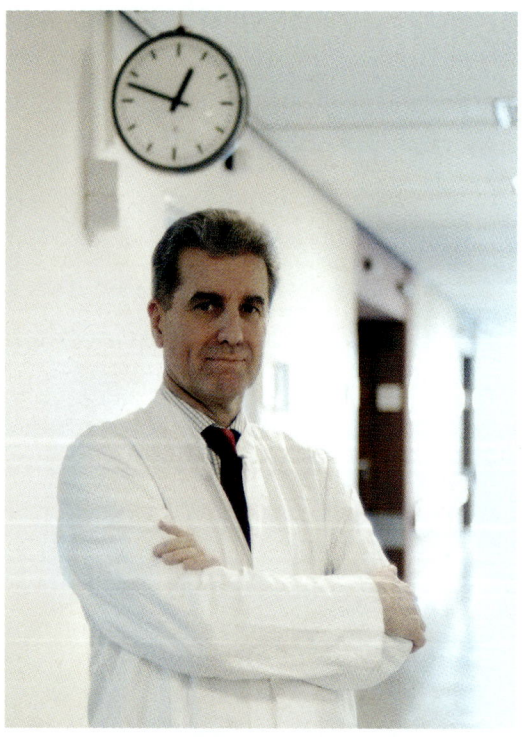

»Eine Impfung kann jedes dritte Kind vor **Neurodermitis** schützen«

Ulrich Wahn, Chartié Berlin

therapie seine allergische Augenreizung und den Heuschnupfen loszuwerden. „Das hat damals gar nichts gebracht", erinnert er sich.

Falscher Wirkstoff, falsche Dosis: Warum Immuntherapien früher oft versagten, weiß Stefan Vieths. Der Vizepräsident des Paul-Ehrlich-Instituts (PEI) leitet die Abteilung Allergologie, wo etwa 1700 zugelassene Allergenprodukte regelmäßig geprüft werden. Früher sei ein erheblicher Teil der Patienten mit sogenannten „Individualrezepturen" behandelt worden. Diese seien zuvor weder unabhängig geprüft noch zugelassen worden. Noch heute kämen Extrakte zum Einsatz, die zu viel oder zu wenig Allergene enthalten könnten. Vieths rät Allergikern daher, sich vor ihrer Immuntherapie selbst davon zu überzeugen, dass auf der Verpackung ihrer Injektionslösung die Zulassungsnummer des PEI aufgedruckt ist. Nur die Tests des Bundesinstituts garantierten die richtige Allergenzusammensetzung, sagt Vieths. Dies würde die Verträglichkeit und die Erfolgsaussichten der Immuntherapie deutlich steigern.

Viele Allergiepatienten zögern aber trotz der verbesserten Präparate noch, sich behandeln zu lassen: Sie scheuen die gut 150 Arztbesuche, die das traditionelle Therapieschema vorsieht. Daher entwickelten Pharmaforscher neue Strategien, die in Rekordzeit zur Gewöhnung an das Allergen führen sollen (siehe Tabelle S. 80/81).

Bequemer als mit Spritzen lassen sich seit wenigen Jahren die therapeutischen Allergene auch mittels Tabletten und Tropfen in den Körper schleusen. Die Präparate müssen zwar jahrelang täglich eingenommen werden. Doch immer mehr Studien zeigen, wie gut sie Heuschnupfen lindern. Allergologe Klimek hält Tropfen und Tabletten daher für „eine sehr vernünftige Alternative" zur herkömmlichen Spritzenkur.

Bisher stammen ausnahmslos alle Allergen-Präparate aus der Natur, etwa aus gesammelten Pollen. Noch besser als heutige Allergen-Präparate sollen gentechnisch hergestellte Medikamente wirken, die hochreine Einzelallergene oder Mischungen in optimaler Dosis enthalten. „Dies kann man mit natürlichen Extrakten nicht erreichen", so Vieths. Zudem könnten gentechnisch herge- ▶

Fotos: Sven Döring/FOCUS-Magazin, imago/S. Lambert

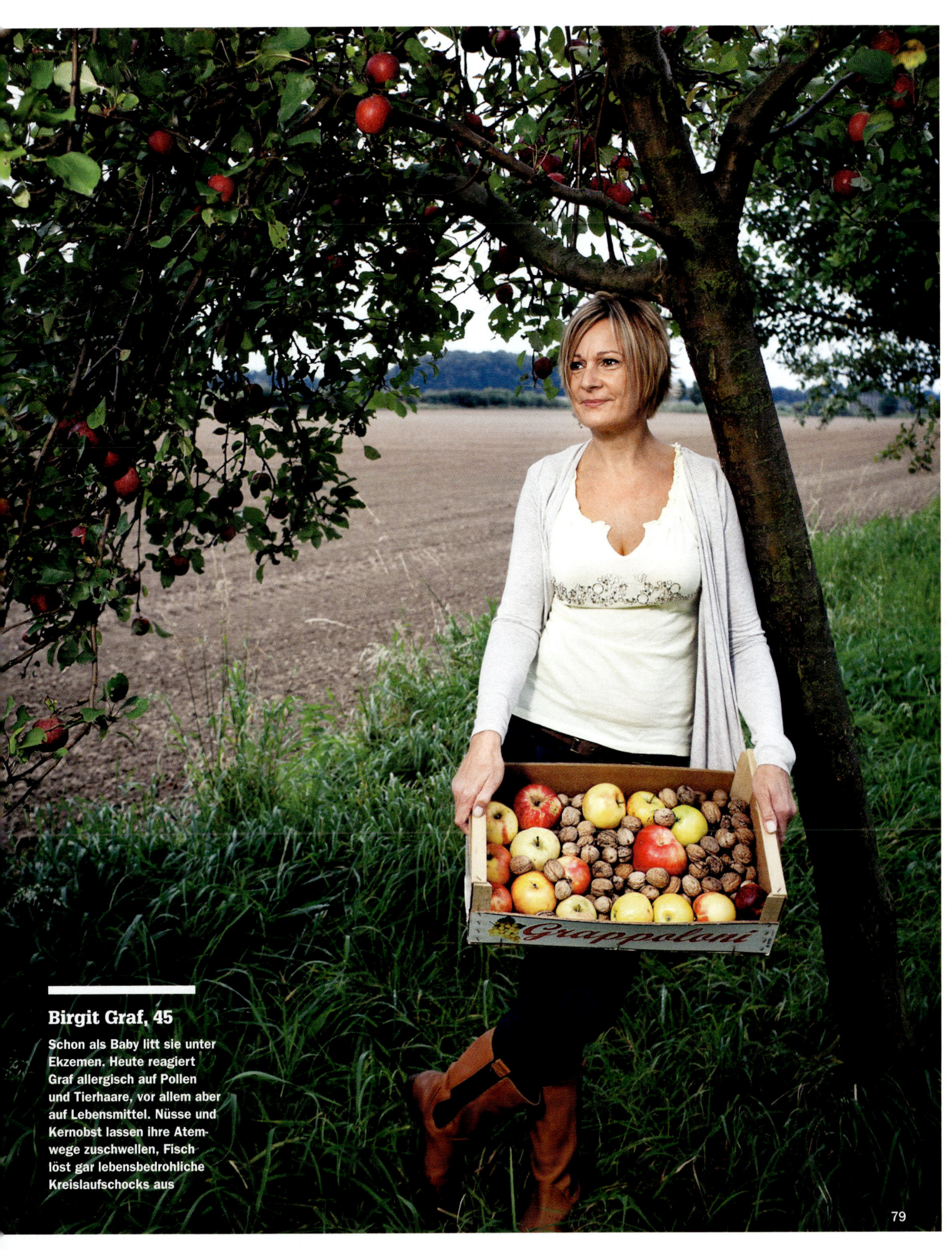

Birgit Graf, 45

Schon als Baby litt sie unter Ekzemen. Heute reagiert Graf allergisch auf Pollen und Tierhaare, vor allem aber auf Lebensmittel. Nüsse und Kernobst lassen ihre Atemwege zuschwellen, Fisch löst gar lebensbedrohliche Kreislaufschocks aus

stelle Substanzen exakt so entworfen werden, dass sie zwar das Immunsystem dämpften, aber gleichzeitig weniger allergische Reaktionen auslösten. Designer-Allergene von Birkenpollen werden bereits bei Patienten erprobt. „Sie scheinen recht gut zu funktionieren", kommentiert Vieths.

Das Kreuz mit Kreuzallergien: Weil fehlgeleitete Immunzellen bei Allergikern im gesamten Körper zirkulieren, treten Beschwerden beim selben Patienten oft in mehreren Organen auf. Aus jedem Heuschnupfen können sich so chronische Krankheiten entwickeln, vor allem Asthma bronchiale oder Nahrungsmittelallergien. Rund 60 Prozent aller Birkenpollenallergiker reagieren auch überempfindlich auf Nahrungsmittel, vor allem auf rohe Äpfel und Haselnüsse. Auch Jörg Pilawa spürt ein Kribbeln im

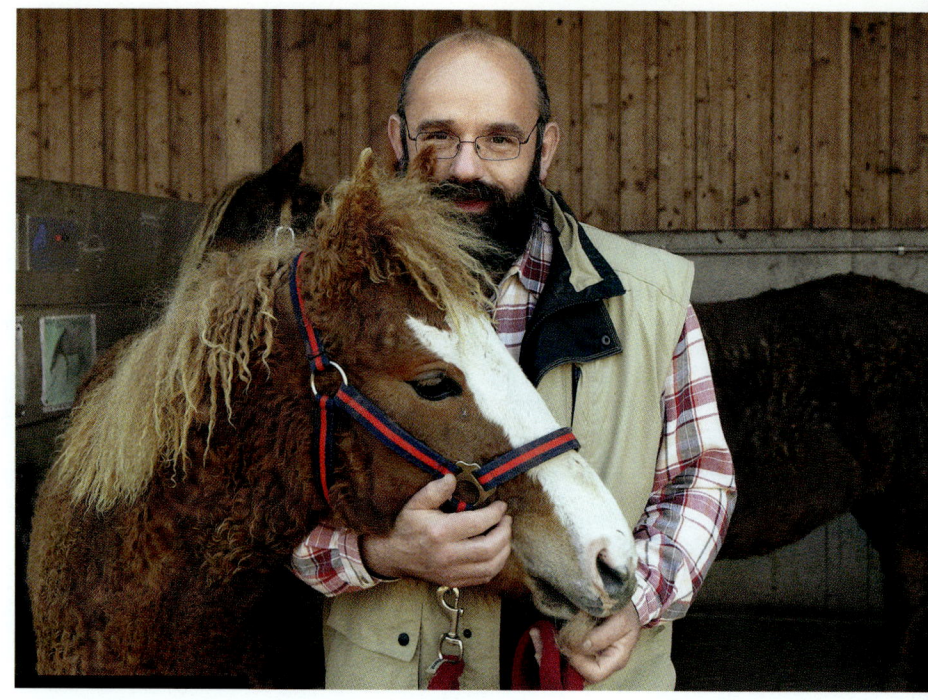

Werner Paech, 51, Pferde-Allergiker

Auf Staub von Pferden reagierte der Reiter früher mit Atemnot und tränenden Augen. „Mit Tieren der Rasse Curly kann ich ganz unbeschwert umgehen", sagt der Umweltpädagoge. Tests am der Uni Aachen ermittelten bei Curlys besonders wenig Allergene in Haut und Fell

Welche Allergie-Impfung passt zu Ihnen?

	spezifische Immuntherapie	Erfolgsquote	Therapieschema	Dauer
IMPFUNG PER SPRITZE	**Langzeittherapie mit Spritzen (SCIT)[1]**	**Insektengift:** 80–100% **Pollen:** 60–90% **Hausstaubmilben:** 60–80% **Schimmelpilz:** 60% **Tierhaare und -epithelien:** 60–80%	**wöchentliche Injektionen** in der Dosis-Steigerungsphase (4 bis 16 Wochen), danach monatlich	**Um Langzeitwirkung zu erzielen,** sind nach der Aufdosierung monatliche Spritzen **für mindestens drei Jahre** nötig. Die Beschwerden des Patienten bessern sich ab einem Jahr Therapiedauer.
	Kurztherapie mit Spritzen (Kurzzeit-SCIT)[1]		**Einmal im Jahr vor der Pollensaison** werden in wöchentlichen Abständen vier bis sieben Spritzen verabreicht.	
	Cluster-Immuntherapie	Nach einer erfolgreichen Therapie hält der **Schutz normalerweise mehrere Jahre** an. Das Risiko, dass sich aus Heuschnupfen **Asthma entwickelt,** sinkt.	Alle drei bis sieben Tage sind **mehrere Injektionen am selben Tag** nötig. Diese Phase dauert ein bis vier Wochen.	
	Rush-Immuntherapie		**Die Grundtherapie dauert nur ein bis fünf Tage.** Währenddessen sind mehrere Spritzen täglich notwendig.	
ORALE IMPFUNG	**orale Tropfentherapie (SLIT)[1]**	**Pollen** (Hasel, Erle, Birke, Gräser): Erfolg nach einem Jahr bei 40–60%	**Täglich werden Tropfen** unter die Zunge geträufelt („sublingual"). Erst nach einer Einwirkungszeit von wenigen Minuten darf der Patient die Lösung schlucken.	Die Therapiedauer beträgt **mindestens drei Jahre,** damit der Erfolg langfristig anhält.
	Tablette (SLIT)[1]	**Bisher nur Gräserpollen:** Erfolg bei 60–80 %; Birke und Hausstaubmilben in Entwicklung	**Tägliche Anwendung** einer Tablette. Diese soll sich unter der Zunge auflösen, zwei Minuten auf die Schleimhaut einwirken und dann erst geschluckt werden.	

[1]Abkürzungen: SCIT = subkutane (subcutaneous) Immuntherapie; SLIT = sublinguale Immuntherapie
Quelle: Beratung Prof. Ludger Klimek

Mund, wenn er rohe Karotten oder Äpfel gegessen hat. Er berichtet auch von Atembeschwerden.

„Pollenassoziierte Nahrungsmittelallergien verlaufen bei der Mehrzahl der Patienten relativ harmlos", sagt Margitta Worm, Hautärztin und Allergologin am Berliner Allergie-Centrum-Charité. Leicht Erkrankte könnten sich normal ernähren, wenn sie die allergenen Lebensmittel kochen oder vermeiden. Sobald aber Beschwerden auftreten, die über ein Kribbeln an den Lippen und im Mund hinausgehen, etwa Quaddeln auf der Haut, Durchfall oder Atemnot, sollte sich der Patient unbedingt beim Spezialisten Notfallmedikamente verschreiben lassen, sagt Worm. Gerade die häufigen Nussallergien könnten sogar zu allergischen Maximalreaktionen führen: Einem solchen anaphylaktischen Schock erliegen in Deutschland jedes Jahr bis zu 250 Menschen.

Lebensbedrohliche Kreislaufkollapse erlitt die Allergikerin Birgit Graf, 45, schon mehrmals. „Immer wenn ich versehentlich Fisch erwischt hatte." Wenn sie Nüsse oder Kernobst isst, bekommt die Weinhändlerin aus Bautzen ein Gefühl im Mund, „als ob Brennnesseln meine Schleimhaut reizten". Schwellungen im Kehlkopf führten zu Atemnot. „Womöglich verdanke ich mein Leben den Notfallmedikamenten, die ich immer bei mir trage", sagt sie.

Bisher werden Immuntherapien gegen Nahrungsmittelallergien erst in Studien erprobt. Bis sie damit ihren Patienten endlich wirksam helfen können, behelfen sich Allergologen mit einem simplen Prinzip: der oralen Toleranzentwicklung. Dazu verabreichen sie Patienten jene Nahrungsbestandteile, auf die sie allergisch reagieren, in ansteigender Dosierung. Die Allergiker müssen das Lebensmittel dann regelmäßig essen, damit die Schutzwirkung erhalten bleibt.

Vorbeugen statt behandeln: Weltweit suchen Ärzte nach Wegen, um die Entgleisung des Immunsystems von vornherein zu verhindern. Besorgten Eltern mag es seltsam vorkommen, dass Allergologen heute großzügiger mit den Ernährungsempfehlungen für Babys umgehen als noch vor wenigen Jahren. „Wir sind lockerer mit den Hinweisen geworden", sagt Margitta Worm. Womöglich versäume man nämlich durch allzu strenge Einschränkungen bei der Babykost die Chance, dass sich Toleranzmechanismen des Immunsystems normal entwickelten. Daher könne es sogar sinnvoll sein, kleine Kinder früh mit Allergenen in Kontakt zu bringen, ihnen also Milch und Hühnereiweiß schon vor dem ersten Geburtstag zu geben. „Das war früher verpönt bei allergiegefährdeten Babys", sagt Worm.

Einem neuen Credo folgt neuerdings die Allergieprophylaxe bei Kindern, bestätigt der Kinder- und Allergiespezialist Ulrich Wahn von der Charité in Berlin: „Wir mussten erkennen, dass die reine Vermeidungsstrategie den Kindern nicht viel bringt." Weil Forscher beobachtet haben, dass auch die Darmflora einen großen Einfluss auf die Entstehung von Allergien hat, testete Wahn eine Schluckimpfung an 633 Berliner Kindern mit erhöhtem Allergierisiko. Die kleinen Probanden bekamen ein halbes Jahr lang dreimal täglich Tropfen mit abgetöteten Darmkeimen. Das eingesetzte Präparat Pro-Symbioflor ist seit vielen Jahren als mikrobiologische Therapie für die Darmgesundheit und Immunabwehr zugelassen und gilt als nebenwirkungsfrei.

Nach drei Jahren Nachbeobachtung ist die Studie nun ausgewertet: Von der Impfung profitierten vor allem Risikokinder, bei denen nur ein Elternteil Allergiker ist. Sind beide Eltern betroffen, konnten die Mediziner keine Schutzwirkung messen. „Ich hätte mir zwar einen noch größeren Effekt gewünscht", räumt Wahn ein, „aber immerhin konnten wir mit der Impfung einem von drei Kindern eine Neurodermitis ersparen." ∎

Ein Überblick über die verschiedenen Verfahren zur spezifischen Immuntherapie. Die Art der Allergie, aber auch individuelle Bedürfnisse bestimmen die Auswahl.

Nebenwirkungen	Startzeitpunkt	Bewertung
Schwellungen und Juckreiz an der Einstichstelle. Ärztliche Nachbeobachtung (30 Minuten) ist nötig, um notfalls allergische Reaktionen zu beherrschen.	bei saisonalen Allergenen **außerhalb der Saison;** bei ganzjährigen jederzeit	**Am besten wissenschaftlich untersucht,** gesamte Therapie. Basiert auf einem Prinzip aus dem Jahr 1911.
	außerhalb bzw. spätestens **zwei Monate vor der Saison**	**Für Kurzentschlossene mit wenig Zeit,** Therapie unter Kontrolle des Arztes; Nachteil: Es gibt kaum Langzeitstudien.
	jederzeit	**Hochwirksame Variante der Therapie.** Dabei sind weniger Arztbesuche nötig als bei anderen SITS.
	jederzeit	**Die Grundtherapie erfordert einen stationären Aufenthalt. Vorteil:** kürzester Zeitraum bis zum Erreichen der maximalen Erhaltungsdosis.
Anfangs sind Reizungen und leichte Schwellungen in Mund und Rachen möglich, sehr selten schwerere Nebenwirkungen.	je nach Gebrauchsinformation **außerhalb oder während der Saison**	Nur die ersten Anwendungen beim Arzt, **später zu Hause;** hohe Disziplin bei der Einnahme erforderlich; Langzeiterfolg noch nicht eindeutig belegt.
	ca. vier Monate **vor der Saison** beginnen	Die erste Tablette wird beim Arzt eingenommen, alle übrigen zu Hause; **hohe Disziplin erforderlich.**

REGINA ALBERS / CLAUDIA GOTTSCHLING ▷

Experten für Allergien

Arzt/Klinik	Ort/Tel.-Nr.	von Kollegen empfohlen	von Patienten empfohlen	Publikationen	Studien	Patientengruppe	Allergieschulungen	Allergieschwerpunkte	ausgewählte Spezialisierung
Dr. Frank Friedrichs Kinderarztpraxis Laurensberg www.kinderarztpraxis-laurensberg.de	**Aachen** 0241/171096	•••	◆◆			K, J	AP, AT, ND	AS, I, NM, ND	Pädiatrische Allergologie einschließlich Neurodermitis
Prof. Dr. Hans F. Merk Uniklinikum www.hautklinik.ukaachen.de	**Aachen** 0241/8088331	•••	◆◆	■■	▲	E	AP	AS, I, NM, ND	Arzneimittelallergie; Kontaktdermatitis
Prof. Dr. Kirsten Beyer Uniklinikum Charité, CVK www.charite-ppi.de	**Berlin** 030/450566556	••	◆	■	▲▲	K, J	AP, ND	NM	translationale und klinische Forschung zu neuen Behandlungsmöglichkeiten von Nahrungsmittelallergien bei Kindern
Priv.-Doz. Dr. Jörg Kleine-Tebbe Allergie- u. Asthma-Zentrum Westend www.allergie-experten.de	**Berlin** 030/30202910	•••	◆	■	▲	K, J, E		AS, I, NM, ND	allergenspezifische Immuntherapie/ Hyposensibilisierung; umweltmed. Erkr.; akute u. chron. Atemwegserkrankungen
Prof. Dr. Susanne Lau Uniklinikum Charité, CVK www.charite-ppi.de	**Berlin** 030/450566556	•	◆	■■	▲▲	K, J	AP, AT, ND	AS, ND	Allergieprävention
Prof. Dr. Marcus Maurer Uniklinikum Charité, Allergie-Centrum www.allergie-centrum-charite.de	**Berlin** 030/450518058	••	◆	■■	▲▲	E	AP, AT, ND		mastzellvermittelte Erkrankungen; Angioödeme; Juckreiz; autoinflammatorische Syndrome
Prof. Dr. Bodo Niggemann DRK-Kliniken Berlin Westend www.drk-kliniken-berlin.de	**Berlin** 030/30355700	•••	◆◆	■■		K, J	AP, AT, ND	AS, I, NM, ND	Nahrungsmittelallergien; Neurodermitis; psychogene und funktionelle Atemstörungen im Kindes- und Jugendalter
Prof. Dr. Volker Stephan Sana Klinikum Lichtenberg www.sana-kl.de	**Berlin** 030/55185271	•	◆		▲	K, J	AP, AT, ND	I, NM, ND	allergische Erkrankungen (Nahrungsmittelallergien, Insektengiftallergien, Neurodermitis)
Prof. Dr. Ulrich Wahn Uniklinikum Charité, CVK www.charite-ppi.de	**Berlin** 030/450566556	•••	◆◆	■■	▲	K, J	AP, AT, ND	AS, I, NM, ND	Allergologie des Kindes und Jugendalters
Prof. Dr. Margitta Worm Uniklinikum Charité, CCM www.allergie-centrum-charite.de	**Berlin** 030/450518192	••	◆	■■	▲▲	E	AP, ND	AS, I, NM, ND	Anaphylaxie; Nahrungsmittelallergien; Autoimmunerkrankungen
Prof. Dr. Torsten Zuberbier Uniklinikum Charité, CCM www.allergie-centrum-charite.de	**Berlin** 030/450518058	•••	◆	■■	▲▲▲	E	AP, AT, ND	AS, NM, ND	u. a. Kontaktekzeme und Nesselsucht
Prof. Dr. Eckard Hamelmann Uniklinikum www.kinderklinik-bochum.de	**Bochum** 0234/5092611	•••	◆◆	■■	▲▲▲	K, J	AP, AT, ND	AS, I, NM, ND	alle Formen von Allergie und Asthma bei Kindern und Jugendlichen; schwere Formen der Nahrungsmittelallergie
Prof. Dr. Thomas Bieber Uniklinikum www.ukb.uni-bonn.de	**Bonn** 0228/28719494	•••	◆◆	■■	▲	K, J, E	ND	AS, ND	Forschung u. Patientenbetreuung bei allerg. Erkrankungen, insbes. Neurodermitis; Schuppenflechte; Hautkrebs
Dr. Lars Lange St.-Marien-Hospital www.marien-hospital-bonn.de	**Bonn** 0228/5052901	••	◆		▲▲▲	K, J	AP, AT	NM, ND	Neurodermitis; Nahrungsmittelallergien; Anaphylaxie; Medikamentenallergien
Prof. Dr. Natalija Novak Uniklinikum www.ukb.uni-bonn.de	**Bonn** 0228/28719494	••	◆◆	■■	▲▲	J, E	ND	AS, I, NM, ND	Neurodermitis; Intoleranzreaktionen; allergenspezifische Immuntherapie
Dr. Bettina Hauswald Uniklinikum www.uniklinikum-dresden.de	**Dresden** 0351/45812130	•	◆◆		▲▲▲	J, E	AP	AS, I, NM	orales, stressbedingtes oder sportbedingtes Allergiesyndrom; Akupunktur; Riech- und Schmeckstörungen
Priv.-Doz. Dr. Christian Vogelberg Uniklinikum www.uniklinikum-dresden.de	**Dresden** 0351/4582073	••	◆	■	▲	K, J	AT, ND	AS, I, NM, ND	Pädiatrische Allergologie und Pneumologie mit Abdeckung sämtl. allergischer Krankheitsbilder; Frühdiagnostik

• = von Kollegen empfohlen	■ = viel publiziert	K = Kinder
•• = häufig von Kollegen empfohlen	■■ = überdurchschnittlich viel publiziert	J = Jugendliche
••• = überdurchschnittlich häufig von Kollegen empfohlen	▲ = macht Studien	E = Erwachsene
◆ = von Patienten empfohlen	▲▲ = macht viele Studien	
◆◆ = häufig von Patienten empfohlen	▲▲▲ = macht überdurchschnittlich viele Studien	

AP = Anaphylaxie · AT = Asthma · ND = Neurodermitis
AS = allergischer Schnupfen · I = Insektengiftallergie · NM = Nahrungsmittelallergie
k. A. = keine Angaben

ALLERGIEN

Experten für Allergien

Arzt/Klinik	Ort/Tel.-Nr.	von Kollegen empfohlen	von Patienten empfohlen	Publikationen	Studien	Patientengruppe	Allergieschulungen	Allergieschwerpunkte	ausgewählte Spezialisierung
Prof. Dr. Antje Schuster Uniklinikum www.uniklinik-duesseldorf.de	**Düsseldorf** 0211/8118297	•	◆		k.A.	k.A.	k.A.	k.A.	Ärztin wurde angeschrieben, beteiligte sich aber nicht an der FOCUS-Befragung.
Priv.-Doz. Dr. Martin Wagenmann Uniklinikum www.hno-duesseldorf.eu	**Düsseldorf** 0211/8117570	•	◆	■	▲	K, J, E		AS	alle allergischen Erkrankungen d. oberen Atemwege; allerg. u. nicht allerg. Formen der chron. Nasennebenhöhlenentzündung
Priv.-Doz. Dr. Kirsten Jung Praxis www.hautarztpraxis-erfurt.de	**Erfurt** 0361/550490	••	◆◆		k.A.	k.A.	k.A.	k.A.	Ärztin wurde angeschrieben, beteiligte sich aber nicht an der FOCUS-Befragung.
Prof. Dr. Vera Mahler Uniklinikum www.hautklinik.uk-erlangen.de	**Erlangen** 09131/8533836	•	◆	■	▲	J, E	ND	AS, I, NM	Rhinitis; Nahrungsmittelallergien; Proteinkontaktdermatitis; Berufsdermatologie
Prof. Dr. Johannes Forster St. Josefskrankenhaus www.rkk-ggmbh.de	**Freiburg** 0761/27112801	•••	◆	■	k.A.	k.A.	k.A.	k.A.	Arzt wurde angeschrieben, beteiligte sich aber nicht an der FOCUS-Befragung.
Prof. Dr. Thilo Jakob Uniklinikum – www.uniklinik-freiburg.de/dermatologie	**Freiburg** 0761/27067010	••	◆	■	k.A.	k.A.	k.A.	k.A.	Arzt wurde angeschrieben, beteiligte sich aber nicht an der FOCUS-Befragung.
Prof. Dr. Carl-Peter Bauer Fachklinik Gaißach www.fachklinik-gaissach.de	**Gaißach** 08041/798249	•••	◆	■	▲	K, J	AP, AT, ND	AS, I, NM, ND	Neurodermitis; Nahrungsmittelallergien; Insektengiftallergie; schweres Asthma; Allergieprävention
Prof. Dr. Thomas Fuchs Uniklinikum – www.dermatologie.med.uni-goettingen.de	**Göttingen** 0551/396415	••	◆	■	▲	J, E	AP, ND	AS, I, NM, ND	allergenspezifische Immuntherapien; Arzneimittel-, Nahrungsmittel-, Kontakt-, Inhalationsallergien; Berufsdermatologie
Prof. Dr. Martin Mempel Uniklinikum – www.dermatologie.med.uni-goettingen.de	**Göttingen** 0551/3910949	•	◆	■	k.A.	k.A.	k.A.	k.A.	Arzt wurde angeschrieben, beteiligte sich aber nicht an der FOCUS-Befragung.
Dr. Frank Ahrens Altonaer Kinderkrankenhaus www.kinderkrankenhaus.net	**Hamburg** 040/88908701	••	◆			K, J	AP, AT, ND	AS, I, NM, ND	Nahrungsmittelallergien, Neurodermitis, Anaphylaxie – vor allem in Kombination
Priv.-Doz. Dr. Kristine Breuer Dermatologikum Hamburg www.dermatologikum.de	**Hamburg** 040/3510750	•	◆◆	■	▲	K, J, E	AP, ND	AS, NM, ND	Neurodermitis; Kontaktekzem; Nahrungsmittelallergie; allergische Rhinitis (Heuschnupfen)
Prof. Dr. Peter Höger Kath. Kinderkrankenhaus Wilhelmstift www.kkh-wilhelmstift.de	**Hamburg** 040/67377200	••	◆◆	■	k.A.	k.A.	k.A.	k.A.	Arzt wurde angeschrieben, beteiligte sich aber nicht an der FOCUS-Befragung.
Prof. Dr. Gesine Hansen Uniklinikum www.mh-hannover.de/242.html	**Hannover** 0511/5329138	•••	◆	■■	▲▲	K, J	AT, ND	ND	allergische Rhinitis; Neurodermitis, Hyposensibilisierungstherapie; Entwicklung neuer Therapieverfahren
Prof. Dr. Alexander Kapp Uniklinikum – www.mh-hannover.de/dermatologie.html	**Hannover** 0511/92460	•••	◆	■■	▲	K, J, E	ND	AS, I, NM, ND	allergische Erkrankungen der Haut und Schleimhäute, u. a. Urtikaria, Ekzeme, Arzneimittelreaktionen; Pseudoallergien
Prof. Dr. Bettina Wedi Uniklinikum – www.mh-hannover.de/dermatologie.html	**Hannover** 0511/9246240	••	◆	■	▲	K, J, E	ND	AS, I, NM	Urtikaria; Angioödem; Arzneimittelüberempfindlichkeiten; Anaphylaxie-Diagnostik; In-vitro-Diagnostik
Prof. Dr. Thomas Werfel Uniklinikum – www.mh-hannover.de/dermatologie.html	**Hannover** 0511/9246229	•••	◆	■■	▲	K, J, E	ND	AS, I, NM, ND	Neurodermitis; allergisches Kontaktekzem; Berufsdermatologie; Arzneimittelallergien; Nahrungsmittelallergien

Legende:

- • = von Kollegen empfohlen
- •• = häufig von Kollegen empfohlen
- ••• = überdurchschnittlich häufig von Kollegen empfohlen
- ◆ = von Patienten empfohlen
- ◆◆ = häufig von Patienten empfohlen
- ■ = viel publiziert
- ■■ = überdurchschnittlich viel publiziert
- ▲ = macht Studien
- ▲▲ = macht viele Studien
- ▲▲▲ = macht überdurchschnittlich viele Studien
- K = Kinder
- J = Jugendliche
- E = Erwachsene
- AP = Anaphylaxie
- AT = Asthma
- ND = Neurodermitis
- AS = allergischer Schnupfen
- I = Insektengiftallergie
- NM = Nahrungsmittelallergie
- k. A. = keine Angaben

ALLERGIEN

ALLERGIEN

Experten für Allergien

Arzt/Klinik	Ort/Tel.-Nr.	von Kollegen empfohlen	von Patienten empfohlen	Publikationen	Studien	Patientengruppe	Allergieschulungen	Allergieschwerpunkte	ausgewählte Spezialisierung
Prof. Dr. Thomas Diepgen Uniklinikum www.klinikum.uni-heidelberg.de	**Heidelberg** 06221/568761	•••	◆	■■	▲	E	ND	I, NM, ND	berufsbedingte Hauterkrankungen; Neurodermitis; Kontaktallergien
Prof. Dr. Knut Schäkel Uniklinikum – www.klinikum. uni-heidelberg.de/Hautklinik.79.0.html	**Heidelberg** 06221/568447	•	◆	■	▲▲	K, J, E	ND	AS, I, NM, ND	atopische Dermatitis; Nahrungsmittel-allergie; Insektengiftallergie; Masto-zytose
Prof. Dr. Peter Elsner Uniklinikum www.derma.uniklinikum-jena.de	**Jena** 03641/937321	•	◆	■■	▲▲▲	K, J, E	ND	AS, I, NM, ND	Berufsdermatologie; Allergologie
Prof. Dr. Joachim Kühr Städtisches Klinikum www.klinikum-karlsruhe.de	**Karlsruhe** 0721/9743201	••	◆		▲	K, J	AP, AT, ND	AS, I, NM, ND	Allergien (u. a. Arzneimittelallergien, Nesselsucht); Asthma; Anaphylaxie
Prof. Dr. Jochen Brasch Uniklinikum www.dermatology.uni-kiel.de	**Kiel** 0431/5971507	••	◆	■■	▲	E		AS, I, NM	Kontaktallergie; Typ-I-Allergien; Medikamentenallergien/-intoleranzen; Nesselsucht; Anaphylaxie
Prof. Dr. Regina Fölster-Holst Uniklinikum www.dermatology.uni-kiel.de	**Kiel** 0431/5971579	•	◆	■■	▲▲▲	K, J, E	ND	AS, I, NM, ND	atopisches Ekzem; pädiatrische-dermato-logische Erkrankungen; Parasitosen
Prof. Dr. Nicolas Hunzelmann Uniklinikum www.dermatologie.uk-koeln.de	**Köln** 0221/4785086	•	◆	■■	k. A.	k. A.	k. A.	k. A.	Arzt wurde angeschrieben, beteiligte sich aber nicht an der FOCUS-Befragung.
Dr. Ernst Rietschel Uniklinikum www.medizin.uni-koeln.de	**Köln** 0221/4786083	•••	◆	■		K, J	AP	AS, I, NM, ND	Arzneimittelallergie; Anaphylaxie und Asthma
Prof. Dr. Jan C. Simon Uniklinikum hautklinik.uniklinikum-leipzig.de	**Leipzig** 0341/9718670	•••	◆	■■	▲▲	K, J, E	AP, ND	AS, I, NM, ND	berufsbedingte Allergien; Kontaktekzeme; Nesselsucht
Prof. Dr. Matthias V. Kopp Uniklinik – www.kinderklinik-luebeck. de/kinderpneumologie	**Lübeck** 0451/5002550	••	◆	■	▲	K, J	AP, AT	I, NM, ND	Hyposensibilisierungstherapie; Prävention
Priv.-Doz. Dr. Detlef Becker Uniklinikum www.hautklinik-mainz.de	**Mainz** 06131/172928	•	◆	■		E			berufsbedingte Hauterkrankungen; Phototherapie von Handekzemen; Prävention von Berufskrankheiten der Haut
Prof. Dr. Joachim Saloga Uniklinikum www.hautklinik-mainz.de	**Mainz** 06131/172928	••	◆	■	▲	E	ND	AS, I, NM, ND	Insektengiftallergie; Nahrungsmittel-allergie; Angioödeme
Prof. Dr. Knut Brockow Klinik am Biederstein – www. derma-allergie.med.tu-muenchen.de	**München** 089/41403182	••	◆	■	▲	K, J, E	AP, ND	AS, I, NM, ND	Mastzellerkrankungen (Mastozytose, Anaphylaxie, Urtikaria); Arzneimittelaller-gie; Nahrungsmittelallergie
Prof. Dr. Ulf Darsow Klinik am Biederstein – www. derma-allergie.med.tu-muenchen.de	**München** 089/41403226	••	◆	■■	▲	K, J, E	AP, AT, ND	AS, I, NM, ND	atopisches Ekzem (Neurodermitis); Aufklärung komplexer Unverträglichkeiten; chronischer Juckreiz
Prof. Dr. Walter Dorsch Praxis Kinder- und Jugendmedizin www.kinderaerzteimnetz.de	**München** 089/784031	••	◆◆		▲	K, J	AT, ND	NM, ND	Naturheilverfahren; Lungenheilkunde; Psychosomatik
Dr. Armin Grübl Kinderklinik München Schwabing www.kind.med.tu-muenchen.de	**München** 089/30683435	••	◆	■	▲	K	AP, AT, ND	AS, I, NM, ND	Spezifische Immuntherapie (Hyposensi-bilisierung) bei Allergie und Asthma

Experten für Allergien

Arzt/Klinik	Ort/Tel.-Nr.	von Kollegen empfohlen	von Patienten empfohlen	Publikationen	Studien	Patientengruppe	Allergieschulungen	Allergieschwerpunkte	ausgewählte Spezialisierung
Prof. Dr. Bernhard Przybilla Uniklinikum www.klinikum.uni-muenchen.de	**München** 089/51606161	•••	◆◆	■	▲	E	AP, ND	AS, I, NM, ND	Insektengiftallergie; Neurodermitis; Nahrungsmittelallergie; UV-induzierte Allergien der Haut
Prof. Dr. Johannes Ring Klinik am Biederstein – www.derma-allergie.med.tu-muenchen.de	**München** 089/41403170	•••	◆◆	■■	▲	K, J, E	AP, ND	AS, I, NM, ND	Neurodermitis; Anaphylaxie; Nahrungsmittelallergie; Arzneimittelallergie; Hyposensibilisierung; Allergie und Umwelt
Priv.-Doz. Dr. Franziska Ruëff Uniklinikum www.klinikum.uni-muenchen.de	**München** 089/51606161	•	◆	■	▲	E	AP, ND	AS, I, NM, ND	Insektengiftallergie; Berufsdermatologie; Mastozytose
Prof. Dr. Erika von Mutius Dr. von Haunersches Kinderspital www.klinikum.uni-muenchen.de	**München** 089/5160 7897	•••	◆	■■	▲	K, J	AT	AS, NM, ND	Allergien und Asthma
Prof. Dr. Randolf Brehler Uniklinikum www.klinikum.uni-muenster.de	**Münster** 0251/8356507	••	◆	■	▲	J, E		AS, I, NM, ND	alle Arten allergischer Erkrankungen; Angioödem
Prof. Dr. Wolfgang Wehrmann Hautärztliche Gemeinschaftspraxis www.wehrmann-derma.de	**Münster** 0251/35051	•	◆			J, E		AS, NM, ND	Allergien (u. a. Kontaktallergien, Arzneimittelallergien); berufsgenossenschaftliche Heilbehandlung
Prof. Dr. Jürgen Seidenberg Elisabeth-Kinderkrankenhaus www.kinderklinik-oldenburg.de	**Oldenburg** 0441/4032068	••	◆		▲▲	K, J	AP, AT, ND	AS, I, NM, ND	Allergologie (u. a. Kontaktekzeme, Nesselsucht, Arzneimittelallergien); Anaphylaxie
Prof. Dr. Swen Malte John Klinikum www.iderm.de	**Osnabrück** 0541/4051810	••	◆	■		J, E		AS, NM, ND	Berufsdermatologie und Allergologie (u. a. Arzneimittelallergien, Kontaktekzeme, Nesselsucht)
Dr. Ute Lepp Herz-Lungen-Praxis www.herzlunge.de	**Stade** 04141/44246	•	◆◆		▲	K, J, E	AP, AT	I, NM	Nahrungsmittelallergie; Asthma; Anaphylaxie
Dr. Sibylle Scheewe Fachklinik Sylt www.fachklinik-sylt.de	**Sylt/Westerland** 04651/852147	•	◆		▲▲▲	K, J	AP, AT, ND	AS, NM, ND	Beratung von Eltern und Jugendlichen mit schwerer Neurodermitis und anderen selteneren Hauterkrankungen
Prof. Dr. Tilo Biedermann Uniklinikum www.hautklinik-tuebingen.de	**Tübingen** 07071/2983471	••	◆	■■	▲	K, J, E	AP, ND	AS, I, NM, ND	Anaphylaxieabklärung; Neurodermitis; Mastozytose
Prof. Dr. Wolfgang Czech Praxis	**Vill.-Schwenningen** 07721/55411	•••	◆◆		k. A.	k. A.	k. A.	k. A.	Arzt wurde angeschrieben, beteiligte sich aber nicht an der FOCUS-Befragung.
Dr. Thomas Spindler Waldburg-Zeil Kliniken www.fachkliniken-wangen.de	**Wangen** 07522/7971624	•	◆◆		▲	K, J	AT, ND	AS, I, NM, ND	sämtliche Erkrankungen aus dem Bereich der Allergien und Lungenerkrankungen bei Kindern und Jugendlichen
Prof. Dr. Monika Gappa Marien-Hospital www.marien-hospital-wesel.de	**Wesel** 0281/1041170	••	◆◆	■	k. A.	k. A.	k. A.	k. A.	Ärztin wurde angeschrieben, beteiligte sich aber nicht an der FOCUS-Befragung.
Prof. Dr. Ludger Klimek Zentrum für Rhinologie/Allergologie www.allergiezentrum.org	**Wiesbaden** 0611/3086080	•••	◆◆	■■	▲▲	K, E	AP, AT, ND	AS, NM	rezidivierende Atemwegserkrankungen; Acetylsalecylsäure-Intoleranz; Nahrungsmittelallergie
Priv.-Doz. Dr. Oliver Pfaar Zentrum für Rhinologie/Allergologie www.allergiezentrum.org	**Wiesbaden** 0611/3086080	•	◆	■	▲▲▲	K, J, E	AP	AS	allergenspezifische Immuntherapie in Spritzenform (SCIT) oder Tropfen-/Tablettenform (SLIT)

Legende:

• = von Kollegen empfohlen	■ = viel publiziert
•• = häufig von Kollegen empfohlen	■■ = überdurchschnittlich viel publiziert
••• = überdurchschnittlich häufig von Kollegen empfohlen	▲ = macht Studien
◆ = von Patienten empfohlen	▲▲ = macht viele Studien
◆◆ = häufig von Patienten empfohlen	▲▲▲ = macht überdurchschnittlich viele Studien

K = Kinder   J = Jugendliche   E = Erwachsene
AP = Anaphylaxie   AT = Asthma   ND = Neurodermitis
AS = allergischer Schnupfen   I = Insektengiftallergie   NM = Nahrungsmittelallergie
k. A. = keine Angaben

ASTHMA

Experten für Asthma

Arzt/Klinik	Ort/Tel.-Nr.	von Kollegen empfohlen	von Patienten empfohlen	Publikationen	Studien	Patientengruppe	Asthmaschulungen	Asthmaspektrum	ausgewählte Spezialisierung
Dr. Frank Friedrichs Kinderarztpraxis Laurensberg www.kinderarztpraxis-laurensberg.de	**Aachen** 0241/171096	●●●	◆◆			K, J	✔	AA, M, NA	Pädiatrische Allergologie und Atemwegs-erkrankungen; Mukoviszidose
Prof. Dr. Joachim Freihorst Ostalbklinikum www.ostalb-klinikum.de	**Aalen** 07361/551601	●●	◆		▲	K, J	✔	AA, M, NA	Mukoviszidose; interstitielle Lungenerkrankungen; Lungenerkrankungen bei Immundefekten; pädiatrische Bronchoskopien
Dr. Mathias Rolke Gemeinschaftspraxis	**Aschaffenburg** 06021/24696	●	◆◆		▲	E	✔	AA, NA	exogen-allergische Alveolitis (akute und chronische Lungenentzündung)
Dr. Konrad Schultz Klinik Bad Reichenhall www.klinik-bad-reichenhall.de	**Bad Reichenhall** 08651/709535	●●	◆	■	▲▲	E	✔	AA, M, NA	medikamentöse Therapie bei Asthma und COPD; Sauerstofftherapie; Allergikerkarenz-training; Atemphysiotherapie
Dr. Josef Lecheler CJD Asthmazentrum www.cjd-asthmazentrum.de	**Berchtesgaden** 08652/6000111	●	◆			J	✔	M	Asthma mit Komorbiditäten (psychische Störungen, Adipositas, Somatisierungsstörun-gen); Vocal Cord Dysfunction (VCD)
Prof. Dr. Karl-Christian Bergmann Uniklinikum Charité, Allergie-Centrum www.allergie-centrum-charite.de	**Berlin** 030/450518058	●●	◆	■	▲	E		AA, M, NA	Therapie insbesondere von schwerem Asthma; interdisziplinäre Diagnostik u. Therapie
Prof. Dr. Susanne Lau Uniklinikum Charité, CVK www.charite-ppi.de	**Berlin** 030/450566556	●	◆	■■	▲▲	K, J	✔	M	Allergieprävention
Prof. Dr. Bodo Niggemann DRK-Kliniken Berlin Westend www.drk-kliniken-berlin.de	**Berlin** 030/3035700	●●●	◆◆	■■		K, J	✔	AA, M, NA	psychogene und funktionelle Atemstörungen im Kindes- und Jugendalter
Prof. Dr. Karl Paul Praxis www.praxispaul.de	**Berlin** 030/26393590	●	◆◆		▲	K, J, E	✔	AA, M, NA	Atemwegserkrankungen im Kindesalter; schweres Asthma in allen Altersgruppen; obstruktive Bronchitiden im Säuglingsalter
Prof. Dr. Volker Stephan Sana Klinikum Lichtenberg www.sana-kl.de	**Berlin** 030/55185131	●	◆		▲	K, J	✔	AA, NA	asthmatische Erkrankungen (allergisches und nicht allergisches Asthma)
Prof. Dr. Ulrich Wahn Uniklinikum Charité, CVK www.charite-ppi.de	**Berlin** 030/450566556	●●●	◆◆	■■	▲	K, J	✔	AA, M, NA	Allergologie des Kindes- und Jugendalters
Prof. Dr. Eckard Hamelmann Uniklinikum www.kinderklinik-bochum.de	**Bochum** 0234/5092611	●●●	◆◆	■■	▲▲▲	K, J	✔	AA, M, NA	Asthma u. Allergie bei Kindern und Jugendli-chen; schweres allergisches und nicht allergi-sches Asthma bei Kindern u. Jugendlichen
Prof. Dr. Rolf Merget Inst. f. Prävention und Arbeitsmedizin www.ipa.ruhr-uni-bochum.de	**Bochum** 0234/3074546	●●	◆	■	k. A.	k. A.	k. A.	k. A.	Arzt wurde angeschrieben, beteiligte sich aber nicht an der FOCUS-Befragung.
Prof. Dr. Carl-Peter Criée Ev. Krankenhaus Göttingen-Weende www.ekweende.de	**Bovenden-Lenglern** 0551/50342451	●	◆	■		J, E		AA, M, NA	leitliniengerechte Diagnostik und Therapie
Prof. Dr. Michael Pfeifer Klinik Donaustauf www.klinikum-donaustauf.de	**Donaustauf** 09403/80215	●	◆	■■	▲▲	E		AA, M, NA	schweres Asthma, schwere chronische Erkrankungen der Lunge und der Atemwege; chronische respiratorische Insuffizienz
Priv.-Doz. Dr. Christian Vogelberg Uniklinikum www.uniklinikum-dresden.de	**Dresden** 0351/4582073	●●	◆	■	▲	K, J	✔	AA, M, NA	Pädiatrische Allergologie und Pneumologie; Untersuchung von Atemwegserkrankungen aus der Ausatemluft; Kleinkindasthma
Prof. Dr. Antje Schuster Uniklinikum www.uniklinik-duesseldorf.de	**Düsseldorf** 0211/8118297	●	◆		k. A.	k. A.	k. A.	k. A.	Ärztin wurde angeschrieben, beteiligte sich aber nicht an der FOCUS-Befragung.

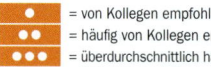

Legende:

● = von Kollegen empfohlen
●● = häufig von Kollegen empfohlen
●●● = überdurchschnittlich häufig von Kollegen empfohlen
◆ = von Patienten empfohlen
◆◆ = häufig von Patienten empfohlen

■ = viel publiziert
■■ = überdurchschnittlich viel publiziert
▲ = macht Studien
▲▲ = macht viele Studien
▲▲▲ = macht überdurchschnittlich viele Studien

K = Kinder
J = Jugendliche
E = Erwachsene
✔ = Asthmaschulung
k. A. = keine Angaben

AA = allergisches Asthma
NA = nicht allergisches Asthma
M = Mischformen

Experten für Asthma

Arzt/Klinik	Ort/Tel.-Nr.	von Kollegen empfohlen	von Patienten empfohlen	Publikationen	Studien	Patientengruppe	Asthmaschulungen	ausgewählte Spezialisierung
Dr. Peter Kardos Gemeinschaftspraxis www.lungenpraxis-maingau.de	**Frankfurt am Main** 069/553611	••	◆	■	▲	E		Asthma; COPD; Lungenparenchymerkrankungen; interstitielle Lungenerkrankungen; Sarkoidose; Schlafapnoe; Farmerlunge [AA, M, NA]
Prof. Dr. Stefan Zielen Uniklinikum www.kgu.de	**Frankfurt am Main** 069/63015381	•••	◆◆	■■	▲▲	K, J	✔	Asthma und seltene Lungenerkrankungen bei Kindern und Jugendlichen, zum Beispiel VCD-Erkrankung [AA, M, NA]
Prof. Dr. Johannes Forster St. Josefskrankenhaus www.rkk-ggmbh.de	**Freiburg** 0761/27112801	•••	◆	■	k. A.	k. A.	k. A.	Arzt wurde angeschrieben, beteiligte sich aber nicht an der FOCUS-Befragung. [k. A.]
Prof. Dr. Heinrich Worth Klinikum www.klinikum-fuerth.de	**Fürth** 0911/75801101	••	◆◆	■■	▲	E	✔	schweres allergisches und nicht allergisches Asthma, Anstrengungsasthma und Asthma in der Schwangerschaft [AA, M, NA]
Prof. Dr. Carl-Peter Bauer Fachklinik Gaißach www.fachklinik-gaissach.de	**Gaißach** 08041/798249	•••	◆◆	■	▲	K, J	✔	Kinderpneumologie und Allergologie, v. a. schweres Asthma, Neurodermitis, Nahrungsmittelallergien, Insektengiftallergie; Allergiepräv. [AA, M, NA]
Prof. Dr. Martin Kohlhäufl Klinik Schillerhöhe – www.rbk.de/standorte/klinik-schillerhoehe	**Gerlingen** 07156/203-2288	•	◆◆	■		J, E	✔	Inhalationstherapie; schwergradiges Asthma bronchiale; berufsbedingtes Asthma bronchiale; spezifische Provokationstestung [AA, M, NA]
Prof. Dr. Klaus F. Rabe Krankenhaus Großhansdorf www.kh-grosshansdorf.de	**Großhansdorf** 04102/601152	•••	◆	■■	▲	J, E	✔	obstruktive Atemwegserkrankungen; Allergien; Diagnostik des Bronchialkarzinoms; Sarkoidose; Lungenfibrose; komplexe pneum. Erkr. [AA, M, NA]
Dr. Frank Ahrens Altonaer Kinderkrankenhaus www.kinderkrankenhaus.net	**Hamburg** 040/88908701	••	◆			K, J	✔	schweres Asthma; Mukoviszidose und andere schwere Lungenerkrankungen [AA, M, NA]
Prof. Dr. Frank Riedel Altonaer Kinderkrankenhaus www.kinderkrankenhaus.net	**Hamburg** 040/88908201	••	◆◆		▲	K, J	✔	schweres Asthma; Bronchologie [AA, NA]
Dr. Christoph Runge Gemeinschaftspraxis Friesenweg www.kinderaerztefriesenweg.de	**Hamburg** 040/3806476	•	◆◆		▲	K, J	✔	Asthma bronchiale; allergische Rhinokonjunktivitis; Nahrungsmittelallergien; Mukoviszidose; Ziliendyskinesie; Alpha-1-AT-Mangel [AA, M, NA]
Priv.-Doz. Dr. Wolfgang Kamin EVK, Kinder- u. Jugendmedizin www.evkhamm.de	**Hamm** 02381/5893476	••	◆◆	■	▲	K, J	✔	Mukoviszidose; breite ganzheitliche Betreuung der Patienten und ihrer Familien [AA, M, NA]
Prof. Dr. Gesine Hansen Uniklinikum www.mh-hannover.de/242.html	**Hannover** 0511/5329138	•••	◆	■■	▲▲	K, J	✔	Asthma (allergisch, nicht allergisch); allergische Rhinitis; Entwicklung neuer Therapieverfahren zur Heilung von allergischen Erkrankungen [AA, M, NA]
Prof. Dr. Tobias Welte Uniklinikum www.mh-hannover.de	**Hannover** 0511/5323531	••	◆◆	■■	▲▲▲	E		pulmonale Infektiologie; obstruktive Atemwegserkrankungen; Lungentransplantation; thorakale Onkologie [AA, M, NA]
Prof. Dr. Claus Kroegel Uniklinikum www.kim1.uniklinikum-jena.de	**Jena** 03641/9324131	••	◆	■	▲▲▲	J, E	✔	schwergradig-persistierendes Asthma (therapierefraktäres Asthma) [AA, M, NA]
Prof. Dr. Joachim Kühr Städtisches Klinikum www.klinikum-karlsruhe.de	**Karlsruhe** 0721/9743201	••	◆		▲	K, J	✔	Asthma; Allergien (u. a. Arzneimittelallergien, Nesselsucht); Anaphylaxie [AA, M, NA]
Prof. Dr. Adrian Gillissen Klinikum Kassel www.klinikum-kassel.de	**Kassel** 0561/9805263	••	◆	■■	▲▲	J, E	✔	obstruktive Lungenerkrankungen (Asthma) und chronisch-obstruktive Lungenerkrankungen (COPD); Lungenkrebs [AA, M, NA]
Priv.-Doz. Dr. Tobias Ankermann Uniklinikum www.paediatrie-kiel.uk-sh.de	**Kiel** 0431/5971653	••	◆	■	▲	K, J	✔	schwere Lungenerkrankungen im Kindesalter; Infektionserkrankungen der oberen und unteren Atemwege; Asthma bronchiale bei Kindern [AA, M, NA]

Legende:

•	= von Kollegen empfohlen	■ = viel publiziert	K = Kinder
••	= häufig von Kollegen empfohlen	■■ = überdurchschnittlich viel publiziert	J = Jugendliche
•••	= überdurchschnittlich häufig von Kollegen empfohlen	▲ = macht Studien	E = Erwachsene
◆	= von Patienten empfohlen	▲▲ = macht viele Studien	✔ = Asthmaschulung
◆◆	= häufig von Patienten empfohlen	▲▲▲ = macht überdurchschnittlich viele Studien	k. A. = keine Angaben

AA = allergisches Asthma
NA = nicht allergisches Asthma
M = Mischformen

ASTHMA

Experten für Asthma

Arzt/Klinik	Ort/Tel.-Nr.	von Kollegen empfohlen	von Patienten empfohlen	Publikationen	Studien	Patientengruppe	Asthmaschulungen	Asthmaspektrum	ausgewählte Spezialisierung
Dr. Ernst Rietschel Uniklinikum www.medizin.uni-koeln.de	**Köln** 0221/4786083	●●●	◆	■		K, J		AA, M, NA	Anaphylaxie und Asthma
Prof. Dr. Matthias V. Kopp Uniklinik – www.kinderklinik-luebeck. de/kinderpneumologie	**Lübeck** 0451/5002550	●●	◆	■	▲	K, J	✔	AA, M, NA	obstruktive Atemwegserkrankungen im Kindes- u. Jugendalter; schweres Asthma bronchiale; Mukoviszidose; seltenere Lungenerkrankungen
Prof. Dr. Roland Buhl Uniklinikum www.unimedizin-mainz.de	**Mainz** 06131/177270	●●●	◆◆	■■	▲▲	E	✔	AA, M, NA	Atemwegserkrankungen mit Fokussierung auf alle Formen des Asthmas; Atemwegserkrankungen bei Zigarettenrauchern
Prof. Dr. Claus Franz Vogelmeier Uniklinikum www.ukgm.de	**Marburg** 06421/5866451	●●●	◆	■■	▲▲▲	E	✔	AA, M, NA	Differentialdiagnostik und -therapie; chronisch-obstruktive Lungenerkrankungen (COPD)
Prof. Dr. Walter Dorsch Praxis Kinder- und Jugendmedizin www.www.kinderaerzteimnetz.de	**München** 089/784031	●	◆◆		▲	K, J	✔	M	Lungenheilkunde; Psychosomatik; Naturheilverfahren
Dr. Armin Grübl Kinderklinik München Schwabing www.kind.med.tu-muenchen.de	**München** 089/30683435	●●	◆	■	▲	K	✔	AA, M, NA	Spezifische Immuntherapie (Hyposensibilisierung) bei Asthma und Allergie
Prof. Dr. Dennis Nowak Uniklinikum www.klinikum.uni-muenchen.de	**München** 089/51602470	●●●	◆	■	▲▲▲	J, E	✔	AA, M, NA	berufs- und umweltbedingte Lungen- und Atemwegserkrankungen
Prof. Dr. Erika von Mutius Dr. von Haunersches Kinderspital www.klinikum.uni-muenchen.de	**München** 089/51607897	●●●	◆	■■	▲	K, J	✔	AA, M, NA	Asthma und Allergien
Prof. Dr. Joachim H. Ficker Klinikum www.lungenzentrum.de	**Nürnberg** 0911/3982674	●	◆	■	▲	E	✔	AA, M, NA	atypische Krankheitsbilder bei Asthma; Asthma-Mischformen; Kombinationen mit anderen Erkr.; exogen allergische Alveolitis
Prof. Dr. Jürgen Seidenberg Elisabeth-Kinderkrankenhaus www.kinderklinik-oldenburg.de	**Oldenburg** 0441/4032068	●●	◆		▲▲	K, J	✔	AA, M, NA	angeborene Fehlbildungen der oberen/unteren Atemwege; Husten unklarer Genese; Schlaflabor; Bronchoskopie; Immundefekte
Prof. Dr. Johann Christian Virchow Uniklinikum – www. pneumologie.med.uni-rostock.de	**Rostock** 0381/4947460	●●●	◆	■■	▲	J, E		AA, M, NA	Asthma bronchiale
Prof. Dr. Tom Schaberg Diakoniekrankenhaus www.diako-online.de	**Rotenburg** 04261/776235	●	◆◆	■	▲▲	E	✔	AA, M, NA	Infektiologie; chronisch-obstruktive Lungenerkrankungen (COPD); pneumologische Onkologie
Dr. Klaus Kenn Schön Klinik Berchtesgadener Land www.schoen-kliniken.de	**Schönau** 08652/931540	●●	◆	■	▲	J, E	✔	AA, M, NA	asthmaähnliche, therapieresistente Atemnotformen; schwergradiges Asthma bronchiale; chronischer, nicht behandelbarer Husten
Dr. Sibylle Scheewe Fachklinik Sylt www.fachklinik-sylt.de	**Sylt/Westerland** 04651/852147	●	◆		▲▲▲	K, J	✔	AA, M, NA	Akupunktur und TCM-Diagnostik (Traditionelle Chinesische Medizin) bei nicht kontrolliertem Asthma
Dr. Thomas Spindler Waldburg-Zeil Kliniken www.fachkliniken-wangen.de	**Wangen** 07522/7971624	●	◆◆		▲	K, J	✔	AA, M, NA	alle schweren Erkrankungen der Atemwege bei Kindern und Jugendlichen: schweres Asthma, funktionelle Atemstörungen, Mukoviszidose
Prof. Dr. Monika Gappa Marien-Hospital, Kinder-/Jugendmed. www.marien-hospital-wesel.de	**Wesel** 0281/1041170	●●	◆◆	■	k. A.	k. A.		k. A.	Ärztin wurde angeschrieben, beteiligte sich aber nicht an der FOCUS-Befragung.

● = von Kollegen empfohlen	■ = viel publiziert	K = Kinder	AA = allergisches Asthma
●● = häufig von Kollegen empfohlen	■■ = überdurchschnittlich viel publiziert	J = Jugendliche	NA = nicht allergisches Asthma
●●● = überdurchschnittlich häufig von Kollegen empfohlen	▲ = macht Studien	E = Erwachsene	M = Mischformen
◆ = von Patienten empfohlen	▲▲ = macht viele Studien	✔ = Asthmaschulung	
◆◆ = häufig von Patienten empfohlen	▲▲▲ = macht überdurchschnittlich viele Studien	k. A. = keine Angaben	

Deutschland investiert.

Seriöse Empfehlungen.

Immer mittwochs.

Immer in FOCUS-MONEY.

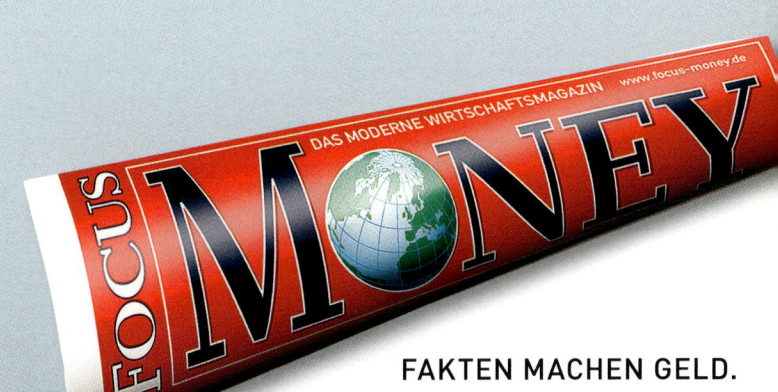

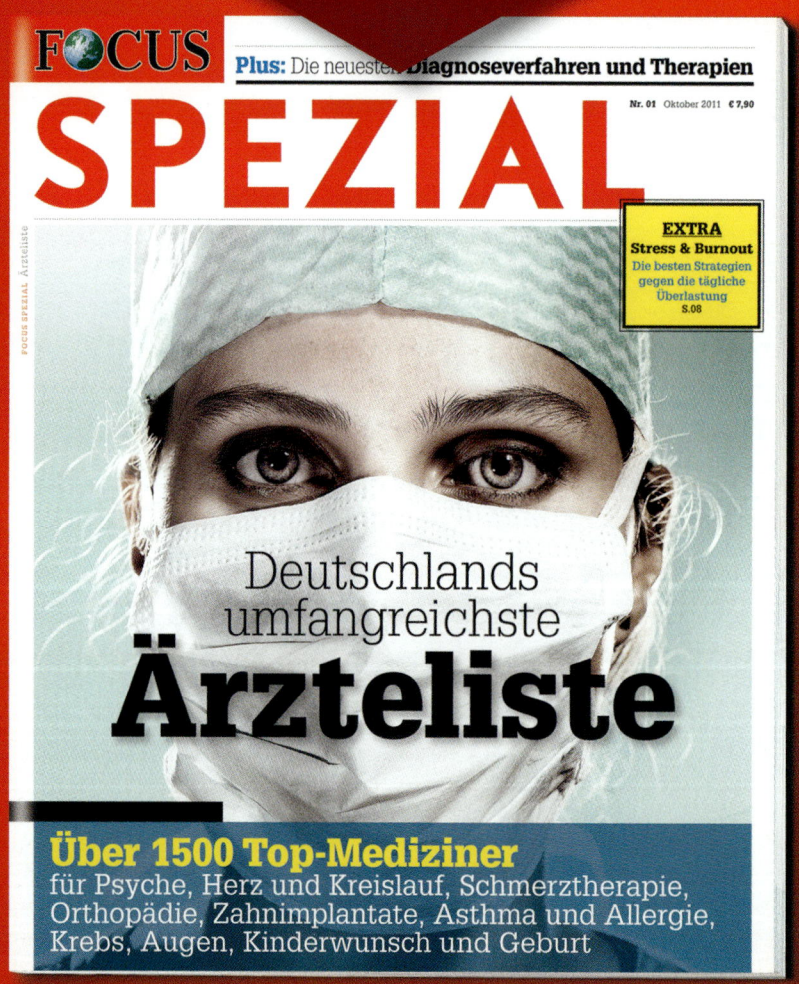

bewerten und weiterempfehlen!

So können Sie beurteilen

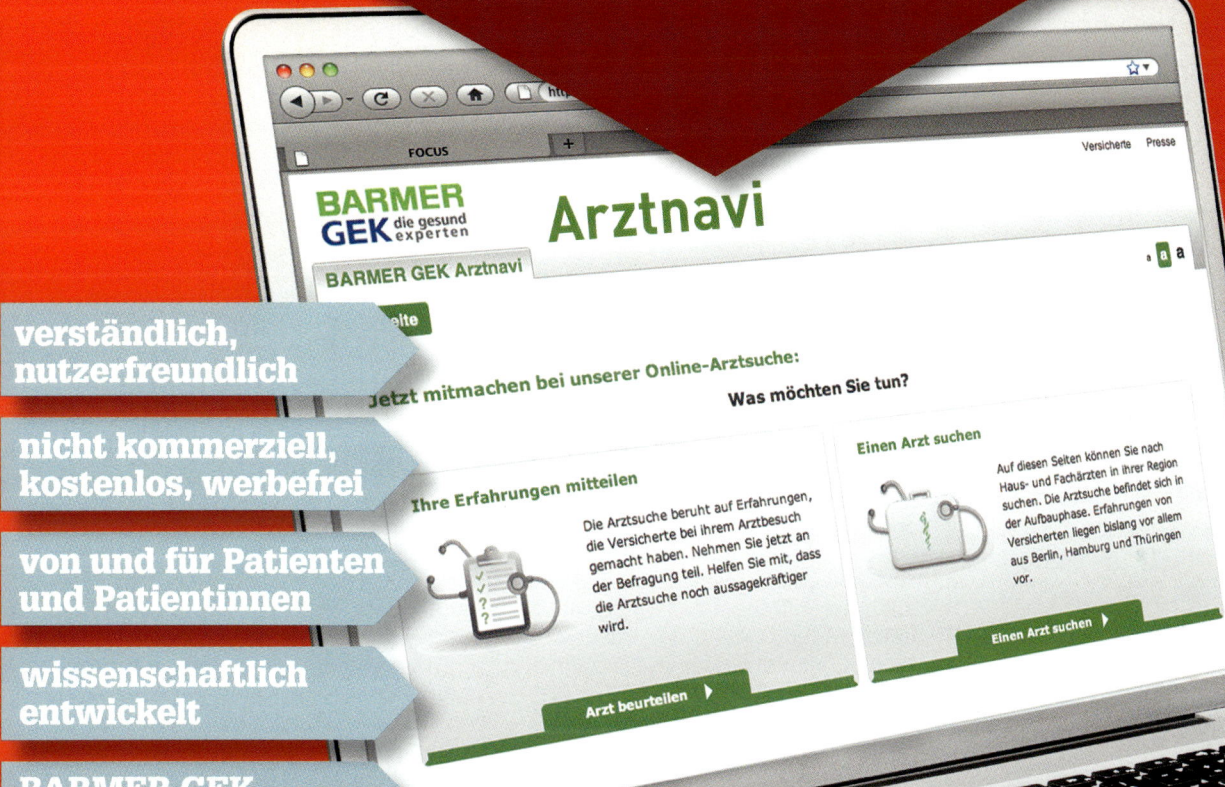

verständlich, nutzerfreundlich

nicht kommerziell, kostenlos, werbefrei

von und für Patienten und Patientinnen

wissenschaftlich entwickelt

BARMER GEK geprüft

Für Gesundheit ist das Beste gerade gut genug.

Wie zufrieden sind Sie mit Ihrem Arzt oder Ihrer Ärztin? Teilen Sie Ihre Erfahrungen mit – einfach und sicher.

Die Arztsuche beruht auf Erfahrungen, die Versicherte bei ihrem Arztbesuch gemacht haben. Nehmen Sie jetzt an der Befragung teil. Helfen Sie mit, dass die Arztsuche noch aussagekräftiger wird.

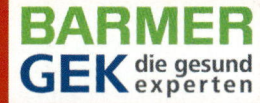

Jetzt mitmachen und bewerten:
www.arztnavi.barmer-gek.de

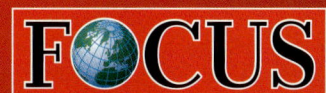

Gelenke

Bei den Therapien gegen Rückenschmerzen besteht großer Aufklärungsbedarf – weil viele Patienten falsche Vorstellungen von der Ursache ihres Leidens haben oder Mediziner ihnen unnötige Operationen anbieten. **Neue Ersatzteile** können die Beweglichkeit der Wirbelsäule imitieren

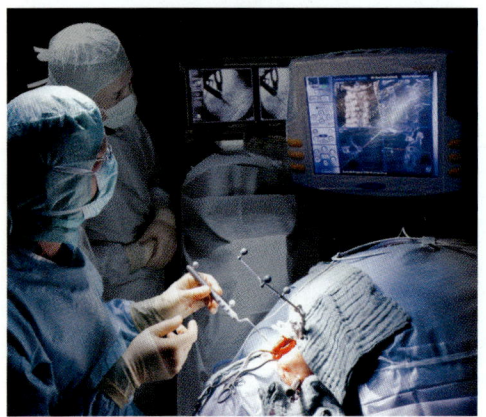

Vor allem bei Operationen an den filigranen Halswirbeln kann ein Navigationssystem die Orientierung unterstützen

1.

Wird in Deutschland bei Rückenschmerzen zu leichtfertig operiert?

Mediziner müssen heute eingestehen, dass sie bei acht von zehn Patienten keine klar definierte Ursache der Rückenschmerzen benennen können. Auch wissen sie, dass Röntgenbilder durchaus lügen können. Denn Studien zeigen, dass Veränderungen an den Bandscheiben völlig normal sind und keineswegs zu Schmerzen führen müssen. Bei jedem Dritten über 35 Jahre machen sich Defekte nicht bemerkbar. Trotzdem lassen sich Mediziner wie Patienten gern durch hochauflösende Beweisfotos von Schadstellen im Stützapparat verunsichern und zu einem Eingriff verleiten. „80 Prozent der Rückenoperationen sind überflüssig", wettert der Orthopäde Martin Marianowicz in seinem Buch „Aufs Kreuz gelegt" (Goldmann Verlag). Die Zahl der Reparaturen an der Wirbelsäule hat rasant zugenommen. Im Jahr 2008 zählte das Statistische Bundesamt rund 230 000 Operationen im Bereich der Lendenwirbelsäule. 2005 waren es erst 165 000. Dem OP-Boom gegensteuern wollen auch die Krankenkassen. Sie fordern ihre Versicherten auf, Alternativen zu suchen. Denn das Verhalten der Patienten beeinflusst die Therapierichtung. „Wenn der Rückenkranke sagt, ich kann nicht mehr, neigt der Arzt eher dazu, ihn zu operieren", weiß der Direktor des DRK Schmerz-Zentrums Mainz, Hans-Raimund Casser. Eine Bandscheiben-OP suggeriert ihm, dass er sein Problem schnell loswird. Dabei ergaben Patientenbefragungen, dass etwa jeder fünfte nach einer Operation nicht zufrieden ist.

Selbst bei unerträglichen Schmerzen macht die Statistik Patienten Mut, Geduld zu üben: Auch ohne Eingriff sind 80 bis 90 Prozent der Rückenkranken nach sechs Wochen wieder beschwerdefrei. Schmerztabletten oder wenige gezielte Spritzen helfen, die ersten Tage durchzustehen. Und je schneller man sich wieder bewegt, desto eher ist der Rücken wieder fit. Die mehrtägigen Infiltrationen von Schmerzmitteln mit dem sogenannten Racz-Katheter sind dagegen umstritten. „Der Nutzen ist nicht bewiesen", warnt der Orthopäde Alexander Wild vom Klinikum der Hessing Stiftung in Augsburg. Auch Behandlungsmoden wie Laser oder die Chemonukleolyse hätten sich nicht bewährt.

2.

Wie können Rückenkranke feststellen, ob eine Operation sinnvoll ist?

Patienten, die das Gefühl haben, ihr Arzt habe sie voreilig zur Operation geschickt, können sich zum Beispiel über einen Service der Techniker Kasse (TK) dem Ärzteteam eines vertraglich verpflichteten Schmerzzentrums vorstellen. „Wir nehmen uns für jeden Patienten mindestens drei Stunden Zeit", sagt Vassilios Rachaniotis von der Schmerzambulanz in Augsburg, die eine solche Zweitmeinung anbieten. Seiner Erfahrung nach ist bei jedem Dritten die Diagnose zur OP leichtfertig gestellt.

Eine Orientierungshilfe bietet auch die amerikanische SPORT-Studie. Nach einem Bandscheibenvorfall fühlten sich die operierten Patienten anfangs besser als solche, die sich einer konservativen Schmerztherapie unterzogen. Doch nach zwei Jahren war der anfängliche Vorteil dahingeschmolzen. Das Schmerzempfinden und die körperliche Beweglichkeit waren in beiden Gruppen fast gleich. Eindeutiger waren die Unterschiede bei zwei anderen Verschleißerkrankungen: der Verengung des Spinalkanals und dem sogenannten Wirbelgleiten. Eine Operation wies nach zwei Jahren die besseren Ergebnisse auf. Keine Alternative zur OP gibt es, wenn Nerven so sehr gequetscht sind, dass bereits starke Lähmungen am Bein auftreten.

3.

Hat nicht jeder mal Rückenschmerzen?

Zu einem gewissen Grad sind sie tatsächlich normal. In westlichen Industrienationen leiden 80 bis 90 Prozent der Bevölkerung unter gelegentlichen Rückenschmerzen. Ein Gedankenexperiment veranschaulicht, wie allgegenwärtig das Problem ist: Wenn man zufällig Kandidaten aus dem Telefonbuch anwählt, werden vier von zehn im Moment des Anrufs Rückenschmerzen haben. Viermal häufiger übrigens als Kopfschmerzen. Für Gesundheitsökonomen ist das schwache Rückgrat der Deutschen ein finanzielles Desaster. Es ist die häufigste Ursache für Arbeitsunfähigkeit. Rechnet man die Kosten für Medikamente, Behandlungen und Frühverrentungen noch hinzu, verschlingt das Volksleiden Nummer eins laut einer Studie von 2009 satte 50 Milliarden Euro pro Jahr.

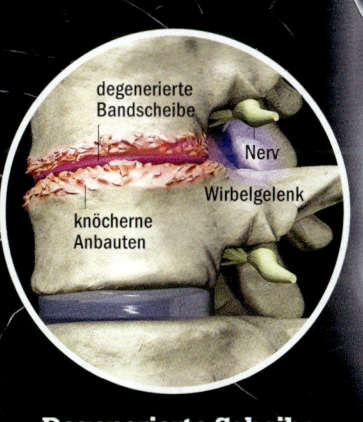

Degenerierte Scheibe

Der Verschleiß der Bandscheiben beginnt schon Mitte 20. Der Wassergehalt nimmt stetig ab. Der Knorpel wird porös. Weil der Puffer hier seine Funktion eingebüßt hat, wuchern knöcherne Wülste. Die Wirbelkörper und die kleinen Wirbelgelenke reiben aufeinander. Das verursacht Schmerzen.

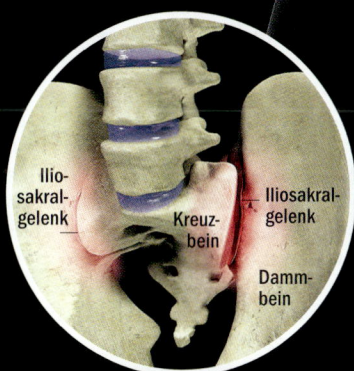

Schnittstelle Iliosakralgelenk

Die Verbindung zwischen Kreuz und Becken ist eine minimal bewegliche Fuge. Zahlreiche Bänder und Muskeln stabilisieren sie. Häufig geht die Reizung mit Problemen in der Lendenwirbelsäule und einer schiefen Hüfte einher. Die Schmerzen sind meist einseitig und strahlen ins Gesäß und in den Oberschenkel aus. Wärme, Gymnastik und betäubende Spritzen lösen die Blockade.

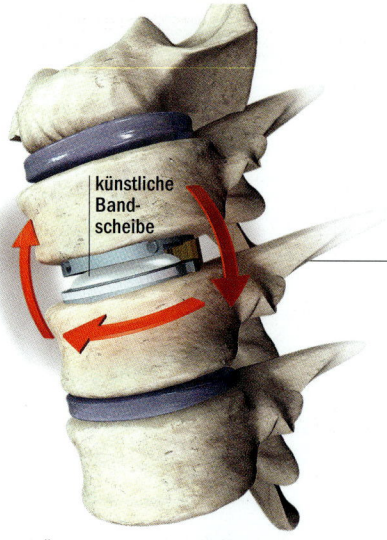

Künstliche Bandscheibe
Sie kommt eher bei jungen Patienten zum Einsatz. Gesunde Wirbelgelenke sind Vorraussetzung, da Kippbewegungen diese sehr beanspruchen

4.

Wie gut sind künstliche Bandscheiben?

Bei vielen chronisch Rückenkranken gelten sie als große Hoffnung. Doch nur für etwa fünf Prozent der Patienten sind sie geeignet. „Die anfängliche Euphorie ist wieder zurückgegangen", sagt der Augsburger Orthopäde Alexander Wild. Ältere Menschen könne das Ersatzteil meist nicht von ihren Schmerzen befreien, weil auch ihre Wirbelgelenke bereits degeneriert sind. Für solche Patienten kommt meist nur eine Versteifung in Frage. Dabei werden zwei oder mehr Wirbel miteinander verschraubt. „Doch der Patient sollte sich im Klaren sein, dass es oft nicht bei einer OP bleibt", erklärt Axel Reinhardt, Orthopäde an der Oberlinklinik in Potsdam. Die Verschraubung zweier Segmente erzeugt einen Dominoeffekt: Die benachbarten Wirbel werden stärker strapaziert, neue Problemzonen entstehen.

Ein Trend in der Wirbelsäulenchirurgie sind flexible Ersatzteile mit Minifedern oder knorpelartigen Plastikpuffern. Sie sollen die mechanischen Eigenschaften der natürlichen Bandscheibe imitieren. Wie viele Jahre das neue Material den Kräften im Körper standhält, muss sich zeigen. „Wer mit Schmerzmitteln und konservativer Behandlung noch auskommt, sollte eine Operation rausschieben und Zeit gewinnen", empfiehlt Reinhardt. Die Runderneuerung für poröse Stoßdämpfer stellen Zellbiologen der brandenburgischen Firma Codon in Aussicht. Nach einer Bandscheiben-OP züchten sie aus dem entnommenen Gewebe frische Knorpelzellen. Drei Monate später werden diese mit einer Nadel in die lädierte Bandscheibe gespritzt.

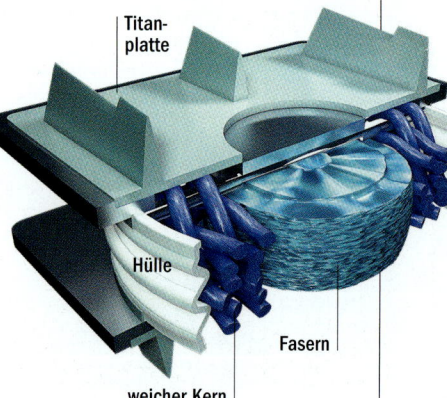

Elastische Plastikpuffer
Die Neuentwicklung setzten Ärzte an Hals- und Lendenwirbelsäule ein. Sie können dämpfen, Scherkräfte ausgleichen und schonen Wirbelgelenke

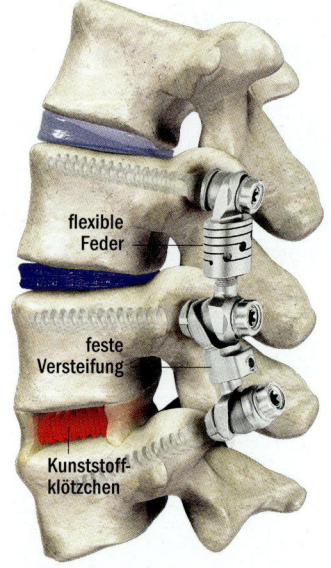

Flexible Schienen
Ein Schraubensystem mit eingebautem Ministoßdämpfer aus Titan übernimmt die Funktion der Bandscheibe

Nach sechs Wochen sind

80%

der Rückenpatienten wieder beschwerdefrei – **auch ohne Eingriff**

5.

Welche Rolle spielt Stress?

Psychische Belastungen werden als Auslöser oft unterschätzt – vor allem von den Betroffenen selbst. Der Psychologe Paul Nilges vom Schmerzklinikum Mainz will seinen Patienten zeigen, wie eng Stress und Rückenprobleme verknüpft sind, und klebt ihnen deshalb Elektroden auf den Rücken. Er fordert sie auf, an stressige Situationen wie etwa den schnarchenden Zimmergenossen zu denken. Die Elektroden übertragen die Reaktion der Rückenmuskeln auf den Computer: Sie verspannen. Mit dieser optischen und elektronischen Unterstützung kann der Patient in der Therapie dann gezielt auch die Entspannung seines Rückens trainieren. Indem er sich zum Beispiel angenehme Bilder, etwa vom letzten Urlaub am Meer, in Erinnerung ruft. „Das Biofeedback-Training ist eine echte Bereicherung für die Therapie", sagt Nilges.

Als tägliche Hausaufgabe absolvieren seine Patienten außerdem ein Entspannungstraining nach Jacobson, unterstützt durch einen MP3-Player. „Neun von zehn Patienten nehmen auch die Gespräche mit Psychologen und Leidensgenossen dankbar an", sagt Nilges. Weil sie das Gefühl haben, dass sie zum ersten Mal offen über ihre Krankheit sprechen dürfen.

Foto: Stefan T. Kröger/FOCUS-Magazin

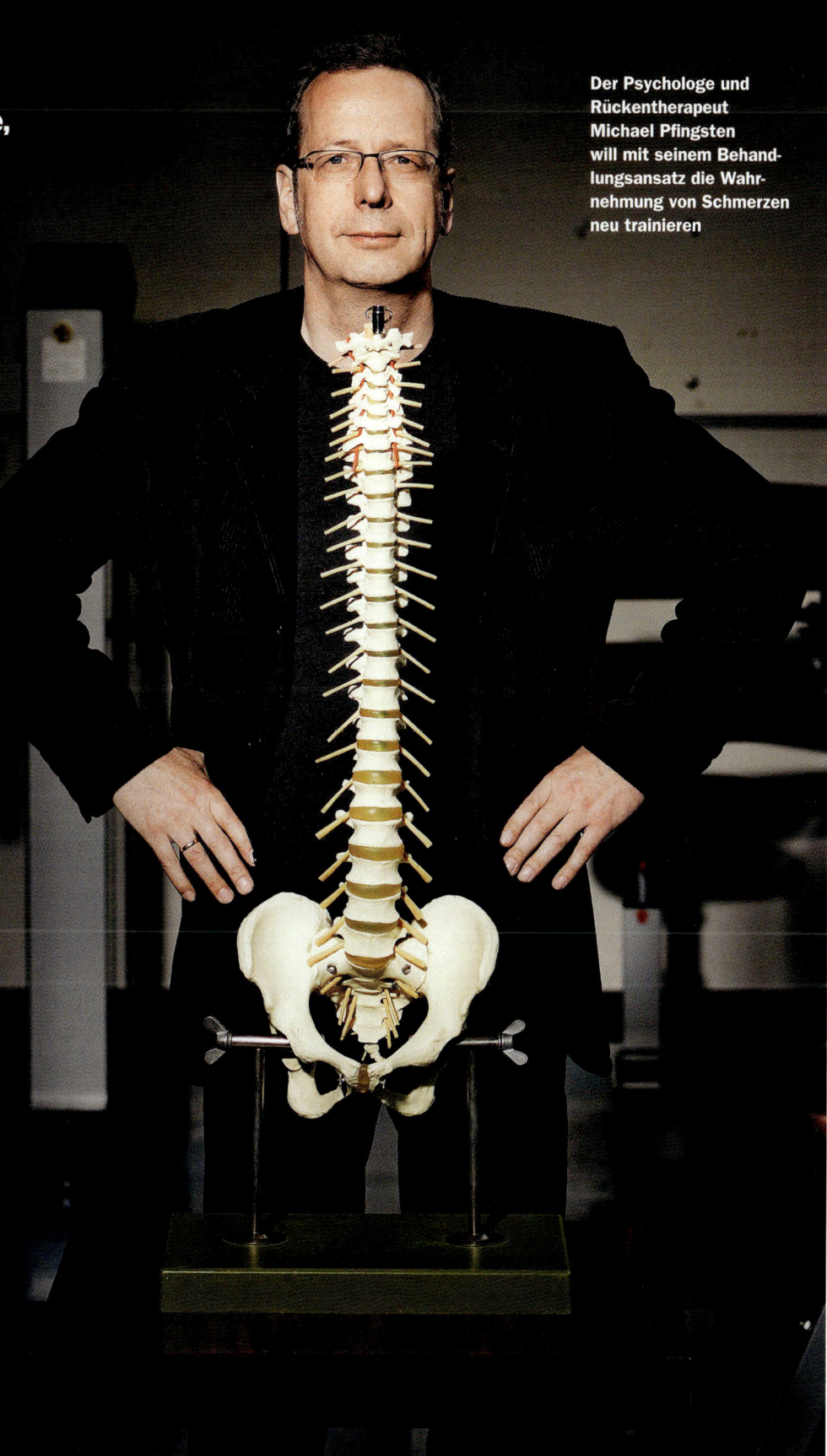

6.

»Wie heilen Sie als Psychologe Rückenkranke, Herr Pfingsten?«

Sie lernen bei mir, mit ihren Schmerzen anders umzugehen.

Das klingt so lapidar, als könne man Schmerzen einfach ignorieren. Wie sollen denn Therapiegespräche die Wahrnehmung verändern?

Unser Ansatz ist die Verhaltenstherapie. Da spielt auch Training eine wichtige Rolle. Entscheidend ist dabei die richtige Dosis. Der Patient sollte auf keinen Fall üben, bis es wehtut. Diese negative Erfahrung verstärkt das Schmerzempfinden. Wir müssen das Belohnungsprinzip nutzen und dem Kranken zu positiven Erlebnissen verhelfen. Er soll spüren, dass er wieder mehr kann.

Wenn der Rücken aber doch wieder zwickt?

Das klingt jetzt hart, was ich sage. Aber manchmal sollte man als Therapeut auch ignorieren, wenn der Patient stöhnt. Chronische Schmerzpatienten müssen wieder lernen, dass derjenige Aufmerksamkeit bekommt, der nicht jammert, sondern mitmacht. Solche Verhaltensmuster werden schon in der Kindheit erlernt. Aber die Gratwanderung zwischen Ablenkung und Anteilnahme verlangt hohe Kompetenz.

Unterscheiden sich Männer und Frauen in ihrem Schmerzverhalten?

Frauen leben gesundheitsbewusster, haben aber schlechtere Karten durch ihre Doppelbelastung in Beruf und Familie. Männer wollen nicht akzeptieren, dass sie sich überfordern. Wer sieht schon gern ein, dass man ab 45 Jahren nicht mehr mit den Jungen mithalten kann und länger braucht, sich zu erholen. Zurückstecken will gelernt sein.

Wenn Ihre Patienten die Klinik verlassen, holt sie doch der Stress wieder ein, oder?

Das ist eine falsche Annahme. Meine Patienten sind oft überrascht, auf welche Lösungsideen man in einer Gesprächsgruppe mit Leidensgenossen kommt. Lassen sich die Rahmenbedingungen nicht verbessern, dann gilt es, die Einstellung zu ändern. Wer Frust mit Kollegen oder dem Chef hat, kann lernen, die Situation durch sein eigenes Verhalten positiv zu beeinflussen.

Röntgenbilder schaden der Psyche, warum?

Auf hochauflösenden Bildern findet der Arzt fast immer irgendwelche Schäden, auf die der Patient dann sein Leiden fixiert. Laut einer Studie nehmen leichte Rückenprobleme dadurch einen schlechteren Verlauf. Auch weil andere Schmerzursachen, etwa eine belastende Lebenssituation, damit aus dem Blickfeld geraten.

Der Psychologe und Rückentherapeut Michael Pfingsten will mit seinem Behandlungsansatz die Wahrnehmung von Schmerzen neu trainieren

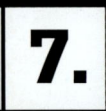

7. Wie findet der Patient die ideale Therapie für seinen Schmerz?

Während Neurochirurgen etwa mit feinmechanischen Ministoßdämpfern versuchen, die Beweglichkeit der Wirbelsäule zu erhalten, wollen Orthopäden den Schmerz minimalinvasiv kurieren: durch Spritzenkuren, mikrochirurgische Eingriffe und sogar Zelltransplantationen in die Bandscheibe. Doch operative Eingriffe allein führen selten zum Ziel. „Die Kunst der Rückenmedizin ist heute, die optimale Therapie zum richtigen Zeitpunkt zu finden", sagt Alexander Wild, Chef am Klinikum der Hessing Stiftung. Die Mechanik der Wirbelsäule lässt sich nicht

so leicht reparieren wie die Stoßdämpfer eines Autos. „Ein multizentrisches Problem kann man nicht nur mit Spritzen oder einer Operation lösen", sagt Michael Pfingsten. Vor allem, wenn sich Rückenschmerzen länger als anderthalb bis drei Monate hinziehen.

Im DRK Schmerz-Zentrum Mainz koordiniert Hans-Raimund Casser eine ganze Mannschaft von Rückenspezialisten. „Ein Arzt allein kann ein chronisches Rückenproblem nicht beheben", sagt der Direktor der Einrichtung. Kompliziert gestaltet sich die Therapie auch deshalb, weil jeder Mensch

mit Schmerzen anders umgeht. Neuankömmlinge werden deshalb in der Mainzer Schmerzklinik zwei bis drei Tage lang von verschiedenen Spezialisten durchgecheckt. Therapeuten und Ärzte tauschen sich miteinander aus. „Sind die Experten alle unter einem Dach, machen sie sich die Patienten nicht abspenstig", sagt Casser. Er bemängelt, dass maximal zehn Prozent der chronisch Rückenkranken eine solche Schmerztherapie bekommen, und glaubt auch den Grund dafür zu kennen: Operationen am Fließband bringen einer Klinik mehr Geld.

Helfende Hände: sechs Experten für einen Patienten

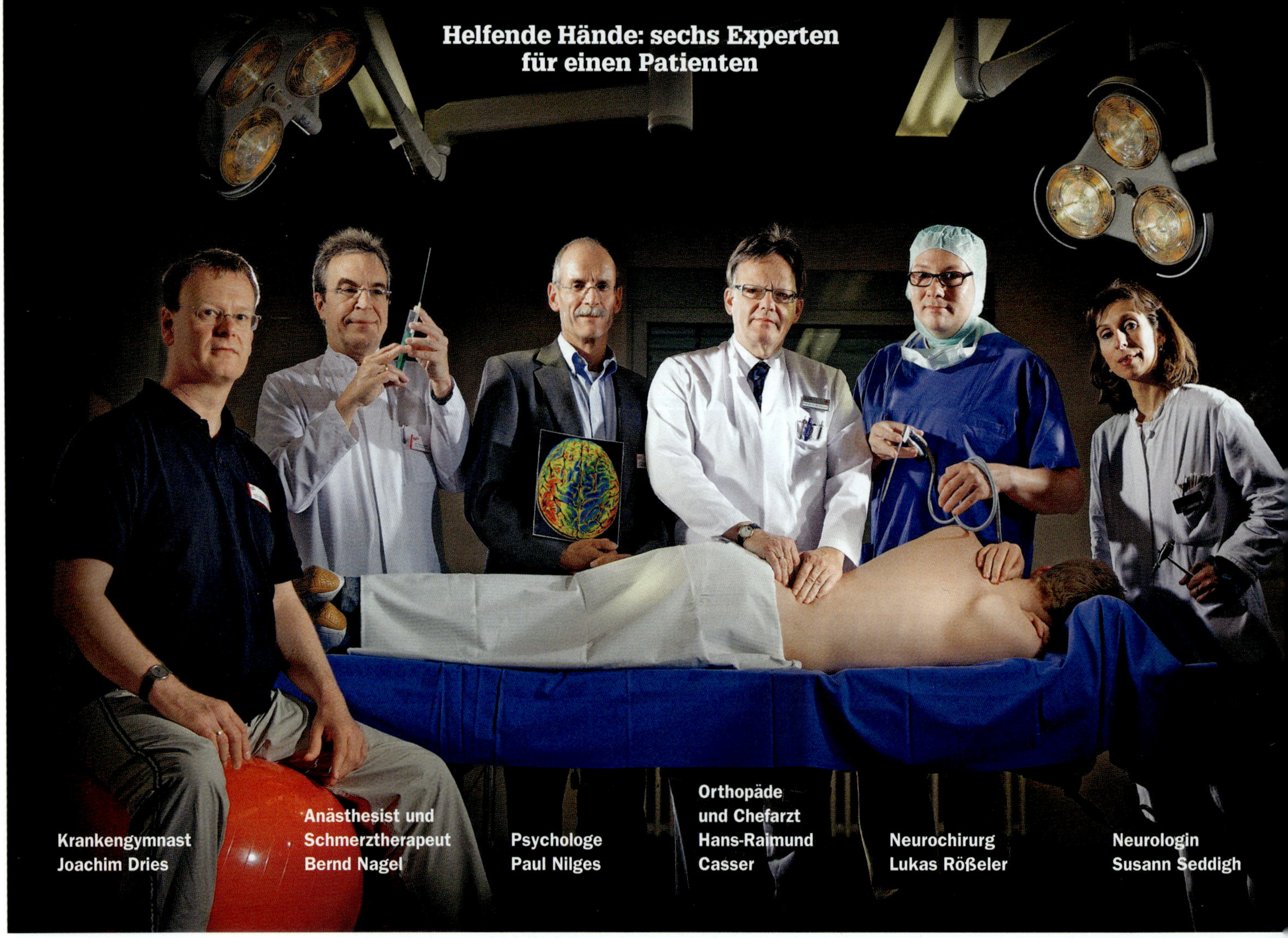

Krankengymnast
Joachim Dries

Anästhesist und
Schmerztherapeut
Bernd Nagel

Psychologe
Paul Nilges

Orthopäde
und Chefarzt
Hans-Raimund
Casser

Neurochirurg
Lukas Rößeler

Neurologin
Susann Seddigh

8.

Was kann jeder selbst gegen Rückenschmerzen tun?

Die Aktivierung der eigenen Heilkräfte ist für die meisten Patienten das aussichtsreichste Mittel. „Rückenkranke nutzen die Kraft ihrer Bänder und Muskeln zu wenig", sagt der Orthopäde Axel Reinhardt in Potsdam. Mediziner schätzen, dass 90 Prozent der akuten Rückenprobleme durch Muskelverspannungen entstehen. Ein kompliziertes Geflecht aus etwa 300 Muskeln sowie unzähligen Bändern und Sehnen verspannt die 34 Wirbel des Rückgrats untereinander wie die Takelage eines Segelschiffs. Es hält den Mast im Lot. Doch das Leben im Sitzen lässt das natürliche Haltesystem verkümmern. Gerade mal 800 Meter legen viele Menschen heute pro Tag noch per pedes zurück. Im 19. Jahrhundert waren es noch 20 Kilometer. Jedes Kilo Übergewicht verstärkt die Statikprobleme. Fett verdrängt die Muskulatur an den Wirbeln. Deshalb haben übergewichtige Rückenkranke schlechtere Genesungschancen.

Eindrucksvoll belegen Tests von Biomechanikern die Bedeutung der Bauchmuskeln: Wer vor dem Heben einer Last einatmet und sie anspannt, reduziert den Druck auf die Bandscheiben um bis zu 50 Prozent. Auf welche Weise man seine Muskeln stählt, ist egal. Eine Studie mit Bremer Hafenarbeitern zeigte, dass Krafttraining im Fitness-Studio einer Wirbelsäulengymnastik ebenbürtig ist.

90%
der akuten Rückenprobleme entstehen durch **Muskelverspannungen**

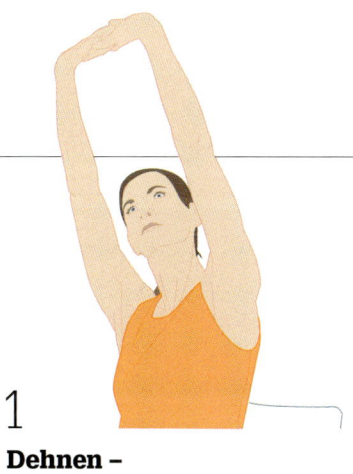

1

Dehnen – genüsslich strecken:

Drehen Sie die Handflächen nach oben. Strecken Sie die Arme weit nach oben und hinten – mal nach rechts, mal nach links.

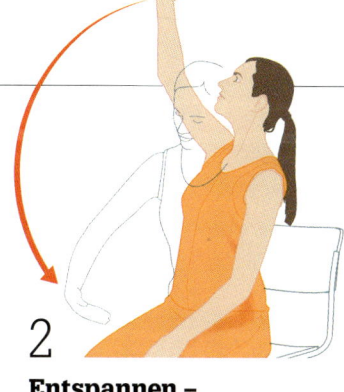

2

Entspannen – für Nacken und Schulter:

Langsam den Arm von weit oben nach unten führen. Ihr Blick folgt der fließenden Handbewegung. Arm wechseln.

9.

Welche Übungen eignen sich für den Alltag?

Stellen Sie den Wecker in Ihrem Handy, damit er Sie (mehrmals) täglich an die Wirbelsäulenpflege erinnert.

3

Blockade lösen – Rücken drehen:

Sitzen Sie seitwärts. Den aufrechten Oberkörper zur Lehne drehen. Einige Atemzüge verweilen, langsam zurück. Seitenwechsel.

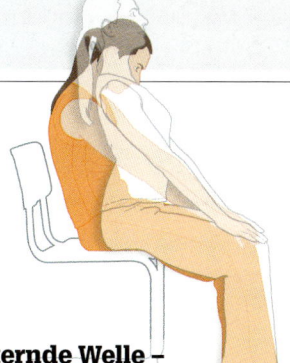

4

Lockernde Welle – unterer Rücken:

Machen Sie langsam einen Katzenbuckel. Dabei Kopf und Becken mitkippen. Dann strecken Sie sich in einer Wellenbewegung ins Hohlkreuz. Im Atemrhythmus wiederholen.

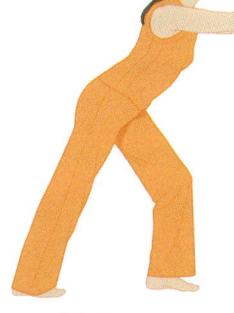

5

Wand wegschieben – Kraft für die Schultern:

Drücken Sie mit aller Kraft gegen die Wand. Abstand: etwa ein Meter. Nach langem Sitzen dehnt sich so auch die Brustmuskulatur.

Quelle: „Yoga für Rücken, Schultern und Nacken", GU, 2010

WIRBELSÄULE

Wirbelsäulenchirurgen

Arzt/Klinik	Ort/Tel.-Nr.	von Kollegen empfohlen	von Patienten empfohlen	Publikationen	Bandscheiben-OPs	Wirbelfusionen	Arthroplastik	Tumorchirurgie	Revisionen	ausgewählte Spezialisierung
Dr. Felix Hohmann Hessingpark-Clinic www.hessingpark-clinic.de	**Augsburg** 0821/9099000	•	◆◆		▲▲	▲	▲		▲	*Wirbelsäulentherapie*
Prof. Dr. Alexander Wild Hessing Stiftung www.hessing-stiftung.de	**Augsburg** 0821/909241	••	◆◆	■■	▲▲	▲▲	▲	▲	▲▲	*Wirbelsäulenchirurgie; minimalinvasive, nicht operative Wirbelsäulentherapie*
Dr. Heinrich Böhm Zentralklinik www.zentralklinik-bad-berka.de	**Bad Berka** 036458/51401	•••	◆◆	■	▲	▲▲	▲	▲▲	▲▲	*Korrektur von Deformitäten; Brustwirbelersatz in Schlüssellochtechnik; Dekompressionen*
Dr. Daniel Rosenthal Praxis www.taunus-klinik.de	**Bad Homburg** 06172/91710	•	◆◆		▲▲	▲	▲		▲	*minimalinvasive Eingriffe; Bandscheibenoperationen*
Dr. Oliver Meier Werner-Wicker-Klinik www.werner-wicker-klinik.de	**Bad Wildungen** 05621/803245	••	◆◆	■	▲	▲▲		▲	▲▲	*Fusion von Wirbelkörpern; Dekompressionen; Korrektur von Deformitäten; Revisionseingriffe*
Priv.-Doz. Dr. Michael Putzier Uniklinikum Charité, CCM www.wirbelsaeule-charite.de	**Berlin** 030/450615044	•	◆	■	▲	▲	▲▲	▲▲	▲	*chirurgische und konservative Behandlung von Erkrankungen, Verletzungen und Deformitäten der Wirbelsäule*
Priv.-Doz. Dr. Jörg Herdmann St. Vinzenz-Krankenhaus www.vinzenz-duesseldorf.de	**Düsseldorf** 0211/9582900	••	◆		▲▲	▲			▲	*Operationen an der Halswirbelsäule; Stabilisierung mit Knochenzement; Dekompressionen*
Prof. Dr. Wolfgang Börm Ev.-luth. Diakonissenanstalt www.diako.de/diako-flensburg	**Flensburg** 0461/8121901	•	◆	■	▲▲	▲	▲▲	▲▲		*degenerative Erkrankungen der Wirbelsäule; operative Behandlung; Tumorchirurgie*
Priv.-Doz. Dr. Frank Kandziora BG Unfallklinik www.bgu-frankfurt.de	**Frankfurt am Main** 069/4752020	••	◆◆	■■	▲			▲▲	▲▲	*Wirbelsäulenchirurgie (v. a. Fusionen, Korrektureingriffe)*
Prof. Dr. Michael Rauschmann Uniklinikum Friedrichsheim www.friedrichsheim.de	**Frankfurt am Main** 069/6705228		◆	■■	▲	▲▲	▲▲			*Wirbelsäulenchirurgie (v. a. Fusionen, Arthroplastik); spezielle Schmerztherapie*
Priv.-Doz. Dr. Ralph Kothe Schön Klinik Hamburg Eilbek www.schoen-kliniken.de	**Hamburg** 040/20927001	••	◆	■	▲	▲	▲		▲▲	*Wirbelsäulenchirurgie (v. a. Fusion von Wirbelkörpern, Dekompression bei Stenosen)*
Priv.-Doz. Dr. Michael Muschik Klinik Fleetinsel www.klinik-fleetinsel.de	**Hamburg** 040/37671650	•	◆◆		▲	▲				*Korrektur von Deformitäten; Fusion von Wirbelkörpern*
Priv.-Doz. Dr. Thomas Niemeyer Asklepios Klinik St. Georg www.asklepios.com/sanktgeorg	**Hamburg** 040/1818852111	••	◆◆	■	▲	▲	▲			*chirurgische Behandlung von Wirbelsäulenerkrankungen*
Prof. Dr. Luca Papavero Schön Klinik Hamburg Eilbek www.schoen-kliniken.de/eilbek	**Hamburg** 040/20927001	•••	◆	■	▲▲	▲	▲	▲▲	▲	*mikrochirurgische Eingriffe (Stenosen, Bandscheibenvorfälle); Wirbelsäulentumoren*
Dr. Rafael Donatus Sambale Orthopäd. Klinik Hess. Lichtenau www.klinik-lichtenau.de	**Hessisch Lichtenau** 05602/831301	••	◆◆		▲▲	▲		▲	▲▲	*Revisionseingriffe; Spinalkanalstenosen; Bandscheibenprothesen (Halswirbelsäule)*
Prof. Dr. med. Rolf Kalff Uniklinikum www.med.uni-jena.de/neurochir	**Jena** 03641/9323001	•	◆	■■	▲▲	▲	▲	▲▲	▲	*Bandscheibenoperationen; Tumorchirurgie*
Prof. Dr. Jürgen Harms SRH Klinikum K.-Langensteinbach www.srh-kliniken.de	**Karlsbad** 07202/613346	•••	◆◆	■■	▲	▲▲	▲▲	▲▲	▲▲	*Schädelbasis-Chirurgie; Korrektureingriffe im Kleinstkindalter; Behandlung von Infektionen*
Priv.-Doz. Dr. Tobias Pitzen SRH Klinikum K.-Langensteinbach www.srh-kliniken.de	**Karlsbad** 07202/613100	•••	◆	■	▲▲	▲▲	▲	▲▲	▲	*chirurgische Therapie bei krankhaften Veränderungen aller Art an der Halswirbelsäule*

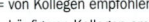 • = von Kollegen empfohlen
•• = häufig von Kollegen empfohlen
••• = überdurchschnittlich häufig von Kollegen empfohlen

 ◆ = von Patienten empfohlen
◆◆ = häufig von Patienten empfohlen

■ = viel publiziert
■■ = überdurchschnittlich viel publiziert

▲ = nimmt Eingriff vor
▲▲ = nimmt Eingriff häufig vor
k. A. = keine Angaben

Wirbelsäulenchirurgen

Arzt/Klinik	Ort/Tel.-Nr.	von Kollegen empfohlen	von Patienten empfohlen	Publikationen	Bandscheiben-OPs	Wirbelfusionen	Arthroplastik	Tumorchirurgie	Revisionen	ausgewählte Spezialisierung
Prof. Dr. Christoph Hopf Lubinus Clinicum www.skoliose.de	**Kiel** 0431/388302	●●●	◆◆		▲▲	▲▲	▲▲	▲▲	▲▲	*Deformitäten; Bandscheibenersatz an Lenden- und Halswirbelsäule; degenerative Erkrankungen; Revisionen*
Dr. Francis Kilian Katholisches Klinikum www.kk-koblenz.de	**Koblenz** 0261/4966457	●	◆◆		▲▲	▲	▲▲	▲	▲	*Wirbelsäulen- und Rückenmarkschirurgie*
Priv.-Doz. Dr. Viola Bullmann St. Franziskus-Hospital www.st-franziskus-koeln.de	**Köln** 0221/55910	●	◆◆	■■	▲	▲▲		▲▲	▲	*Operation bei Deformitäten (auch Kinder), degenerative Erkrankungen und Tumoren; Osteoporose*
Prof. Dr. Peer Eysel Uniklinikum orthopaedie.uk-koeln.de	**Köln** 0221/4784601	●●	◆◆	■■	▲▲	▲		▲		*Wirbelsäulenchirurgie; Tumororthopädie*
Prof. Dr. Christoph Josten Uniklinikum chirurgie1.uniklinikum-leipzig.de	**Leipzig** 0341/9717004	●●	◆	■■		▲		▲▲	▲	*Wirbelsäuelenerkrankungen, insbesondere Tumoren, Verletzungen, Entzündungen, Fehlstellungen*
Univ.-Doz. Dr. Christian Bach St. Remigius-Krankenhaus Opladen www.remigius.de	**Leverkusen** 02171/4092191	●	◆	■	▲	▲▲	▲▲	▲▲	▲▲	*Revisionen nach misslungenen Primäreingriffen an der Wirbelsäule; Korrektur der Wirbelsäulenverkrümmung*
Priv.-Doz. Dr. Jörg Franke Uniklinikum orthopaedie.uni-magdeburg.de	**Magdeburg** 0391/6714050	●	◆	■	▲	▲	▲▲	▲▲	▲	*Wirbelsäulenchirurgie (v. a. Arthroplastik und Fusionen)*
Dr. Christoph Schätz Orthopädische Klinik www.okm.de	**Markgröningen** 07145/912241	●●	◆◆		▲▲	▲▲	▲▲	▲	▲▲	*Wirbelsäulenchirurgie inklusive mikrochirurgische Techniken, operative Stabilisation mit Zugang von vorn und hinten*
Prof. Dr. Hans Hertlein Städtisches Klinikum Harlaching www.khmh.de	**München** 089/62103264	●	◆		▲▲	▲▲		▲▲	▲▲	*Kinderchirurgie; Stabilisierung von Wirbelbrüchen; Operation der Halswirbelsäule durch den Mund; Behandlung v. Infektionen*
Prof. Dr. Michael Mayer Schön Klinik Harlaching www.schoen-kliniken.de/okm	**München** 089/62112011	●●●	◆	■	▲▲	▲	▲			*Bandscheibenoperationen inklusive künstliche Bandscheiben an der Halswirbelsäule; dynamische Stabilisierung*
Prof. Dr. Bernhard Meyer Uniklinikum rechts der Isar www.neurokopfzentrum.med.tum.de	**München** 089/41402151	●●	◆	■■	▲▲	▲▲	▲▲	▲▲	▲▲	*Wirbelsäulenchirurgie inklusive Eingriffe an der Halswirbelsäule; Neuro-Onkologie*
Prof. Dr. Ulf Liljenqvist St. Franziskus-Hospital www.sfh-muenster.de	**Münster** 0251/9353693	●●●	◆◆	■■	▲	▲		▲	▲	*operative Behandlung sämtlicher Erkrankungen der Wirbelsäule (inklusive Skoliose- und Tumorchirurgie)*
Prof. Dr. Henry Halm Schön Klinik Neustadt www.schoen-kliniken.de/neustadt	**Neustadt** 04561/544901	●●●	◆◆	■■	▲▲	▲▲	▲	▲	▲▲	*Korrektur von Deformitäten bei Kindern und Erwachsenen; Fusionen; Dekompression; Revisionen*
Dr. Axel Reinhardt Oberlinklinik www.oberlinklinik.de	**Potsdam** 0331/7634315	●●	◆		▲	▲▲	▲▲	▲	▲	*Fusion von Wirbelkörpern; Einsatz von künstlichen Bandscheiben (auch an der Halswirbelsäule)*
Prof. Dr. Rudolf Beisse Krankenhaus Rummelsberg www.krankenhaus-rummelsberg.de	**Schwarzenbruck** 09128/5043469	●●●	◆	■	▲	▲▲	▲▲	▲	▲	*thorakoskopische Chirurgie; Korrekturen nach missglückter Operation oder Unfall; Bandscheibenvorfälle der Brustwirbelsäule*
Priv.-Doz. Dr. Michael Ruf SRH Zentralklinikum www.zentralklinikum-suhl.de	**Suhl** 03681/355750	●●	◆	■	▲	▲	▲	▲	▲	*Wirbelsäulenchirurgie (z. B. degenerative Erkrankungen, Skoliose, Tumoren, rheumatische Veränderungen)*
Prof. Dr. Cornelius Wimmer Schön Klinik www.bhz-vogtareuth.de	**Vogtareuth** 08038/901529	●●	◆◆	■	▲▲	▲▲		▲	▲	*konservative und chirurgische Behandlung von Skoliose- und Schmerzpatienten; minimalinvasive Verfahren*
Prof. Dr. Marcus Richter St. Josefs-Hospital www.joho.de	**Wiesbaden** 0611/1773701	●●●	◆	■	▲▲	▲▲	▲▲	▲▲	▲▲	*Wirbelsäulenchirurgie (computernavigiert, minimalinvasive Verfahren); komplexe Korrekturen und Revisionen*

Legende:

 ● = von Kollegen empfohlen
●● = häufig von Kollegen empfohlen
●●● = überdurchschnittlich häufig von Kollegen empfohlen

 ◆ = von Patienten empfohlen
◆◆ = häufig von Patienten empfohlen

 ■ = viel publiziert
■■ = überdurchschnittlich viel publiziert

▲ = nimmt Eingriff vor
▲▲ = nimmt Eingriff häufig vor
k. A. = keine Angaben

KNIE

Kniespezialisten

Arzt/Klinik	Ort/Tel.-Nr.	von Kollegen empfohlen	von Patienten empfohlen	Publikationen	Einpflanzung von Knieprothesen	Prothesenwechsel-operationen	Kreuzbandersatz	Knorpelchirurgie	Meniskus-OPs	ausgewählte Spezialisierung
Dr. Ulrich Boenisch Hessingpark-Clinic www.hessingpark-clinic.de	**Augsburg** 0821/9099000	••	♦				▲▲	▲▲	▲▲	Sportverletzungen; regenerative Verfahren zum Knorpelerhalt; Bandrekonstruktionen
Prof. Dr. Joachim Grifka Asklepios Klinikum www.asklepios.com/badabbach	**Bad Abbach** 09405/182407	•••	♦♦	■■	▲▲	▲▲	▲	▲▲	▲	gelenkerhaltende Therapie; Prothetik, navigationsgestützte Operationen; Sportverletzungen
Priv.-Doz. Dr. Vladimir Martinek Orthopädie Harthausen www.orthopaedie-harthausen.de	**Bad Aibling** 08061/2051	••	♦♦	■	▲▲	▲▲	▲	▲	▲	Kniechirurgie, Sportverletzungen
Dr. Heinrich Thabe Diakonie-Krankenhaus www.orthopaedie-kh.de	**Bad Kreuznach** 0671/6052120	•	♦		▲	▲	▲			Rheumaorthopädie
Prof. Dr. Christoph Eingartner Caritas-Krankenhaus www.ckbm.de	**Bad Mergentheim** 07931/583333	•	♦	■■	▲	▲				Endoprothetik am Knie (insbesondere auch Wechseloperationen)
Prof. Dr. Stefan Sell Sana-Rheumazentrum www.sana-rheumazentrum.de	**Bad Wildbad** 07081/179260	•	♦♦		▲	▲		▲	▲	Endoprothetik, Rheumachirurgie
Prof. Dr. Lothar Rabenseifner Stadtklinik www.klinikum-mittelbaden.de	**Baden-Baden** 07221/912535	•	♦		▲▲	▲▲	▲		▲	minimalinvasive Einpflanzung von Knietotalendoprothesen; Behandlung von Infektionen
Dr. Ullrich Gebhardt Gemeinschaftspraxis www.praxisklinik-oberlausitz.de	**Bautzen** 03591/43149	••	♦				▲▲	▲▲	▲▲	Knorpel-, Meniskus- und Kreuzbandchirurgie (vorderes und hinteres Kreuzband); Achskorrekturen; Teilprothesen
Dr. Gunter Frenzel MVZ Tagesklinik Esplanade www.tagesklinik-esplanade.de	**Berlin** 030/44667910	•	♦				▲▲		▲▲	Kniegelenkschirurgie (auch arthroskopisch)
Prof. Dr. Wolfgang Noack Ev. Waldkrankenhaus Spandau www.waldkrankenhaus.com	**Berlin** 030/37021002	••	♦		▲	▲		▲	▲	Endoprothetik (Erstimplantationen und Wechseloperationen)
Prof. Dr. Carsten Perka Uniklinikum Charité, CCM www.cmsc-online.de	**Berlin** 030/450515044	•••	♦♦	■■	▲▲	▲▲		▲	▲	Endoprothetik des Kniegelenks; Umstellungsosteotomien (Achskorrekturen)
Prof. Dr. Wolf Petersen Martin-Luther-Krankenhaus www.mlk-berlin.de	**Berlin** 030/89553025	•••	♦♦	■■	▲	▲	▲▲	▲▲	▲	Kreuzbandchirurgie (vorderes und hinteres Kreuzband); Meniskus- und Knorpelchirurgie
Prof. Dr. Martin Sparmann Proendo www.proendo.de	**Berlin** 030/8252574	•	♦♦		▲▲	▲▲				Knie-Endoprothetik
Priv.-Doz. Dr. Andreas Weiler sporthopaedicum www.arthroskopie.de	**Berlin** 030/4141070	•••	♦♦	■■			▲▲	▲▲	▲▲	Kreuzband-, Knorpel- und Meniskuschirurgie (inklusive Transplantation); Kniescheibenstabilisierung
Prof. Dr. Stefan Rupp MediClin Bliestal Kliniken www.mediclin.de/bliestal	**Blieskastel** 06842/542302	••	♦♦	■	▲	▲			▲	Endoprothetik; Meniskuschirurgie
Dr. Alexander Rosenthal Viktoria Klinik www.dr-rosenthal.de	**Bochum** 0234/16855	•	♦				▲▲	▲▲	▲▲	arthroskopische Kniegelenkschirurgie (vorderes und hinteres Kreuzband, Meniskus, Knorpel)
Dr. Holger Haas Gemeinschaftskrankenhaus www.zou-bonn.de	**Bonn** 0228/5062221	••	♦		▲	▲				Endoprothetik einschließlich Revisionschirurgie
Prof. Dr. Roland Becker Städtisches Klinikum www.klinikum-brandenburg.de	**Brandenburg** 03381/411900	••	♦	■	▲	▲	▲	▲		Endoprothetik des Kniegelenks; Achskorrekturen

 • = von Kollegen empfohlen •• = häufig von Kollegen empfohlen ••• = überdurchschnittlich häufig von Kollegen empfohlen

 ♦ = von Patienten empfohlen ♦♦ = häufig von Patienten empfohlen

 ■ = viel publiziert ■■ = überdurchschnittlich viel publiziert

 ▲ = nimmt Eingriff vor ▲▲ = nimmt Eingriff häufig vor k. A. = keine Angaben

Kniespezialisten

Arzt/Klinik	Ort/Tel.-Nr.	von Kollegen empfohlen	von Patienten empfohlen	Publikationen	Einpflanzung von Knieprothesen	Prothesenwechsel-operationen	Kreuzbandersatz	Knorpelchirurgie	Meniskus-OPs	ausgewählte Spezialisierung
					Behandlungsspektrum					
Prof. Dr. Karl-Dieter Heller Herzogin Elisabeth Hospital www.heh-bs.de	**Braunschweig** 0531/6992001	••	◆◆		▲▲	▲▲	▲	▲▲	▲▲	Prothesen (Erst- und Wechseloperationen); arthroskopische minimalinvasive Chirurgie; Knorpeltherapie
Prof. Dr. Rudolf Ascherl Zeisigwaldkliniken Bethanien www.bethanien-chemnitz.de	**Chemnitz** 0371/4301511	••	◆◆		▲▲	▲▲			▲	Endoprothetik; Wechseloperationen (auch bei Entzündungen, Osteomyelitis, Tumoren)
Dr. Steffen Oehme Ostseeklinik Damp www.ostseeklinik-damp.de	**Damp** 04352/806150	•	◆		▲▲	▲▲	▲	▲▲	▲	Knie-Endoprothetik; Prothesenwechsel-operationen; arthroskopische Kniechirurgie
Priv.-Doz. Dr. Wolfgang Nebelung Marienkrankenhaus Kaiserswerth marienkrankenhaus-kaiserswerth.de	**Düsseldorf** 0211/9405221	•••	◆◆	■			▲		▲▲	Operationen des Kniegelenks
Prov.-Doz. Dr. Gunter Spahn Praxisklinik www.pk-eisenach.de	**Eisenach** 03691/73500	•	◆	■	▲	▲		▲▲	▲▲	gelenkerhaltende Arthrosebehandlungen; Knorpelchirurgie und -ersatz; Bandstabilisierung; Achskorrektur
Prof. Dr. Louis Hovy Uniklinikum Friedrichsheim www.orthopaedische-uniklinik.de	**Frankfurt am Main** 069/6705396	••	◆◆		▲	▲			▲	Endoprothetik; Tumorchirurgie; Behandlung bei Hämophilie; Kinderorthopädie
Prof. Dr. Stefan Rehart Markus-Krankenhaus www.fdk.info	**Frankfurt am Main** 069/9533254 0	•	◆◆	■	▲	▲		▲	▲	orthopädische Rheumatologie; Endoprothetik; Arthroskopie
Dr. Manfred Lais Praxis www.praxisklinik2000.de	**Freiburg** 0761/8885890	•	◆					▲▲	▲▲	offene und endoskopische Operationen am Knie
Prof. Dr. Norbert Südkamp Uniklinikum www.uniklinik-freiburg.de/dot	**Freiburg** 0761/2702699	••	◆	■■	k. A.	k. A.	k. A.	k. A.	k. A.	Unfallchirurgie; endoskopische Therapie bei Gelenkverschleiß, Knorpelschäden und Instabilität
Dr. Erhan Basad Uniklinikum www.basad.de	**Gießen** 0641/98542913	••	◆	■	▲	▲	▲	▲	▲	Knorpelchirurgie; Sportverletzungen; Umstellungsoperationen; individuelle Prothetik
Dr. Rolf Walter Praxis www.gfz-haltern.de	**Haltern am See** 02364/5089980	•	◆		▲		▲▲	▲	▲▲	Kreuzbandplastiken; OPs bei Erkrankung des Kniescheibengelenks (Patellaluxation, Trochleadysplasie); Achskorrekturen
Dr. Kai-Uwe Jensen Arthro Clinic Hamburg www.arthro-clinic.de	**Hamburg** 040/6756200	•••	◆◆		▲		▲▲	▲▲	▲▲	arthroskopische Rekonstruktionen (vordere und hintere Kreuzbänder, Meniskus, Knorpel)
Dr. Wolfgang Klauser Endo-Klinik www.endo.de	**Hamburg** 040/31971225	••	◆			▲▲				Knie-Endoprothetik und Revisionseingriffe
Prof. Dr. Wolfgang Rüther Uniklinikum www.uke.de/kliniken/orthopaedie	**Hamburg** 040/741053670	••	◆◆	■■	▲▲					orthopädische Rheumatologie und Endoprothetik
Dr. Götz von Foerster Krankenhaus Tabea www.tabea-krankenhaus.de	**Hamburg** 040/86692241	•••	◆◆		▲	▲				Endoprothetik am Knie (Erstimplantation und Wiederholungsoperationen aller Art)
Prof. Dr. Philipp Lobenhoffer Sportsclinic Germany www.sportsclinicgermany.com	**Hannover** 0511/89765595	•••	◆◆	■■	▲▲	▲	▲	▲▲	▲	Kreuzbandverletzungen; Umstellungsosteotomien; Schlitten- und Vollprothesen
Dr. Jürgen Huber Praxis www.sportopaedie.de	**Heidelberg** 06221/649090	••	◆◆	k. A.	k. A.	k. A.	k. A.	k. A.		Arzt wurde angeschrieben, beteiligte sich aber nicht an der FOCUS-Befragung.
Prof. Dr. Hans Pässler ATOS Klinik www.kreuzband.de	**Heidelberg** 06221/983190	•••	◆				▲▲	▲	▲▲	Kreuzbandoperationen; Knorpel- und Meniskusersatz; Oberflächenteilersatz; Kniescheibenstabilisierung

Legend:

 • = von Kollegen empfohlen
•• = häufig von Kollegen empfohlen
••• = überdurchschnittlich häufig von Kollegen empfohlen

 ◆ = von Patienten empfohlen
◆◆ = häufig von Patienten empfohlen

■ = viel publiziert
■■ = überdurchschnittlich viel publiziert

▲ = nimmt Eingriff vor
▲▲ = nimmt Eingriff häufig vor
k. A. = keine Angaben

Kniespezialisten

KNIE

Arzt/Klinik	Ort/Tel.-Nr.	von Kollegen empfohlen	von Patienten empfohlen	Publikationen	Einpflanzung von Knieprothesen	Prothesenwechsel-operationen	Kreuzbandersatz	Knorpelchirurgie	Meniskus-OPs	ausgewählte Spezialisierung
Prof. Dr. Holger Schmitt ATOS Klinik www.atos.de	**Heidelberg** 06221/983180	●	◆◆	■	▲		▲	▲▲	▲▲	Sportverletzungen (arthroskopische und offene Operationen); Betreuung von Leistungssportlern
Priv.-Doz. Dr. Rainer Siebold ATOS Klinik www.atos.de	**Heidelberg** 06221/983190	●●	◆◆	■	▲		▲▲	▲▲	▲▲	Bandersatz; arthroskopische Meniskus- und Knorpelchirurgie; Kniescheiben-stabilisierung; Achskorrektur
Prof. Dr. Georgios Godolias St. Anna Hospital www.annahospital.de	**Herne** 02325/9862001	●●	◆◆	■	▲▲	▲▲	▲▲	▲▲	▲▲	arthroskopische Kniechirurgie; Knie-Endoprothetik
Prof. Dr. Dieter Kohn Uniklinikum des Saarlands www.orthopaedie-homburg.de	**Homburg** 06841/1624500	●●●	◆◆	■■	k.A.	k.A.	k.A.	k.A.	k.A.	Arzt wurde angeschrieben, beteiligte sich aber nicht an der FOCUS-Befragung.
Dr. Wolfgang Franz Praxis www.lutrinaklinik.de	**Kaiserslautern** 0631/3635200	●	◆				▲▲	▲▲	▲▲	Kniechirurgie
Prof. Dr. Werner Siebert Vitos Orthopädische Klinik www.okkassel.de	**Kassel** 0561/3084201	●●	◆◆	■	▲▲	▲▲	▲	▲	▲	künstliche Kniegelenke einschließlich schwieriger Erst- und Wechseloperationen
Dr. Heinz Laprell Lubinus Clinicum www.lubinus-klinik.de/clinicum	**Kiel** 0431/388204	●●●	◆				▲	▲	▲	komplexe Kreuzbandschäden; Meniskuserhalt und -ersatz; Knieprobleme bei Kindern
Dr. Dirk Holsten Katholisches Klinikum www.kk-koblenz.de	**Koblenz** 0261/4966471	●	◆◆				▲▲	▲	▲▲	Meniskus- und Knorpelchirurgie; Kreuzbandplastiken
Priv.-Doz. Dr. Jürgen Höher Praxis www.praxishoeher.de	**Köln** 0221/8807028	●●●	◆◆		▲		▲▲	▲▲	▲▲	vordere und hintere Kreuzbandplastiken; meniskuserhaltende Operationen (Naht, Teilersatz)
Prof. Dr. Alfred Karbowski Krankenhaus der Augustinerinnen www.koeln-orthopaedie.de	**Köln** 0221/33081351	●	◆◆		▲▲	▲▲	▲	▲	▲	Endoprothetik des Kniegelenks
Dr. Peter Schäferhoff Praxis www.mediapark-klinik.de	**Köln** 0221/9797400	●	◆				▲▲	▲	▲▲	arthroskopische Eingriffe; Knorpel-chirurgie; Meniskustransplantation
Priv.-Doz. Dr. Andreas Halder Sana Kliniken Sommerfeld www.ulrici-kliniken.de	**Kremmen** 033055/52201	●●	◆	■	▲▲	▲	▲	▲	▲	Endoprothetik; Kniechirurgie
Dr. Harald Dinges Westpfalz-Klinikum www.westpfalz-klinikum.de	**Kusel** 06381/935410	●	◆		▲▲	▲▲	▲	▲	▲	konservative und operative Behandlung entzündlich-rheumatischer Erkrankungen
Prof. Dr. Werner Hein Park-Krankenhaus www.parkkrankenhaus-leipzig.de	**Leipzig** 0341/8640	●●	◆◆	■■	▲▲	▲▲				Endoprothetik; Rheumachirurgie
Dr. Tim Rose Gelenkzentrum www.gelenkzentrum-leipzig.de	**Leipzig** 0341/2257070	●	◆	■	▲	▲	▲▲	▲	▲	Erstimplantation und Prothesenwechsel
Prof. Dr. Michael Wagner St. Vincenz und Elisabeth Hospital www.katholisches-klinikum-mz.de	**Mainz** 06131/5751800	●●	◆◆		▲▲	▲▲			▲	Endoprothetik
Prof. Dr. Hanns-Peter Scharf Uniklinikum www.ma.uni-heidelberg.de/inst/ortho	**Mannheim** 0621/3834537	●●	◆◆	■	▲▲	▲▲	▲	▲		Endoprothetik; Meniskuschirurgie
Prof. Dr. Bernd Fink Orthopädische Klinik www.okm.de	**Markgröningen** 07145/912204	●●	◆	■■	▲▲	▲▲				Endoprothetik und Prothesenwechsel-operationen am Knie

Behandlungsspektrum (Spalten: Publikationen — Einpflanzung von Knieprothesen — Prothesenwechsel-operationen — Kreuzbandersatz — Knorpelchirurgie — Meniskus-OPs)

Legend:

- ● = von Kollegen empfohlen
- ●● = häufig von Kollegen empfohlen
- ●●● = überdurchschnittlich häufig von Kollegen empfohlen

- ◆ = von Patienten empfohlen
- ◆◆ = häufig von Patienten empfohlen
- ■ = viel publiziert
- ■■ = überdurchschnittlich viel publiziert
- ▲ = nimmt Eingriff vor
- ▲▲ = nimmt Eingriff häufig vor
- k.A. = keine Angaben

Kniespezialisten

Arzt/Klinik	Ort/Tel.-Nr.	von Kollegen empfohlen	von Patienten empfohlen	Publikationen	Einpflanzung von Knieprothesen	Prothesenwechsel-operationen	Kreuzbandersatz	Knorpelchirurgie	Meniskus-OPs	ausgewählte Spezialisierung
					Behandlungsspektrum					
Dr. Jörg Richter Orthopädische Klinik www.okm.de	**Markgröningen** 07145/912207	••	♦				▲▲	▲▲	▲▲	Operationen bei komplexer Instabilität; navigierte Achskorrektur; knorpel-reparative Verfahren
Priv.-Doz. Dr. Thomas Pauly St. Elisabeth-Hospital www.rrz-meerbusch.de	**Meerbusch** 02150/917131	•	♦		▲	▲			▲	Rheumachirurgie; endoprothetischer Ersatz des Kniegelenks
Prof. Dr. Andreas Imhoff Klinikum rechts der Isar www.sportortho.de	**München** 089/28924475	•••	♦♦	■■	▲	▲	▲	▲	▲	spezielle Chirurgie großer Gelenke; Knorpel- und Meniskustransplantationen
Prof. Dr. Volkmar Jansson Uniklinikum Großhadern ortho.klinikum.uni-muenchen.de	**München** 089/7095 2760	••	♦	■■	▲	▲	▲	▲		Knie-Endoprothetik
Dr. Michael Krüger-Franke Gemeinschaftspraxis www.mvz-am-nordbad.de	**München** 089/188424	••	♦		▲▲	▲	▲▲	▲	▲▲	Kniegelenkschirurgie
Dr. Klaus Lehrberger Praxis www.hno-orthopaedie-unterhaching.de	**München-Unterhaching** 089/6116009	•	♦		▲	▲	▲▲	▲▲	▲▲	Arthroskopie; Gelenkersatz; Knorpel-rekonstruktionen; Meniskusersatz
Priv.-Doz. Dr. Hermann Mayr OCM Orthopädische Chirurgie www.ocm-muenchen.de	**München** 089/2060820	•••	♦	■	▲▲	▲▲	▲▲	▲▲	▲▲	Endoprothetik und Wechseloperationen; Bandstabilisierung; Achskorrektur; Sportverletzungen
Dr. Hans-Wilhelm Müller-Wohlfarth Praxis www.mw-oc.de	**München** 089/45238590	••	♦							Diagnostik und Therapie von Gelenks-, Muskel- und Sehnenbeschwerden
Dr. Ernst-Otto Münch OCM Orthopädische Chirurgie www.ocm-muenchen.de	**München** 089/2060820	•••	♦♦				▲▲	▲▲	▲▲	arthroskopische Chirurgie des Kniegelenks und kniegelenksnahe Operationen (z. B. Achskorrektur)
Prof. Dr. Michael Strobel ATOS Klinik www.sporthopaedicum.de	**München** 089/204000100	•••	♦♦	■			▲▲	▲▲	▲▲	hintere Kreuzbandrekonstruktion und Revisionseingriffe
Dr. Michael Moraldo Herz-Jesu-Krankenhaus www.moraldo-orthopaedie.de	**Münster** 02501/922600	•	♦			▲	▲▲	▲▲	▲▲	arthroskopische Gelenkschirurgie (vorderer und hinterer Kreuzbandersatz, Knietotalendoprothese)
Dr. Emanuel Ingenhoven Orthopädische Praxisklinik www.opn-neuss.de	**Neuss** 02131/274531	••	♦				▲	▲▲	▲▲	arthroskopische Meniskus- und Knorpelchirurgie
Prof. Dr. Pavel Dufek Schön Klinik www.schoen-kliniken.de	**Neustadt** 04561/541051	•	♦		▲▲					Endoprothetik der großen Gelenke
Dr. Willi Attmanspacher MediPark im Süd-West-Park www.arthro-suedwestpark.de	**Nürnberg** 0911/25247890	•	♦		k.A.	k.A.	k.A.	k.A.	k.A.	Arzt wurde angeschrieben, beteiligte sich aber nicht an der FOCUS-Befragung.
Priv.-Doz. Dr. Martin Engelhardt Klinikum www.klinikum-osnabrueck.de	**Osnabrück** 0541/4056201	••	♦♦		▲	▲	▲	▲	▲▲	Knie-Endoprothetik; Sportverletzungen
Dr. Andree Ellermann Arcus Kliniken www.sportklinik.de	**Pforzheim** 07231/15420	•••	♦	■	▲▲	▲▲	▲▲	▲▲	▲▲	Kreuzbandverletzungen (auch kindliche), Revisionschirurgie des Kniegelenks
Prof. Dr. Rüdiger Schmidt-Wiethoff Arcus Kliniken www.sportklinik.de	**Pforzheim** 07231/15420	••	♦	■	▲	▲	▲▲	▲▲	▲▲	Kniechirurgie; Sportverletzungen; Kreuzbandchirurgie; Knie-Endoprothetik
Priv.-Doz. Dr. Manfred Bernard Klinik Sanssouci www.kliniksanssouci.de	**Potsdam** 030/8867420	••	♦		▲		▲	▲	▲▲	arthroskopische und offene Bänder- und Meniskuschirurgie; Arthrosebehandlung mit Stammzellen

 = von Kollegen empfohlen
 = häufig von Kollegen empfohlen
 = überdurchschnittlich häufig von Kollegen empfohlen

 = von Patienten empfohlen
 = häufig von Patienten empfohlen

■ = viel publiziert
■■ = überdurchschnittlich viel publiziert

▲ = nimmt Eingriff vor
▲▲ = nimmt Eingriff häufig vor
k. A. = keine Angaben

KNIE

KNIE

Kniespezialisten

Arzt/Klinik	Ort/Tel.-Nr.	von Kollegen empfohlen	von Patienten empfohlen	Publikationen	Einpflanzung von Knieprothesen	Prothesenwechsel-operationen	Kreuzbandersatz	Knorpelchirurgie	Meniskus-OPs	ausgewählte Spezialisierung
					Behandlungsspektrum					
Prof. Dr. Rainer Neugebauer Ev. Krankenhaus www.evang-krankenhaus-regensburg.de	**Regensburg** 0941/5040 1240	●●●	◆◆		▲▲	▲▲	▲	▲		Endoprothetik; Revisionsoperationen; Behandlung von Infektionen
Dr. Wolfgang Birkner Kreiskrankenhaus www.klinloe.de	**Rheinfelden** 07623/941351	●●	◆		▲	▲	▲	▲	▲	arthroskopische Chirurgie und Endoprothetik am Kniegelenk
Dr. Frank Hoffmann RoMed Klinikum www.klinikum-rosenheim.de	**Rosenheim** 08031/3653401	●●●	◆◆	■	▲	▲	▲	▲	▲▲	arthroskopische Chirurgie am Knie; Endoprothetik
Prof. Dr. Wolfram Mittelmeier Uniklinikum www.ouk.med.uni-rostock.de	**Rostock** 0381/4949301	●●●	◆◆	■■		▲▲				orthopädische Chirurgie (v. a. Prothesenwechseloperationen)
Dr. Jürgen Fritz Winghofer Medicum www.winghofermedicum.de	**Rottenburg** 07472/98140	●●	◆	■			▲▲	▲▲	▲▲	Kreuzbandplastiken; Knorpel- und Meniskusoperationen
Dr. Alois Johannes Franz St. Marienkrankenhaus www.marienkrankenhaus.com	**Siegen** 0271/2311702	●	◆		▲▲	▲▲	▲	▲▲	▲	Einsatz verschiedener Knieprothesen (auch Teilersatz); Revisionseingriffe
Dr. Werner Tinius Praxisklinik Stollberg www.praxisklinik-stollberg.de	**Stollberg** 037296/92660	●	◆	■	▲	▲	▲	▲	▲▲	Kniechirurgie
Dr. Heinz-Jürgen Eichhorn sporthopaedicum www.sporthopaedicum.de	**Straubing** 09421/99570	●●●	◆◆				▲▲		▲▲	Operationen am vorderen Kreuzband
Prof. Dr. Carsten O. Tibesku sporthopaedicum www.sporthopaedicum.de	**Straubing** 09421/99570	●	◆◆	■■	▲▲	▲▲			▲	Endoprothetik des Kniegelenks; Arthrose des Kniegelenks
Prof. Dr. Gerhard Bauer Sportklinik www.sportklinik-stuttgart.de	**Stuttgart** 0711/5535175	●●	◆	■		▲	▲	▲	▲	arthroskopische Chirurgie (Stabilisierung, vorderes Kreuzband, Meniskus, Knorpel, Frakturen, Prothesen)
Prof. Dr. Dominik Parsch Baumann-Klinik www.karl-olga-krankenhaus.de	**Stuttgart** 0711/26396119	●●	◆◆	■	▲▲	▲				Endoprothetik; minimalinvasive Operationstechniken
Prof. Dr. Heiko Reichel Uniklinikum rku.de/de/fachbereiche/orthopaedie	**Ulm** 0731/1771101	●●	◆	■■	▲	▲				Endoprothetik; Prothesenwechsel; Rheumaorthopädie; Tumorchirurgie
Dr. Kai Ruße Krankenhaus St. Josef krankenhaus-st-josef-wuppertal.de	**Wuppertal** 0202/4852301	●	◆				▲▲	▲	▲▲	arthroskopische Chirurgie (v. a. vorderes und hinteres Kreuzband sowie Revisionen)

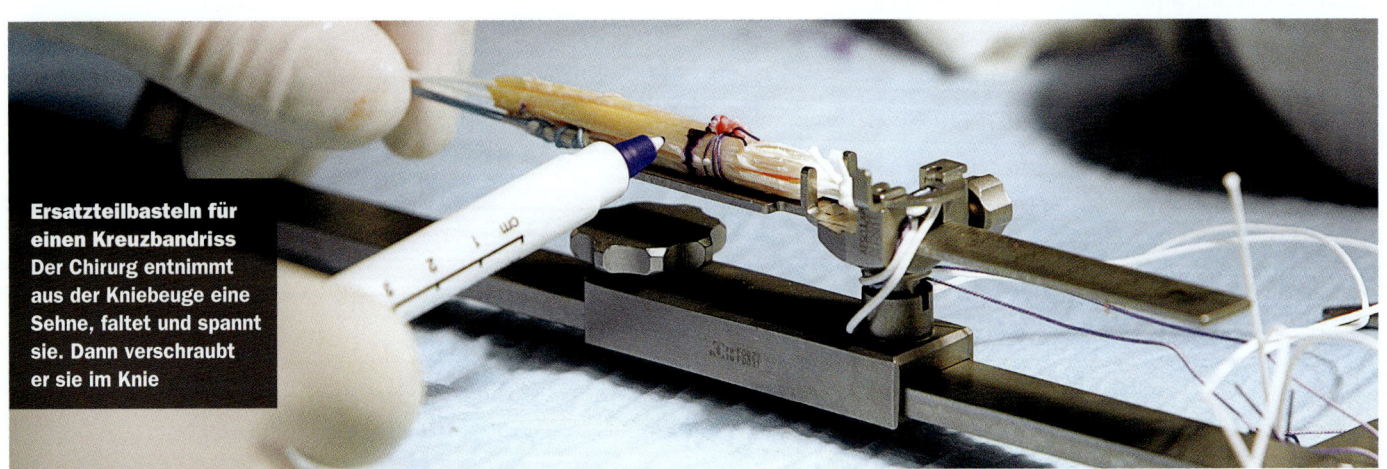

Ersatzteilbasteln für einen Kreuzbandriss Der Chirurg entnimmt aus der Kniebeuge eine Sehne, faltet und spannt sie. Dann verschraubt er sie im Knie

Foto: Axel Griesch/FOCUS-Magazin

Hüftspezialisten

Arzt/Klinik	Ort/Tel.-Nr.	von Kollegen empfohlen	von Patienten empfohlen	Publikationen	Einpflanzung von Hüftprothesen	Prothesenwechsel-operationen	Umstellungsoperationen	Hüftspiegelung	Revisionen nach Hüft-OPs	ausgewählte Spezialisierung
Prof. Dr. Joachim Grifka Asklepios Klinikum www.asklepios.com/badabbach	**Bad Abbach** 09405/182407	●●●	◆◆	■■	▲	▲	▲	▲	▲▲	gelenkerhaltende Therapie; navigationsgestützte Operationen; Prothetik; Sportverletzungen
Prof. Dr. Roland Wetzel Orthopädie Harthausen www.kliniken-harthausen.com	**Bad Aibling** 08061/2051	●●	◆◆		▲	▲	▲▲		▲	Endoprothetik; gelenkerhaltende Chirurgie
Prof. Dr. Christoph Eingartner Caritas-Krankenhaus www.ckbm.de	**Bad Mergentheim** 07931/583333	●	◆	■■	▲	▲	▲			Hüftendoprothetik (insbesondere auch Wechseloperationen)
Prof. Dr. Wolfgang Noack Ev. Waldkrankenhaus Spandau www.waldkrankenhaus.com	**Berlin** 030/37021002	●●	◆		▲▲	▲	▲▲		▲	Endoprothetik (Erstimplantationen und Wechseloperationen)
Prof. Dr. Carsten Perka Uniklinikum Charité, CCM www.cmsc-online.de	**Berlin** 030/450515044	●●●	◆◆	■■	▲▲	▲▲	▲▲	▲	▲▲	Endoprothetik; Beckenosteotomien
Prof. Dr. Martin Sparmann Proendo www.proendo.de	**Berlin** 030/8252574	●	◆◆		▲▲	▲▲				Endoprothetik
Prof. Dr. Josef Zacher Helios Klinikum Buch www.helios-kliniken.de/berlin	**Berlin** 030/940152300	●●	◆◆	■	k.A.	k.A.	k.A.	k.A.	k.A.	Arzt wurde angeschrieben, beteiligte sich aber nicht an der FOCUS-Befragung.
Dr. Holger Haas Gemeinschaftskrankenhaus www.zou-bonn.de	**Bonn** 0228/5062221	●	◆◆		▲▲	▲			▲▲	Endoprothetik einschließlich Revisionschirurgie
Prof. Dr. Dieter Christian Wirtz Uniklinikum www.ortho-unfall-bonn.de	**Bonn** 0228/28714170	●	◆◆	■■	k.A.	k.A.	k.A.	k.A.	k.A.	Primär- und Wechselendoprothetik
Prof. Dr. Karl-Dieter Heller Herzogin Elisabeth Hospital www.heh-bs.de	**Braunschweig** 0531/6992001	●●	◆		▲▲	▲▲	▲	▲	▲	Erstimplantation und Prothesenwechsel; gelenkerhaltende Chirurgie (navigiert, minimalinvasiv)
Prof. Dr. Rudolf Ascherl Zeisigwaldkliniken Bethanien www.bethanien-chemnitz.de	**Chemnitz** 0371/4301511	●●●	◆◆		▲▲	▲▲	▲		▲▲	Endoprothetik; Wechseloperationen (auch bei Entzündungen, Osteomyelitis, Tumoren)
Dr. Steffen Oehme Ostseeklinik Damp www.ostseeklinik-damp.de	**Damp** 04352/806150	●	◆◆		▲▲	▲▲	▲▲	▲▲	▲▲	Endoprothetik; Prothesenwechsel; arthroskopische Hüftchirurgie
Prof. Dr. Bernd-Dietrich Katthagen Klinikum Dortmund www.klinikumdo.de	**Dortmund** 0231/95321850	●●●	◆◆	■	▲	▲	▲▲		▲	Prothetik; Knochentransplantationen; gelenkerhaltende Operationen; Umstellungsosteotomien; Kinderorthopädie
Prof. Dr. Klaus-Peter Günther Uniklinikum www.uniklinikum-dresden.de/ort	**Dresden** 0351/4585005	●●●	◆◆	■■	▲▲	▲▲	▲▲	▲▲	▲	rekonstruktive Chirurgie (gelenkerhaltende Verfahren, Erstimplantation und Wechseloperationen)
Prof. Dr. Rüdiger Krauspe Uniklinikum www.uniklinik-duesseldorf.de	**Düsseldorf** 0211/8117961	●●	◆	■	▲				▲▲	Umstellungsosteotomien; Prothetik; Chirurgie bei kindlichen Tumoren und Dysplasien
Prof. Dr. Michael Starker Katholisches Klinikum www.orthopaedie-prof-starker.de	**Duisburg** 0203/5462571	●	◆		▲	▲▲	▲		▲	Prothetik (Versorgung von Voroperierten und jungen Patienten mit individuellen Hüftschäften)
Prof. Dr. Louis Hovy Uniklinikum Friedrichsheim www.orthopaedische-uniklinik.de	**Frankfurt am Main** 069/6705396	●●	◆◆		▲	▲			▲	Endoprothetik; Tumorchirurgie; Behandlung bei Hämophilie; Kinderorthopädie
Prof. Dr. Fridun Kerschbaumer Klinik Rotes Kreuz www.f-kerschbaumer.de	**Frankfurt am Main** 069/4898140	●●	◆◆	■	▲	▲			▲▲	Endoprothetik, Rheumachirurgie

Behandlungsspektrum (Spalten: Publikationen, Einpflanzung von Hüftprothesen, Prothesenwechseloperationen, Umstellungsoperationen, Hüftspiegelung, Revisionen nach Hüft-OPs)

Legende:

● = von Kollegen empfohlen
●● = häufig von Kollegen empfohlen
●●● = überdurchschnittlich häufig von Kollegen empfohlen

◆ = von Patienten empfohlen
◆◆ = häufig von Patienten empfohlen

■ = viel publiziert
■■ = überdurchschnittlich viel publiziert

▲ = nimmt Eingriff vor
▲▲ = nimmt Eingriff häufig vor
k.A. = keine Angaben

HÜFTE

Hüftspezialisten

Arzt/Klinik	Ort/Tel.-Nr.	von Kollegen empfohlen	von Patienten empfohlen	Publikationen	Einpflanzung von Hüftprothesen	Prothesenwechsel-operationen	Umstellungsoperationen	Hüftspiegelung	Revisionen nach Hüft-OPs	ausgewählte Spezialisierung
Dr. Christian Fulghum Klinikum, endogap Klinik www.endogap.de	**Garmisch-Partenkirchen** 08821/771245	●●	◆		▲▲	▲▲			▲▲	*Endoprothetik; Wechseloperationen*
Prof. Dr. Thorsten Gehrke Endo-Klinik www.endo.de	**Hamburg** 040/31971221	●●	◆		▲▲	▲▲			▲▲	*Erstimplantation und Prothesenwechsel (ein- und zweizeitig bei Infektionen)*
Prof. Dr. Wolfgang Rüther Uniklinikum www.uke.de/kliniken/orthopaedie	**Hamburg** 040/741053670	●●	◆◆	■■	▲▲					*orthopädische Rheumatologie und Endoprothetik*
Dr. Götz von Foerster Krankenhaus Tabea www.tabea-krankenhaus.de	**Hamburg** 040/86692241	●●●	◆◆		▲	▲			▲	*Endoprothetik (Erst- und Wiederholungs-implantationen aller Schwierigkeitsgrade)*
Prof. Dr. Volker Ewerbeck Uniklinikum www.orthopaedie.uni-hd.de	**Heidelberg** 06221/966302	●●●	◆◆	■	k. A.	k. A.	k. A.	k. A.	k. A.	*Arzt wurde angeschrieben, beteiligte sich aber nicht an der FOCUS-Befragung.*
Prof. Dr. Dieter Kohn Uniklinikum des Saarlands www.orthopaedie-homburg.de	**Homburg** 06841/1624500	●●●	◆	■■	k. A.	k. A.	k. A.	k. A.	k. A.	*Arzt wurde angeschrieben, beteiligte sich aber nicht an der FOCUS-Befragung.*
Prof. Dr. Werner Siebert Vitos Orthopädische Klinik www.okkassel.de	**Kassel** 0561/3084201	●●	◆	■	▲▲	▲▲	▲	▲▲	▲▲	*Implantation künstlicher Gelenke inklusive schwieriger Erst- und Wechseloperationen*
Prof. Dr. Alfred Karbowski Krankenhaus der Augustinerinnen www.koeln-orthopaedie.de	**Köln** 0221/33081351	●	◆◆		▲▲	▲	▲	▲▲	▲	*minimalinvasive gelenkerhaltende Hüftchirurgie und Hüftgelenkersatz*
Priv.-Doz. Dr. Andreas Halder Sana Kliniken Sommerfeld www.ulrici-kliniken.de	**Kremmen** 033055/52201	●●	◆	■	▲	▲	▲	▲		*Hüftendoprothetik*
Prof. Dr. Werner Hein Park-Krankenhaus www.parkkrankenhaus-leipzig.de	**Leipzig** 0341/8640	●●	◆◆	■■	▲▲	▲			▲	*minimalinvasiver Hüftgelenkersatz*
Prof. Dr. Christoph Lohmann Uniklinikum orthopaedie.uni-magdeburg.de	**Magdeburg** 0391/6714001	●	◆	■	▲▲	▲				*Endoprothetik; Tumorchirurgie*
Prof. Dr. Michael Wagner St. Vincenz und Elisabeth Hospital www.katholisches-klinikum-mz.de	**Mainz** 06131/5751800	●●	◆		▲▲	▲▲			▲▲	*Endoprothetik*
Prof. Dr. Hanns-Peter Scharf Uniklinikum www.ma.uni-heidelberg.de/inst/ortho	**Mannheim** 0621/3834537	●●	◆	■	▲▲	▲	▲		▲	*minimalinvasive Hüftendoprothetik*
Priv.-Doz. Dr. Michael Dienst OCM Orthopädische Chirurgie www.ocm-muenchen.de	**München** 089/2060820	●●	◆	■	▲	▲	▲▲	▲▲	▲▲	*arthroskopische und offene gelenk-erhaltende Hüftoperationen (inklusive Umstellungsoperationen); Prothetik*
Priv.-Doz. Dr. Robert Hube OCM Orthopädische Chirurgie www.ocm-muenchen.de	**München** 089/2060820	●●	◆	■	▲▲	▲▲	▲		▲	*minimalinvasive Endoprothetik; Wechseloperationen*
Prof. Dr. Volkmar Jansson Uniklinikum Großhadern ortho.klinikum.uni-muenchen.de	**München** 089/70952760	●●	◆◆	■■	▲	▲		▲	▲▲	*Hüftendoprothetik*
Prof. Dr. Werner Plötz Krankenhaus Barmherzige Brüder www.spine-bb.de	**München** 089/17972502	●	◆		▲▲	▲▲	▲	▲	▲▲	*Endoprothetik; Arthroskopie; Tumor-orthopädie; Sportorthopädie*
Prof. Dr. Rainer Neugebauer Ev. Krankenhaus www. evang-krankenhaus-regensburg.de	**Regensburg** 0941/50401240	●●●	◆◆		▲	▲▲	▲		▲▲	*Endoprothetik; Beckentumoren; Revisions-operationen; Behandlung von Infektionen*

●	= von Kollegen empfohlen
●●	= häufig von Kollegen empfohlen
●●●	= überdurchschnittlich häufig von Kollegen empfohlen

◆	= von Patienten empfohlen
◆◆	= häufig von Patienten empfohlen

■	= viel publiziert
■■	= überdurchschnittlich viel publiziert

▲	= nimmt Eingriff vor
▲▲	= nimmt Eingriff häufig vor
k. A.	= keine Angaben

Hüftspezialisten

Arzt/Klinik	Ort/Tel.-Nr.	von Kollegen empfohlen	von Patienten empfohlen	Publikationen	Einpflanzung von Hüftprothesen	Prothesenwechseloperationen	Umstellungsoperationen	Hüftspiegelung	Revisionen nach Hüft-OPs	ausgewählte Spezialisierung
Prof. Dr. Wolfram Mittelmeier Uniklinikum www.ouk.med.uni-rostock.de	**Rostock** 0381/4949301	•••	◆◆	■■		▲▲		▲▲		orthopädische Chirurgie
Prof. Dr. Peter Aldinger Diakonie-Klinikum www.diakonie-klinik.de	**Stuttgart** 0711/9911801	•	◆◆	■	▲▲	▲▲	▲		▲	Hüftendoprothetik
Prof. Dr. Dominik Parsch Baumann-Klinik www.karl-olga-krankenhaus.de	**Stuttgart** 0711/26396119	••	◆◆	■	▲▲	▲				Endoprothetik (v. a. minimalinvasiver Gelenkersatz, Prothesenwechsel); Operationen bei Infektionen
Prof. Dr. Heiko Reichel Uniklinikum rku.de/de/fachbereiche/orthopaedie	**Ulm** 0731/1771101	•••	◆◆	■■	▲	▲			▲	Erstimplantation und Wechseloperationen; Beckenosteotomien; Rheumaorthopädie; Tumorchirurgie
Prof. Dr. Joachim Pfeil St. Josefs-Hospital www.joho.de	**Wiesbaden** 0611/1773636	•	◆		▲	▲	▲▲			Hüftchirurgie bei Erwachsenen und Kindern; chirurgische Korrektur von Deformitäten

Schulterspezialisten

Arzt/Klinik	Ort/Tel.-Nr.	von Kollegen empfohlen	von Patienten empfohlen	Publikationen	Einpflanzung von Schulterprothesen	Rekonstruktion der Rotatorenmanschette	OPs bei Instabilität	Kalkentfernung	Behandlung von Schulterfrakturen	ausgewählte Spezialisierung
Priv.-Doz. Dr. Ulrich Irlenbusch Marienstift www.ms-arn.de	**Arnstadt** 03628/720151	••	◆	■	▲▲	▲	▲	▲	▲	Erkrankungen und Verletzungen des Schultergelenks
Prof. Dr. Frank Gohlke Rhön-Klinikum schulterchirurgie-bad-neustadt.de	**Bad Neustadt** 09771/662251	•••	◆◆	■	▲▲	▲	▲▲	▲▲	▲▲	Revisionen; Rekonstruktionen; inverse Prothesen; Stabilisierung; Rheumachirurgie; Tumorchirurgie
Priv.-Doz. Dr. Wolfgang Pötzl Vulpius Klinik www.vulpiusklinik.de	**Bad Rappenau** 07264/60217	•	◆		▲	▲	▲	▲		Schulter- und Ellenbogenchirurgie
Dr. Bernd Dreithaler Dr. Dreithaler MVZ www.mvz-dreithaler.de	**Berlin** 030/91208030	••	◆		▲	▲▲	▲▲	▲▲	▲	Schulterchirurgie; konservative Behandlung von Schultererkrankungen und -verletzungen
Dr. Falk Reuther DRK-Kliniken Köpenick drk-kliniken-berlin.de/koepenick	**Berlin** 030/30353313	••	◆◆		▲	▲		▲		arthroskopische und offene Schulteroperationen (inklusive Muskelersatz, Prothetik, Frakturplastiken)
Priv.-Doz. Dr. Markus Scheibel Uniklinikum Charité, CVK www.cmsc-online.de	**Berlin** 030/450652777	•	◆	■■	▲▲	▲▲	▲▲	▲▲	▲▲	arthroskopische und offene rekonstruktive Chirurgie (inklusive Prothetik und Frakturen)
Dr. Hans-Gerd Pieper Roland-Klinik www.roland-klinik.de/chirurgie	**Bremen** 0421/8778372	••	◆		▲	▲	▲▲	▲		offene und arthroskopische Schulterchirurgie (inklusive Endoprothetik, Sportverletzungen)
Prof. Dr. Philip Kasten Uniklinikum ortho.uniklinikum-dresden.de	**Dresden** 0351/4583840	•	◆		▲	▲	▲	▲		Schulter- und Ellenbogenchirurgie, Sportorthopädie

Legend:

- • = von Kollegen empfohlen
- •• = häufig von Kollegen empfohlen
- ••• = überdurchschnittlich häufig von Kollegen empfohlen
- ◆ = von Patienten empfohlen
- ◆◆ = häufig von Patienten empfohlen
- ■ = viel publiziert
- ■■ = überdurchschnittlich viel publiziert
- ▲ = nimmt Eingriff vor
- ▲▲ = nimmt Eingriff häufig vor
- k. A. = keine Angaben

SCHULTER

Schulterspezialisten

Arzt/Klinik	Ort/Tel.-Nr.	von Kollegen empfohlen	von Patienten empfohlen	Publikationen	Einpflanzung von Schulterprothesen	Rekonstruktion der Rotatorenmanschette	OPs bei Instabilität	Kalkentfernung	Behandlung von Schulterfrakturen	ausgewählte Spezialisierung
					Behandlungsspektrum					
Priv.-Doz. Dr. Wolfgang Nebelung Marienkrankenhaus Kaiserswerth marienkrankenhaus-kaiserswerth.de	**Düsseldorf** 0211/9405221	●●●	◆◆	■	▲	▲	▲	▲▲	▲	Operationen am Schultergelenk
Dr. Harris Georgousis St. Josef-Krankenhaus www.schulter-ellenbogen.de	**Essen** 0201/4551305	●	◆		▲	▲▲	▲	▲▲	▲▲	Schulter- und Ellenbogenchirurgie
Dr. Peter Ogon Praxis www.zso-freiburg.de	**Freiburg** 0761/2168780	●●	◆			▲▲	▲▲	▲▲		arthroskopische Rekonstruktion der Rotatorenmanschette; Stabilisierung; Akromioplastik
Priv.-Doz. Dr. Olaf Rolf Franziskus-Hospital Harderberg www.orthopaedische-klinik.info	**Georgsmarienhütte** 0541/5022401	●	◆		▲▲	▲▲	▲	▲▲	▲▲	gesamtes Spektrum der Schulter- und Ellenbogenchirurgie
Priv.-Doz. Dr. Achim Hedtmann Klinik Fleetinsel www.klinik-fleetinsel.de	**Hamburg** 040/3767116	●●●	◆◆		▲	▲▲	▲	▲▲	▲	Rekonstruktion der Rotatorenmanschette; chronische Schultereckgelenks-instabilitäten; Prothetik
Dr. Ansgar Ilg Ortho Centrum www.orthocentrum-hamburg.de	**Hamburg** 040/443639	●	◆		▲	▲	▲	▲▲	▲	Rekonstruktion der Rotatorenmanschette; arthroskopische Kalkausräumung
Dr. Kai-Uwe Jensen Arthro Clinic Hamburg www.arthro-clinic.de	**Hamburg** 040/6756200	●●	◆		▲	▲	▲	▲▲		arthroskopische Rekonstruktion der Rotatorenmanschette und bei Luxation; navigierte Prothetik
Priv.-Doz. Dr. Andreas Werner Klinik Fleetinsel www.klinik-fleetinsel.de	**Hamburg** 040/3767116	●●●	◆◆	■	▲	▲	▲	▲▲	▲	Schulter- und Ellenbogenchirurgie
Dr. Jens Agneskirchner Sportsclinic Germany www.sportsclinicgermany.com	**Hannover** 0511/89765595	●●	◆	■	▲▲	▲	▲▲	▲	▲	offene und minimalinvasive Chirurgie am Schultergelenk
Prof. Dr. Helmut Lill Diakonie-KH Friederikenstift www.friederikenstift.de	**Hannover** 0511/1292331	●●	◆◆	■	▲	▲	▲	▲	▲▲	Schulterchirurgie (v. a. Frakturen; Stabilisierung; Rekonstruktion der Rotatorenmanschette)
Prof. Dr. Ulrich Hermann Brunner Krankenhaus Agatharied www.khagatharied.de	**Hausham** 08026/3932444	●●●	◆◆		▲▲	▲	▲	▲	▲▲	Rekonstruktion der Rotatorenmanschette; Stabilisierung nach Luxation; Revisionen

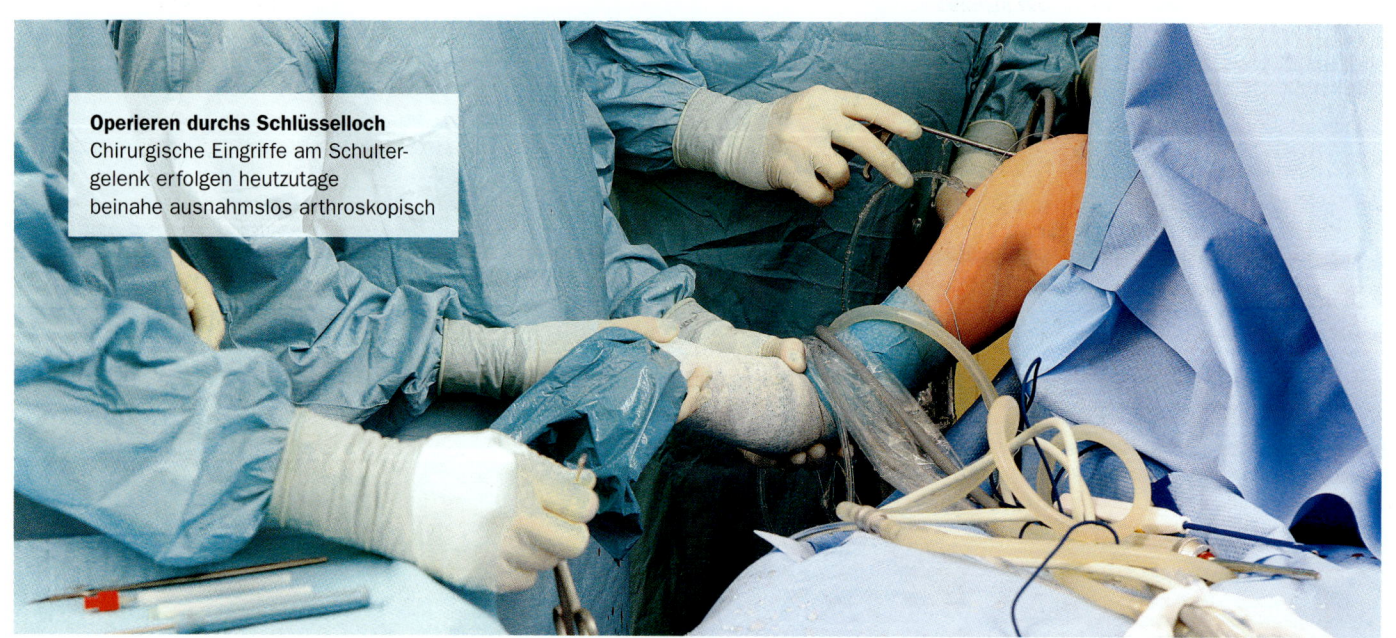

Operieren durchs Schlüsselloch
Chirurgische Eingriffe am Schulter-
gelenk erfolgen heutzutage
beinahe ausnahmslos arthroskopisch

Foto: Bello+Knapp/FOCUS-Magazin

Schulterspezialisten

SCHULTER

Arzt/Klinik	Ort/Tel.-Nr.	von Kollegen empfohlen	von Patienten empfohlen	Publikationen	Einpflanzung von Schulterprothesen	Rekonstruktion der Rotatorenmanschette	OPs bei Instabilität	Kalkentfernung	Behandlung von Schulterfrakturen	ausgewählte Spezialisierung
Dr. Sven Lichtenberg ATOS Praxisklinik www.schulter.de	**Heidelberg** 06221/983180	●●	◆◆	■■	▲	▲▲	▲▲	▲	▲	Schulter- und Ellenbogenchirurgie (v. a. arthroskopisch)
Prof. Dr. Markus Loew ATOS Praxisklinik www.schulter.de	**Heidelberg** 06221/983180	●●●	◆◆	■■	▲▲	▲▲	▲	▲	▲▲	Erstimplantation und Prothesenwechsel; Stabilisierung; Akromioplastik
Prof. Dr. Thomas Schneider Dreifaltigkeits-Krankenhaus www.dfk-koeln.de	**Köln** 0221/9407 1290	●●	◆◆		▲▲	▲	▲	▲▲	▲	Rekonstruktion der Rotatorenmanschette; Stabilisierung nach Luxation; Akromioplastik
Prof. Dr. Géza Pap Park-Krankenhaus www.parkkrankenhaus-leipzig.de	**Leipzig** 0341/8642280	●	◆	■	▲▲	▲	▲	▲	▲▲	Schulter- und Ellenbogenchirurgie (v. a. Prothetik und Frakturversorgung)
Dr. Steffen Jehmlich Orthopädische Klinik www.okm.de	**Markgröningen** 07145/9153209	●	◆			▲▲	▲▲	▲▲	▲	Rekonstruktion der Rotatorenmanschette; Stabilisierung; Arthrolyse bei Schultersteife
Prof. Dr. Peter Habermeyer ATOS Privatklinik www.schulter.de	**München** 089/204000100	●●●	◆◆	■■	▲▲	▲▲	▲▲		▲▲	Prothetik; Frakturen; arthroskopische Rekonstruktion der Rotatorenmanschette und bei Luxation
Prof. Dr. Andreas Imhoff Klinikum rechts der Isar www.sportortho.de	**München** 089/28924475	●●●	◆◆	■■	▲	▲▲	▲▲		▲	Revisionen; Rheumaorthopädie; Stabilisierung; Rekonstruktion der Rotatorenmanschette
Priv.-Doz. Dr. Manfred Pfahler PRO U Praxisklinik www.orthopaedie-flughafen.de	**München** 089/97582222	●●	◆		▲	▲▲	▲	▲	▲	Schulter- und Ellenbogenchirurgie; Endoprothetik
Dr. Ludwig Seebauer Klinikum Bogenhausen www.kh-bogenhausen.de	**München** 089/92702040	●●●	◆◆		▲▲	▲	▲	▲	▲▲	Schulterorthopädie, Sportorthopädie und Sporttraumatologie
Prof. Dr. Ernst Wiedemann OCM Orthopädische Chirurgie www.ocm-muenchen.de	**München** 089/2060820	●●●	◆◆		▲	▲	▲	▲	▲	arthroskopische und offene Rekonstruktionen, Revisionen, Prothesenwechsel
Prof. Dr. Jörn Steinbeck Praxisklinik www.oppk.de	**Münster** 0251/5395960	●●●	◆◆	■■	▲▲	▲▲	▲▲	▲	▲	arthroskopische und offene Rekonstruktionen; Revisionen; Prothesenwechsel
Prof. Dr. Jörg Jerosch Johanna-Etienne-Krankenhaus www.johanna-etienne-krankenhaus.de	**Neuss** 02131/5295 2002	●●	◆	■■	▲▲	▲	▲	▲▲	▲▲	arthroskopische Therapie; Muskeltransferoperationen; endoprothetische Versorgung
Dr. Uwe König Gemeinschaftspraxis www.ortho-rhein-main.de	**Offenbach** 069/80088160	●	◆◆			▲▲	▲▲	▲▲	▲	Rekonstruktion der Rotatorenmanschette; Stabilisierung nach Schulterluxation
Dr. Thomas Ambacher Arcus Kliniken www.sportklinik.de	**Pforzheim** 07231/15420	●●	◆		▲▲	▲▲	▲▲	▲▲	▲▲	Rekonstruktionen; Revisionen; Prothetik
Dr. Frank Hoffmann RoMed Klinikum www.klinikum-rosenheim.de	**Rosenheim** 08031/3653401	●●●	◆◆	■	▲	▲	▲	▲	▲	Schulterchirurgie (auch arthroskopisch); Schulterprothetik
Priv.-Doz. Dr. Max Kääb sporthopaedicum www.sporthopaedicum.de	**Straubing** 09421/99570	●●	◆	■	▲▲	▲	▲	▲	▲	orthopädische und chirurgische Behandlung von Schulterproblemen
Prof. Dr. Gerhard Bauer Sportklinik www.sportklinik-stuttgart.de	**Stuttgart** 0711/5 535175	●	◆	■	▲	▲	▲	▲▲		arthroskopische Chirurgie der Rotatorenmanschette; Stabilisierung; Frakturversorgung; Prothetik
Priv.-Doz. Dr. Dirk Böhm Gemeinschaftspraxis www.ortho-mainfranken.de	**Würzburg** 0931/354500	●●	◆		▲▲	▲▲	▲	▲▲	▲▲	Schulter- und Ellenbogenchirurgie (v. a. Rekonstruktionen und Revisionen)

Behandlungsspektrum

- ● = von Kollegen empfohlen
- ●● = häufig von Kollegen empfohlen
- ●●● = überdurchschnittlich häufig von Kollegen empfohlen

- ◆ = von Patienten empfohlen
- ◆◆ = häufig von Patienten empfohlen
- ■ = viel publiziert
- ■■ = überdurchschnittlich viel publiziert
- ▲ = nimmt Eingriff vor
- ▲▲ = nimmt Eingriff häufig vor
- k. A. = keine Angaben

Schmerz

In Deutschland leiden zwischen **12 und 15 Millionen Menschen** an chronischen Schmerzen. Sie sind eine häufige Ursache für Arbeitsunfähigkeit und Frühverrentung. Dabei lassen sich die Leiden mit der richtigen Therapie eindämmen – oder sogar beseitigen

»In der Endphase meiner Karriere bin ich nachts manchmal **bei jeder Bewegung vor Schmerzen zusammengefahren«**

Ivan Lendl, 51,
Tennisprofi von 1978–1994, 270 Wochen Nummer eins der Weltrangliste

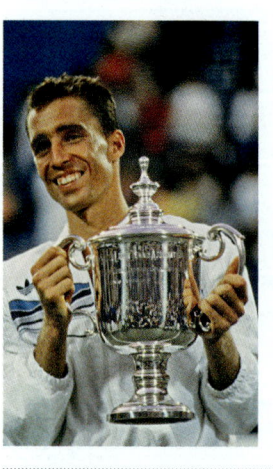

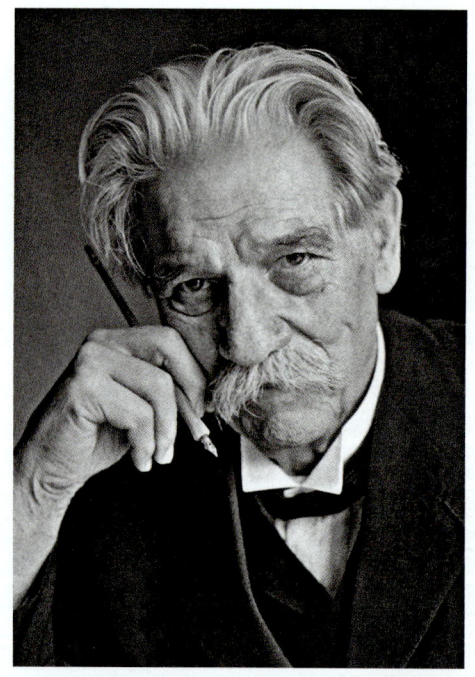

»Der Schmerz ist ein **schlimmerer Herr als der Tod«**

Albert Schweitzer, 1875–1965
Theologe, Arzt und Träger des Friedensnobelpreises

»**Gehabte Schmerzen,** Die hab ich gern«

Wilhelm Busch, Dichter und Zeichner, 1832–1908

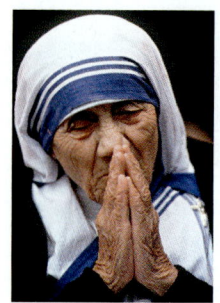

»Wahre Liebe **muss wehtun«**

Mutter Teresa,
katholische Ordensschwester, Trägerin des Friedensnobelpreises 1910–1997

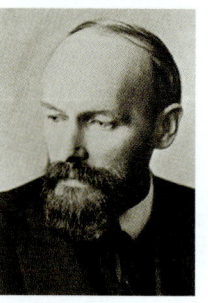

Christian Morgenstern,
Dichter, 1871–1914

»Das ist meine allerschlimmste Erfahrung: Der Schmerz macht die meisten Menschen nicht groß, **sondern klein«**

»**Laufen verursacht Schmerzen,** aber es heilt auch die Schmerzen«

Paula Radcliff, 37,
Weltrekordhalterin im Marathonlauf

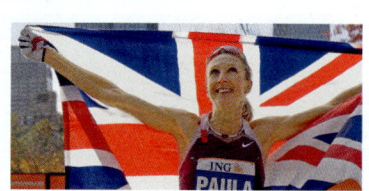

Fotos: Corbis, epd-bild, United Archives, bpk, Chien-Chi Chang/magnum/Ag. Focus

Der Weg der Schmerzen

Alarmsignale des Körpers

Schmerzen sind keine reine Plage. Sie erfüllen einen wichtigen Zweck, nämlich den Körper vor Verletzungen zu schützen. Schmerzsignale sind unangenehm. Dadurch lösen sie eine Verhaltensänderung aus, etwa eine Schonhaltung oder das reflexartige Zurückziehen der Hand von der Herdplatte.

Aus Reiz wird Gefühl

Die Schmerzwahrnehmung gleicht einem Sinnessystem. Im ganzen Körper verteilt, auf der Haut und in Organen, gibt es Schmerzrezeptoren. Werden sie durch chemische, thermische oder mechanische Reize erregt, senden sie elektrische Impulse auf spezialisierten Nervenfasern ins Gehirn. Dort wird die Information in mehreren Zentren der Schmerzempfindung verarbeitet. Zusammen mit kognitiven und emotionalen Inhalten wird der Schmerzreiz schließlich als subjektives Schmerzerleben bewusst.

Jeder leidet anders

Abhängig von Ursache und Intensität, werden Schmerzen unterschiedlich beschrieben. In ihrer Schärfe: stechend, dumpf, brennend, krampfartig. In der Rhythmik: hämmernd, bohrend, pochend, ausstrahlend. Nach Leid: quälend, zermürbend, unerträglich. Nach der Angst: unheilvoll, bedrohlich, vernichtend, lähmend.

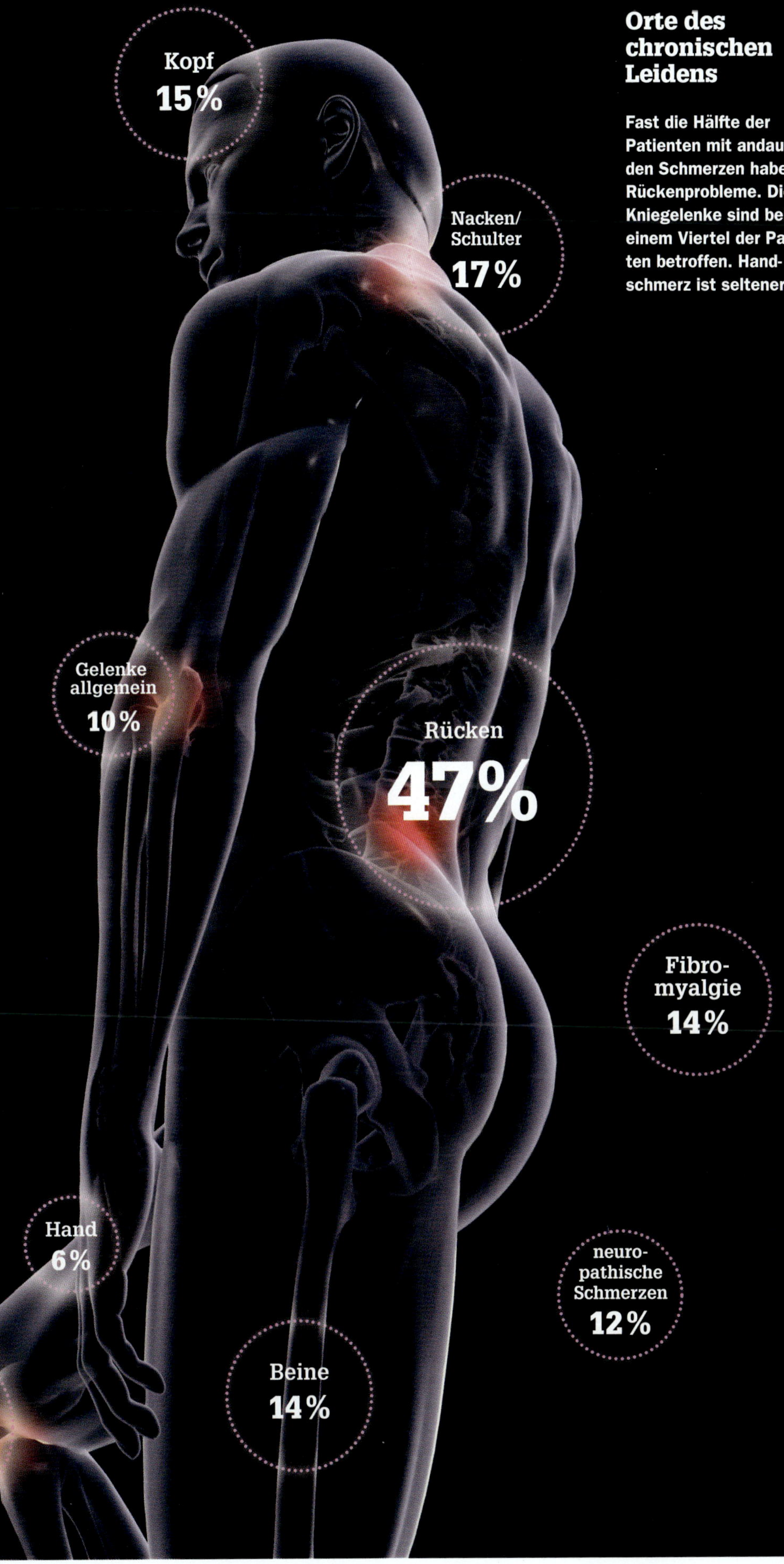

Quelle: InSites Consulting. Pain Proposal Patient Survey, Sept. 2010

Orte des chronischen Leidens

Fast die Hälfte der Patienten mit andauernden Schmerzen haben Rückenprobleme. Die Kniegelenke sind bei einem Viertel der Patienten betroffen. Handschmerz ist seltener.

Kopf
15 %

Nacken/ Schulter
17 %

Gelenke allgemein
10 %

Rücken
47 %

Fibromyalgie
14 %

Hand
6 %

neuropathische Schmerzen
12 %

Knie
24 %

Beine
14 %

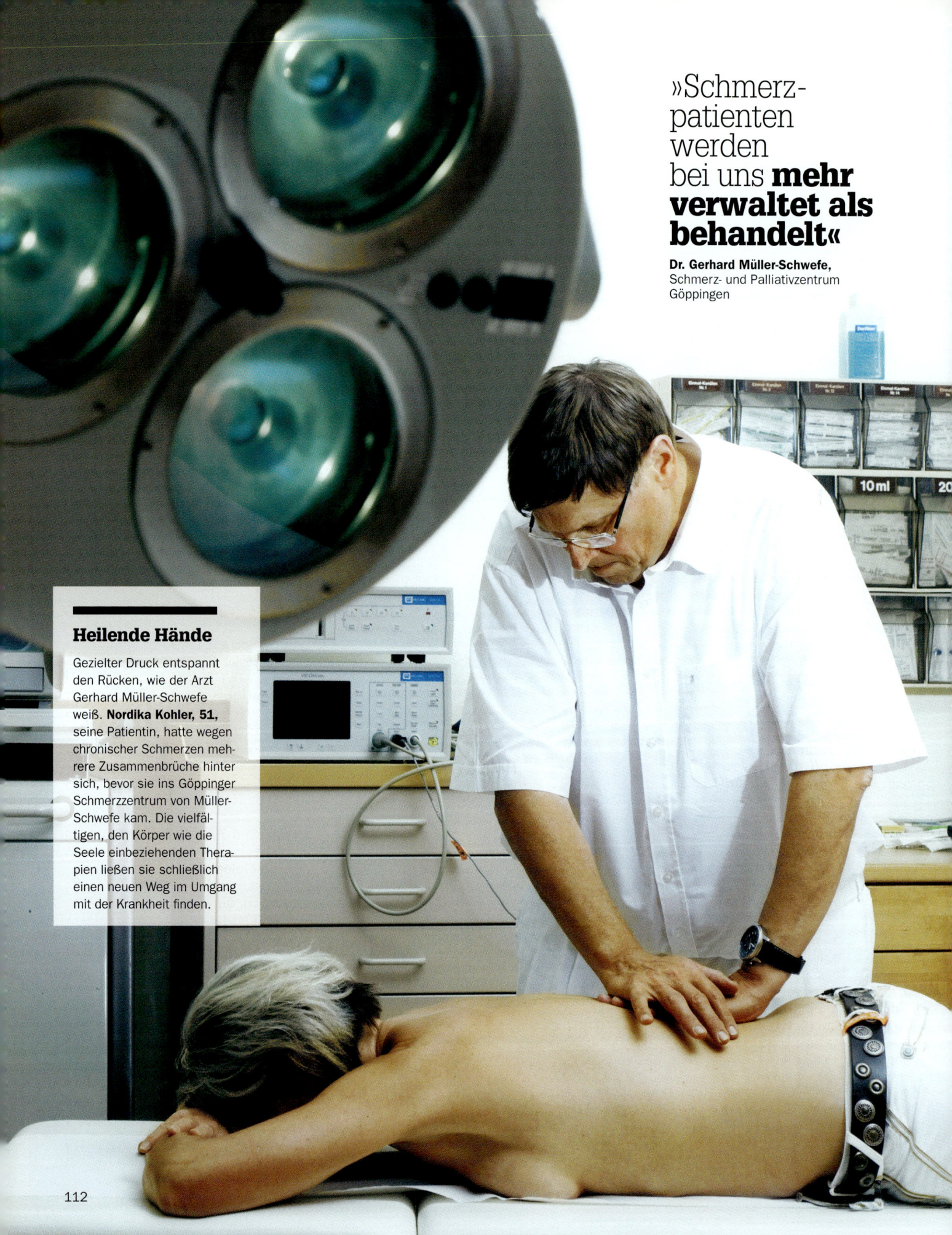

»Schmerz-
patienten
werden
bei uns **mehr
verwaltet als
behandelt**«

Dr. Gerhard Müller-Schwefe,
Schmerz- und Palliativzentrum
Göppingen

Heilende Hände

Gezielter Druck entspannt
den Rücken, wie der Arzt
Gerhard Müller-Schwefe
weiß. **Nordika Kohler, 51,**
seine Patientin, hatte wegen
chronischer Schmerzen mehrere Zusammenbrüche hinter
sich, bevor sie ins Göppinger
Schmerzzentrum von Müller-
Schwefe kam. Die vielfäl-
tigen, den Körper wie die
Seele einbeziehenden Therapien ließen sie schließlich
einen neuen Weg im Umgang
mit der Krankheit finden.

Der Seelsorger
des Körpers

Die **Schmerztherapie ist ein Stiefkind** der Medizin. Millionen Deutsche werden falsch behandelt, kritisiert der führende Experte Gerhard Müller-Schwefe. Denn: Schmerz ist heilbar

Gerhard Müller-Schwefe trägt den weißen Kittel des Arztes, statt den schwarzen. Aber dass es in seiner Familie Generationen von Pastoren gab, kann er kaum verleugnen: Er ist ein warmherziger Seelsorger. „Man muss die Menschen mit ihren Nöten annehmen", erklärt er, wenn er von seinen Patienten spricht.

Der 62-Jährige ist Schmerztherapeut, einer der führenden in Deutschland. Doch das trifft es nicht richtig. Müller-Schwefe, dessen Praxis mitten in Göppingen liegt, ist so etwas wie ein Missionar gegen den Schmerz. Als solcher weiß er nicht nur, wie zerstörerisch eine dauerhafte Pein für einen Menschen sein kann – und gleichzeitig unnötig. Ihm ist auch bewusst, welche Schmerz-Wüste Deutschland, die hochentwickelte Industrienation, ist. Schmerz ist als Krankheit nicht anerkannt, und die Patienten werden nicht richtig versorgt.

Die Missstände bestätigt eine aktuelle Erhebung der drei führenden Schmerz-Organisationen. Demnach befinden sich in Deutschland nur 60 Prozent der Patienten, die an chronischem Schmerz leiden, in Behandlung. Die meisten davon, 71 Prozent, sind obendrein beim falschen Arzt. Ein inakzeptabler Zustand, findet Müller-Schwefe, der den sonst so freundlichen und zuversichtlichen Mann vor Zorn beben lässt: „Das ist die größte Katastrophe, die sich die moderne Medi-

Der Missstand

Schmerzpatienten werden in Deutschland extrem schlecht versorgt und treffen nicht immer auf Verständnis. Betroffen sind über zwölf Millionen Bundesbürger.

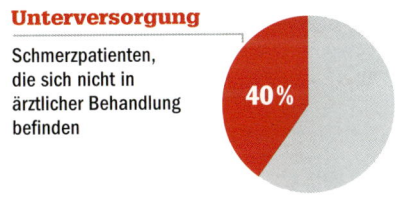

Unterversorgung

Schmerzpatienten, die sich nicht in ärztlicher Behandlung befinden

40 %

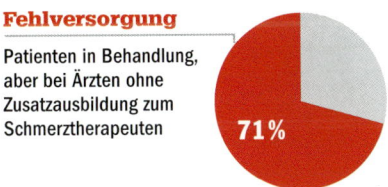

Fehlversorgung

Patienten in Behandlung, aber bei Ärzten ohne Zusatzausbildung zum Schmerztherapeuten

71 %

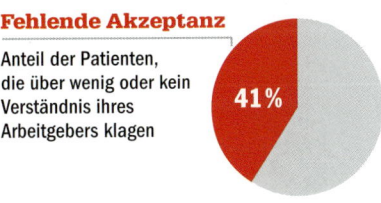

Fehlende Akzeptanz

Anteil der Patienten, die über wenig oder kein Verständnis ihres Arbeitgebers klagen

41 %

Quelle: aktuelle Umfrage im Auftrag von DSL, DGS und DGSS unter 1800 Personen, die sechs Monate oder länger unter andauernden oder wiederkehrenden Schmerz litten

zin leistet." Betroffen sind zwischen zwölf und 15 Millionen Bundesbürger, also etwa jeder sechste – die Zahlen variieren leicht, je nach Untersuchung.

Der Schmerz soll eine Krankheit sein? Das Stechende, Pochende, Brennende, Drückende oder Ziehende ist zunächst einmal eine überlebenswichtige Erfindung der Evolution. Nähert sich ein Kind mit dem Finger einer offenen Flamme, verursacht ein angeborener Reflex in Windeseile den Rückzug. Schmerz ist ein Warnsignal, das Schlimmeres verhindert. Wen es beim Heben einer Getränkekiste in Rücken oder Knie sticht, wer beim Sport oder am Arbeitsplatz ein Ziehen an Fuß- oder Handgelenk verspürt, sollte eine Pause einlegen.

Die Alarmfunktion wird an Personen offensichtlich, die auf Grund eines seltenen Erbleidens keinen Schmerz empfinden können. Sie ziehen sich wiederholt die gleichen Verletzungen zu und sterben nicht selten bereits im Kindesalter. Ohne Bauchschmerzen endet eine lapidare Blinddarmentzündung tödlich.

„Beseitige die Ursache – und der Schmerz verschwindet" – diese von Kindesbeinen an gemachten Erfahrungen prägen unser Alltagsverständnis. Doch so einfach ist es nicht. In Wahrheit entsteht der Schmerz nicht am Arm, wo ein Wespenstich brennt, in der Hüfte, die wie wild sticht, oder im Magen, der drückt. Erst eine Erregung von Nervenfasern, die das Gehirn in ▶

Foto: Oliver Kröning/FOCUS-Magazin

Aufruhr versetzt, ruft die unangenehme Empfindung hervor.

Der Schmerz entsteht im Kopf. Deswegen können Sportler Verletzungen im Wettkampf ausblenden. Auf die Anstrengung fixiert, unterdrückt das Denkorgan die Meldung vom pochenden Schienbein. Ein Fakir ist geistig so vertieft, dass ihn das Piksen der Nägel auf seinem Rücken kaum erreicht. Meditation dämpft das Schmerzempfinden.

Das Subjektive des Schmerzes hat zur Folge, dass jeder die gleiche Störung anders bewertet. 49 Grad heißes Wasser auf die Wade aufgetragen, war in einer Studie für die einen Versuchspersonen unerträglich, für die anderen kaum irritierend. Bis

Georg Hackl, 45

„Als Sportler", erklärt der frühere Weltklasse-Rodler, „hat man immer Schmerzen." Heute plagt den Trainer der deutschen Rennrodelnationalmannschaft vor allem die Arthrose: An den Grundgelenken der Zehen, an der Schulter und in der Wirbelsäule. Hackl kann gut „damit umgehen". Er betreibt moderaten Sport, Bergsteigen, Mountainbiken oder Skifahren, um sich „geschmeidig" zu halten.

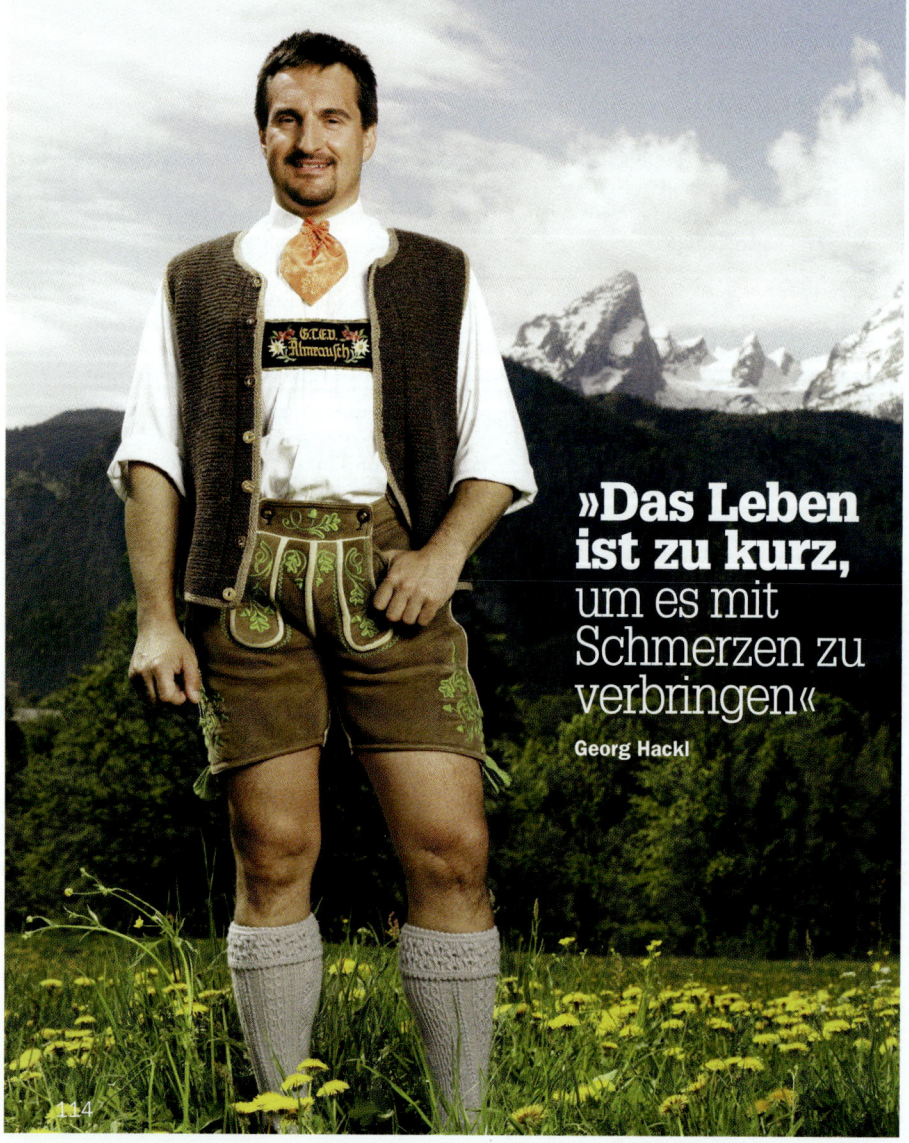

»Das Leben ist zu kurz, um es mit Schmerzen zu verbringen«

Georg Hackl

heute besteht die einzige Möglichkeit, die Schmerzempfindung zu messen, in der Befragung der Patienten. Sie geben auf einer Skala an, ob etwas kaum prickelt (null) oder höllisch dröhnt (zehn).

Die fatalste – und wissenschaftlich am wenigsten verstandene – Eigenschaft des Schmerzes ist indes sein Eigenleben. Hält der Sturm der Nerven länger an, verselbstständigt sich die Erregung auch im Gehirn. Ähnlich dem Phantomschmerz, bei dem ein Körperteil wehtut, das amputiert wurde, klingen die Beschwerden auch dann nicht mehr ab, wenn seine Ursache längst vorüber ist. „Sie haben sich ins Gedächtnis eingegraben, sind eine eigene Erkrankung geworden", erklärt Marianne Koch, Ehrenpräsidentin der Deutschen Schmerzliga. Ein Dauerschmerz von sechs Monaten gilt als Grenze für diese Chronifizierung.

Doch wie soll man therapieren, was vordergründig keine Ursache hat?

„Ein Krankheitsphänomen, das so komplex ist wie der Mensch selbst, bekommt nur derjenige in den Griff, der auch den ganzen Menschen im Blick hat, den Körper wie den Geist", antwortet Müller-Schwefe. Er hat das Phantom Schmerz in den Griff bekommen. 93 Prozent seiner Patienten beenden seine Therapie wohlauf.

Nordika Kohler ist eine davon. Die Strahlentherapie-Assistentin hatte eine fatale Karriere des Leidens hinter sich, als sie in dem Zentrum am Göppinger Schillerplatz ankam. Ohnehin am ganzen Körper von Gelenkschäden geplagt, schob ein Autounfall die Halswirbel ineinander und veränderte deren korrekte Stellung. Fortan plagten die heute 51-Jährige ständig Schmerzen.

Sie schluckte Medikamente, immer mehr Medikamente. Es kam zu einem ersten Zusammenbruch. Eine Kur brachte Linderung, sie konnte die Schmerzmittel absetzen – zunächst. Denn bald fing das Leiden wieder von vorn an.

Sie versuchte es mit Krankengymnastik, was nicht half. Immer wieder war sie wegen unerträglicher Schmerzen krankgeschrieben. Sie begann unter Schlafstörungen zu leiden, und bald legte sich die nagende Pein wie ein Schatten auf ihre Psyche. „Ich war deprimiert", erklärt Kohler, „dauernde Schmerzen machen einen mürbe." An den geliebten Sport – Radfahren, Laufen und Crosstrainer – oder Gartenarbeit war nicht mehr zu denken. ▶

Fotos: Marcus Thelen/FOCUS-Magazin, B. Kühmstedt/ROBA Press

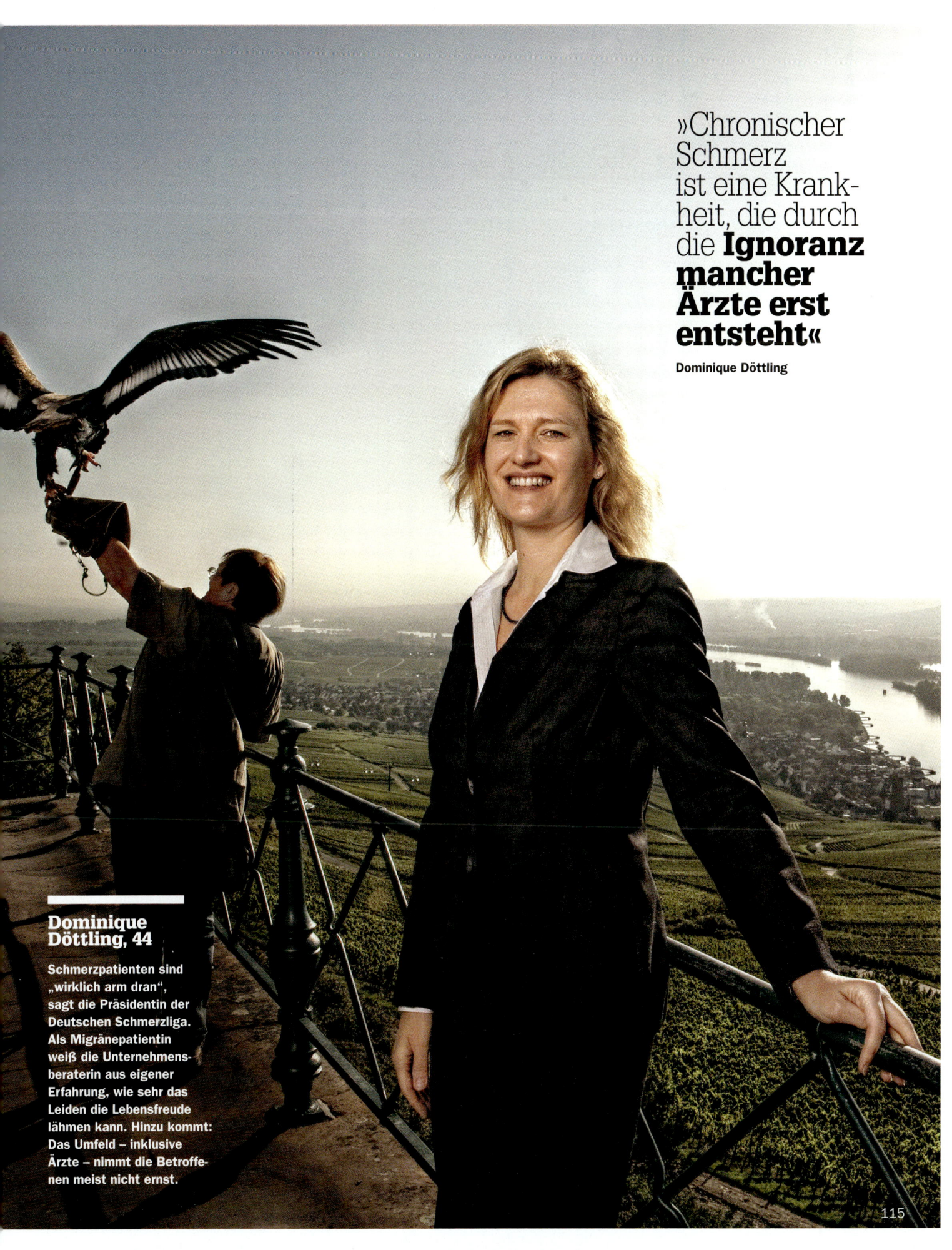

»Chronischer Schmerz ist eine Krankheit, die durch die **Ignoranz mancher Ärzte erst entsteht**«

Dominique Döttling

Dominique Döttling, 44

Schmerzpatienten sind „wirklich arm dran", sagt die Präsidentin der Deutschen Schmerzliga. Als Migränepatientin weiß die Unternehmensberaterin aus eigener Erfahrung, wie sehr das Leiden die Lebensfreude lähmen kann. Hinzu kommt: Das Umfeld – inklusive Ärzte – nimmt die Betroffenen meist nicht ernst.

»Keine 5-Minuten-Medizin«

Marianne Koch, Ehrenpräsidentin der Deutschen Schmerzliga, beklagt, dass für Ärzte in der Ausbildung die Schmerztherapie nicht verbindlich ist.

Frau Koch, Glückwunsch noch einmal zum 80. Geburtstag! Wenn Sie einen Wunsch frei hätten: Welcher wäre es?
Als Ehrenpräsidentin der Deutschen Schmerzliga würde ich vor allem versuchen, die so bedauernswerte Situation der über zwölf Millionen Patienten mit chronischen Schmerzen zu verbessern.

Eine Umfrage hat gerade wieder enorme Missstände offengelegt. Warum werden so viele Patienten gar nicht oder falsch behandelt?
Sie finden häufig keine Ärzte, die über die Kenntnisse verfügen, wie man die verschiedenen Schmerzen richtig diagnostiziert und wirkungsvoll behandelt. Schließlich gibt es viele unterschiedliche Schmerzformen, die jeweils eigenständig therapiert werden müssen. Auch akute Schmerzen, die ja relativ leicht zu erkennen und zu therapieren sind, werden oft nicht rechtzeitig gedämpft und verwandeln sich in einen chronischen Zustand – sie erzeugen ein „Schmerzgedächtnis", das die Betroffenen auf Dauer quält.

Liegt es am Geld, dass sich die Leiden nicht lindern lassen?
Ja, wenn damit die Ausrichtung des Honorarsystems gemeint ist. Ärzte, welche die entsprechende Ausbildung hätten, ziehen sich häufig wieder in ein anderes Fachgebiet zurück, wenn sie vom Gesundheitssystem nicht genügend Mittel erhalten, um sich und ihre Praxis einigermaßen zu finanzieren. Chronischen Schmerz kann man nicht in der herrschenden 5-Minuten-Medizin abfertigen. Aber die Hauptschuld liegt woanders.

Nämlich?
Man staune: Schmerzdiagnostik und -therapie sind immer noch kein Pflichtfach in der Medizinerausbildung. Auch die Approbationsordnung erwähnt sie nicht. So kommen die jungen Ärzte aus einem ewig langen Studium und können trotzdem den Patienten, von denen ja viele zunächst wegen Schmerzen zu ihnen kommen, nicht kompetent helfen. Dass sich das ändern muss, ist ja wohl jedem klar.

Was raten Sie den Patienten und ihren Angehörigen?
Wir haben über 100 Selbsthilfegruppen in Deutschland. Dort finden die Betroffenen nicht nur seelische und soziale Unterstützung, sondern sie bekommen auch beste Informationen, wie und wo sie die richtigen Ärzte finden.

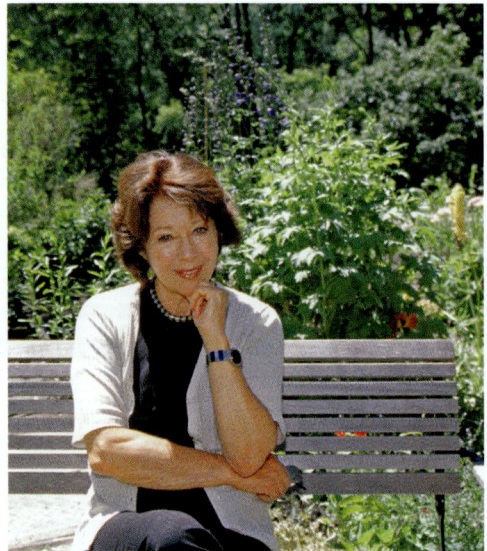

Eine Bank für Schmerztherapie
Die Ärztin und Buchautorin Marianne Koch plädiert für Reformen in der Ausbildung

INTERVIEW: WERNER SIEFER

Selbst das Hobby Fotografie musste sie aufgeben, sie konnte ihre Kamera nicht mehr lange halten.

Die Wende kam durch einen Telefonanruf, als sie wieder einmal vier Wochen nicht zur Arbeit gehen konnte. Die Krankenkasse war dran und empfahl Kohler, das Schmerzzentrum aufzusuchen. Von da an ging alles sehr schnell: Schon zwei Tage später hatte sie Termine bei den dortigen Spezialisten, der Psychologin, dem Physiotherapeuten und Müller-Schwefe selbst. Dreimal die Woche erschien Kohler fortan zur Therapie, und mit jedem Tag ging es ihr besser. Was ihr am meisten geholfen hat? „Das kann ich gar nicht sagen", erklärt sie und lacht. „Die Kombination war das Beste."

Die eine Pille, der mächtige molekulare Schalter gegen den Schmerz – es gibt sie nicht. Medikamente können vorübergehend helfen, indem sie die Fortleitung der irritierenden Signale in den Nerven stoppen oder abschwächen. Doch sie haben Nebenwirkungen, und oft, etwa beim Rückenschmerz, helfen sie nicht mehr als ein Placebo. Entscheidend ist ein umfassender Ansatz. So kümmern sich im Göppinger Schmerzzentrum, wie in allen 40 in Deutschland, stets mehrere Experten, untereinander abgestimmt und doch jeder für sich, um den Patienten: Physiotherapeuten, Psychologen und Schmerzmediziner.

Multimodale Schmerztherapie heißt das von Müller-Schwefe mitentwickelte Konzept unter Fachleuten. Von Biofeedback, Stoßwellentherapie über Bewegungs- und Psychotherapie bis Akupunktur oder elektrischer Nervenstimulation bieten die Experten eine kaum einzugrenzende Vielfalt an Heilverfahren an. „Es gibt keine Limits, außer Exorzismus", scherzt Müller-Schwefe, der beinahe selbst Pastor geworden wäre, „machen wir hier alles."

Besonderes Augenmerk legt die multimodale Schmerztherapie auf Geschwindigkeit. Kein Patient muss länger als maximal drei Tage auf einen Termin mit dem Behandler warten, in jedem Zentrum sind ein Psychologe und ein Physiotherapeut ständig verfügbar. Denn der Kampf gegen den Schmerz muss einsetzen, bevor sich die Pein verfestigt und verselbstständigt hat und damit chronisch geworden ist. Dann sind die Heilungschancen sehr gut, wie die Statistik ausweist.

Beispiel Rückenschmerz: Nach Ablauf einer vier bis acht Wochen dauernden

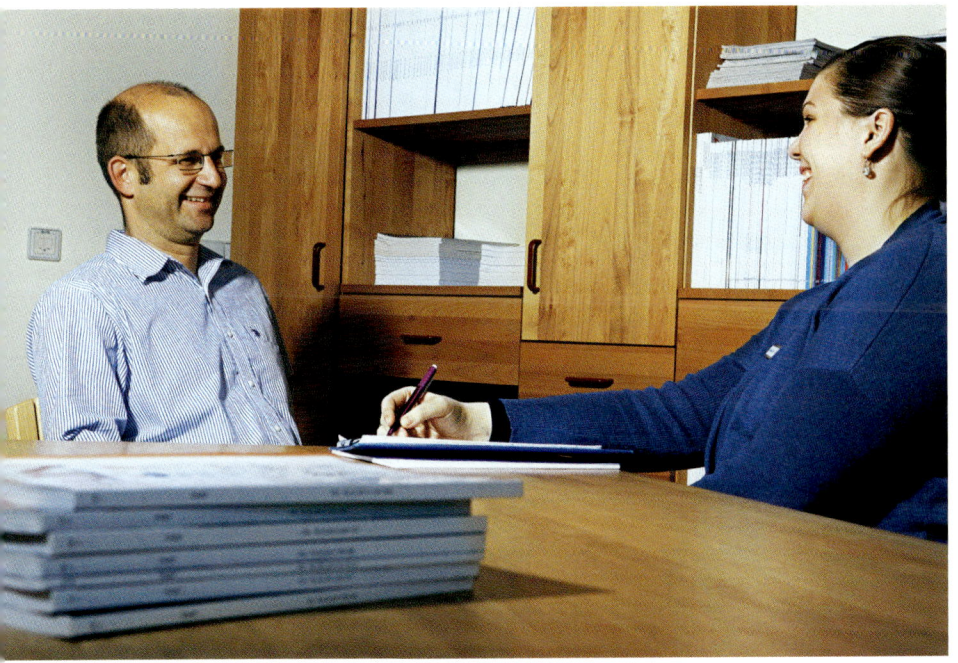

Fotos: Oliver Kröning/FOCUS-Magazin (2), Internews

Therapie: sprechen

Psychologin **Jennifer Mertins, 28**, protokolliert das Patienten-gespräch. So kommt sie auch vermeintlich Unwichtigem auf die Spur. **Klaus Amos, 47**, verspürt Schmerzen im linken Oberschenkel und ist krank-geschrieben. Krafttraining ver-half ihm zur Besserung. „Den Sport hatte ich viel zu lange vernachlässigt", gesteht er.

Modulartherapie werden im Durchschnitt 86 Prozent aller Patienten wieder so ge-sund, dass sie zur Arbeit gehen können. Erfolgt keine spezielle Schmerztherapie oder gar keine Therapie, liegt der bun-desweite Vergleichswert bei 35 Prozent. Mit anderen Worten: Nach einem länge-ren Zwangsaus vom Job beträgt das Ri-siko einer dauerhaften Arbeitsunfähig-keit, sprich Frühverrentung auf Grund von Rückenschmerzen, sage und schreibe 65 Prozent.

Über die längste Zeit ihrer Geschichte war die Menschheit dem Leid hilflos aus-geliefert. Selbst schwerste Operationen wurden bis zur segensreichen Erfindung der Anästhesie mit Lachgas, Chloroform oder Äther bei vollem Bewusstsein durch-geführt. Religionen, das Christentum vor-neweg, verbrämten den Schmerz gar als gottgewollte, reinigende Läuterung. Doch Schmerz als Dauerzustand hat keinen Sinn. „Ein tapferer Indianer ist ein dummer Indianer", bekräftigt Müller-Schwefe.

Umso unverständlicher ist es, dass zwölf bis 15 Millionen Men-schen allein in Deutschland chro-nischen Schmerz ertragen müs-sen, obwohl eine wirkungsvolle Therapie verfügbar ist. Daneben verursacht das Leiden enorme volkswirtschaftliche Kosten. Sie liegen geschätzt bei 48 Milliar-den Euro nur für Rückenschmer-zen – in jedem Jahr. Mit 70 Pro-zent schlagen allein die erhöhten Kosten für Frühverrentung und Arbeitsunfähigkeit zu Buche. Der Rest fällt für Behandlungen an,

Wer drei Monate wegen Rücken-schmerzen arbeits-unfähig war, hat nur eine Chance von

35 %,

wieder **an den Arbeitsplatz zu-rückzukehren.** Durch multimodale Therapie erhöht sich die **Chance auf 86 %**

Quelle: „Lendenwirbelsäule"/Urban&Fischer

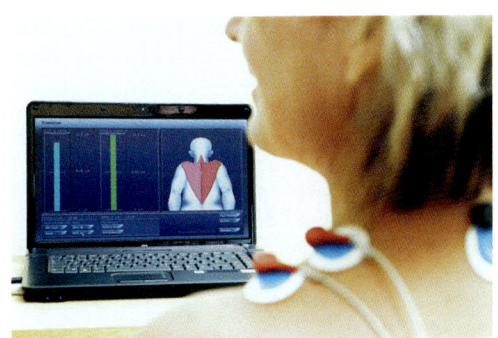

Rot für gestressten Rücken
Die Sensoren an der Schulter messen die Muskelspannung, die Darstellung hilft der Patientin beim Auflockern

die zumeist nur Symptome lindern, statt wirklich zu helfen.

Wer sich an die Ursachenforschung macht, findet nur schwer Antworten. „Ich habe dafür keine Erklärung", kapituliert Ärztin Koch. Und Müller-Schwefe: „Als ich 1985 das Schmerzzentrum eröffnete, wusste ich, wie ich mit meinen Patienten umzugehen hatte. Was ich nicht ahnte, war, welcher Widerstand mir entgegen-schlagen würde."

Für die ersten drei Monate erhielt er 1400 Mark Honorar – die meisten sei-ner Patientenleistungen hatte ihm die ärztliche Abrechnungsstelle gestrichen. Im Lauf der Jahre führte er gut 60 Pro-zesse vor dem Sozialgericht, um endlich auch vergütet zu bekommen, was er für seine Patienten als heilsam ansah – und gewann die meisten. Heute erhält er für jeden Patienten eine Pauschale und darf jedes Verfahren wählen, das er für richtig hält. Dieses Bezahlen nach Erfolg statt nach Prozedur spart der Krankenkasse pro Patient im Schnitt 1500 Euro.

Letztes Jahr erhielt Müller-Schwefe für seine Mission das Bundesverdienst-kreuz. Was nicht bedeutet, dass sich seine Forderungen nunmehr von selbst erfüllen würden. In Deutschland fehlen Tausende von Schmerzzentren. Und auch die Me-dizinerausbildung ist, was Schmerz an-geht, dürftig. Dies bedarf einer dringen-den Reform. „Es kann nicht sein", sagt der Körper-Seelsorger, „dass selbst Ärzte leidende Patienten für Simulanten hal-ten, wenn sie keine organische Ursache finden." ■

WERNER SIEFER ▷

SCHMERZ

Schmerzspezialisten

Arzt/Klinik	Ort/Tel.-Nr.	Fachrichtung	von Kollegen empfohlen	von Patienten empfohlen	Publikationen	Wartezeit	Versorgungsstruktur	Kopfschmerzen	Krebsschmerzen	Rückenschmerzen	ausgewählte Spezialisierung
Dr. Hans-Christian Hogrefe, Klinik Bad Bergzabern, www.klinikum-ld-suew.de	Bad Bergzabern 06343/9503301	O, PH	•	◆		⊕⊕	a, s	✔		✔	gemischte somatische/neuropathische Schmerzsyndrome; funktionell bedingte Schmerzsyndrome
Dr. med. Erwin G. Boss, Schmerzklinik am Arkauwald, www.schmerz.com	Bad Mergentheim 07931/545151	A	•	◆◆		⊕	a, s, t	✔	✔	✔	Fibromyalgie; Borreliose; Nervenschmerzen
Priv.-Doz. Dr. Roland Wörz, Schmerzzentrum	Bad Schönborn 07253/31865	N, PSY	••	◆◆		⊕	a	✔	✔	✔	Fibromyalgie; Schmerz bei psychischen Störungen
Dr. Stefan Middeldorf, Schön Klinik, www.schoen-kliniken.de/staffelstein	Bad Staffelstein 09573/56501	O	••	◆◆		⊕	a, s			✔	komplexes regionales Schmerzsyndrom (CRPS)
Dr. Georg Jäger, Rommel-Klinik, www.rommel-klinik.de	Bad Wildbad 07081/171159	O, PH, PSY	•	◆◆		⊕⊕	a, s	✔		✔	komplexes regionales Schmerzsyndrom (CRPS); Schmerz bei Parkinson
Prof. Dr. Matthias Keidel, Bezirkskrankenhaus, www.bezirkskliniken-oberfranken.de	Bayreuth 0921/2833301	N	••	◆		⊕	a, s	✔		✔	posttraumatischer Kopfschmerz; idiopathische und symptomatische Kopfschmerzen
Dr. Kai Hermanns, Praxis – www.schmerzzentrum-berlin-prenzlauer-berg.de	Berlin 030/42858758	A	•••	◆		k. A.	a	✔	✔	✔	CRPS; Neuralgien; Polyneuropathien; Rheumaschmerzen; somatoforme Schmerzsyndrome
Dr. Jan-Peter Jansen, Schmerzzentrum, www.schmerzzentrum-berlin.de	Berlin 030/44341901	A	••	◆◆		⊕	a	✔	✔	✔	Rheumaschmerzen; Neuralgien; Polyneuropathien; Schmerzen bei Durchblutungsstörungen
Dr. Andreas Kopf, Uniklinikum Charité, www.anaesthesie.charite.de	Berlin 030/84453386	A	•••	◆	■	⊕⊕	a, s	✔	✔	✔	refraktärer Tumorschmerz; Schmerzen bei Durchblutungsstörungen
Dr. Ulf Marnitz, Praxis, www.ruecken-zentrum.de	Berlin 030/25899500	O	••	◆	■	⊕⊕	a			✔	Behandlung chron. Rückenschmerzpatienten in interdisziplinärer, multimodaler Schmerzklinik
Priv.-Doz. Dr. Uwe Reuter, Uniklinikum Charité, www.neurologie.med-network.de	Berlin 030/450560560	N	•••	◆	■	⊕⊕⊕	a, s	✔			Gesichtsschmerzen; Neuralgien
Dr. Axel Krau, Praxis	Bielefeld 0521/179747	A	•••	◆◆		⊕⊕⊕	a	✔	✔	✔	alle Schmerzsyndrome; Osteopathie; Akupunktur
Prof. Dr. Christoph Maier, Uniklinikum Bergmannsheil, www.bergmannsheil.de	Bochum 0234/3026632	A	•••	◆	■■	⊕⊕⊕	a		✔	✔	Gesichtsschmerzen; Neuralgien; Polyneuropathien; Schmerzen bei Durchblutungsstörungen
Dr. Philipp Stude, Uniklinikum Bergmannsheil, www.bergmannsheil.de	Bochum 0234/3026812	N	••	◆	■	⊕	a, s	✔			trigemino-autonome Kopfschmerzen; Schmerzen im Alter und bei Demenz
Dr. Theodoros Theodoridis, Viktoria Klinik, www.dr-theodoridis.de	Bochum 0234/3389878	O	••	◆		⊕	a, s			✔	Neuralgien; Polyneuropathien; Schmerzen des Bewegungsapparats
Dr. Michael Küster, Schmerz-Ztr. – www.schmerzzentrum-bonn-bad-godesberg.de	Bonn 0228/9323999	A, AF, AM	•••	◆◆		⊕	a, t	✔	✔	✔	Gesichtsschmerzen; Neuralgien; Polyneuropathien; somatoforme Schmerzsyndrome
Prof. Dr. Lukas Radbruch, Uniklinikum – www.ukb.uni-bonn.de/palliativmedizin	Bonn 0228/28713495	A	••	◆	■■	⊕	a, s		✔		Schmerzen bei Krebserkrankungen

Legende

A = Anästhesie	**PH** = Physikalische u. Rehabilitative Medizin	• = von Kollegen empfohlen	■ = viel publiziert	✔ = ja
AF = andere Fachrichtungen		•• = häufig von Kollegen empfohlen	■■ = überdurchschnittlich viel publiziert	k. A. = keine Angaben
AM = Allgemeinmedizin	**PM** = Psychosomatische Medizin u. Psychotherapie	••• = überdurchschnittlich häufig von Kollegen empfohlen		a = ambulant
N = Neurologie		◆ = von Patienten empfohlen	⊕ = bis 2 Wochen	s = stationär
O = Orthopädie	**PSY** = Psychiatrie/Psychologische Psychotherapie	◆◆ = häufig von Patienten empfohlen	⊕⊕ = 3 Wochen bis 2 Monate	t = teilstationär
			⊕⊕⊕ = länger als 2 Monate	

Schmerzspezialisten

Arzt/Klinik	Ort/Tel.-Nr.	Fachrichtung	von Kollegen empfohlen	von Patienten empfohlen	Publikationen	Wartezeit	Versorgungsstruktur	Kopfschmerzen	Krebsschmerzen	Rückenschmerzen	ausgewählte Spezialisierung
Dr. Hubertus Kayser Praxis www.schmerztherapie-bremen.de	**Bremen** 0421/4679849	A	•	••		⊕⊕		✔	✔	✔	multimodale Schmerztherapie bei unspezifischen Kreuzschmerzen; Tumorschmerztherapie
Dr. Andreas Peikert Praxis für Neurologie www.kopfschmerz-bremen.de	**Bremen** 0421/464646	N, PSY	•••	••		⊕⊕	a	✔			Migräne; Clusterkopfschmerzen; Gruppe-IV-Kopfschmerzen (seltene Kopfschmerzformen)
Dr. Anette Delbrück Gemeinschaftspraxis www.schmerzpraxis-celle.de	**Celle** 05141/483175	k. A.	••	••		k. A.	k. A.	k. A.	k. A.	k. A.	Ärztin wurde angeschrieben, beteiligte sich aber nicht an der FOCUS-Befragung.
Dr. Uwe Richter Med. Versorgungszentrum – www. drk-chemnitz.de/praxen-ambulanzen	**Chemnitz** 0371/8328100	k. A.	••	◆		k. A.	k. A.	k. A.	k. A.	k. A.	Arzt wurde angeschrieben, beteiligte sich aber nicht an der FOCUS-Befragung.
Dr. Bernhard Arnold Amper Kliniken www.amperkliniken.de	**Dachau** 08131/764050	A	••	◆	■	⊕⊕	t	✔	✔	✔	Karzinomschmerzen; Fibromyalgie-Syndrom; Kreuzschmerzen
Prof. Dr. Boris Zernikow Vestische Kinder- und Jugendklinik www.vodafone-stiftungsinstitut.de	**Datteln** 02363/975180	AF	•••	◆	■■	⊕⊕	a, s	✔	✔	✔	Therapie von Kindern: Kopfschmerzen, Krebsschmerzen, Schmerzen bei Mehrfachbehinderung
Torsten Kupke Praxis www.arztpraxis-kupke.de	**Dresden** 0351/8497190	AF	••	◆		k. A.	a	✔		✔	Schmerzen des Bewegungs-apparats; somatoforme Schmerz-syndrome; Neuralgien (u. a.)
Prof. Dr. Rainer Sabatowski Uniklinikum www.anaesthesie-dresden.de	**Dresden** 0351/4583354	A	••	••	■■	⊕⊕	a, s, t	✔	✔	✔	diabetische Polyneuropathie; Post-Zoster-Neuralgie
Dr. Günther Bittel Medizinisches Versorgungszentrum www.schmerzzentrum-duisburg.de	**Dulsburg** 02065/31183	k. A.	••	••		k. A.	k. A.	k. A.	k. A.	k. A.	Arzt wurde angeschrieben, beteiligte sich aber nicht an der FOCUS-Befragung.
Klaus Längler Regionales Schmerzzentrum www.schmerzzentrum-erkelenz.de	**Erkelenz** 02431/81024	A	•••	◆		⊕⊕	a	✔	✔	✔	Gesichtsschmerzen; Neuralgien; Polyneuropathien; somatoforme Schmerzsyndrome
Prof. Dr. Christian Maihöfner Uniklinikum www.neurologie.uk-erlangen.de	**Erlangen** 09131/8534455	N	••	◆	■■	⊕	a, s, t	✔		✔	Kopfschmerzen; Nervenschmerzen
Dr. Reinhard Sittl Uniklinikum – www.schmerzzentrum. klinikum.uni-erlangen.de	**Erlangen** 09131/8532558	A	••	••	■■	⊕⊕	a, t		✔	✔	somatoforme Schmerzsyndrome; Palliativschmerzen; Kreuzschmerzen
Prof. Dr. Hans-Christoph Diener Uniklinikum – www.westdeutsches-kopfschmerzzentrum.de	**Essen** 0201/436960	N	•••	◆	■■	⊕⊕	a, s, t	✔		✔	Kopfschmerzen
Dr. Charly Gaul Uniklinikum – www.westdeutsches-kopfschmerzzentrum.de	**Essen** 0201/436960	N	•••	◆	■■	⊕⊕	a, t	✔			Clusterkopfschmerz; Kopfschmerz bei Kindern
Dr. Astrid Gendolla Praxis www.praxis-gendolla.de	**Essen** 0201/232864	N	•••	••	■	⊕⊕	a	✔		✔	Gesichtsschmerzen; Schmerzen des Bewegungsapparats; somatoforme Schmerzsyndrome
Dr. Hubert Miles Schmerzzentrum www.schmerzzentrum-frankfurt.de	**Frankfurt am Main** 069/2998800	A	•	◆		⊕	a	✔	✔	✔	viszerale Schmerzen; Schmerzen bei CRPS (Morbus Sudeck); zentraler Schmerz
Prof. Dr. Ulrich T. Egle Celenus-Kliniken www.celenus-klinken.de	**Freiburg** 07803/808200	PM	•	◆	■	⊕⊕	s	✔		✔	CMD (craniomandibuläre Dysfunktion); Fibromyalgie-Syndrom

Legende:

A = Anästhesie	**PH** = Physikalische u. Rehabilitative Medizin	• = von Kollegen empfohlen	■ = viel publiziert
AF = andere Fachrichtungen		•• = häufig von Kollegen empfohlen	■■ = überdurchschnittlich viel publiziert
AM = Allgemeinmedizin	**PM** = Psychosomatische Medizin u. Psychotherapie	••• = überdurchschnittlich häufig von Kollegen empfohlen	⊕ = bis 2 Wochen
N = Neurologie		◆ = von Patienten empfohlen	⊕⊕ = 3 Wochen bis 2 Monate
O = Orthopädie	**PSY** = Psychiatrie/Psychologische Psychotherapie	◆◆ = häufig von Patienten empfohlen	⊕⊕⊕ = länger als 2 Monate

✔ = ja
k. A. = keine Angaben
a = ambulant
s = stationär
t = teilstationär

SCHMERZ (Seitenmarke)

Schmerzspezialisten

Arzt/Klinik	Ort/Tel.-Nr.	Fachrichtung	von Kollegen empfohlen	von Patienten empfohlen	Publikationen	Wartezeit	Versorgungsstruktur	Kopfschmerzen	Krebsschmerzen	Rückenschmerzen	ausgewählte Spezialisierung
Dr. Jörg Schweigler, Praxisgemeinschaft Wiehre, www.praxisgemeinschaft-wiehre.de	Freiburg, 0761/791880	AM, A	•	◆◆		k.A.		✔	✔	✔	Kopfschmerzen
Dr. Jürgen Klotz, Klinikum, www.klinikum-fulda.de	Fulda, 0661/845534	AF, PH, PSY	•	◆		◔◔	a, s	✔			Gesichtsschmerzen; Neuralgien; Polyneuropathien
Dr. Hans-Bernd Sittig, Med. Versorgungsztr. Buntenskamp, www.mvz-buntenskamp.de	Geesthacht, 04152/8771030	A	•	◆		◔◔	a	✔	✔	✔	Tumorschmerzen; Morbus Sudeck; Zosterneuralgien; Sympathicus-Schmerzen
Dr. Hans-Rudolf Weiß, Praxis, www.scoliosisxpert.com	Gensingen, 06727/894040	O, PH, PM	••	◆	■■	◔◔	k.A.			✔	Claudicatio spinalis; Rückenschmerzen bei Wirbelsäulendeformitäten
Dr. Winfried Hoerster, Krankenhaus Balserische Stiftung, www.krh-balserische-stiftung.de	Gießen, 0641/73421	A	•••	◆◆		◔◔◔	a, s	✔	✔	✔	therapeutische Lokalanästhesie; interventionelle Schmerztherapie bei Bandscheibenschäden
Dr. Gerhard Müller-Schwefe, Schmerz- und Palliativzentrum, www.mueller-schwefe.de	Göppingen, 07161/97645	AM, A	•••	◆◆	■	◔◔	a	✔	✔	✔	multimodale Rückenschmerztherapie; Postpolio-Syndrom; Schmerzen bei chronischen Vergiftungen
Dr. Helmut Staudenmayer, Schmerztherap. Zentrum, www.dr-staudenmayer.de	Göppingen, 07161/963390	AM	••	◆◆		◔◔	a	✔	✔	✔	Schmerzen und Erschöpfungszustände; Rückenschmerzen bei Übergewicht u. Bewegungsmangel
Stefan Holthusen, Praxis, www.schmerztherapie-holthusen.de	Göttingen, 0551/58976	PM	••	◆◆		◔	a, t	✔	✔	✔	funktionelle Störungen des Bewegungssystems; Fibromyalgiesyndrom (FMS)
Dr. Borries Kukowski, Nervenärztliche Gem.praxis	Göttingen, 0551/46069	N, PSY	••	◆		◔◔	a	✔			Migräne
Prof. Dr. Walter Paulus, Uniklinikum, www.neurologie.uni-goettingen.de	Göttingen, 0551/396650	N	•	◆	■■	◔◔	a, s	✔		✔	Gesichtsschmerzen; Neuralgien; Polyneuropathien
Prof. Dr. Michael Pfingsten, Uniklinikum, www.zari.med.uni-goettingen.de	Göttingen, 0551/398816	PSY	•••	◆	■■	◔◔	a, s, t			✔	Schmerzen des Bewegungsapparats; somatoforme Schmerzsyndrome
Dr. Uwe Reuter, Med. Versorgungsztr. Gartenweg, www.klinik-imleben.de	Greiz, 03661/456520	O	•••	◆		◔◔	a, s, t	✔	✔	✔	chronische Schmerzen; Krebsschmerzen
Dr. Torsten Kraya, Uniklinikum – www.medizin.uni-halle.de/neuro/index.php?id=250	Halle, 0345/5573340	N	•	◆		◔◔	a, s	✔			Münzkopfschmerz; Trigeminusneuralgie; posttraum. Kopfschmerzen; Kopfschmerzen nach Kraniotomie
Dr. Bruno Kniesel, Zentrum am Rothenbaum, www.schmerzklinik-hamburg.de	Hamburg, 040/41350530	A	•	◆◆		◔◔◔		✔	✔	✔	Wirbelsäulenschmerzen; Neuropathien; Durchblutungsschmerzen
Prof. Dr. Arne May, Uniklinikum, www.tinyurl.com/3ahstyx	Hamburg, 040/741059094	N	•••	◆	■■	◔◔	a, s	✔		✔	Kopfschmerzen; Gesichtsschmerzen
Dr. Gerd Müller, Rückenzentrum am Michel, www.ruecken-zentrum.de	Hamburg, 040/4136230	O	•••	◆◆		◔	a			✔	Schmerzen des Bewegungsapparats; somatoforme Schmerzsyndrome; Neuralgien
Dr. Ulrich Peschel, Asklepios Klinik St. Georg, www.asklepios.com/sanktgeorg	Hamburg, 040/1818852642	O, PH	•	◆		◔	s, t	✔		✔	chronifizierte und chronische Rückenschmerzen

Legende

A = Anästhesie	PH = Physikalische u. Rehabilitative Medizin	• = von Kollegen empfohlen	■ = viel publiziert
AF = andere Fachrichtungen		•• = häufig von Kollegen empfohlen	■■ = überdurchschnittlich viel publiziert
AM = Allgemeinmedizin	PM = Psychosomatische Medizin u. Psychotherapie	••• = überdurchschnittlich häufig von Kollegen empfohlen	◔ = bis 2 Wochen
N = Neurologie	PSY = Psychiatrie/Psychologische Psychotherapie	◆ = von Patienten empfohlen	◔◔ = 3 Wochen bis 2 Monate
O = Orthopädie		◆◆ = häufig von Patienten empfohlen	◔◔◔ = länger als 2 Monate

✔ = ja	
k.A. = keine Angaben	
a = ambulant	
s = stationär	
t = teilstationär	

Schmerzspezialisten

Arzt/Klinik	Ort/Tel.-Nr.	Fachrichtung	von Kollegen empfohlen	von Patienten empfohlen	Publikationen	Wartezeit	Versorgungsstruktur	Kopfschmerzen	Krebsschmerzen	Rückenschmerzen	ausgewählte Spezialisierung
Dr. Raymund Pothmann Zentrum Kinderschmerztherapie www.Delfin-Kids.de	Hamburg 040/5009772272	AF	•••	◆		⊕⊕	a	✔	✔		somatoforme Schmerzstörungen
Dr. Kay Niemier Klinik für Manuelle Therapie www.kmt-hamm.de	Hamm 02381/98718	PH, AM	•	◆◆		⊕⊕	a	✔	✔	✔	generalisierte Schmerzsyndrome/ Fibromyalgie; medikamentenind. Kopfschmerz; Schleudertrauma
Prof. Dr. Marcus Schiltenwolf Uniklinikum, Orthopädie I www.orthopaedie.uni-hd.de	Heidelberg 06221/966323	O, PH	•••	◆◆	■■	⊕⊕	a, t			✔	multimodale Schmerztherapie; Rheumaschmerzen; Schmerzen des Bewegungsapparats
Dr. Birgit Zöller Praxis	Heidelberg 06221/160006	A	••	◆◆		⊕	a	✔	✔	✔	Kopfschmerzen
Dr. Klaus Klimczyk m&i-Fachklinik Enzensberg www.fachklinik-enzensberg.de	Hopfen am See 08362/123554	O, PH	•••	◆◆		k.A.	s	✔		✔	ganzheitliche Betrachtung des Schmerzproblems im Sinne des biopsychosozialen Schmerzmodells
Priv.-Doz. Dr. Winfried Meißner Uniklinikum www.kai.uniklinikum-jena.de	Jena 03641/9323350	A	••	◆	■	⊕⊕	a, s		✔		Neuralgien; Polyneuropathien; Rheumaschmerzen
Dr. Peter Storch Uniklinikum www.mkj.uniklinik-jena.de	Jena 03641/9323510	N	••	◆◆		⊕	a, s, t	✔			Gesichtsschmerzen; Neuralgien
Dr. Florian Danckwerth St. Bernhard-Hospital www.st-bernhard-hospital.de	Kamp-Lintfort 02842/708405	O	••	◆		⊕	a, s	✔	✔	✔	Schmerzen, bei denen die Warn- u. Leitfunktion verloren gegangen ist; unklare Schmerzen
Dr. Werner Steinleitner Praxis www.orthopaedischetagesklinik.de	Kandel 07275/61100	AF, O	•	◆		⊕	k.A.	✔		✔	Gesichtsschmerzen; Schmerzen des Bewegungsapparats; somatoforme Schmerzsyndrome
Dr. Johannes Horlemann Praxis	Kevelaer 02832/976070	AM, AF	•••	◆◆		⊕	a	✔	✔	✔	Palliativmedizin; somatoforme Schmerzen; Kopfschmerzen; Rückenschmerzen
Prof. Dr. Ralf Baron Uniklinikum www.neurologie-kiel.uk-sh.de	Kiel 0431/5978505	k.A.	•••	◆	■■	k.A.	k.A.	k.A.	k.A.	k.A.	Arzt wurde angeschrieben, beteiligte sich aber nicht an der FOCUS-Befragung.
Priv.-Doz. Dr. Thorsten Bartsch Uniklinikum, Klinik für Neurologie www.neurologie-kiel.uk-sh.de	Kiel 0431/597-8550	N	•	◆	■	⊕	a, s	✔			Gesichtsschmerzen; Neuralgien; Polyneuropathien
Prof. Dr. Wolf-Dieter Gerber Uniklinikum www.uni-kiel.de/med-psych/	Kiel 0431/6594630	PSY	••	◆◆	■	⊕	a	✔		✔	Kopf- und Rückenschmerzen
Prof. Dr. Hartmut Göbel Schmerzklinik Kiel www.schmerzklinik.de	Kiel 0431/200990	N	•••	◆◆	■■	⊕⊕	a, s, t	✔			Migräne; Clusterkopfschmerzen; Kopfschmerzen bei Medikamenten- übergebrauch; Neuralgien
Dr. Bernhard Kügelgen Med. Versorgungszentr. Koblenz www.therapiezentrum-koblenz.de	Koblenz 0261/3033011	PH, N, PSY	••	◆◆		⊕	a, t	✔		✔	Morbus Sudeck (komplex-regiona- les Schmerzsyndrom, CRPS); posttraumatische Schmerzen
Prof. Dr. Volker Limmroth Klinikum Köln-Merheim www.kliniken-koeln.de	Köln 0221/890733775	N	•••	◆	■■	⊕⊕	a, s, t	✔		✔	Kopfschmerz-Erkrankungen; neuropathische Schmerzsyndrome insbes. bei multipler Sklerose
Prof. Dr. Gunther Haag Michael-Balint-Klinik www.Michael-Balint-Klinik.de	Königsfeld 07725/932420	PM	••	◆◆	■■	⊕⊕⊕	s	✔			ganzheitliche Behandlung chronischer Kopfschmerzen

Legende:

A = Anästhesie	**PH** = Physikalische u. Rehabilitative Medizin	• = von Kollegen empfohlen	■ = viel publiziert	✔ = ja	
AF = andere Fachrichtungen		•• = häufig von Kollegen empfohlen	■■ = überdurchschnittlich viel publiziert	k.A. = keine Angaben	
AM = Allgemeinmedizin	**PM** = Psychosomatische Medizin u. Psychotherapie	••• = überdurchschnittlich häufig von Kollegen empfohlen		a = ambulant	
N = Neurologie		◆ = von Patienten empfohlen	⊕ = bis 2 Wochen	s = stationär	
O = Orthopädie	**PSY** = Psychiatrie/Psychologische Psychotherapie	◆◆ = häufig von Patienten empfohlen	⊕⊕ = 3 Wochen bis 2 Monate	t = teilstationär	
			⊕⊕⊕ = länger als 2 Monate		

SCHMERZ | ÄRZTELISTE

Schmerzspezialisten

Arzt/Klinik	Ort/Tel.-Nr.	Fachrichtung	von Kollegen empfohlen	von Patienten empfohlen	Publikationen	Wartezeit	Versorgungsstruktur	Kopfschmerzen	Krebsschmerzen	Rückenschmerzen	ausgewählte Spezialisierung
Dr. Jan Brand Migräne- u. Kopfschmerz-Klinik www.migraene-klinik.de	**Königstein** 06174/29040	AM, A	●●	◆◆		⊕	a, s	✔			Migräne
Dr. Ronald Brand Migräne- u. Kopfschmerz-Klinik www.migraene-klinik.de	**Königstein** 06174/29040	AM	●●	◆◆		⊕	a, s	✔			Gesichtsschmerzen; somatoforme Schmerzsyndrome; Migräne
Dr. Wolfram Seidel Sana Kliniken Sommerfeld www.sana-hu.de	**Kremmen** 033055/52301	PH	●●	◆◆		⊕⊕	s, t			✔	funktionelle Schmerzmedizin; Schmerzerkrankungen des Bewegungssystems
Dr. Klas Mildenstein Praxis	**Laatzen** 0511/878370	k. A.	●	◆◆		k. A.	k. A.	k. A.	k. A.	k. A.	Arzt wurde angeschrieben, beteiligte sich aber nicht an der FOCUS-Befragung.
Dr. Jörg Henning Medizinisches Zentrum Lahnhöhe www.lahnhoehe-orthopaedie.de	**Lahnstein** 02621/915568	O, PH	●	◆◆		⊕⊕⊕	a, s	✔		✔	Rücken- u. Kreuzschmerzen, Schmerzen des Bewegungsapparats und von Knochenkrankheiten
Prof. Dr. Christoph Baerwald Uniklinikum www.uniklinikum-leipzig.de	**Leipzig** 0341/9724710	AF	●	◆	■■	⊕⊕	a, s				Rheumaschmerzen; Schmerzen des Bewegungsapparats
Dr. Zoltan Medgyessy Berolina Klinik www.klinik-für-migräne.de	**Löhne** 05731/782153	PH	●	◆◆		⊕	s	✔		✔	Prophylaxe und Therapie der Migräne
Dr. Jan Holger Holtschmit Marienhausklinik St. Josef www.marienhauskliniken.de	**Losheim am See** 06872/9030	AF, O	●	◆		⊕⊕	s, t			✔	Rheumaschmerzen; somatoforme Schmerzsyndrome; Schmerzen des Bewegungsapparats
Alexander Philipp Praxis	**Ludwigsburg** 07141/6858636	k. A.	●	◆◆		k. A.	k. A.	k. A.	k. A.	k. A.	Arzt wurde angeschrieben, beteiligte sich aber nicht an der FOCUS-Befragung.
Dr. Oliver Emrich Praxis – www.schmerzzentrum-ludwigshafen.de	**Ludwigshafen** 0621/654031	A, AM	●●●	◆◆		⊕	a	✔	✔	✔	Rücken- und Kopfschmerzen: multimodale und integrierte Versorgung
Dr. Ralph Spintge Sportklinik Hellersen – www.schmerzzentrum-luedenscheid.de	**Lüdenscheid** 02351/9452246	A	●	◆◆		k. A.				✔	Schmerzen des Bewegungsapparats
Dr. Olaf Günther Praxis www.schmerzzentrum-magdeburg.de	**Magdeburg** 0391/6099370	AF, AM	●●	◆◆		⊕⊕	a	✔	✔	✔	myofasziale Schmerzsyndrome; Rückenschmerzen; orofaziales Syndrom/Gesichtsschmerzen
Prof. Dr. Frank Birklein Uniklinikum www.unimedizin-mainz.de/neurologie	**Mainz** 06131/174586	N	●●	◆	■■	⊕⊕⊕	a, s	✔			komplex regionales Schmerzsyndrom
Prof. Dr. Hans-Raimund Casser DRK Schmerz-Zentrum www.drk-schmerz-zentrum.de	**Mainz** 06131/988501	O, PH	●●●	◆◆	■	⊕⊕	a, s, t	✔	✔	✔	Rücken-, Gelenk- und Muskelschmerzen; behandlungsresistente, andauernde Schmerzen
Dr. Tamina Brinkschmidt Med. Versorgungszentrum www.algesiologikum.de	**München** 089/2122555	A	●●	◆		⊕⊕	a, s			✔	Gesichtsschmerzen; Neuralgien; Polyneuropathien; somatoforme Schmerzsyndrome
Priv.-Doz. Dr. Stefanie Förderreuther Uniklinikum www.klinikum.uni-muenchen.de	**München** 089/51602455	k. A.	●●●	◆		k. A.	k. A.	k. A.	k. A.	k. A.	Ärztin wurde angeschrieben, beteiligte sich aber nicht an der FOCUS-Befragung.
Dr. Martin Gessler Deutsches Schmerzzentrum www.deutsches-schmerz-zentrum.de	**München** 089/5404 7350	N	●●	◆◆		⊕⊕	a, s	✔	✔		Phantomschmerzen; Schmerz bei Kiefergelenkfehlfunkt.; Schmerzen im Zentralnervensystem

A	= Anästhesie	PH	= Physikalische u. Rehabilitative Medizin	●	= von Kollegen empfohlen	■	= viel publiziert	✔	= ja
AF	= andere Fachrichtungen			●●	= häufig von Kollegen empfohlen	■■	= überdurchschnittlich viel publiziert	k. A.	= keine Angaben
AM	= Allgemeinmedizin	PM	= Psychosomatische Medizin u. Psychotherapie	●●●	= überdurchschnittlich häufig von Kollegen empfohlen			a	= ambulant
N	= Neurologie			◆	= von Patienten empfohlen	⊕	= bis 2 Wochen	s	= stationär
O	= Orthopädie	PSY	= Psychiatrie / Psycholog. Psychotherapie	◆◆	= häufig von Patienten empfohlen	⊕⊕	= 3 Wochen bis 2 Monate	t	= teilstationär
						⊕⊕⊕	= länger als 2 Monate		

Schmerzspezialisten

Arzt/Klinik	Ort/Tel.-Nr.	Fachrichtung	von Kollegen empfohlen	von Patienten empfohlen	Publikationen	Wartezeit	Versorgungsstruktur	Kopfschmerzen	Krebsschmerzen	Rückenschmerzen	ausgewählte Spezialisierung
Prof. Dr. Florian Heinen Uniklinikum www.klinikum.uni-muenchen.de	München 089/5160 7851	N, AF	••	◆	■■	☺☺	a, s, t	✔			Migräne
Priv.-Doz. Dr. Dominik Irnich Uniklinikum Innenstadt www.klinikum.uni-muenchen.de	München 089/5160 7508	A	••	◆◆	■■	☺☺	a, s, t	✔	✔	✔	chronische Schmerzen
Dr. Holger Kaube Neurologie und Kopfschmerzzentrum www.neurologe-pfaffenrath-reiter.de	München 089/389977 0	N	••	◆	■	☺☺☺	a, s	✔		✔	Kopfschmerzen bei Liquorüber- und -unterdruck; Kopfschmerzen bei Hypophysentumoren
Dr. Martin Mühlbauer Neurologische Praxisgemeinschaft www.drmuehlbauer.de	München 089/688520 0	N	•	◆◆		☺☺	a	✔		✔	Clusterkopfschmerzen
Prof. Dr. Andreas Straube Uniklinikum Großhadern www.klinikum.uni-muenchen.de	München 089/7095 3690	N	•••	◆	■■	☺☺	a, s, t	✔		✔	alle Formen von Kopf- und Gesichtsschmerzen; lumbale und zervikalene Spinalkanalstenosen
Dr. Reinhard Thoma Med. Versorgungszentrum www.algesiologikum.de	München 089/212255 5	A	••	◆◆	■	☺☺	a, s		✔	✔	fortbestehende Schmerzen nach Wirbelsäulenoperationen; Pat. mit psychosoz. Belastungssituationen
Prof. Dr. Thomas R. Tölle Klinikum rechts der Isar www.med.tu-muenchen.de	München 089/4140 4613	N	•••	◆	■■	☺☺	a, s	✔		✔	alle Formen neuropathischer Schmerzen; Rückenschmerzen
Prof. Dr. Stefan Evers Uniklinikum www.klinikum.uni-muenster.de	Münster 0251/8348 016	N	•••	◆	■■	☺☺☺	a, s, t	✔			Gesichtsschmerzen; Neuralgien; Polyneuropathien; somatoforme Schmerzsyndrome
Priv.-Doz. Dr. Achim Frese Akademie für Manuelle Medizin www.manuellemedizin.de	Münster 0251/9813030	N	••	◆	■	☺☺	a	✔			zentraler Deafferenzierungsschmerz
Prof. Dr. Ingrid Gralow Uniklinikum www.klinikum.uni-muenster.de	Münster 0251/8346121	A	••	◆◆	■	☺☺	a, s, t	✔	✔	✔	Gesichtsschmerzen; Neuralgien; somatoforme Schmerzsyndrome
Prof. Dr. Markus Schilgen Akademie für Manuelle Medizin www.manuellemedizin.de	Münster 0251/9813020	O	•••	◆◆		☺	a	✔		✔	interdisziplinäre Diagnostik und Therapie von Erkrankungen des Bewegungssystems; Osteoporose
Dr. Klaus Wrenger Schmerztherapiezentrum www.schmerztherapie-ms.de	Münster 0251/4843444	A	•	◆		☺☺☺	a	✔		✔	Kopfschmerzen; Fibromyalgie; Rückenschmerzen; somatoforme Schmerzerkrankungen
Dr. Thomas Eberbach Regionales Schmerzzentrum DGS www.schmerzzentrum-osnabrueck.de	Osnabrück 0541/46052	A	•	◆◆		☺☺		✔	✔	✔	Gesichtsschmerzen; somatoforme Schmerzsyndrome; Rheumaschmerzen; Polyneuropathien
Priv.-Doz. Dr. Friedrich Ebinger St. Vincenz-Krankenhaus www.vincenz.de	Paderborn 05251/864202	AF, PH	••	◆	■	☺☺	a, s	✔	✔		Schmerztherapie bei Kindern und Jugendlichen
Dr. Knud Gastmeier Zentrum für ambulantes Operieren www.praxis-gastmeier.de	Potsdam 0331/743070	A	•	◆		☺	a	✔	✔	✔	Gesichtsschmerzen; Neuralgien; Polyneuropathien; Schmerzen des Bewegungsapparats
Dr. Francis Baudet Medizinisches Fachzentrum www.rugiamed.de	Rambin auf Rügen 038306/7180	AM, PM	•	◆◆		☺	a	✔	✔		somatoforme Schmerzsyndrome; Polyneuropathien; Neuralgien
Dr. Martin Strohmeier Schmerzzentrum Bodensee www.orthopaedie-ravensburg.de	Ravensburg 0751/3555 9770	O	••	◆◆		☺	a, s	✔		✔	ausstrahlende Schmerzen in Arme/Beine; Schmerzen nach Operationen des Bewegungsapparats

SCHMERZ

Legende

A = Anästhesie	**PH** = Physikalische u. Rehabilitative Medizin	• = von Kollegen empfohlen	■ = viel publiziert
AF = andere Fachrichtungen		•• = häufig von Kollegen empfohlen	■■ = überdurchschnittlich viel publiziert
AM = Allgemeinmedizin	**PM** = Psychosomatische Medizin u. Psychotherapie	••• = überdurchschnittlich häufig von Kollegen empfohlen	
N = Neurologie		◆ = von Patienten empfohlen	☺ = bis 2 Wochen
O = Orthopädie	**PSY** = Psychiatrie/Psychologische Psychotherapie	◆◆ = häufig von Patienten empfohlen	☺☺ = 3 Wochen bis 2 Monate
			☺☺☺ = länger als 2 Monate

✔ = ja   k. A. = keine Angaben   a = ambulant   s = stationär   t = teilstationär

Schmerzspezialisten

Arzt/Klinik	Ort/Tel.-Nr.	Fachrichtung	von Kollegen empfohlen	von Patienten empfohlen	Publikationen	Wartezeit	Versorgungsstruktur	Kopfschmerzen	Krebsschmerzen	Rückenschmerzen	ausgewählte Spezialisierung
Dr. Uwe Junker Sana-Klinikum www.sana-klinikum-remscheid.de	**Remscheid** 02191/130	A	●●	◆	■	☺☺☺	a, s, t	✔	✔	✔	komplexes regionales Schmerzsyndrom; früher Morbus Sudeck
Dr. Volker Malzacher Neurologische Praxis	**Reutlingen** 07121/144830	N, PSY	●●	◆◆		☺☺	a, s	✔		✔	Gesichtsschmerzen; Neuralgien
Dr. Hans-Hermann Nägelein Praxis www.schmerztherapie-rosenheim.de	**Rosenheim** 08031/31114	AM, A	●●●	◆◆		☺	a	✔	✔	✔	Fehlregulationen der Muskel-/Kiefergelenkfunktion; Medikamentenentgiftung
Dr. Frank Bartel Praxis	**Rostock** 0381/4909266	k. A.	●●	◆◆		k. A.	k. A.	k. A.	k. A.	k. A.	Arzt wurde angeschrieben, beteiligte sich aber nicht an der FOCUS-Befragung.
Dr. Harald Lucius Schmerzzentrum Nord www.schmerztherapie-schleswig.de	**Schleswig** 04621/831120	N, PSY	●	◆		☺☺☺	a	✔		✔	psychiatr. Krankheiten mit dem Symptom Schmerz, z. B. Depressionen, paranoide Störungen
Prof. Dr. Guy Arnold Klinikum www.klinikverbund-suedwest.de	**Sindelfingen** 07031/9812362	N	●●	◆		☺	a, s, t	✔		✔	Clusterkopfschmerzen
Dr. Matthias Psczolla Loreley-Kliniken St. Goar-Oberwesel www.loreley-kliniken.de	**St. Goar** 06741/800800	O, PH	●●●	◆◆		k. A.	a, s			✔	alle Schmerzsyndrome des Bewegungsapparats, besonders nach operativen Eingriffen
Dr. Hermann Locher Praxis www.orthopaede-tettnang.de	**Tettnang** 07542/93390	O	●●	◆		k. A.	a	k. A.	k. A.	k. A.	Arzt wurde angeschrieben, beteiligte sich aber nicht an der FOCUS-Befragung.
Dr. Hans Flatter Gemeinschaftspraxis www.schmerzzentrum-passau.de	**Tittling** 08504/91300	AM	●●●	◆		k. A.		✔	✔	✔	Schmerzen bei Durchblutungsstörungen bzw. d. Bewegungsapparats; somatoforme Schmerzsyndrome
Dr. Alfons Linke Praxis www.aerzte-im-netz.de/alfons.linke	**Tübingen** 07071/35194	A	●	◆		k. A.	a	✔	✔	✔	Schmerzen bei Durchblutungsstörungen bzw. d. Bewegungsapparats; somatoforme Schmerzsyndrome
Priv.-Doz. Dr. Sigrid Schuh-Hofer Uniklinikum www.medizin.uni-tuebingen.de	**Tübingen** 07071/2986508	N	●	◆◆	■	☺☺	a	✔			chronische Migräne; Clusterkopfschmerz; zentraler neuropathischer Schmerz
Priv.-Doz. Dr. Zaza Katsarava Evangelisches Krankenhaus Unna www.ek-unna.de	**Unna** 02303/106336	N	●	◆	■■	☺		✔			Migräne; chronische Kopfschmerzen; Trigeminusneuralgie; Clusterkopfschmerz
Priv.-Doz. Dr. Rolf Malessa Sophien- und Hufeland-Klinikum www.klinikum-weimar.de	**Weimar** 03643/571300	N	●●●	◆◆		☺☺	a, s	✔		✔	seltene Kopfschmerzarten; Schmerz bei Parkinson; Schmerz nach Rückenmarksverletzung
Dr. Thomas Nolte Schmerz- und Palliativzentrum www.schmerzzentrum-wiesbaden.de	**Wiesbaden** 0611/44754000	A	●●	◆◆	■	☺☺	a, s	✔	✔	✔	Integrierte-Versorgungs-Konzepte bei Rückenschmerzen; spezialisierte ambulante Palliativversorgung
Dr. Till Wagner Medizinisches Zentrum www.mz-ac.de	**Würselen** 02405/623651	A	●●	◆◆		☺☺☺	a, s	✔	✔	✔	periphere Neuropathien
Dr. Edwin Klaus Praxis für spez. Schmerztherapie www.drklaus-drlanges.de	**Würzburg** 0931/55655	A	●●	◆◆		k. A.		✔		✔	Injektionen; Bandscheibenvorfälle
Dr. Thomas Cegla Krankenhaus St. Josef – www. krankenhaus-st-josef-wuppertal.de	**Wuppertal** 0202/4852601	A	●●●	◆◆		☺☺☺	a, s, t	✔	✔	✔	Schmerzen des Bewegungsapparats

SCHMERZ

Legende:

A = Anästhesie	**PH** = Physikalische u. Rehabilitative Medizin	● = von Kollegen empfohlen	■ = viel publiziert	✔ = ja	
AF = andere Fachrichtungen		●● = häufig von Kollegen empfohlen	■■ = überdurchschnittlich viel publiziert	k. A. = keine Angaben	
AM = Allgemeinmedizin	**PM** = Psychosomatische Medizin u. Psychotherapie	●●● = überdurchschnittlich häufig von Kollegen empfohlen	☺ = bis 2 Wochen	a = ambulant	
N = Neurologie		◆ = von Patienten empfohlen	☺☺ = 3 Wochen bis 2 Monate	s = stationär	
O = Orthopädie	**PSY** = Psychiatrie/Psychologische Psychotherapie	◆◆ = häufig von Patienten empfohlen	☺☺☺ = länger als 2 Monate	t = teilstationär	

Für alle, die lesen, um zu handeln.

Wissen ist Macht. Aber eben nur, wenn man damit etwas macht. Deshalb bietet FOCUS eine konzentrierte Berichterstattung, kontroverse, klare Standpunkte prominenter Gastautoren und pointierte Analysen zu Politik, Wirtschaft und Kultur. Kurz: Informationen, mit denen Sie etwas anfangen können, wenn Sie lieber mitentscheiden und mitgestalten, als nur mitzureden.

Entscheiden Sie sich für Relevanz: Lesen Sie den neuen FOCUS.

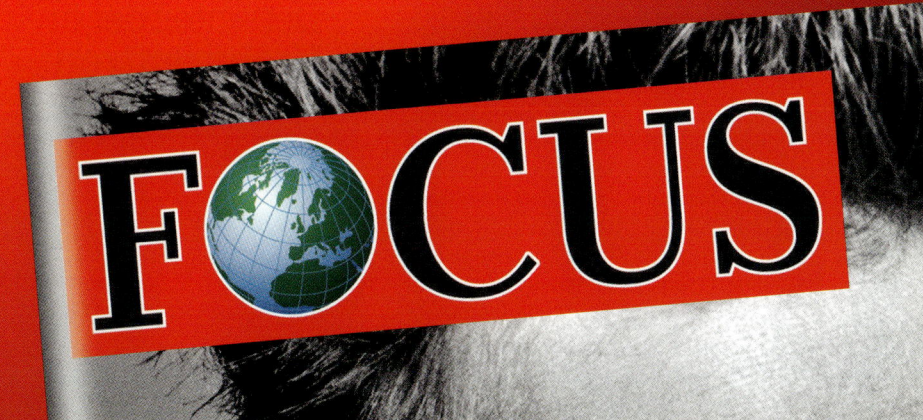

Krebs

Herausragende Klinik-Zentren sollen die **Tumortherapie verbessern.**
Dank wissenschaftlich fundierter Konzepte, fachübergreifender Zusammenarbeit und strenger
Behandlungsregeln steigt die Überlebenszeit der Kranken

1.

Woran fehlt es in der deutschen Krebsmedizin?

Zunächst: an sehr wenig. Krebsmedizin in Deutschland ist Spitzenklasse. Das beweisen nicht zuletzt die aktuellen Zahlen der offiziellen jährlichen Qualitätssicherung in den Krankenhäusern. Diese Erhebung vergleicht die Behandlungserfolge mit Normen, die hochrangige Expertengremien aufgestellt haben. Das Ergebnis: Auf fast allen Gebieten erfüllen mindestens 90 Prozent der Kliniken die Norm.

Gerade eine der Errungenschaften der deutschen Krebsmedizin, die hohe Spezialisierung, bringt aber auch ihr größtes Problem mit sich: einen Mangel an Interdisziplinarität, an Behandlung über Fächergrenzen hinweg. Der Erkenntnisfortschritt bewirkt, dass Krebserkrankungen immer seltener ausschließlich die Kenntnis eines einzigen Organs erfordern.

Ein zweites Problem der deutschen Krebsmedizin ist, dass in der Vergangenheit die Wohnortnähe über alles gestellt wurde. Der Grundsatz, dass Patienten möglichst kurze Wege zu den häufig regelmäßigen Therapien haben sollten, führte dazu, dass viele kleine Krankenhäuser Behandlungen anbieten und durchführen, für die ihre Ärzte eigentlich viel mehr Erfahrung und Training bräuchten. Es gibt nämlich Studien, die einen direkten Zusammenhang zwischen der Häufigkeit bestimmter Eingriffe und der Erfolgsquote belegen.

2.

Was ist eine »Tumorkonferenz«?

Der geforderten Interdisziplinarität hat sich zum Beispiel die Universitäts-Frauenklinik in Tübingen verschrieben. Sie hält sogenannte „Tumorkonferenzen" ab. In einem kleinen Hörsaal sitzen etwa Ärzte verschiedener Disziplinen und nehmen eine Patientin nach der anderen anhand ihrer Befunde durch. Ein Arzt sitzt am Projektor, wirft das Röntgenbild einer weiblichen Brust an die Wand. Verbale Präzision ist oberstes Gebot, die Atmosphäre hoch konzentriert. Das Röntgenbild ist zu sehen, und schon liest der Pathologe aus seinen Unterlagen vor, was die Gewebeuntersuchung im vorliegenden Fall ergeben hat. Die Vertreter der Fächer Gynäkologie, Onkologie, Radiologie und ästhetische Chirurgie ergänzen. Es fallen Angaben wie „DCIS bei sieben Uhr". Das beschreibt die Position

Der Anteil der in **Krebszentren** behandelten Brustkarzinome liegt bei

82 %

einer Zellverdichtung („Ductal Carcinoma in situ"), die auf dem Mammografiebild als weißlicher Fleck erscheint. Nach zehn Minuten, nach Austausch aller Fakten und einiger Argumente, kommen die acht Mediziner überein, „was wir der Patientin anbieten können", welcher Therapievorschlag der brustkrebskranken Frau am nächsten Tag unterbreitet wird.

Dreimal pro Woche hält das „Brustzentrum Tübingen", wie sich die Krankenhausabteilung nennen darf, derartige Sitzungen ab. Jede Patientin wird im Lauf ihres Klinikaufenthalts mindestens zweimal auf diese Art besprochen, einmal vor und einmal nach dem Eingriff. Das aufwendige Ritual, die gut vernetzten Fachrichtungen, dazu ein eigenes Labor, das eine Gewebeprobe in so kurzer Zeit analysiert, dass sich der operierende Kollege noch während des Eingriffs danach richten kann – das haben die Tübinger Ärzte nicht selbst erfunden; vielmehr befolgen sie Kriterien, deren Erfüllung der Universitätsklinik Tübingen das Recht gibt, die Auszeichnung „Krebszentrum" zu tragen. Dafür gibt es zusätzliches Geld. Spätestens alle drei Jahre prüft eine Kommission, ob die Voraussetzungen noch gegeben sind. Wenn ja, hat Tübingen die „Re-Zertifizierung" geschafft.

Zurzeit dürfen sich in Deutschland mehr als 500 Abteilungen „Krebszentrum" nennen. Zehn von ihnen widmen sich einem breiten Spektrum von Tumorarten, der Rest fokussiert auf eine oder zwei der häufigeren Geschwulste. Zu den wichtigen Merkmalen zählt, dass sie verpflichtet sind, mit den Arztpraxen ihrer Region zusammenzuarbeiten.

3.

Kann man sich in jedem Fall auf eine Zertifizierung verlassen?

Das System der Auszeichnungen ist abgestuft. Die aufwendigste Qualitätsprüfung von Krebskliniken in Deutschland wird nach Kriterien der führenden Krebsgesellschaften durchgeführt. Zu den Anforderungen zählt, Behandlungen nach Schemata zu planen, die hier für Prostata- und für Darmkrebs und auf der nächsten Doppelseite für Lungen- und für Brustkrebs dargestellt sind. Listen zertifizierter Kliniken sind unter der Internetadresse www.onkozert.de zu finden.

Empfohlene Pfade zur richtigen Behandlung

Diagnose **Darmkrebs**

Stadienbestimmung mittels
• Röntgen • Ultraschall • Computertomografie
• Magnetresonanztomografie
• Positronenemissionstomografie

Fallkonferenz

örtlich begrenzte Erkrankung

metastasierte Erkrankung

„primär" entfernbar | „sekundär" entfernbar | nicht entfernbar

Operation | **Chemotherapie**

Fallkonferenz

Operation

Fallkonferenz

unterstützende Chemotherapie | **Chemotherapie**

Nachsorge

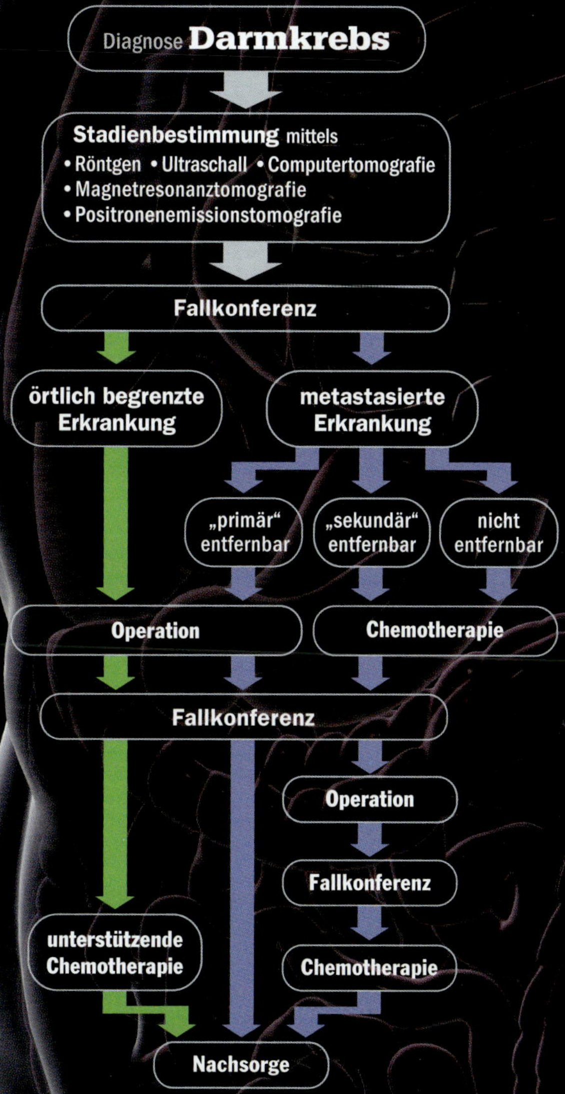

Quelle: Schmiegel, W./Schulmann, K., Bochum

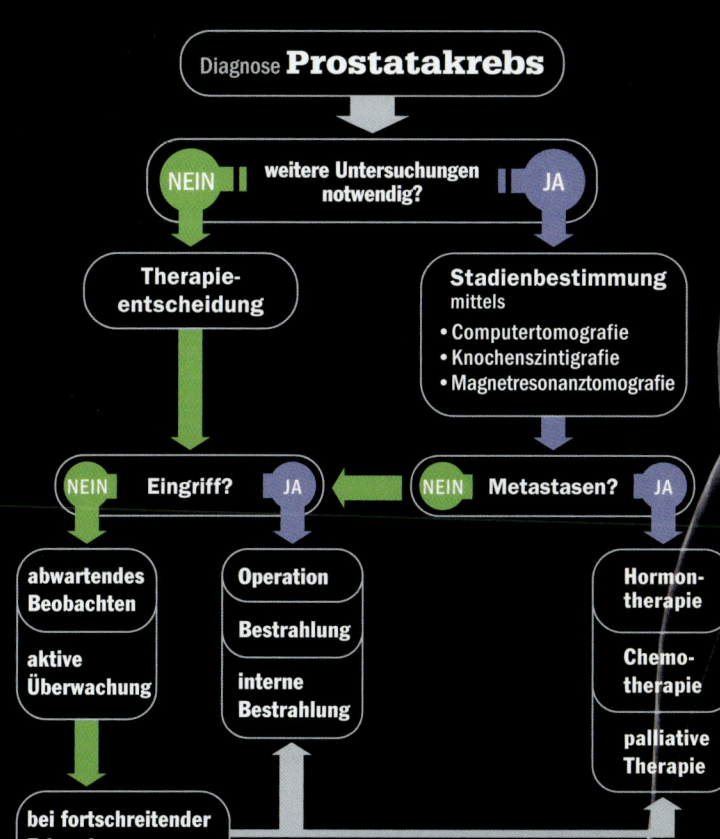

Diagnose **Prostatakrebs**

NEIN | **weitere Untersuchungen notwendig?** | JA

Therapie-entscheidung

Stadienbestimmung mittels
• Computertomografie
• Knochenszintigrafie
• Magnetresonanztomografie

NEIN | **Eingriff?** | JA   NEIN | **Metastasen?** | JA

abwartendes Beobachten

aktive Überwachung

Operation

Bestrahlung

interne Bestrahlung

Hormon-therapie

Chemo-therapie

palliative Therapie

bei fortschreitender Erkrankung

Quelle: Deutsche Krebshilfe, Bonn

Eine Krebsdiagnose ist kein Todesurteil – das gilt auch für den Prostatakrebs. Er wächst meist langsam. Von 100 Männern über 50 Jahren erhalten 16 die Diagnose Prostatakarzinom. Drei sterben daran

Beschwerden wie sichtbares Blut im Stuhl verursacht Darmkrebs erst spät. Die gesetzliche Krankenversicherung bezahlt Tests auf verstecktes Blut ab 50, Darmspiegelung ab 55 Jahren

Die Therapiewege verästeln sich –
zum Glück für die Patienten

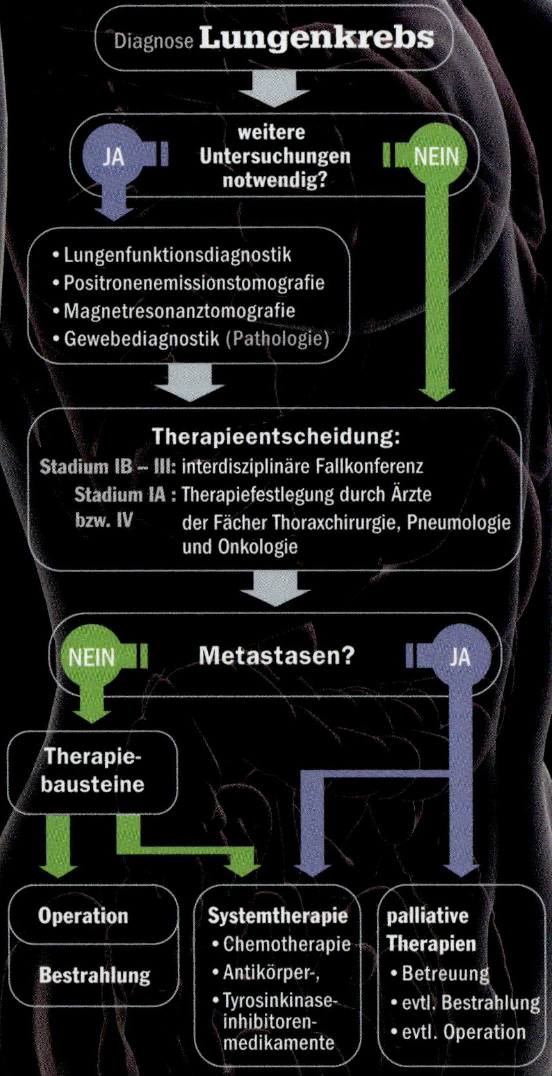

Quelle: Thomas, M., Heidelberg

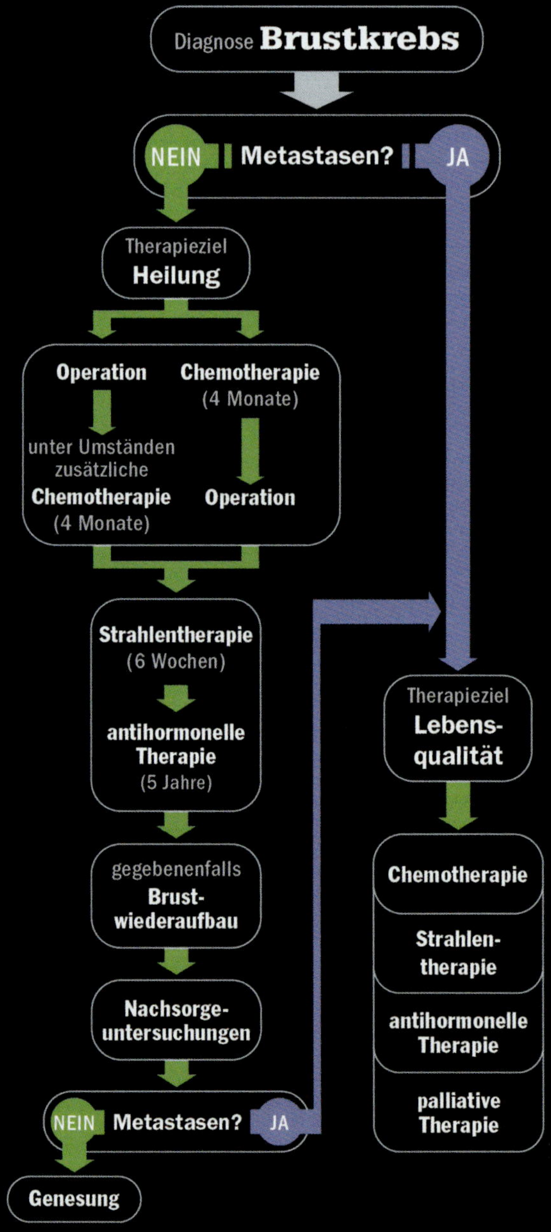

FOCUS INFOGRAFIK

Quelle: Thomssen, Chr./Scheer, S., Halle

Diagnose **Lungenkrebs**

JA — **NEIN** | weitere Untersuchungen notwendig?

- Lungenfunktionsdiagnostik
- Positronenemissionstomografie
- Magnetresonanztomografie
- Gewebediagnostik (Pathologie)

Therapieentscheidung:

Stadium IB – III: interdisziplinäre Fallkonferenz
Stadium IA bzw. IV: Therapiefestlegung durch Ärzte der Fächer Thoraxchirurgie, Pneumologie und Onkologie

NEIN — Metastasen? — **JA**

Therapie-bausteine

Operation

Bestrahlung

Systemtherapie
- Chemotherapie
- Antikörper-,
- Tyrosinkinase-inhibitoren-medikamente

palliative Therapien
- Betreuung
- evtl. Bestrahlung
- evtl. Operation

Es gibt keine Massen-Früherkennung für Lungenkrebs. Zu den Anzeichen zählt hartnäckiger blutiger Husten. Die Stadien hängen von Tumorgröße, Lymphknotenbefall und Metastasen ab

Diagnose **Brustkrebs**

NEIN | Metastasen? | **JA**

Therapieziel Heilung

Operation — **Chemotherapie** (4 Monate)

unter Umständen zusätzliche **Chemotherapie** (4 Monate) — **Operation**

Strahlentherapie (6 Wochen)

antihormonelle Therapie (5 Jahre)

gegebenenfalls **Brust-wiederaufbau**

Nachsorge-untersuchungen

NEIN — Metastasen? — **JA**

Genesung

Therapieziel Lebens-qualität

Chemotherapie

Strahlen-therapie

antihormonelle Therapie

palliative Therapie

Ein Fünftel der Frauen, die erstmals die Diagnose Brustkrebs erhalten, haben nur eine Zellveränderung in den Milchgängen (Fachkürzel DCIS). Bloß lässt sich kaum vorhersagen, ob ein DCIS bösartig wird

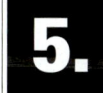

4.

Bei welchen Krebsarten ist eine umfassende Behandlung am ehesten gewährleistet?

Das dichteste Netz an zertifizierten Zentren hat sich beim Brustkrebs gebildet – und offenbar werden die meisten betroffenen Frauen von den Ärzten mit eigener Praxis mittlerweile in diese überwiesen. Vor zehn Jahren habe es gut 2000 „Brustkrebsbehandler" in Deutschland gegeben, rechnet Diethelm Wallwiener, der Klinikdirektor in Tübingen, vor. Heute würden vier Fünftel der Patientinnen in den rund 250 zertifizierten Zentren versorgt. Der Preis, den sie dafür zahlen, sind weite Anfahrtswege. Manchmal beschwere sich eine Patientin darüber, räumt Wallwiener ein. Seine Standardantwort laute dann: „Zum Fabrikverkauf fahren Sie 100 Kilometer, aber für die Krebsbehandlung sind Ihnen 50 zu weit?"

Einiges deutet darauf hin, dass sich Heilungs- und Überlebenschancen der rund 57000 Frauen, die jährlich in Deutschland neu an Brustkrebs erkranken, seit einiger Zeit verbessern. Bei drei von vier könne „die Brust gerettet werden", weiß der Gynäkologe Mahdi Rezai vom Westdeutschen Brustzentrum in Düsseldorf. Die Zahl der tödlichen Krankheitsverläufe sinke, obwohl jene der Fälle leicht zunehme, liest Wallwiener aus den – bundesweit unvollständigen – Statistiken. Gründe dafür seien unter anderem die Befolgung von Leitlinien, die Expertengremien ausgearbeitet haben, und, darauf aufbauend, die

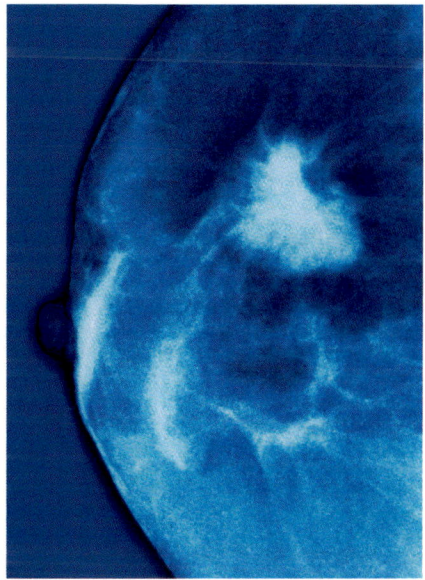

Signal zum Handeln In einer Mammografie zeigt sich in einer weiblichen Brust ein Tumor (weiß)

Zertifizierung von Kliniken. Ebenfalls ein sehr enges Netz an qualitätsgeprüften und interdisziplinär arbeitenden Einrichtungen existiert für die verschiedenen Darmkrebsarten, gefolgt von Zentren für Eierstock- und Gebärmutterhalskrebs auf der einen und Prostatakrebs auf der anderen Seite. Die Dichte an zertifizierten Kliniken für Lungen- und für Hautkrebs lässt, angesichts der Häufigkeit dieser beiden Tumorarten, zu wünschen übrig.

Auf dem Gebiet des Darmkrebses hält Wolff Schmiegel, Direktor der Abteilung Gastroenterologie und Hepatologie am Klinikum der Ruhr-Universität Bochum, das Zertifizierungskonzept für segensreich. Teilweise, so Schmiegel, sei die Behandlungsqualität in Deutschland „schlichtweg schlecht". Das belegen Untersuchungen aus den vergangenen Jahren. Eine ergab, dass bei der Behandlung von genetisch veranlagtem Darmkrebs nur elf von 17 überprüften Facharztpraxen nach den Leitlinien vorgingen. Ein weiteres schockierendes Studienergebnis sei, dass die Rate der Rezidive, der wieder auftretenden Tumoren nach einer scheinbar erfolgreichen Behandlung, von Klinik zu Klinik zwischen sechs und 26 Prozent schwankte.

Der Anteil der Frauen, die an »ihrem« **Brustkrebs** sterben, beträgt

30 %

5.

Wie häufig ist Krebs in Deutschland?

Zwar mögen die nackten Zahlen beim ersten Anblick eine Zunahme suggerieren, doch das Deutsche Krebsforschungszentrum (DKFZ) in Heidelberg rechnet vor: Berücksichtigt man, dass die Menschen heute im Durchschnitt viel älter werden als vor 20 Jahren, so ist die Krebssterblichkeit – „altersstandardisiert", wie die Fachleute sagen – in Deutschland rückläufig. Ziemlich genau jedem vierten Todesfall liegt Krebs zugrunde. Damit sind Tumoren die zweithäufigste Todesursache nach den Herz-Kreislauf-Erkrankungen, die mit 41, 7 Prozent in der Bundesrepublik die meisten Menschenleben kosten.

Heikle Prostata, anfällige Brust

Die Deutschen werden älter, die Zahl der Krebsfälle steigt (auf 430000 jährlich). Aber auch die Überlebenszeit nimmt zu

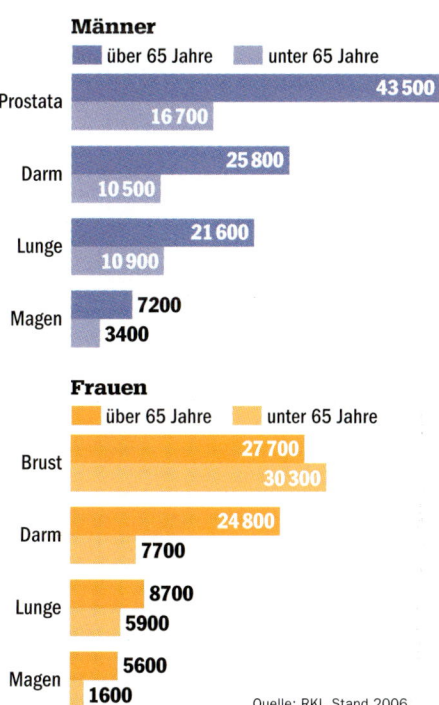

Die häufigsten Krebsneuerkrankungen

Männer
über 65 Jahre | unter 65 Jahre

Prostata: 43 500 / 16 700
Darm: 25 800 / 10 500
Lunge: 21 600 / 10 900
Magen: 7200 / 3400

Frauen
über 65 Jahre | unter 65 Jahre

Brust: 27 700 / 30 300
Darm: 24 800 / 7700
Lunge: 8700 / 5900
Magen: 5600 / 1600

Quelle: RKI, Stand 2006

Foto: ZEPHYR/SPL/Ag. Focus

6.

Wo stoßen die neuen Behandlungsgrundsätze an Grenzen?

Der Wille der Patienten steht jenem der Ärzte manchmal entgegen. Und dort, wo Krebsmedizin ins Psychologische hinüberreicht, scheinen Leitlinien und ähnliche Vorgaben nicht so recht zu greifen.

Rolf Kreienberg, der auf gynäkologische Tumoren spezialisierte Direktor der Universitätsfrauenklinik in Ulm, weiß: „Schätzungsweise ein knappes Drittel der Patientinnen lässt sich nicht so behandeln, wie wir empfehlen."

Eine Sonderstellung nimmt der Prostatakrebs ein. Er wächst häufig langsam. Bei vielen Patienten begnügen sich die Ärzte damit, die Geschwulst in regelmäßigen Abständen zu überwachen. Für viele Kranke ist es angenehmer, diese Kontrollen in der Nähe ihres Wohnsitzes durchführen zu lassen als jedes Mal in ein großes Behandlungszentrum zu reisen. Berufsfunktionäre niedergelassener Urologen argumentieren in diese Richtung und sprechen sich gegen Prostatakrebszentren aus.

Selbst der Tübinger Brustexperte Diethelm Wallwiener sieht Grenzen der Qualitätsmessung und der Medizin

nach Leitlinie. Er nennt psychologische und palliative Betreuung – wie viel sei notwendig, wie viel dürfe das kosten? Natürlich könne man jeder Patientin einen Gesprächstherapeuten zur Seite stellen – aber wäre das finanzierbar, und trüge es stets zur Heilung bei, fragt Wallwiener. Auch den Bedarf an Palliativbehandlung, lindernder Sorge für unheilbar Kranke, könne er nicht abschätzen, sagt der Klinikdirektor. „Uns Ärzten fehlen definitive Kriterien, um zu entscheiden, welche Krebspatienten wir zum Sterben nach Hause schicken und welche wir noch mit Medikamenten für sehr viel Geld versorgen." In einigen Fällen ist reine Palliativbehandlung – Schmerzunterdrückung bei möglichst viel Lebensqualität – das Beste für den Patienten.

»Krebspatienten, die im Rahmen **wissenschaftlicher Studien** behandelt werden, profitieren meistens davon«

Diethelm Wallwiener
Brustkrebsspezialist

7.

Was ist mit den seltenen Krebsarten?

Bei den seltenen Tumoren greift das Konzept der Krebszentren nicht so gut. Die wenigen Spezialisten, die sich bei diesen Krankheiten auskennen, sind ungleich über die Bundesrepublik verteilt. Aus dem Verzeichnis bei www.onkozert.de geht hervor, dass in Deutschland immerhin eine gewisse Menge zertifizierter Zentren für den Bauchspeicheldrüsenkrebs existiert. Für die Behandlung von Tumoren des Kopf- und Halsbereichs sowie für Hirntumoren sind zwar Qualitätskriterien vorhanden, zertifizierte Zentren aber noch nicht zu finden.

8.

Welche Rolle spielt die Genetik bei der individuellen Behandlung?

Tests zur genetischen Beschaffenheit eines Tumors werden immer wichtiger. Mit diesem Wissen kann der Arzt gezielter behandeln. Die Wirksamkeit des Brustkrebsmittels Tamoxifen etwa hängt davon ab, ob es sich um eine sogenannte hormonsensible Krebsvariante nach den Wechseljahren handelt. Das verrät der Test.

Fortschritte in Richtung individualisierter Behandlung gibt es auch bei Lungenkrebs. Der Wirkstoff Gefitinib hilft zehn bis 15 Prozent der Patienten, und zwar jenen, die eine bestimmte Genmutation in sich tragen. Ob sie diese Veränderung aufweisen, lässt sich mit einem neuen Test herausfinden. Trifft dies zu, verlängert der Wirkstoff laut einer Studie die mittlere Überlebenszeit gegenüber der herkömmlichen Chemotherapie von 5,5 auf 10,7 Monate.

Spezielle Therapien, die auf bestimmte Genmutationen ansprechen, existieren auch bei Darm- und Hautkrebs sowie einigen Leukämieformen.

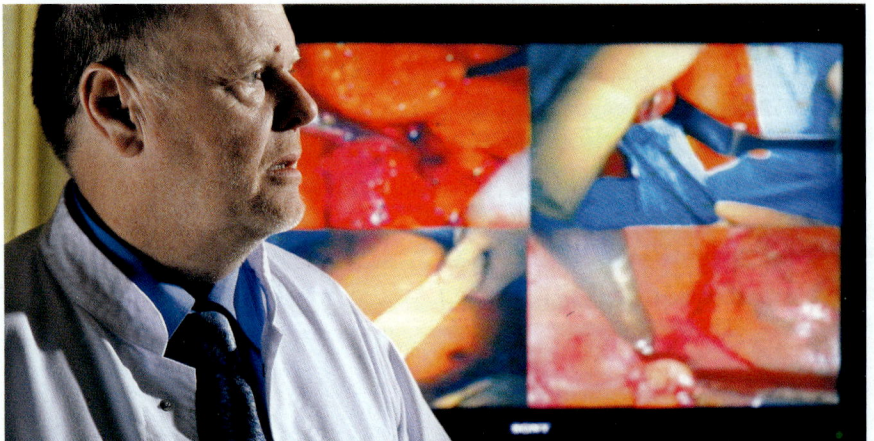

Qualitätskontrolle in Echtzeit In seinem Chefbüro kann der Tübinger Klinikleiter Wallwiener vier Operationen „seiner" Ärzte gleichzeitig via Bildschirm überwachen

Fotos: Martin Ley, Klaus Mellenthin/beide FOCUS-Magazin

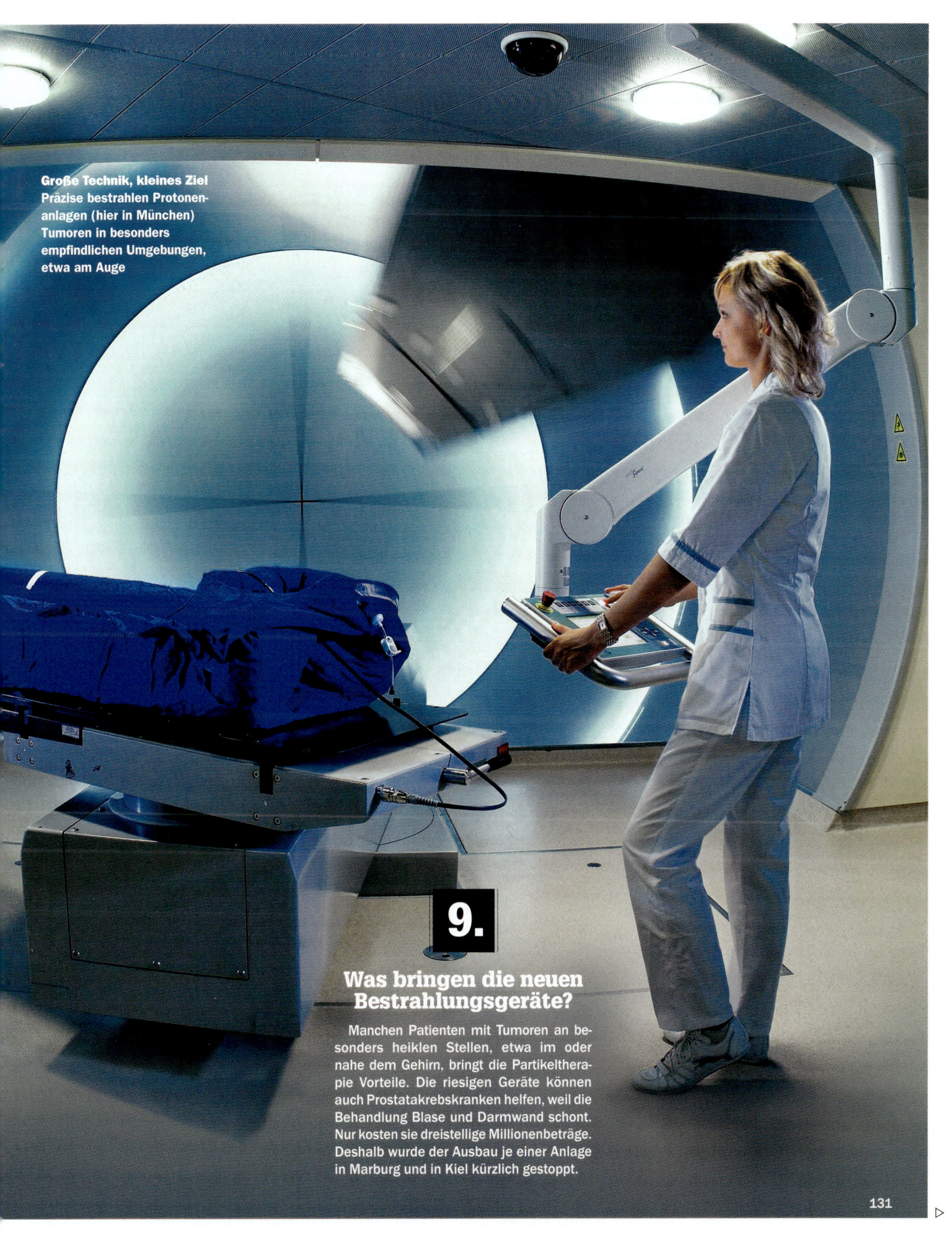

Große Technik, kleines Ziel
Präzise bestrahlen Protonen-
anlagen (hier in München)
Tumoren in besonders
empfindlichen Umgebungen,
etwa am Auge

9.

Was bringen die neuen Bestrahlungsgeräte?

Manchen Patienten mit Tumoren an besonders heiklen Stellen, etwa im oder
nahe dem Gehirn, bringt die Partikelthera-
pie Vorteile. Die riesigen Geräte können
auch Prostatakrebskranken helfen, weil die
Behandlung Blase und Darmwand schont.
Nur kosten sie dreistellige Millionenbeträge.
Deshalb wurde der Ausbau je einer Anlage
in Marburg und in Kiel kürzlich gestoppt.

BRUSTKREBS UND GYNÄKOLOGISCHE TUMOREN

Experten für Brustkrebs/ gynäkologische Tumoren

Arzt/Klinik	Ort/Tel.-Nr.	von Kollegen empfohlen	von Patienten empfohlen	Publikationen	Studien	Brustkrebsoperationen	Eierstockkrebsoperationen	Gebärmutterkrebsoperationen	medikamentöse Therapien	ausgewählte Spezialisierung
Prof. Dr. Nicolai Maass Uniklinikum, Gynäkologie www.gynaekologie.ukaachen.de	**Aachen** 0241/8088400	●●	◆◆	■	▲	▲	▲	▲▲	▲	operative Brustkrebstherapie; Operation von gynäkologischen Beckentumoren
Dr. Peer Hantschmann Kreisklinik Altötting, Gynäkologie www.krankenhaus-altoetting.de	**Altötting** 08671/5091235	●	◆		▲	▲	▲	▲	▲	brusterhaltende Operationstechniken inklusive plastisch-rekonstruktiver Verfahren
Prof. Dr. Anton Scharl Klinikum St. Marien, Frauenklinik www.klinikum-amberg.de	**Amberg** 09621/381371	●●	◆		▲▲	▲	▲	▲	▲▲	gynäkologische Onkologie; Brusterkrankungen
Prof. Dr. Augustinus Tulusan Klinikum, Gynäkologie www.klinikum-bayreuth.de	**Bayreuth** 0921/4005502	●●	◆◆		▲▲	▲▲	▲	▲▲	▲	gynäkologische Onkologie mit Rekonstruktionschirurgie; Brustkrebstherapie
Prof. Dr. Jens-Uwe Blohmer St. Gertrauden-KH, Frauenheilkunde www.sankt-gertrauden.de	**Berlin** 030/82722310	●●●	◆◆	■	▲	▲	▲	▲	▲▲	Brustkrebsdiagnostik und -operationen; Chemotherapie; intraoperative Bestrahlung
Prof. Dr. Dirk Elling Sana Klinikum Lichtenberg, Gynäkol. www.sana-kl.de	**Berlin** 030/55182411	●●	◆	■	▲▲	▲	▲	▲	▲	Therapie des Ovarial-, Zervix- und Vulvakarzinoms; Therapie bei Brustkrebs
Prof. Dr. Andree Faridi Klinikum Am Urban www.vivantes.de/kau/brust	**Berlin** 030/130222001	●●	◆◆		▲	▲		▲		rekonstruktive und plastisch-ästhetische Brust- und Genitalchirurgie; gynäkologische Onkologie
Dr. Julia Herrenberger MVZ Am Oskar-Helene-Heim www.onkologie-ohh.de	**Berlin** 030/8116060	●	◆		k.A.	k.A.	k.A.	k.A.	k.A.	Ärztin wurde angeschrieben, beteiligte sich aber nicht an der FOCUS-Befragung.
Prof. Dr. Werner Lichtenegger Uniklinikum Charité, CVK, Frauenklin. www.charite.de/ch/ufk	**Berlin** 030/450564002	●●●	◆	■■	▲▲		▲▲	▲▲	▲	Operation von gynäkologischen Beckentumoren; medikamentöse Therapie
Prof. Dr. Kurt Possinger Uniklinikum Charité, CCM, Med. II www.tumor-online.de	**Berlin** 030/450513002	●●●	◆◆	■■	▲				▲▲	medikamentöse Therapie bei Brustkrebs und metastasierten Tumoren oder Lymphomen
Prof. Dr. Achim Schneider Uniklinikum Charité, CBF, Frauenklin. frauenklinik.charite.de	**Berlin** 030/84454871	●●●	◆◆	■■	▲▲	▲	▲	▲▲	▲	gynäkologische Onkologie; fertilitätserhaltende Operationen bei Krebserkrankungen
Prof. Dr. Jalid Sehouli Uniklinikum Charité, CVK, Frauenklin. www.eierstockkrebs-forum.de	**Berlin** 030/450564043	●●●	◆◆	■■	▲▲		▲▲	▲▲	▲	multiviszerale Tumorchirurgie; innovative Chemo- und Immuntherapien
Prof. Dr. Michael Untch Helios Klinikum Buch www.helios-kliniken.de/berlin	**Berlin** 030/940153300	●●●	◆◆	■■	▲▲	▲	▲	▲	▲	brusterhaltende Operationen; Operationen bei Eierstockkrebs; Rezidivoperationen im kleinen Becken
Prof. Dr. Uwe-Jochen Göhring Johanniter-Krankenhaus, Gynäkologie brustkrebs-in-bonn.de	**Bonn** 0228/5432401	●	◆		▲	▲▲	▲	▲	▲▲	operative und medikamentöse Therapie von Brustkrebs und Genitalkarzinomen
Prof. Dr. Walther Christian Kuhn Uniklinikum, Frauenheilkunde www.uniklinik-bonn.de/ufk	**Bonn** 0228/28715444	●●●	◆◆		▲	▲	▲▲	▲		operative und medikamentöse gynäkologische Onkologie; Therapie von Brustkrebserkrankungen
Priv.-Doz. Dr. Nikos Fersis Klinikum, Gynäkologie www.klinikumchemnitz.de	**Chemnitz** 0371/3332200	●	◆	■	▲▲	▲▲	▲▲	▲▲		gynäkologische Onkologie; Brustchirurgie; minimalinvasive Operationen
Priv.-Doz. Dr. Sven Ackermann Klinikum, Frauenklinik www.klinikum-darmstadt.de	**Darmstadt** 06151/1076151	●	◆		▲	▲	▲	▲		Gebärmutterhalskrebs; laparoskopische Therapie von Gebärmutterschleimhautkrebs
Prof. Dr. Wolfgang Janni Uniklinikum, Frauenklinik www.uniklinik-duesseldorf.de	**Düsseldorf** 0211/8117501	●●●	◆◆	■■	▲▲	▲	▲	▲	▲▲	radikale Karzinomchirurgie; rekonstruktive Organchirurgie; intraoperative Bestrahlung

Behandlungsspektrum

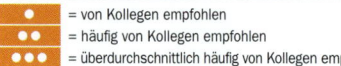

● = von Kollegen empfohlen
●● = häufig von Kollegen empfohlen
●●● = überdurchschnittlich häufig von Kollegen empfohlen

◆ = von Patienten empfohlen
◆◆ = häufig von Patienten empfohlen

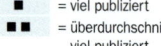

■ = viel publiziert
■■ = überdurchschnittlich viel publiziert

▲ = macht Studien
▲▲ = macht viele Studien

▲ = nimmt Eingriff vor
▲▲ = nimmt Eingriff häufig vor
k.A. = keine Angaben

Experten für Brustkrebs/gynäkologische Tumoren

Arzt/Klinik	Ort/Tel.-Nr.	von Kollegen empfohlen	von Patienten empfohlen	Publikationen	Studien	Brustkrebsoperationen	Eierstockkrebsoperationen	Gebärmutterkrebs-operationen	medikamentöse Therapien	ausgewählte Spezialisierung
Prof. Dr. Björn Lampe Florence-Nightingale-KH, Gynäkologie www.fnk.de	Düsseldorf 0211/4092519	●●	◆		▲		▲▲	▲▲		Chirurgie fortgeschrittener gynäkologischer Tumoren (insbesondere Ovarial- und Zervixkarzinom)
Prof. Dr. Werner Meier Ev. Krankenhaus, Frauenklinik www.evk-duesseldorf.de	Düsseldorf 0211/9191405	●●	◆	■	▲	▲	▲▲	▲▲	▲	operative gynäkologische Onkologie; Endoskopie; minimalinvasive Chirurgie
Dr. Mahdi Rezai Luisenkrankenhaus, Brustzentrum www.luisenkrankenhaus.de	Düsseldorf 0211/69922200	●●●	◆◆	■	▲▲	▲▲			▲▲	onkoplastische Brustchirurgie; rekonstruktive Brustchirurgie
Dr. Björn-Wieland Lisboa Ev. Bethesda-Johanniter-Klinikum www.bethesda.de	Duisburg 0203/6008 12 70	●	◆		▲	▲			▲	operative Krebstherapie; onkoplastische Operationen; medikamentöse Tumortherapie
Prof. Dr. Matthias Beckmann Uniklinikum, Frauenklinik www.frauenklinik.uk-erlangen.de	Erlangen 09131/8533553	●●●	◆◆	■■	▲▲	▲▲	▲	▲	▲▲	operative und konservative gynäkologische Onkologie
Prof. Dr. Andreas du Bois Kliniken Essen Mitte, Gynäkologie www.kliniken-essen-mitte.de	Essen 0201/17434444	●●●	◆◆	■■	▲▲	▲▲	▲▲	▲▲	▲▲	gynäkologische Onkologie und Senologie
Prof. Dr. Rainer Kimmig Uniklinikum, Frauenklinik www.uk-essen.de/frauenklinik	Essen 0201/7232441	●●	◆◆	■■	▲▲	▲	▲▲	▲▲	▲▲	operative und rekonstruktive Brustkrebschirurgie; Operationen bei gynäkologischen Tumoren
Priv.-Doz. Dr. Sherko Kümmel Kliniken Mitte, Brustzentrum www.kliniken-essen-mitte.de	Essen 0201/17433001	●	◆	■■	▲▲	▲▲			▲▲	alle Behandlungsformen von Brustkrebserkrankungen
Prof. Dr. Siegfried Seeber Ambulantes Tumorzentrum www.professor-seeber.de	Essen 0201/17424701	●●	◆◆	■					▲▲	Diagnostik und Therapie aller metastasierten Krebserkrankungen
Prof. Dr. Thorsten Kühn Klinikum, Frauenheilkunde www.klinikum-esslingen.de	Esslingen 0711/31033051	●●	◆◆		▲	▲▲	▲	▲		plastische Brustoperationen; operative Gynäkologie; gynäkologische Tumorerkrankungen
Prof. Dr. Johannes Gauwerky Markus-Krankenhaus, Frauenklinik www.fdk.info/markus-krankenhaus/	Frankfurt am Main 069/95332228	●●	◆		▲	▲	▲	▲▲	▲▲	Operationen und plastische Rekonstruktionen; medikamentöse Therapie
Prof. Dr. Manfred Kaufmann Uniklinikum, Frauenklinik www.kgu.de/zfg	Frankfurt am Main 069/63015115	●●●	◆◆	■■	▲▲	▲▲	▲▲	▲		Behandlung von Tumorerkrankungen (Operationen und medikamentöse Therapie)
Prof. Dr. Volker Möbus Klinikum Höchst, Gynäkologie www.klinikumfrankfurt.de	Frankfurt am Main 069/31062355	●●	◆	■	▲	▲	▲	▲	▲▲	operative und medikamentöse Therapie bei Mammakarzinom und gynäkologischen Karzinomen
Prof. Dr. Hans Tesch Onkolog. Zentrum am Bethanien-KH www.onkologie-bethanien.de	Frankfurt am Main 069/451080	●●	◆◆		▲				▲▲	medikamentöse Therapien bei soliden Tumoren
Prof. Dr. Gerald Gitsch Uniklinikum, Frauenklinik www.uniklinik-freiburg.de/frauenklinik	Freiburg 0761/2703024	●●	◆	■	▲▲	▲▲	▲▲	▲▲		gynäkologische Onkologie; Operationen von gynäkologischen Beckentumoren
Prof. Dr. Annette Hasenburg Uniklinikum, Frauenklinik www.uniklinik-freiburg.de/frauenklinik	Freiburg 0761/2703168	●	◆	■	▲▲	▲▲	▲	▲▲		gynäkologische Onkologie; psychoonkologische Begleitung
Dr. Norbert Marschner Praxis www.onkologie-freiburg.de	Freiburg 0761/386870	●●	◆◆		▲				▲▲	medikamentöse Therapie bei sämtlichen soliden Tumoren
Prof. Dr. Elmar Stickeler Uniklinikum, Frauenklinik www.uniklinik-freiburg.de/frauenklinik	Freiburg 0761/27031480	●●	◆	■	▲▲	▲	▲	▲		diagnostische und operative Therapie bei Brustkrebs; gynäkologische Onkologie

Behandlungsspektrum

Legende:

● = von Kollegen empfohlen
●● = häufig von Kollegen empfohlen
●●● = überdurchschnittlich häufig von Kollegen empfohlen

◆ = von Patienten empfohlen
◆◆ = häufig von Patienten empfohlen

■ = viel publiziert
■■ = überdurchschnittlich viel publiziert

▲ = macht Studien
▲▲ = macht viele Studien

▲ = nimmt Eingriff vor
▲▲ = nimmt Eingriff häufig vor
k. A. = keine Angaben

BRUSTKREBS UND GYNÄKOLOGISCHE TUMOREN

Experten für Brustkrebs/ gynäkologische Tumoren

Arzt/Klinik	Ort/Tel.-Nr.	von Kollegen empfohlen	von Patienten empfohlen	Publikationen	Studien	Brustkrebsoperationen	Eierstockkrebsoperationen	Gebärmutterkrebs-operationen	medikamentöse Therapien	ausgewählte Spezialisierung
					Behandlungsspektrum					
Dr. Georg Heinrich Praxis www.praxis-heinrich.de	**Fürstenwalde** 03361/343207	•	◆		▲▲				▲▲	gynäkologische Onkologie; ambulante Krebstherapie
Prof. Dr. Günter Emons Uniklinikum, Frauenklinik www.uni-frauenklinik-goettingen.de	**Göttingen** 0551/396501	•••	◆◆	■■	▲▲	▲	▲	▲	▲▲	gynäkologische Onkologie
Prof. Dr. Christoph Thomssen Uniklinikum, Gynäkologie www.unifrauenklinik-halle.de	**Halle** 0345/5571847	•••	◆◆	■■	▲▲	▲	▲	▲▲	▲▲	operative Therapie bei Brustkrebs
Priv.-Doz. Dr. Kay Friedrichs Mammazentrum www.mammazentrum-hamburg.de	**Hamburg** 040/44190500	•••	◆◆		▲	▲▲			▲▲	Senologie (Brustheilkunde)
Prof. Dr. Fritz Jänicke Uniklinikum, Gynäkologie www.uke.de/kliniken/frauenklinik	**Hamburg** 040/7410525 10	•••	◆◆	■	▲	▲▲	▲▲	▲▲		Operationen bei Eierstockkrebs und gynäkologischen Tumoren; brusterhaltende Operationen

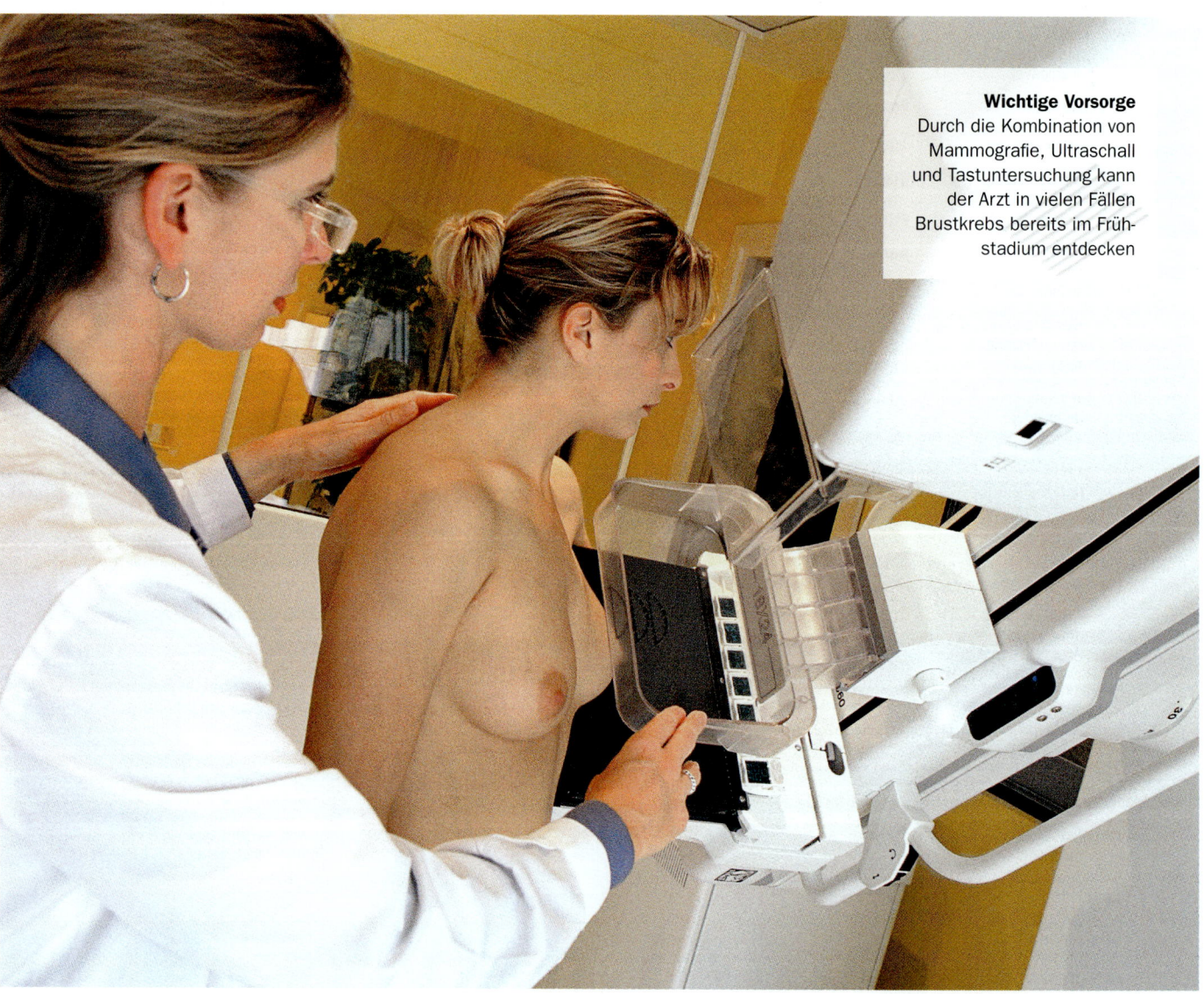

Wichtige Vorsorge
Durch die Kombination von Mammografie, Ultraschall und Tastuntersuchung kann der Arzt in vielen Fällen Brustkrebs bereits im Früh-stadium entdecken

Foto: mauritius images

Experten für Brustkrebs/ gynäkologische Tumoren

Arzt/Klinik	Ort/Tel.-Nr.	von Kollegen empfohlen	von Patienten empfohlen	Publikationen	Studien	Brustkrebsoperationen	Eierstockkrebsoperationen	Gebärmutterkrebsoperationen	medikamentöse Therapien	ausgewählte Spezialisierung
Prof. Dr. Ulrich Kleeberg MVZ Hopa Struensee-Haus www.hopa-hamburg.de	**Hamburg** 040/38021260	•••	◆◆		▲				▲▲	endokrine Therapie; Immun-, Antikörper- und Hormontherapie; Schmerztherapie
Priv.-Doz. Dr. Volkmar Müller Uniklinikum, Brustzentrum www.uke.de/kliniken/geburtshilfe	**Hamburg** 040/7410 52510	•	◆	■■	▲				▲▲	systemische Therapie bei Mammakarzinom und gynäkologischen Krebserkrankungen
Prof. Dr. Hans-Peter Scheidel Mammazentrum www.mammazentrum-hamburg.de	**Hamburg** 040/44190550	••	◆		▲	▲▲	▲	▲	▲	operative Therapie von Brust- und Genitaltumoren (insbesondere mit plastisch-rekonstruktiven Eingriffen)
Prof. Dr. Peter Hillemanns Uniklinikum, Frauenheilkunde www.mh-hannover.de	**Hannover** 0511/5326144	••	◆	■■	▲	▲	▲	▲▲	▲▲	plastisch-rekonstruktive Operationen bei Vulvakarzinom; organerhaltende Operationen bei Beckentumoren
Prof. Dr. Hans-Joachim Lück Gynäkologisch-onkologische Praxis www.go-praxis-hannover.de	**Hannover** 0511/6555280	•••	◆◆	■	▲▲	▲			▲▲	medikamentöse Therapien bei Brust-, Eierstock- und Gebärmutterkrebs
Prof. Dr. Andreas Schneeweiss Uniklinik, Nat. Centrum f. Tumorerkr. www.klinikum.uni-heidelberg.de	**Heidelberg** 06221/567985	•••	◆◆	■■	▲▲				▲▲	Therapie von Brustkrebs und gynäkologischen Tumoren aller Erkrankungsstadien
Dr. Florian Schütz Uniklinikum, Frauenheilkunde gynaekologie-im-salem.de	**Heidelberg** 06221/483207	•	◆		▲▲	▲	▲	▲		operative und systemische Therapie des Mammakarzinoms; Tumorimmunologie
Prof. Dr. Christof Sohn Uniklinikum, Frauenheilkunde www.klinikum.uni-heidelberg.de	**Heidelberg** 06221/567901	•	◆	■■	▲	▲▲	▲▲	▲▲		Mammakarzinom; gynäkologische Onkologie
Prof. Dr. Erich-Franz Solomayer Uniklinikum, Brustzentrum www.med-rz.uni-sb.de/frauenklinik	**Homburg** 06841/1628102	••	◆	■	▲▲	▲	▲	▲▲	▲	Behandlung von Brustkrebs, Zervix-, Uterus-, Ovarial- und Vulvakarzinomen
Dr. Oumar Camara Uniklinikum, Frauenheilkunde www.uniklinikum-jena.de	**Jena** 03641/933205	••	◆	■■	▲▲	▲	▲	▲▲	▲▲	operative Behandlung gynäkologischer Tumoren; Systemtherapie
Prof. Dr. Ingo Bernard Runnebaum Uniklinikum, Frauenheilkunde www.frauenklinik-jena.de	**Jena** 03641/933063	••	◆◆	■	▲▲	▲	▲▲	▲▲	▲▲	minimalinvasive Operationen; Radikaloperationen; ästhetische Operationen; Urogynäkologie
Prof. Dr. Walter Jonat Uniklinikum, Frauenklinik www.unifrauenklinik-kiel.de	**Kiel** 0431/5972042	•••	◆	■■	▲▲	▲	▲	▲	▲▲	Behandlung von Brustkrebs; Systemtherapie; Therapie von Ovarial- und Vulvakarzinomen
Prof. Dr. Nadia Harbeck Uniklinikum, Frauenheilkunde www.brustkrebsschwerpunkt-koeln.de	**Köln** 0221/4786545	•••	◆◆	■■	▲▲				▲▲	Systemtherapie (medikamentöse Therapie) bei Brustkrebs und gynäkologischen Tumoren
Prof. Dr. Peter Mallmann Uniklinikum, Frauenheilkunde frauenklinik.uk-koeln.de	**Köln** 0221/4784900	••	◆◆	■	▲▲	▲	▲▲	▲▲		operative Therapie von Mamma- und Genitalkarzinomen; medikamentöse Tumortherapie
Priv.-Doz. Dr. Mathias Warm Krankenhaus Holweide, Brustzentrum www.kliniken-koeln.de	**Köln** 0221/89 07 67 00	••	◆◆	■	▲▲	▲▲			▲▲	Behandlung von Brustkrebs
Prof. Dr. Michael Friedrich Helios Klinikum, Frauenheilkunde www.helios-kliniken.de/krefeld	**Krefeld** 02151/322201	•••	◆◆	■	▲	▲▲	▲▲	▲▲	▲	operative und systemische Therapie bei Brustkrebs und gynäkologischen Tumoren
Dr. Ingo Bauerfeind Klinikum, Frauenklinik www.klinikum-landshut.de	**Landshut** 0871/6983230	•••	◆◆	■	▲▲	▲▲	▲	▲▲	▲	brusterhaltende Operationen; ästhetische und rekonstruktive Brustchirurgie; systemische Therapie
Prof. Dr. Michael Höckel Uniklinikum, Frauenklinik ufk.uniklinikum-leipzig.de	**Leipzig** 0341/9723400	••	◆	■■	k.A.	k.A.	k.A.	k.A.	k.A.	Arzt wurde angeschrieben, beteiligte sich aber nicht an der FOCUS-Befragung.

Behandlungsspektrum

Legende:

= von Kollegen empfohlen
•• = häufig von Kollegen empfohlen
••• = überdurchschnittlich häufig von Kollegen empfohlen

= von Patienten empfohlen
◆◆ = häufig von Patienten empfohlen

■ = viel publiziert
■■ = überdurchschnittlich viel publiziert

▲ = macht Studien
▲▲ = macht viele Studien

▲ = nimmt Eingriff vor
▲▲ = nimmt Eingriff häufig vor
k.A. = keine Angaben

BRUSTKREBS UND GYNÄKOLOGISCHE TUMOREN

BRUSTKREBS UND GYNÄKOLOGISCHE TUMOREN

Experten für Brustkrebs/ gynäkologische Tumoren

Arzt/Klinik	Ort/Tel.-Nr.	von Kollegen empfohlen	von Patienten empfohlen	Publikationen	Studien	Brustkrebsoperationen	Eierstockkrebsoperationen	Gebärmutterkrebsoperationen	medikamentöse Therapien	ausgewählte Spezialisierung
Prof. Dr. Uwe Köhler Klinikum St. Georg, Frauenklinik www.sanktgeorg.de/frauenklinik.html	**Leipzig** 0341/9093501	••	◆		▲	▲▲	▲	▲		gynäkologische Onkologie; Brustchirurgie
Prof. Dr. Peter Dall Städt. Klinikum, Frauenklinik www.klinikum-lueneburg.de	**Lüneburg** 04131/772231	••	◆	■	▲▲	▲	▲	▲		gynäkologische Onkologie; Brust-rekonstruktionen; endoskopische Operationen
Dr. Joachim Bischoff Uniklinikum, Frauenklinik www.med.uni-magdeburg.de	**Magdeburg** 0391/6717301	••	◆	■	▲				▲▲	medikamentöse Therapie bei Brustkrebs
Prof. Dr. Serban-Dan Costa Uniklinikum, Frauenklinik www.med.uni-magdeburg.de	**Magdeburg** 0391/6717310	••	◆◆	■	▲▲	▲				brusterhaltende, radikale und onko-plastische Brustoperationen; Chemotherapie
Prof. Dr. Heinz Kölbl Uniklinikum, Frauenheilkunde www.klinik.uni-mainz.de/frauen	**Mainz** 06131/177234	••	◆◆	■■	▲▲	▲▲	▲▲	▲▲	▲	Onkologie; operative Gynäkologie; Urogynäkologie
Dr. Marcus Schmidt Uniklinikum, Frauenheilkunde www.unimedizin-mainz.de/frauen	**Mainz** 06131/177311	••	◆	■■	▲▲				▲▲	systemische Therapie bei Mammakarzinom und gynäkologischen Beckentumoren
Prof. Dr. Ingo Diel CGG-Klinik, Onkologie www.spgo-mannheim.de	**Mannheim** 0621/12506420	••	◆◆	■	▲▲	▲			▲	fortgeschrittene Brustkrebserkrankungen; Therapie von Knochenmetastasen
Prof. Dr. Marc Sütterlin Uniklinikum, Frauenklinik www.umm.de/49.0.html	**Mannheim** 0621/3832286	•	◆		▲▲	▲▲	▲	▲		Senologie (Brustheilkunde); gynäkologische Onkologie und operative Gynäkologie
Prof. Dr. Uwe Wagner Uniklinikum, Frauenheilkunde www.med.uni-marburg.de	**Marburg** 06421/5866211	••	◆◆	■	▲	▲	▲▲	▲	▲▲	operative Therapie; Hormon-, Chemo- und Antikörper-Behandlung
Prof. Dr. Ulrike Nitz Ev. KH Bethesda, Brustzentrum www.bethesda-mg.de	**Mönchengladbach** 02161/9812330	•••	◆◆	■	▲▲	▲▲			▲▲	Senologie
Dr. Wolfgang Abenhardt MOP Elisenhof www.onkologie-elisenhof.de	**München** 089/4522560	••	◆		▲				▲▲	ganzheitliche Betreuung mit Diagnostik, Therapie und Nachsorge; innovative Studien
Dr. Alexander Burges Uniklinikum, Frauenheilkunde gyngh.klinikum.uni-muenchen.de	**München** 089/70956800	•	◆	■■	▲▲	▲	▲▲	▲	▲	Operationen bei Eierstock-, Gebärmutter-hals- und Gebärmutterkörperkrebs; Systemtherapie
Prof. Dr. Wolfgang Eiermann Rotkreuzklinikum, Frauenklinik www.frauenklinik-muenchen.de	**München** 089/15706620	•••	◆◆	■	▲▲	▲▲	▲	▲	▲▲	gynäkologische Onkologie; Behandlung von Brustkrebs
Prof. Dr. Klaus Friese Uniklinikum, Frauenheilkunde www.frauenklinik-maistrasse.de	**München** 089/51604101	•	◆	■■	▲▲	▲	▲▲	▲▲	▲	Therapie des Ovarial- und Zervixkarzinoms; Behandlung von Brustkrebs
Prof. Dr. Volker Heinemann Uniklinikum Großhadern, Med. III med3.klinikum.uni-muenchen.de	**München** 089/70952208	••	◆◆	■■	▲	k.A.	k.A.	k.A.	k.A.	medikamentöse Therapie bei Brustkrebs
Prof. Dr. Marion Kiechle Klinikum rechts der Isar, Frauenklinik www.frauenklinik.med.tu-muenchen.de	**München** 089/41402424	••	◆◆	■■	▲▲	▲	▲	▲	▲▲	operative Gynäkologie
Prof. Dr. Christoph Salat Hämato-Onkolog. Schwerpunktpraxis www.haemato-onkologie-muenchen.de	**München** 089/557272	••	◆◆		▲				▲▲	Betreuung von Patienten mit Mamma-karzinom, Magen-Darm- und Bauchspeichel-drüsenkrebs
Prof. Dr. Barbara Schmalfeldt Uniklinikum r. d. Isar, Frauenklinik www.frauenklinik.med.tu-muenchen.de	**München** 089/41402424	•••	◆◆	■	▲	▲	▲▲	▲	▲	operative Frauenheilkunde

Legend:

- • = von Kollegen empfohlen
- •• = häufig von Kollegen empfohlen
- ••• = überdurchschnittlich häufig von Kollegen empfohlen

- ◆ = von Patienten empfohlen
- ◆◆ = häufig von Patienten empfohlen
- ■ = viel publiziert
- ■■ = überdurchschnittlich viel publiziert
- ▲ = macht Studien
- ▲▲ = macht viele Studien
- ▲ = nimmt Eingriff vor
- ▲▲ = nimmt Eingriff häufig vor
- k.A. = keine Angaben

Experten für Brustkrebs/gynäkologische Tumoren

Arzt/Klinik	Ort/Tel.-Nr.	von Kollegen empfohlen	von Patienten empfohlen	Publikationen	Studien	Brustkrebsoperationen	Eierstockkrebsoperationen	Gebärmutterkrebs-operationen	medikamentöse Therapien	ausgewählte Spezialisierung
Dr. Georg-Peter Breitbach Marienhausklinik St. Josef Kohlhof www.marienhausklinik-st-josef-kohlhof.de	**Neunkirchen** 06821/3632140	●●	◆		▲▲	▲	▲	▲	▲	operative Therapie und plastisch-rekonstruktive Verfahren bei Brustkrebs; Operation bei gynäkologischen Tumoren
Prof. Dr. Hans-Georg Schnürch Lukaskrankenhaus, Frauenklinik www.lukasneuss.de/kliniken/frauen	**Neuss** 02131/8882501	●●	◆		▲		▲	▲		gynäkologische Onkologie
Prof. Dr. Christian Jackisch Klinikum, Gynäkologie www.klinikum-offenbach.de	**Offenbach** 069/84053850	●●	◆	■■	▲▲	▲	▲	▲	▲	gynäkologische Onkologie (operativ und systemtherapeutisch)
Dr. Burkhard Otremba Onkologische Praxis www.onkologie-oldenburg.de	**Oldenburg** 0441/77059819	●●	◆		▲				▲▲	medikamentöse Therapie des Mammakarzinoms; Behandlung von Lymphomen und multiplem Myelom; HIV
Dr. Klaus Brunnert Klinik Dr. Brunnert, Senologie www.senologie.de	**Osnabrück** 0541/669770	●●	◆		▲	▲▲				Senologie; Onkologie; Primärtherapie und Rekonstruktionen bei Brustkrebs
Dr. Friedrich Overkamp Praxis und Tagesklinik www.onkologie-re.de	**Recklinghausen** 02361/904270	●●	◆◆		▲				▲▲	Chemotherapie; zielgerichtete Therapien; Supportivtherapien
Prof. Dr. Olaf Ortmann Uniklinikum, Frauenklinik www.caritasstjosef.de	**Regensburg** 0941/7823410	●●	◆◆	■■	▲	▲▲	▲▲	▲	▲	operative und adjuvante Therapien; operative Therapien bei Brust- und Genitaltumoren
Dr. Holger Dieterich Frauenklinik Rheinfelden* www.frauenklinik-rheinfelden.de	**Rheinfelden** 07623/750843	●●	◆◆		▲▲	▲			▲	operative und rekonstruktive Brustkrebschirurgie
Prof. Dr. Thomas Beck RoMed Klinikum, Gynäkologie www.kliro.de	**Rosenheim** 08031/363251	●	◆◆		▲▲	▲	▲	▲▲	▲	gynäkologische Onkologie; Brustkrebs-behandlung
Prof. Dr. Bernd Gerber Uniklinikum, Frauenklinik www.kliniksued-rostock.de/klinikum	**Rostock** 0381/44014880	●●●	◆◆	■■	▲▲	▲▲	▲▲	▲▲	▲	Brustkrebstherapie; Therapie bei gynäkologischen Tumoren
Prof. Dr. Jacobus Pfisterer Städt. Klinikum, Frauenklinik www.klinikumsolingen.de	**Solingen** 0212/5472371	●●	◆	■■	▲	▲	▲	▲	▲▲	chirurgische und medikamentöse Therapien bei gynäkologischen Beckentumoren
Dr. Thomas Kuhn Gemeinschaftspraxis www.stuttgart-brustzentrum.de	**Stuttgart** 0711/2804020	●	◆		▲▲	▲▲			▲	Brustkrebsbehandlung
Prof. Dr. Wolfgang Simon Robert-Bosch-KH, Gynäkologie www.rbk.de	**Stuttgart** 0711/81013467	●●	◆	■	k.A.	k.A.	k.A.	k.A.	k.A.	Arzt wurde angeschrieben, beteiligte sich aber nicht an der FOCUS-Befragung.
Prof. Dr. Tanja Fehm Uniklinikum, Frauenklinik www.uni-frauenklinik-tuebingen.de	**Tübingen** 07071/2982236	●●	◆	■■	▲▲	▲	▲	▲	▲▲	endoskopische Operationsverfahren in der Onkologie; Systemtherapie
Prof. Dr. Diethelm Wallwiener Uniklinikum, Frauenklinik www.uni-frauenklinik-tuebingen.de	**Tübingen** 07071/2982212	●●●	◆◆	■■	▲▲	▲▲	▲▲	▲▲	▲▲	onkoplastische Operationen bei Brustkrebs; endoskopische Operationen in der Onkologie
Prof. Dr. Rolf Kreienberg Uniklinikum, Frauenklinik www.uni-ulm.de/klinik/ufk	**Ulm** 0731/50058688	●●●	◆◆	■■	▲▲	▲	▲▲	▲▲	▲	Operation bei gynäkologischen Tumoren und Brustkrebs; Chemo-, Hormon- und zielgerichtete Therapien
Dr. Dieter Lampe Asklepios Klinik, Frauenheilkunde www.asklepios.com/weissenfels	**Weißenfels** 03443/401151	●●	◆		▲	▲▲	▲	▲	▲▲	gynäkologische Onkologie; Senologie; Operationen bei Brustkrebs
Prof. Dr. Karl Petry Klinikum, Frauenklinik www.klinikum-wolfsburg.de	**Wolfsburg** 05361/801270	●●	◆	■	▲	▲	▲	▲▲	▲	Diagnostik und minimalinvasive Therapie von Gebärmutter-, Vagina- und Vulvakrebs

Behandlungsspektrum

 = von Kollegen empfohlen
 = häufig von Kollegen empfohlen
 = überdurchschnittlich häufig von Kollegen empfohlen

 = von Patienten empfohlen
 = häufig von Patienten empfohlen

■ = viel publiziert
■■ = überdurchschnittlich viel publiziert

▲ = macht Studien
▲▲ = macht viele Studien

▲ = nimmt Eingriff vor
▲▲ = nimmt Eingriff häufig vor
k.A. = keine Angaben

TUMOREN DES VERDAUUNGSTRAKTS

Experten für Tumoren des Verdauungstrakts

Arzt/Klinik	Ort/Tel.-Nr.	von Kollegen empfohlen	von Patienten empfohlen	Publikationen	Studien	Darmkrebs-Eingriffe	Magenkrebs-Eingriffe	Eingriffe bei Bauchspeicheldrüsenkrebs	medikamentöse Therapien	ausgewählte Spezialisierung
Prof. Dr. Wolfgang Fischbach Klinikum, Medizinische Klinik II www.klinikum-aschaffenburg.de	**Aschaffenburg** 06021/323011	●●	◆	■	▲	▲	▲	▲▲	▲▲	endoskopische und medikamentöse Therapie bei Tumoren des Verdauungstrakts (inkl. Lymphome)
Prof. Dr. Matthias Anthuber Klinikum, Chirurgie www.klinikum-augsburg.de/	**Augsburg** 0821/4002653	●●	◆	■	▲	▲▲	▲▲	▲		Chirurgie bei Magen-, Darm-, Leber- und Bauchspeicheldrüsentumoren
Prof. Dr. Helmut Messmann Klinikum, Medizinische Klinik III www.helios-kliniken.de/badsaarow	**Augsburg** 0821/4002351	●●●	◆	■	▲	▲▲	▲▲	▲▲	▲	endoskopische Therapie von Frühkrebs in Magen, Darm und Speiseröhre; Stenting; Lasertherapie
Priv.-Doz. Dr. Peter Reichardt Helios Klinikum, Innere Medizin III chi.charite.de	**Bad Saarow** 033631/73527	●●	◆	■■	▲				▲	medikamentöse Behandlung von gastrointestinalen Stromatumoren (GIST)
Prof. Dr. Heinz-Johannes Buhr Uniklinikum Charité, CBF, Chirurgie chi.charite.de	**Berlin** 030/84452541	●	◆◆	■■	▲	▲	▲	▲		chirurgische Therapie von Magen- und Darmkrebs
Prof. Dr. Joachim Müller Uniklinikum Charité, CCM, Chirurgie www.charite.de/ch/chir	**Berlin** 030/450522022	●	◆	■	k.A.	k.A.	k.A.	k.A.	k.A.	Arzt wurde angeschrieben, beteiligte sich aber nicht an der FOCUS-Befragung.
Prof. Dr. Peter Neuhaus Uniklinikum Charité, CVK, Chirurgie www.charite.de/avt	**Berlin** 030/450552001	●●●	◆◆	■■	▲▲	▲	▲	▲▲		Operation von Lebertumoren, Lebermetastasen anderer Krebsarten sowie Pankreas- und Gallentumoren; Transplantationen
Prof. Dr. Hanno Riess Uniklinikum Charité, CVK, Onkologie haema-onko-cvk.charite.de	**Berlin** 030/450553013	●●	◆◆	■■	▲				▲▲	systemische Therapie; regionale Chemotherapie bei Lebertumoren und -metastasen
Priv.-Doz. Dr. Anke Reinacher-Schick Knappschafts-KH Langendreer www.medunikkh.de	**Bochum** 0234/2993401	●●	◆	■	▲				▲▲	medikamentöse Therapie nach Darmkrebsoperationen, bei Lebermetastasen und als palliative Maßnahme
Prof. Dr. Wolff Schmiegel Knappschafts-KH, Langendreer www.medunikkh.de	**Bochum** 0234/2993401	●●	◆◆	■■	▲	▲	▲▲	▲	▲▲	gastroenterologische Onkologie
Prof. Dr. Waldemar Uhl St. Josef-Hospital, Chirurgie www.chirurgie-bochum.com	**Bochum** 0234/5092211	●	◆◆	■	▲▲	▲	▲	▲▲		interdisziplinäre Therapie bei Pankreaskarzinom, Dick- und Enddarmkrebs
Prof. Dr. Florian Lordick Klinikum, Medizinische Klinik III www.klinikum-braunschweig.de	**Braunschweig** 0531/5953224	●●●	◆	■■	▲				▲▲	Chemotherapie bei Krebserkrankungen des Magen-Darm-Trakts
Prof. Dr. Thomas Lehnert Klinikum Mitte, Chirurgie www.klinikum-bremen-mitte.de	**Bremen** 0421/4975458	●	◆	■	▲	▲	▲	▲		Tumorchirurgie (v. a. Speiseröhre, Magen-Darm-Trakt, Leber, Bauchspeicheldrüse)
Prof. Dr. Rainer Porschen Klinikum Ost, Medizinische Klinik www.klinikum-bremen-ost.de	**Bremen** 0421/4082221	●	◆◆	■	▲	▲			▲	Systemtherapie; Hitzebehandlung von Lebermetastasen; endoskopische Entfernung von Frühkarzinomen
Prof. Dr. Michael Heike Klinikum, Medizinische Klinik Mitte www.klinikumdo.de	**Dortmund** 0231/9532170	●●	◆		▲	▲	▲		▲▲	Chemotherapie; Therapie mit Antikörpern und Biologicals; multimodale Therapien
Priv.-Doz. Dr. Gunnar Folprecht Uniklinikum, Hämatoonkologie www.mk1dd.de	**Dresden** 0351/4582311	●●	◆	■	▲▲				▲▲	medikamentöse Therapie von Tumoren des Verdauungstrakts (gastrointestinale Tumoren)
Prof. Dr. Hans-Detlev Saeger Uniklinikum, Chirurgie www.uniklinikum-dresden.de	**Dresden** 0351/4582742	●●●	◆◆	■	▲	▲	▲	▲		Krebschirurgie (Pankreas, Leber, Gallenwege, Speiseröhre, Magen, Darm)
Prof. Dr. Helmut Witzigmann KH Friedrichstadt, Chirurgie www.khdf.de	**Dresden** 0351/4801520	●	◆◆	■	▲	▲	▲	▲▲		operative Behandlung von Bauchspeicheldrüsen-, Leber- und Gallengangskrebs

Behandlungsspektrum umfasst die Spalten Studien, Darmkrebs-Eingriffe, Magenkrebs-Eingriffe, Eingriffe bei Bauchspeicheldrüsenkrebs und medikamentöse Therapien.

Legende

 = von Kollegen empfohlen
●● = häufig von Kollegen empfohlen
●●● = überdurchschnittlich häufig von Kollegen empfohlen

 = von Patienten empfohlen
◆◆ = häufig von Patienten empfohlen

■ = viel publiziert
■■ = überdurchschnittlich viel publiziert

 ▲ = macht Studien
▲▲ = macht viele Studien

 ▲ = nimmt Eingriff vor
▲▲ = nimmt Eingriff häufig vor
k.A. = keine Angaben

Experten für Tumoren des Verdauungstrakts

Arzt/Klinik	Ort/Tel.-Nr.	von Kollegen empfohlen	von Patienten empfohlen	Publikationen	Studien	Darmkrebs-Eingriffe	Magenkrebs-Eingriffe	Eingriffe bei Bauchspeicheldrüsenkrebs	medikamentöse Therapien	ausgewählte Spezialisierung
Prof. Dr. Horst Neuhaus Ev. Krankenhaus, Medizinische Klinik www.evk-duesseldorf.de	**Düsseldorf** 0211/9191605	●●●	◆	■	▲▲	▲	▲	▲		endoskopische Therapie von Krebsfrühstadien; Gallenwegs- und Bauchspeicheldrüsenerkrankungen
Prof. Dr. Stephan Petrasch Klinikum, Innere Medizin www.klinikum-duisburg.de	**Duisburg** 0203/7332301	●●	◆		▲	▲	▲		▲▲	endoskopische und medikamentöse Therapie bei Tumoren im Magen-Darm-Trakt; Lebererkrankungen
Prof. Dr. Werner Hohenberger Uniklinikum, Chirurgie www.chirurgie.med.uni-erlangen.de	**Erlangen** 09131/8533201	●●●	◆◆	■■	▲▲	▲	▲	▲		chirurgische Therapie von Tumoren des Bauchraums; Rektumchirurgie
Prof. Dr. Michael Betzler Alfried Krupp KH, Chirurgie I www.krupp-krankenhaus.de	**Essen** 0201/4342535	●	◆◆	■	▲	▲▲	▲	▲		onkologische Chirurgie im Magen-Darm-Trakt; minimalinvasive OP-Techniken; entzündliche Darmerkrankungen
Prof. Dr. Michael Stahl Kliniken Mitte, Internistische Onko. www.kliniken-essen-mitte.de	**Essen** 0201/17424001	●●●	◆	■	▲			▲▲		spezielle Tumortherapie
Dr. Tanja Trarbach Uniklinikum, Zentr. f. Tumorforschung www.uni-essen.de/tumorforschung	**Essen** 0201/7233449	●●	◆	■	▲▲				▲▲	Chemotherapie bei Tumoren des Verdauungstrakts; zielgerichtete Therapien („targeted therapies")
Prof. Dr. Martin Walz Kliniken Mitte, Chirurgie www.kliniken-essen-mitte.de	**Essen** 0201/17426001	●	◆◆	■	▲▲	▲▲	▲	▲		Tumorchirurgie an Dick- und Mastdarm, Leber und Bauchspeicheldrüse (v. a. auch minimalinvasive Techniken)

Behandlungsspektrum

Vorsorge rettet Leben

Der Nachweis von geringen Blutbeimengungen im Stuhl kann bereits ein Hinweis auf Darmkrebs oder Krebsvorstufen sein. Bei positivem Testergebnis veranlasst der Arzt in der Regel eine Darmspiegelung

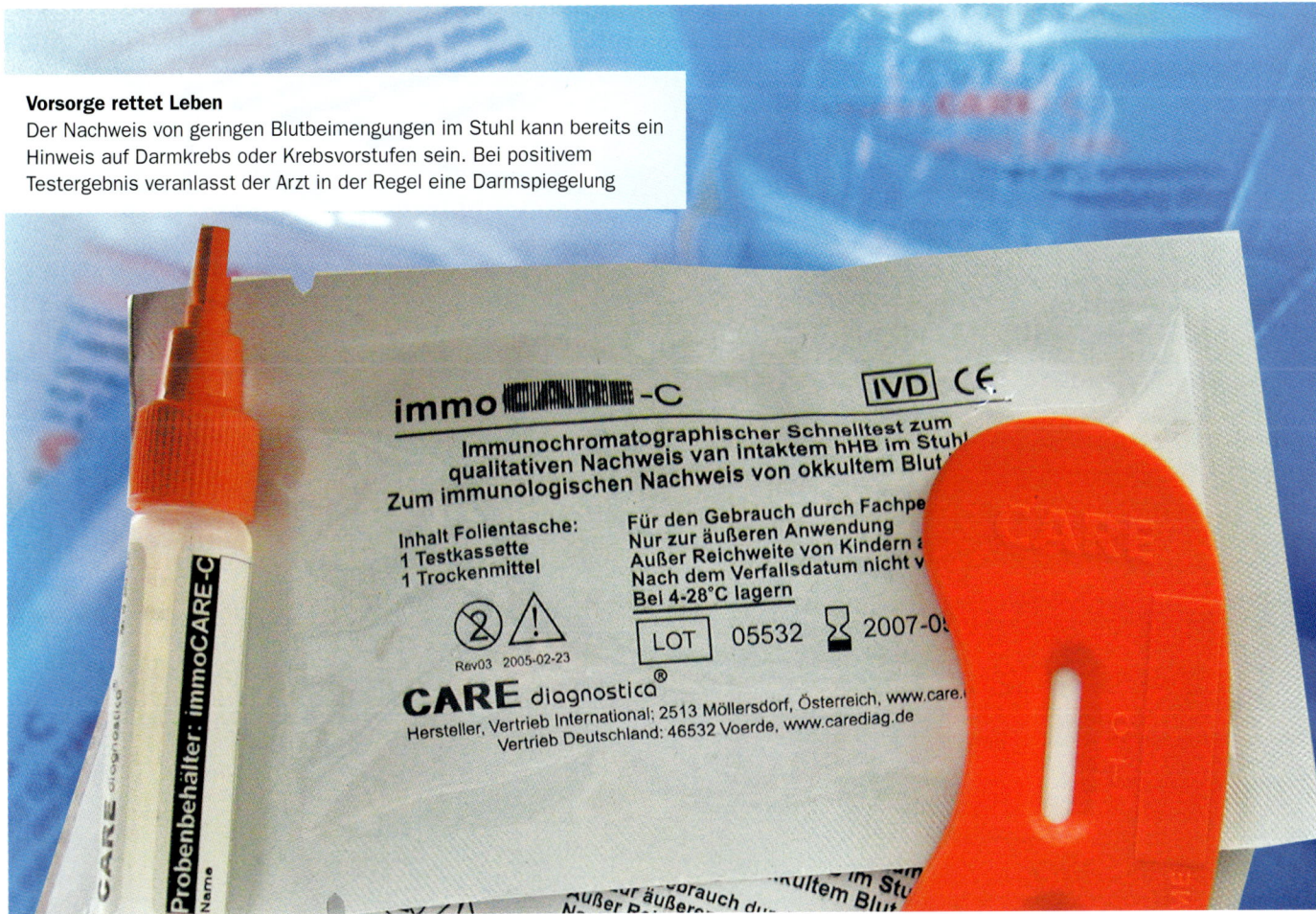

TUMOREN DES VERDAUUNGSTRAKTS

Experten für Tumoren des Verdauungstrakts

Arzt/Klinik	Ort/Tel.-Nr.	von Kollegen empfohlen	von Patienten empfohlen	Publikationen	Studien	Darmkrebs-Eingriffe	Magenkrebs-Eingriffe	Eingriffe bei Bauchspeicheldrüsenkrebs	medikamentöse Therapien	ausgewählte Spezialisierung
Prof. Dr. Hansjochen Wilke Kliniken Mitte, Innere Medizin IV www.kliniken-essen-mitte.de	**Essen** 0201/17424001	●●●	◆		▲				▲▲	multimodale (perioperative) sowie palliative und regionale Therapiekonzepte
Prof. Dr. Michael Geißler Klinikum, Onko- u. Gastroenterologie www.klinikum-esslingen.de	**Esslingen** 0711/31032451	●●	◆◆	■	▲▲	▲▲	▲▲	▲	▲▲	endoskopische und medikamentöse Therapie von Krebserkrankungen; Palliativmedizin
Priv.-Doz. Dr. Salah-Eddin Al-Batran KH Nordwest, Hämatoonkologie www.onkologie-rheinmain.de	**Frankfurt am Main** 069/76014420	●●●	◆	■	▲	k. A.	k. A.	k. A.	k. A.	medikamentöse Therapie von Tumoren des Bauchraums; Schmerztherapie
Prof. Dr. Wolf Bechstein Uniklinikum, Chirurgie www.kgu.de	**Frankfurt am Main** 069/63015251	●●	◆	■	▲▲	▲	▲	▲		Allgemeinchirurgie; minimalinvasive und onkologische Chirurgie
Prof. Dr. Thomas Kraus Krankenhaus Nordwest, Chirurgie www.chirurgie-frankfurt.com	**Frankfurt am Main** 069/76013233	●	◆	■	▲▲	▲▲	▲▲	▲▲		Darm- und Leberkrebs (Metastasen, primäre Tumoren), Pankreas- und Magenkarzinome
Prof. Dr. Ulrich Hopt Uniklinikum, Chirurgie www.uniklinik-freiburg.de/chirurgie	**Freiburg** 0761/27028060	●●	◆◆	■■	▲	▲	▲	▲		Pankreas- und Leberchirurgie; onkologische Chirurgie; Transplantationschirurgie
Priv.-Doz. Dr. Helmut Oettle Onkologische Schwerpunktpraxis	**Friedrichshafen** 07541/28995600	●●	◆◆	■	▲▲				▲▲	systemische Chemotherapie; Antikörper-therapie; multimodale Therapiekonzepte
Prof. Dr. Heinz Becker Uniklinikum, Chirurgie www.chirurgie-goettingen.de	**Göttingen** 0551/396104	●●●	◆	■■	▲▲	▲▲	▲	▲		chirurgische Onkologie; endokrine Chirurgie
Prof. Dr. Hans-Joachim Schmoll Uniklinikum, Innere Medizin IV www.medizin.uni-halle.de/onkologie	**Halle** 0345/5572924	●●●	◆◆	■■	▲▲				▲▲	systematische Therapie mit Zytostatika und zielgerichteten („targeted") Substanzen
Prof. Dr. Thomas Seufferlein Uniklinikum, Innere Medizin I www.medizin.uni-halle.de/kim1	**Halle** 0345/5572661	●●●	◆◆	■■	▲	▲	▲▲	▲	▲	endoskopische und medikamentöse Therapie bei Tumoren des Verdauungstrakts
Prof. Dr. Dirk Arnold Uniklinikum, Tumorzentrum www.uke.de/zentren/cancer-center	**Hamburg** 040/7410 56 92	●●●	◆	■■	▲▲				▲▲	Tumoren des Verdauungstrakts; Nierenzell-karzinome; molekulare Therapien
Prof. Dr. Carsten Bokemeyer Uniklinikum, Onkologisches Zentrum www.uke.de/kliniken/urologie	**Hamburg** 040/7410 53962	●●●	◆◆	■■	▲				▲▲	Chemotherapie; Antikörper- und Immun-therapie
Priv.-Doz. Dr. Siegbert Faiss Asklepios Klinik Barmbek, Med. III www.ak-barmbek.de	**Hamburg** 040/1818823811	●●	◆	■	▲	▲▲	▲▲	▲▲	▲▲	endoskopische Entfernung von Frühkarzinomen (inklusive endoskopische Submukosa-Dissektion)
Prof. Dr. Friedrich Hagenmüller Asklepios Klinik Altona, Gastroent. www.ak-altona.de	**Hamburg** 040/1818811201	●●	◆◆	■	▲	▲	▲▲	▲▲		endoskopische und interventionelle Krebs-behandlung; Prävention und Früherkennung
Prof. Dr. S. Hegewisch-Becker Onkologische Schwerpunktpraxis www.onkologie-eppendorf.de	**Hamburg** 040/4602001	●	◆	■	▲▲				▲▲	systemische Therapie bei Tumoren des Verdauungstrakts und Brustkrebs
Prof. Dr. Jakob Izbicki Uniklinikum, Zentr. f. Operative Med. uke.de/kliniken/allgemeinchirurgie	**Hamburg** 040/7410 52401	●●●	◆◆	■■	▲▲	▲▲	▲▲	▲▲		gesamte Tumorchirurgie in Bauchschnitt- und Schlüssellochtechnik; Zweitmeinung
Prof. Dr. Karl Oldhafer Asklepios Klinik Barmbek, Chirurgie www.ak-barmbek.de	**Hamburg** 040/1818822811	●	◆◆	■	▲	▲	▲	▲		chirurgische Behandlung von Leber-, Gallengangs- und Bauchspeichel-drüsentumoren
Prof. Dr. Thomas Rösch Uniklinikum, Innere Medizin www.uke.de/kliniken/endoskopie	**Hamburg** 040/7410 50098	●●	◆◆	■■	▲	▲	▲	▲▲		Diagnostik und Therapie von Tumoren (v. a. im Frühstadium)

Behandlungsspektrum

Legende:

 ● = von Kollegen empfohlen
●● = häufig von Kollegen empfohlen
●●● = überdurchschnittlich häufig von Kollegen empfohlen

 ◆ = von Patienten empfohlen
◆◆ = häufig von Patienten empfohlen

■ = viel publiziert
■■ = überdurchschnittlich viel publiziert

 ▲ = macht Studien
▲▲ = macht viele Studien

 ▲ = nimmt Eingriff vor
▲▲ = nimmt Eingriff häufig vor
k. A. = keine Angaben

Experten für Tumoren des Verdauungstrakts

Arzt/Klinik	Ort/Tel.-Nr.	von Kollegen empfohlen	von Patienten empfohlen	Publikationen	Studien	Darmkrebs-Eingriffe	Magenkrebs-Eingriffe	Eingriffe bei Bauchspeicheldrüsenkrebs	medikamentöse Therapien	ausgewählte Spezialisierung
Prof. Dr. Wolfgang Schwenk Asklepios Klinik Altona, Chirurgie www.ak-altona.de	**Hamburg** 040/1818811601	••	♦	■	▲	▲	▲	▲		*Krebschirurgie (Speiseröhre, Magen, Pankreas, Darm); minimalinvasive OP-Techniken*
Prof. Dr. Udo Vanhoefer Kath. Marien-KH, Innere Medizin www.marienkrankenhaus.org	**Hamburg** 040/25462102	••	♦	■	▲				▲▲	*Diagnostik und systemische Chemo- bzw. Antikörpertherapie von Tumoren des Magen-Darm-Trakts*
Prof. Dr. Joachim Jähne Diakonie-KH Henriettenstiftung, Chir. www.avc-henriettenstiftung.de	**Hannover** 0511/2892101	•	♦♦	■	▲	▲▲	▲▲	▲		*Chirurgie von Tumoren des Bauchraums im Rahmen interdisziplinärer Konzepte*
Prof. Dr. Markus Büchler Uniklinikum, Chirurgie www.chirurgieinfo.com	**Heidelberg** 06221/566201	•••	♦♦	■■	▲▲	▲▲	▲▲	▲▲		*Operation von Krebserkrankungen in Bauchraum und Magen-Darm-Trakt (v. a. Pankreas)*
Dr. Werner Freier Onkologische Schwerpunktpraxis www.onkologie-hildesheim.de	**Hildesheim** 05121/91291415	•	♦		▲				▲▲	*alle Formen der Chemo- und Immuntherapie (intravenös und oral)*
Prof. Dr. Jörg Hartmann Uniklinikum, Krebszentrum Nord www.uni-kiel.de/med2	**Kiel** 0431/5971486	••		■■	▲				▲▲	*systemische Tumortherapie v. a. bei Tumoren des Verdauungstrakts (inkl. GIST)*
Prof. Dr. Arnulf Hölscher Uniklinikum, Chirurgie www.ukk-chirurgie-koeln.de	**Köln** 0221/4784801	•••	♦	■■	▲▲	▲	▲▲	▲		*Tumorchirurgie (Magen-Darm-Trakt, Leber, Gallenwege, Pankreas); minimalinvasive Verfahren*
Prof. Dr. Sven Jonas Uniklinikum, Dep. für operative Med. chirurgie2.uniklinikum-leipzig.de	**Leipzig** 0341/9717200	••	♦	■■	▲▲	▲	▲	▲		*Tumorchirurgie; Transplantation bei Leberkrebs; lokale Ablationsverfahren*
Dr. Albrecht Kretzschmar Klinikum St. Georg; Internist. Onkol. www.sanktgeorg.de	**Leipzig** 0341/9092350	•	♦	■	▲				▲▲	*Magen-Darm-Tumoren; Lungenkarzinome; Karzinome bei unbekanntem Primärtumor*
Prof. Dr. Karel Caca Klinikum, Gastroenterologie www.klinikum-ludwigsburg.de	**Ludwigsburg** 07141/9967201	•	♦	■■	▲	▲	▲▲	▲▲		*minimalinvasive und endoskopische Therapie gastrointestinaler Tumoren*
Prof. Dr. Thomas Schiedeck Klinikum, Chirurgie www.klinikum-ludwigsburg.de	**Ludwigsburg** 07141/9966502	••	♦♦		▲	▲	▲			*Dick- und Mastdarmkrebs*
Prof. Dr. Hans-Peter Bruch Uniklinikum, Chirurgie www.chirurgie.uni-luebeck.de	**Lübeck** 0451/5002001	•••	♦♦	■■	▲▲	▲▲	▲▲	▲		*Tumorchirurgie v. a. in Schlüssellochtechnik (minimalinvasiv)*
Prof. Dr. Hans Lippert Uniklinikum, Zentrum für Chirurgie www.med.uni-magdeburg.de	**Magdeburg** 0391/6715500	•	♦♦	■■	▲▲	▲	▲▲	▲▲		*Tumorchirurgie; Rezidivoperationen; Zweitmeinung; Chemotherapie; minimalinvasive Tumorablationen*
Prof. Dr. Karsten Ridwelski Klinikum, Chirurgie www.klinikum-magdeburg.de	**Magdeburg** 0391/7914201	•	♦	■	▲▲					*Therapie von Tumoren des Magen-Darm-Trakts (Operation und Chemotherapie)*
Prof. Dr. Michael Jung St. Hildegardis-KH, Innere Medizin www.katholisches-klinikum-mz.de	**Mainz** 06131/147427	••	♦♦	■	▲	▲	▲▲	▲		*interventionelle Endoskopie des Verdauungstrakts*
Prof. Dr. Hauke Lang Uniklinikum, Chirurgie unimedizin-mainz.de/allgemchirurgie	**Mainz** 06131/177291	••	♦♦	■■	▲	▲	▲	▲		*Leber- und Gallenwegschirurgie*
Priv.-Doz. Dr. Markus Möhler Uniklinikum, I. Medizinische Klinik www.unimedizin-mainz.de/1-med	**Mainz** 06131/177146	•••	♦♦	■	▲▲	▲▲	▲▲	▲▲	▲	*medikamentöse Behandlung mit Chemotherapeutika, Antikörpern und Wachstumshemmern*
Prof. Dr. Ralf Hofheinz Uniklinikum, Medizinische Klinik III www.ma.uni-heidelberg.de/inst/med3	**Mannheim** 0621/3832855	•••	♦♦	■	▲▲				▲▲	*Behandlung von soliden Tumoren (v. a. im Magen-Darm-Trakt); Radiochemotherapie*

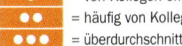 = von Kollegen empfohlen
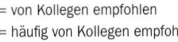 = häufig von Kollegen empfohlen
= überdurchschnittlich häufig von Kollegen empfohlen

= von Patienten empfohlen
= häufig von Patienten empfohlen

■ = viel publiziert
■■ = überdurchschnittlich viel publiziert

▲ = macht Studien
▲▲ = macht viele Studien

▲ = nimmt Eingriff vor
▲▲ = nimmt Eingriff häufig vor
k. A. = keine Angaben

Experten für Tumoren des Verdauungstrakts

Arzt/Klinik	Ort/Tel.-Nr.	von Kollegen empfohlen	von Patienten empfohlen	Publikationen	Studien	Darmkrebs-Eingriffe	Magenkrebs-Eingriffe	Eingriffe bei Bauchspeicheldrüsenkrebs	medikamentöse Therapien	ausgewählte Spezialisierung
Prof. Dr. Stefan Post Klinikum, Chirurgie www.ma.uni-heidelberg.de/inst/chir	**Mannheim** 0621/3832225	●	◆◆	■■	▲	▲▲	▲	▲		*chirurgische Behandlung bei sämtlichen Krebserkrankungen des Bauchraums*
Priv.-Doz. Dr. Ullrich Graeven Kliniken Maria Hilf, Hämatoonkologie www.mariahilf.de	**Mönchengladbach** 02161/8922201	●●●	◆◆	■	▲	▲			▲▲	*Chemo- und Immuntherapie; endoskopische Polypenabtragung*
Prof. Dr. Helmut Friess Uniklinikum rechts der Isar, Chirurgie www.chir.med.tu-muenchen.de	**München** 089/41402121	●●	◆◆	■■	▲▲	▲▲	▲▲	▲▲		*chirurgische Behandlung bei Erkrankungen von Bauchspeicheldrüse, Leber und Galle*
Prof. Dr. Volker Heinemann Uniklinikum Großhadern, Med. III med3.klinikum.uni-muenchen.de	**München** 089/7095 2208	●●	◆◆	■■	▲	k.A.	k.A.	k.A.	k.A.	*medikamentöse Therapie bei Tumoren des Magen-Darm-Trakts*
Prof. Dr. Wolf-Ulrich Heitland Städt. Klinikum Bogenhausen, Chir. www.kh-bogenhausen.de	**München** 089/92702011	●●	◆◆		▲▲	▲▲	▲▲	▲		*chirurgische Therapie bei Krebserkrankungen des Verdauungstrakts*

Behandlungsspektrum

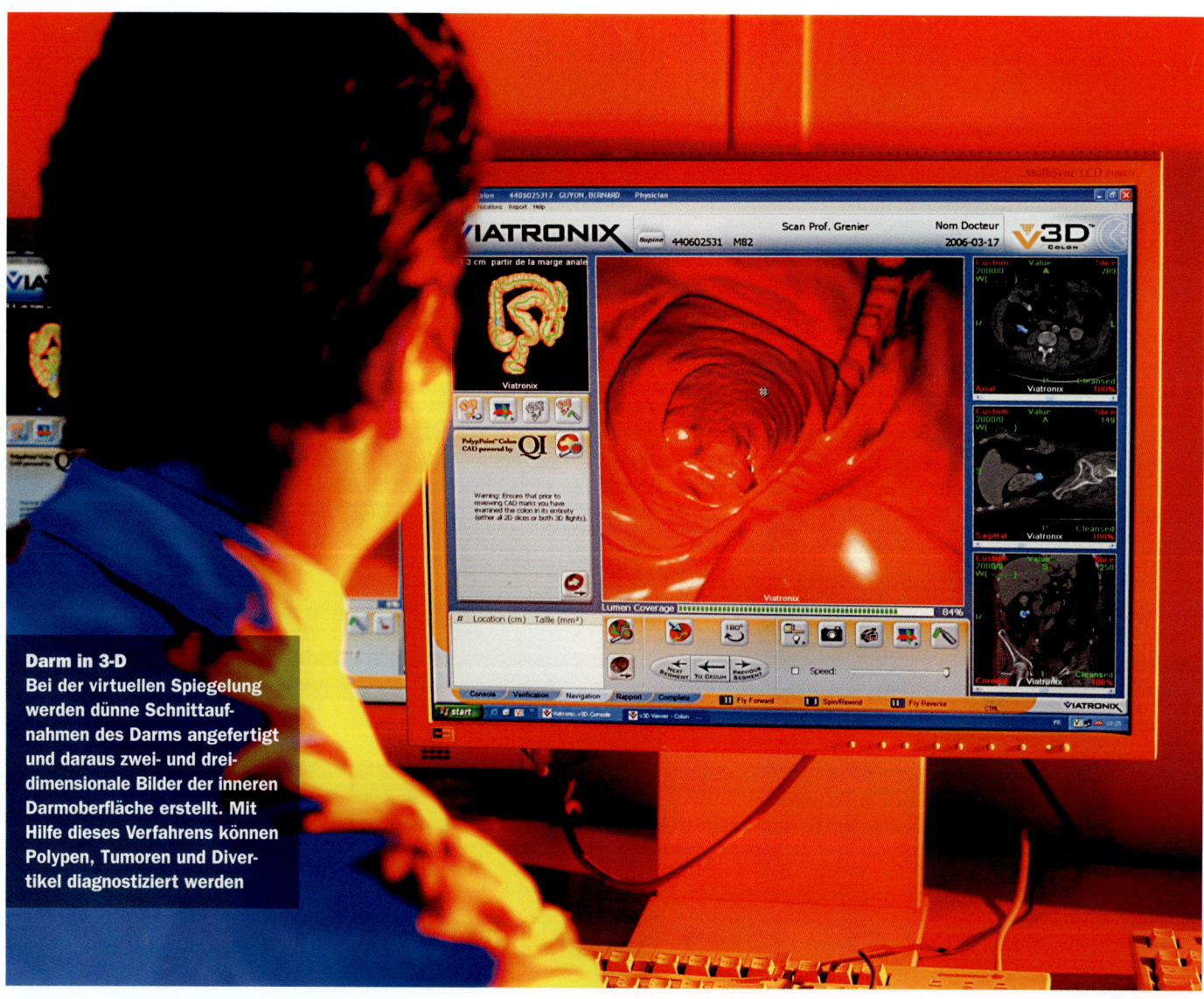

Darm in 3-D
Bei der virtuellen Spiegelung werden dünne Schnittaufnahmen des Darms angefertigt und daraus zwei- und dreidimensionale Bilder der inneren Darmoberfläche erstellt. Mit Hilfe dieses Verfahrens können Polypen, Tumoren und Divertikel diagnostiziert werden

Foto: Superbild

Experten für Tumoren des Verdauungstrakts

Arzt/Klinik	Ort/Tel.-Nr.	von Kollegen empfohlen	von Patienten empfohlen	Publikationen	Studien	Darmkrebs-Eingriffe	Magenkrebs-Eingriffe	Eingriffe bei Bauchspeicheldrüsenkrebs	medikamentöse Therapien	ausgewählte Spezialisierung
Prof. Dr. Karl-Walter Jauch Uniklinikum Großhadern, Chirurgie gch.klinikum.uni-muenchen.de	**München** 089/70952790	●●	◆◆	■■	▲▲	▲	▲	▲▲		Tumorchirurgie; kolorektale Operationen mit Schonung und Erhalt des Schließmuskels; Rezidivoperationen
Dr. Reinhard Ruppert Städt. Klinikum Neuperlach, Chirurgie www.kh-neuperlach.de	**München** 089/67942501	●●	◆◆		▲	▲▲				operative Therapie von Dickdarmkrebs; schließmuskelerhaltende Mastdarmoperationen
Prof. Dr. Wolfgang Schepp Städt. Klinikum Bogenhausen www.kh-bogenhausen.de	**München** 089/92702060	●●	◆◆	■	▲	▲▲	▲	▲	▲▲	diagnostische und interventionelle Endoskopie; medikamentöse Therapie
Prof. Dr. Wolfgang Schmitt Städt. Klinikum Neuperlach, Gastro. www.kh-neuperlach.de	**München** 089/67942311	●●	◆		▲	▲	▲	▲		endoskopische Frühkarzinomtherapie in Speiseröhre, Magen und Dickdarm
Prof. Dr. Hubert Stein Klinikum Nord, Chirurgie www.klinikum-nuernberg.de	**Nürnberg** 0911/3982979	●	◆◆	■■	▲▲	▲▲	▲▲	▲▲		Operation von Tumoren des Verdauungstrakts, der Lunge sowie Metastasen in Leber und Lunge
Prof. Dr. Claus-Henning Köhne Klinikum, Hämatoonkologie www.klinikum-oldenburg.de	**Oldenburg** 0441/4032614	●●	◆	■					▲▲	systemische Therapie sämtlicher Tumoren des Magen-Darm-Trakts
Prof. Dr. Hans-Rudolf Raab Klinikum, Chirurgie www.klinikum-oldenburg.de	**Oldenburg** 0441/4032254	●●	◆	■	▲▲	▲▲	▲▲	▲		offene und minimalinvasive Darmkrebsoperationen; Lebermetastasenchirurgie; Operation bei wiederkehrenden Tumoren
Prof. Dr. Hans Seifert Klinikum, Gastroenterologie www.klinikum-oldenburg.de	**Oldenburg** 0441/4032581	●●	◆		▲▲	▲	▲			endoskopische Therapie von Frühkarzinomen im Magen-Darm-Trakt; palliative Therapie
Prof. Dr. Thomas Höhler Prosper-Hospital, Med. Klinik I www.prosper-hospital.de	**Recklinghausen** 02361/542650	●	◆	■	▲▲	▲	▲		▲▲	medikamentöse Therapie (Zytostatika, Antikörper, Angiogenese-Hemmer); Polypektomien
Prof. Dr. Alois Fürst Caritas-KH St. Josef, Chirurgie www.caritasstjosef.de	**Regensburg** 0941/7823310	●	◆◆	■	▲▲	▲▲	▲			Rezidivoperationen; minimalinvasive Verfahren; Magen-, Pankreas-, Lebertumoren und Lebermetastasen
Prof. Dr. Hans Schlitt Uniklinikum, Chirurgie www.uniklinikum-regensburg.de	**Regensburg** 0941/9446801	●●●	◆	■■	▲▲	▲	▲▲	▲▲		Tumorchirurgie (Leber, Gallenwege, Pankreas, Darm, Magen, Ösophagus); Transplantationen
Prof. Dr. Stefan Kubicka Klinikum, Med. Klinik I www.kreiskliniken-reutlingen.de	**Reutlingen** 07121/2003417	●●	◆	■	▲▲	▲	▲		▲▲	Chemotherapie und zielgerichtete Therapie; Chemoembolisation; Ablation; Stenting
Prof. Dr. Manfred Lutz Caritasklinik St. Theresia, Gastroent. www.caritasklinik.de	**Saarbrücken** 0681/4061001	●	◆	■	▲▲					gastroenterologische Verfahren zur Tumortherapie
Prof. Dr. Hans-Joachim Meyer Städt. Klinikum, Chirurgie www.klinikumsolingen.de	**Solingen** 0212/5472401	●●●	◆		▲▲	▲	▲			onkologische Chirurgie des Magen-Darm-Trakts (Gastrointestinaltrakt)
Prof. Dr. Christian Ell Dr. Horst Schmidt Klinik, Innere Med. www.hsk-wiesbaden.de	**Wiesbaden** 0611/432420	●●●	◆◆	■■	▲▲	▲	▲▲	▲▲	▲	endoskopische Resektionen
Prof. Dr. Karl-Heinrich Link Asklepios Paulinen Klinik, Chirurgie www.chirurgisches-zentrum.de	**Wiesbaden** 0611/8472431	●	◆◆		▲▲	▲▲	▲	▲		Operation bei Kolon-, Rektum-, Pankreaskarzinom, Peritonealkarzinose sowie Lebermetastasen
Prof. Dr. Dietmar Lorenz Dr. Horst Schmidt Klinik, Chirurgie www.hsk-wiesbaden.de	**Wiesbaden** 0611/432090	●●	◆◆	■	▲	▲	▲	▲		onkologische Chirurgie inklusive minimalinvasiver OP-Techniken (v. a. bei Speiseröhrenkrebs)
Prof. Dr. Christoph-Thomas Germer Uniklinikum, Zentr. f. operative Med. www.zom-wuerzburg.de	**Würzburg** 0931/20131001	●●	◆◆	■	▲▲	▲▲	▲	▲▲		minimalinvasive Krebsoperationen; multimodale, interdisziplinäre Krebstherapie

Behandlungsspektrum

Legende:

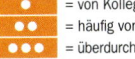

● = von Kollegen empfohlen
●● = häufig von Kollegen empfohlen
●●● = überdurchschnittlich häufig von Kollegen empfohlen

◆ = von Patienten empfohlen
◆◆ = häufig von Patienten empfohlen

■ = viel publiziert
■■ = überdurchschnittlich viel publiziert

▲ = macht Studien
▲▲ = macht viele Studien

▲ = nimmt Eingriff vor
▲▲ = nimmt Eingriff häufig vor
k. A. = keine Angaben

UROLOGISCHE TUMOREN

Experten für urologische Tumoren

Arzt/Klinik	Ort/Tel.-Nr.	von Kollegen empfohlen	von Patienten empfohlen	Publikationen	Studien	Prostatakrebsoperationen	Blasenkrebsoperationen	Nierenkrebsoperationen	medikamentöse Therapien	ausgewählte Spezialisierung
Prof. Dr. Axel Heidenreich Uniklinikum, Urologie www.urologie.ukaachen.de	**Aachen** 0241/8089377	●●●	◆◆	■■	▲▲	▲▲	▲	▲▲	▲	radikale Prostatektomie mit Nervschonung; Nierentumorchirurgie; radikale Zystektomie
Prof. Dr. Dorothea Weckermann Klinikum Augsburg, Urolog. Klinik www.klinikum-augsburg.de/	**Augsburg** 0821/4002871	●●	◆	■	▲	▲	▲	▲		plastisch-rekonstruktive Eingriffe; spezielle Methoden der Lymphknotenentfernung
Prof. Dr. Andreas Böhle Urologische Facharztpraxis www.urologie-bad-schwartau.de	**Bad Schwartau** 0451/24711	●●	◆		▲▲	▲▲	▲	▲	▲	operative und medikamentöse Tumortherapie; Brachytherapie bei Prostatakarzinom
Dr. Stefan Machtens Marien-Krankenhaus, Urologie www.mkh-bgl.de	**Bergisch Gladbach** 02202/9382310	●●	◆◆	■	▲▲	▲▲	▲▲	▲▲	▲	Therapie des Prostatakarzinoms und des Nierenzellkarzinoms
Prof. Dr. Jörg Beyer Vivantes Klinikum Am Urban, Onkol. www.vivantes.de	**Berlin** 030/130222101	●	◆	■	▲				▲▲	Therapie von urogenitalen Tumoren, insbesondere Hodentumoren
Prof. Dr. Kurt Miller Uniklinikum Charité, CBF, Urologie urologie.charite.de	**Berlin** 030/8445 2575	●●●	◆◆	■■	▲	▲	▲	▲	▲	radikale Prostatektomie; radikale Zystektomie und Harnblasenersatz
Prof. Dr. Jan Roigas Vivantes Klinikum Am Urban, Urologie www.vivantes.de	**Berlin** 030/130226300	●	◆	■■	▲▲	▲	▲	▲▲		Therapie urologischer Tumoren (u. a. auch des Hodenkrebses)
Prof. Dr. Stefan Müller Uniklinikum, Urologie www.ukb.uni-bonn.de	**Bonn** 0228/28714180	●●	◆◆	■■	▲▲	▲	▲	▲	▲	organerhaltende Nierentumoroperationen; kontinente Harnableitungen
Dr. Christoph Rüssel Praxisgemeinschaft für Urologie www.urologie-borken.de	**Borken** 02861/5862	●	◆			▲			▲	medikamentöse Tumortherapie des Prostatakarzinoms; Hormon- und Chemotherapie
Prof. Dr. Peter Hammerer Städt. Klinikum, Urologie www.klinikum-braunschweig.de	**Braunschweig** 0531/5952312	●●●	◆◆	■	▲	▲▲	▲▲	▲▲	▲▲	nervschonende Prostataoperationen
Priv.-Doz. Dr. Sebastian Melchior Klinikum Mitte, Urologie www.klinikum-bremen-mitte.de	**Bremen** 0421/4975431	●●	◆	■	▲	▲▲	▲▲	▲▲	▲	medikamentöse Tumortherapien (Hoden, Harnblase, Niere, Prostata, Penis)
Prof. Dr. Gerald Mickisch Gemeinschaftspraxis www.coub.de	**Bremen** 0421/8700300	●	◆		▲	▲	▲	▲▲		medikamentöse und operative Behandlungen von Nieren-, Blasen- und Prostatakarzinom
Prof. Dr. Dirk Fahlenkamp Bethanien KH, Urologische Klinik www.bethanien-chemnitz.de	**Chemnitz** 0371/4301701	●●	◆◆		▲	▲		▲▲		radikale Prostataentfernung; organerhaltende Nierentumoroperationen
Prof. Dr. Udo Rebmann Diakonissenkrankenhaus, Urologie www.dkd-dessau.de	**Dessau-Roßlau** 0340/65022130	●	◆		▲▲	▲▲	▲	▲▲	▲	Diagnostik und Therapie des Prostatakrebses und des Nierenzellkrebses
Prof. Dr. Michael Truß Klinikum Nord, Urologie www.klinikumdo.de	**Dortmund** 0231/95318701	●●	◆◆	■	▲	▲▲	▲	▲		operative Therapie und medikamentöse Tumortherapie von urologischen Tumoren
Prof. Dr. Manfred Wirth Uniklinikum, Urologie urologie.uniklinikum-dresden.de	**Dresden** 0351/4582447	●●●	◆◆	■■	▲▲	▲▲	▲	▲	▲	radikale Tumorchirurgie aller urologischen Tumoren, einschließlich Robotertechnik
Prof. Dr. Peter Albers Uniklinikum, Urologie www.uniklinik-duesseldorf.de/urologie	**Düsseldorf** 0211/8118424	●●●	◆◆	■■	▲▲	▲	▲▲	▲	▲	Behandlung des Blasenkarzinoms; Therapie des Hodentumors
Prof. Dr. Detlef Rohde Marien-Hospital, Urologie www.kkd.de	**Duisburg** 0203/6009331	●●	◆	■	▲	▲	▲▲	▲▲		Zystektomien (komplette Entfernung der Blase) mit Anlage von Ersatzblasen

 ● = von Kollegen empfohlen
●● = häufig von Kollegen empfohlen
●●● = überdurchschnittlich häufig von Kollegen empfohlen

 ◆ = von Patienten empfohlen
◆◆ = häufig von Patienten empfohlen

 ■ = viel publiziert
■■ = überdurchschnittlich viel publiziert

 ▲ = macht Studien
▲▲ = macht viele Studien

 ▲ = nimmt Eingriff vor
▲▲ = nimmt Eingriff häufig vor
k. A. = keine Angaben

Experten für urologische Tumoren

Arzt/Klinik	Ort/Tel.-Nr.	von Kollegen empfohlen	von Patienten empfohlen	Publikationen	Studien	Behandlungsspektrum Prostatakrebsoperationen	Blasenkrebsoperationen	Nierenkrebsoperationen	medikamentöse Therapien	ausgewählte Spezialisierung
Prof. Dr. Bernd Wullich Uniklinikum, Urologie www.urologie.uk-erlangen.de	Erlangen 09131/8223178	•	◆	■	▲▲	▲	▲▲	▲▲		operative Uroonkologie und medikamentöse Tumortherapie
Prof. Dr. Joachim Steffens St.-Antonius-Hospital, Urologie www.sah-eschweiler.de	Eschweiler 0240/3761261	••	◆◆	■	▲	▲	▲▲	▲	▲	radikale Prostatektomie; Harnableitungen; organerhaltende Nierentumorchirurgie
Prof. Dr. Darko Kröpfl Kliniken Mitte, Urologie www.urologie-kliniken-essen-mitte.de	Essen 0201/17429001	•	◆		▲	▲	▲	▲		Operationen bei urologischen Tumorerkrankungen (offen chirurgisch und roboterassistiert)
Prof. Dr. Herbert Rübben Uniklinikum, Urologie www.uni-essen.de/urologie	Essen 0201/7233211	•••	◆◆	■■	▲▲	▲	▲▲	▲▲	▲▲	Therapie des Harnblasenkarzinoms und des Prostatakarzinoms
Prof. Dr. Tillmann Loch Ev.-luth. Diakonissenanstalt, Urologie www.diako.de/diako-flensburg	Flensburg 0461/8121401	•	◆◆	■	▲	▲▲	▲▲	▲	▲▲	Prostatakrebsdiagnostik; nerverhaltende Prostataentfernung; Harnblasenchirurgie
Prof. Dr. Eduard Becht Krankenhaus Nordwest, Urologie www.krankenhaus-frankfurt.de/nwk	Frankfurt am Main 069/76013917	•	◆	■	▲	▲▲	▲▲	▲▲	▲	minimalinvasive und potenzerhaltende Therapie des Prostatakarzinoms
Prof. Dr. Lothar Bergmann Uniklinikum, Med. Klinik II, Onkologie www.kgu.de	Frankfurt am Main 069/63015042	•	◆	■	▲▲				▲▲	systemische Krebstherapie (Chemotherapie); zielgerichtete Therapien
Priv.-Doz. Dr. Rainer Bürger Sankt Katharinen KH, Urologie www.sankt-katharinen-ffm.de	Frankfurt am Main 069/46031261	•	◆◆	■	▲	▲	▲▲	▲	▲	operative und medikamentöse Behandlung des Prostatakrebses
Prof. Dr. Elke Jäger Krankenhaus Nordwest, Onkologie www.onkologie-rheinmain.de	Frankfurt am Main 069/76013340	•	◆◆	■■	k.A.	k.A.	k.A.	k.A.	k.A.	Ärztin wurde angeschrieben, beteiligte sich aber nicht an der FOCUS-Befragung.
Prof. Dr. Michael Sohn Markus-Krankenhaus, Urologie www.fdk.info/markus-krankenhaus/	Frankfurt am Main 069/95332641	•	◆	■	▲	▲	▲	▲▲		nervschonende minimalinvasive OP-Techniken bei Prostata- und Peniskrebs
Prof. Dr. Jürgen Breul Loretto-Krankenhaus, Urologie www.rkk-lok.de	Freiburg 0761/7084123	•	◆		▲	▲	▲	▲	▲	operative Krebstherapie; Chemotherapie
Prof. Dr. Bernd Schmitz-Dräger Gemeinschaftspraxis Urologie 24 www.euromed.de	Fürth 0911/9714531	••		■	k.A.	k.A.	k.A.	k.A.	k.A.	Arzt wurde angeschrieben, beteiligte sich aber nicht an der FOCUS-Befragung.
Prof. Dr. Tilman Kälble Klinikum Fulda, Urologie www.klinikum-fulda.de	Fulda 0661/845951	••	◆	■	▲	▲	▲	▲▲		nerverhaltende radikale Prostatektomie und Zystektomie; Harnblasenersatz-OPs
Prof. Dr. Paolo Fornara Uniklinikum, Urologie www.medizin.uni-halle.de/kur	Halle 0345/5571446	••	◆◆	■■	▲▲	▲▲	▲▲	▲	▲▲	Lymphknotenentnahme bei Hodenkrebs; kontinenter Blasenersatz
Prof. Dr. Carsten Bokemeyer Uniklinikum, Onkologisches Zentrum www.uke.de/kliniken/urologie	Hamburg 040/741053962	•••	◆◆	■■	▲▲				▲▲	Chemo-, Hormon- und Immuntherapie bösartiger Tumoren und Bluterkrankungen
Prof. Dr. Klaus-Peter Dieckmann Albertinen-Krankenhaus, Urologie www.albertinen.de	Hamburg 040/55882253	•	◆		▲	▲	▲	▲▲		Uroonkologie (Operationen und Chemotherapie)
Prof. Dr. Margit Fisch Uniklinikum, Urologie www.uke.de/kliniken/urologie	Hamburg 040/7410-0	••	◆◆	■	▲	k.A.	k.A.	k.A.	k.A.	rekonstruktive Verfahren bei Tumoreingriffen (z.B. Ersatzblasenbildung)
Prof. Dr. Markus Graefen Martini-Klinik, Urologie www.martini-klinik.de	Hamburg 040/741051313	•••	◆◆	■■	▲	▲▲				nervschonende radikale Prostataentfernung; roboterassistierte Prostata-OP

Legende:

 = von Kollegen empfohlen
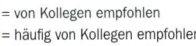 = häufig von Kollegen empfohlen
 = überdurchschnittlich häufig von Kollegen empfohlen
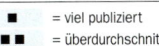 = von Patienten empfohlen
 = häufig von Patienten empfohlen
■ = viel publiziert
■■ = überdurchschnittlich viel publiziert
▲ = macht Studien
▲▲ = macht viele Studien
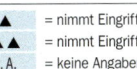 = nimmt Eingriff vor / nimmt Eingriff häufig vor
k.A. = keine Angaben

Experten für urologische Tumoren

Arzt/Klinik	Ort/Tel.-Nr.	von Kollegen empfohlen	von Patienten empfohlen	Publikationen	Studien	Prostatakrebsoperationen	Blasenkrebsoperationen	Nierenkrebsoperationen	medikamentöse Therapien	ausgewählte Spezialisierung
Prof. Dr. Hartwig Huland Martini-Klinik, Urologie www.martini-klinik.de	**Hamburg** 040/741051313	●●●	◆◆	■■	▲▲	▲▲				Operationen bei Prostatakrebs, insbesondere nerverhaltende radikale offene Prostataentfernung
Dr. Rudolf Osieka Urologikum Hamburg www.martini-klinik.de	**Hamburg** 040/291011	●●	◆		▲▲	▲			▲	Behandlung des fortgeschrittenen Prostatakrebses
Prof. Dr. Christian Wülfing Asklepios Klinik Altona, Urologie www.ak-altona.de	**Hamburg** 040/1818811660	●●	◆	■	▲	▲	▲	▲▲	▲▲	laparoskopische Nierenchirurgie und Prostataentfernung; Chemotherapie
Prof. Dr. Markus Kuczyk Uniklinikum, Urologie www.mh-hannover.de	**Hannover** 0511/5325847	●●●	◆	■■	▲▲	▲▲	▲	▲		offene und minimalinvasive Chirurgie (z. B. radikale Prostataentfernung, Nierenteilresektion)
Prof. Dr. Markus Hohenfellner Uniklinikum, Urologie www.klinikum.uni-heidelberg.de	**Heidelberg** 06221/566321	●●	◆	■■	▲	▲▲	▲	▲▲		interdisziplinäre Krebstherapie; Tumorchirurgie inklusive robotergestützter Verfahren
Prof. Dr. Jens Rassweiler SLK Kliniken, Urologie www.slk-kliniken.de/Urologie.49.0.html	**Heilbronn** 07131/492401	●●●	◆◆	■	▲	▲▲	▲▲	▲	▲▲	Therapie des Prostata-, Nierenzell- und Blasenkarzinoms
Prof. Dr. Joachim Noldus Marienhospital, Urologie www.marienhospital-herne.de	**Herne** 02323/4992301	●●	◆◆	■	▲	▲▲	▲▲	▲▲	▲▲	operative und medikamentöse Uroonkologie, insbesondere nerverhaltende radikale Prostataentfernung

Behandlungsspektrum

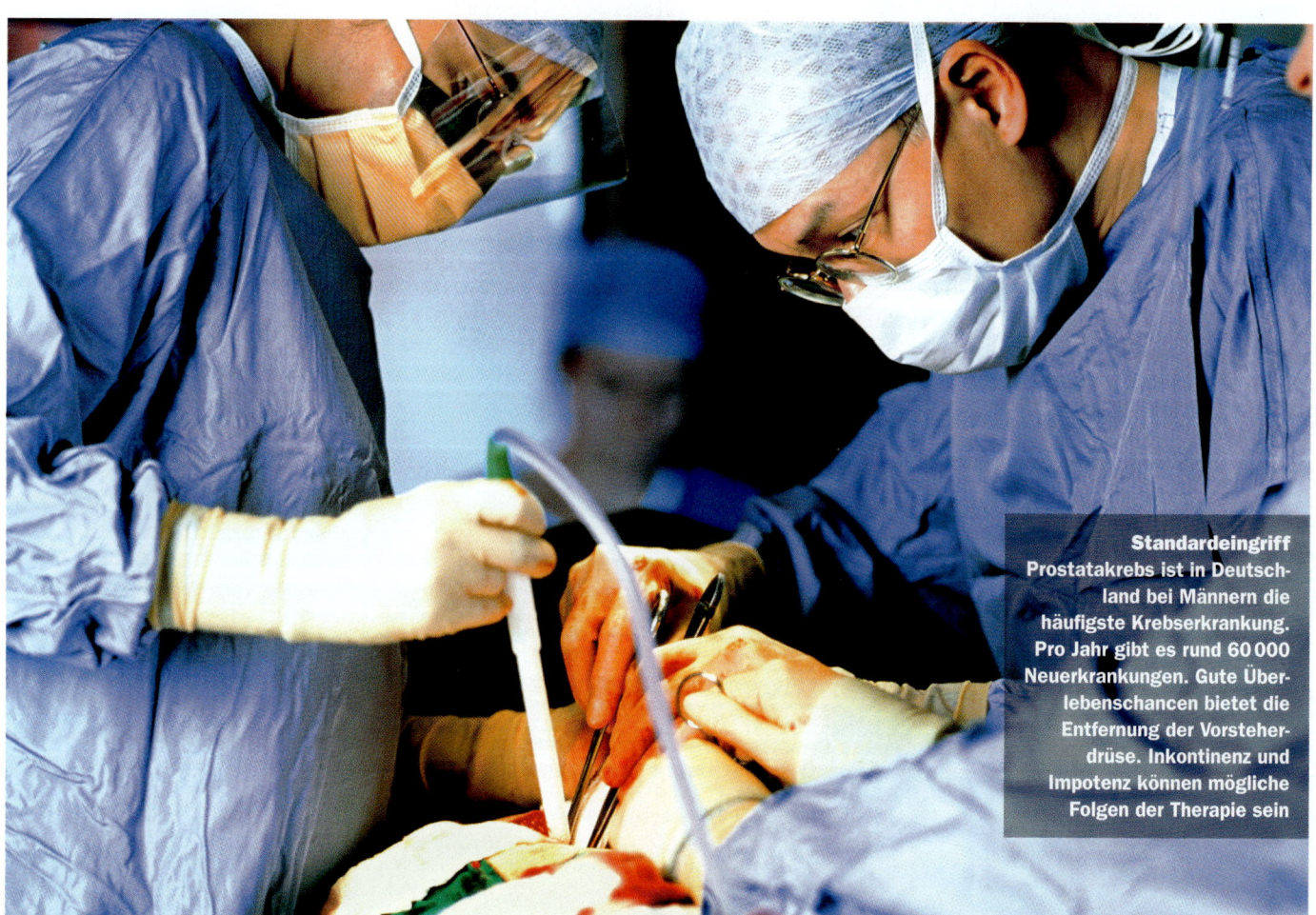

Standardeingriff Prostatakrebs ist in Deutschland bei Männern die häufigste Krebserkrankung. Pro Jahr gibt es rund 60 000 Neuerkrankungen. Gute Überlebenschancen bietet die Entfernung der Vorsteherdrüse. Inkontinenz und Impotenz können mögliche Folgen der Therapie sein

UROLOGISCHE TUMOREN

Experten für urologische Tumoren

Arzt/Klinik	Ort/Tel.-Nr.	von Kollegen empfohlen	von Patienten empfohlen	Publikationen	Studien	Behandlungsspektrum Prostatakrebsoperationen	Blasenkrebsoperationen	Nierenkrebsoperationen	medikamentöse Therapien	ausgewählte Spezialisierung
Dr. Hansjörg Keller Sana Klinikum, Urologische Onkol. www.klinikumhof.de	**Hof** 09281/982524	●●	◆		▲	▲▲	▲	▲	▲▲	nierenerhaltende Tumorentfernung; Blasenkrebs-OP; nerverhaltende Prostatektomie (Entfernung der Prostata)
Prof. Dr Michael Stöckle Uniklinikum, Urologie www.uniklinikum-saarland.de/urologie	**Homburg** 06841/1624702	●●●	◆◆	■■	▲▲	▲▲	▲	▲▲		Operationen aller urologischer Tumoren; robotergestützte Tumorchirurgie
Prof. Dr. Andreas Manseck Klinikum, Urologie www.urologie-in.de	**Ingolstadt** 0841/8802651	●	◆		▲▲	▲▲	▲	▲	▲	urologische Tumorerkrankungen; minimalinvasive, roboterunterstützte Operationen bei urologischen Tumorerkrankungen
Prof. Dr. Detlef Frohneberg Städt. Klinikum, Urologie www.klinikum-karlsruhe.com	**Karlsruhe** 0721/9744102	●●●	◆◆		▲	▲	▲	▲	▲	urologische Tumorerkrankungen (auch bei Risikopatienten); Lasertherapie
Prof. Dr. Klaus-Peter Jünemann Uniklinikum, Urologie www.urology-kiel.de	**Kiel** 0431/5974413	●●	◆◆	■■	▲	▲▲	▲	▲		Lymphknotenchirurgie fortgeschrittener uroonkologischer Tumoren
Priv.-Doz. Dr. Susanne Krege Krankenhaus Maria-Hilf, Urologie www.maria-hilf.de	**Krefeld** 02151/3342451	●●	◆	■	▲	▲	▲	▲	▲▲	uroonkologische Operationen und medikamentöse Therapien
Prof. Dr. Jens-Uwe Stolzenburg Uniklinikum, Urologie urologie.uniklinikum-leipzig.de	**Leipzig** 0341/9717600	●●●	◆	■■	▲	▲▲	▲	▲▲	▲	minimalinvasive Operationen von Prostata- und Nierenzellkrebs; Blasenkrebsoperationen inklusive Harnableitungen
Priv.-Doz. Dr. Jürgen Zumbé Klinikum, Urologie www.klinikum-lev.de	**Leverkusen** 0214/132122	●●	◆		▲	▲	▲	▲		roboterassistierte radikale Prostatektomie; Brachytherapie; minimalinvasive Nierenentfernung
Prof. Dr. Markus Müller Städt. Klinikum, Urologie www.klilu.de	**Ludwigshafen** 0621/5034400	●	◆	■	▲▲	▲	▲▲	▲		urologische Tumorchirurgie; roboterassistierte Operationen
Prof. Dr. Dieter Jocham Uniklinikum, Urologie www.urologie-luebeck.uk-sh.de	**Lübeck** 0451/5002271	●●	◆	■■	k.A.	k.A.	k.A.	k.A.	k.A.	Arzt wurde angeschrieben, beteiligte sich aber nicht an der FOCUS-Befragung.
Prof. Dr. Martin Schostak Uniklinikum, Urologie/Kinderurologie www.med.uni-magdeburg.de/urologie	**Magdeburg** 0391/6715036	●	◆◆	■■	▲▲	▲▲	▲▲	▲▲		radikale Tumorchirurgie aller urologischen Krebsarten; Ersatzblasenbildung
Prof. Dr. Joachim Thüroff Uniklinikum, Urologie www.klinik.uni-mainz.de/urologie	**Mainz** 06131/177183	●●●	◆◆	■■	▲▲	▲	▲▲	▲▲		roboterassistierte radikale Prostataentfernung und nierenerhaltende Tumorentfernung
Prof. Dr. Maurice Stephan Michel Klinikum, Urologie www.ma.uni-heidelberg.de/inst/uro	**Mannheim** 0621/3832229	●	◆	■■	▲▲	▲▲	▲▲	▲		fluoreszenzgestützte Diagnostik und Therapie des Harnblasenkrebses; radikale Blasenkrebsoperationen
Prof. Dr. Rainer Hofmann Uniklinikum, Urologie www.uni-marburg.de/fb20/urologie	**Marburg** 06421/5866239	●●	◆	■■	▲▲	▲	▲	▲▲		kontinente Harnableitungen (Neoblase, Pouch); radikale nervschonende Prostataoperationen
Prof. Dr. Jürgen Gschwend Uniklinikum rechts der Isar, Urologie www.mriu.de	**München** 089/41402521	●●●	◆◆	■■	▲▲	▲▲	▲▲	▲▲		funktionserhaltende Beckenchirurgie; potenzerhaltende Prostataentfernung
Prof. Dr. Christian Stief Uniklinikum Großhadern, Urologie uro.klinikum.uni-muenchen.de	**München** 089/70952971	●●●	◆◆	■■	▲▲	▲▲	▲▲			nerverhaltende Entfernung von Prostata und Harnblase; organsparende Nierentumoroperationen
Prof. Dr. Lothar Hertle Uniklinikum, Urologie urologie.klinikum.uni-muenster.de	**Münster** 0251/8347442	●●	◆◆	■	▲▲	▲	▲▲	▲		urologische Krebserkrankungen (operativ und medikamentös); rekonstruktive Urologie
Prof. Dr. Axel Semjonow Uniklinikum, Urologie urologie.klinikum.uni-muenster.de	**Münster** 0251/8357417	●	◆◆	■	▲▲	▲	▲	▲		nerverhaltende radikale Prostataentfernung; Lymphknotenentfernung bei Hodenkrebs

Legende:

- ● = von Kollegen empfohlen
- ●● = häufig von Kollegen empfohlen
- ●●● = überdurchschnittlich häufig von Kollegen empfohlen
- ◆ = von Patienten empfohlen
- ◆◆ = häufig von Patienten empfohlen
- ■ = viel publiziert
- ■■ = überdurchschnittlich viel publiziert
- ▲ = macht Studien
- ▲▲ = macht viele Studien
- ▲ = nimmt Eingriff vor
- ▲▲ = nimmt Eingriff häufig vor
- k.A. = keine Angaben

UROLOGISCHE TUMOREN

Experten für urologische Tumoren

Arzt/Klinik	Ort/Tel.-Nr.	von Kollegen empfohlen	von Patienten empfohlen	Publikationen	Studien	Prostatakrebsoperationen	Blasenkrebsoperationen	Nierenkrebsoperationen	medikamentöse Therapien	ausgewählte Spezialisierung
Prof. Dr. Thomas Otto Lukaskrankenhaus, Urologie www.lukasneuss.de/kliniken/urologie	**Neuss** 02131/8882401	••	◆◆	■	▲▲	▲	▲▲	▲▲	▲	Uroonkologie; regenerative Medizin (z. B. Reparatur des Harnröhrenschließmuskels)
Prof. Dr. Jan Fichtner Johanniter Krankenhaus, Urologie www.ejk.de	**Oberhausen** 0208/6974501	••	◆◆	■	▲	▲	▲▲	▲▲	▲▲	urologische Onkologie; operative Therapie des Prostatakrebses
Prof. Dr. Ulf Tunn Facharztzentrum im Klinikum www.klinikum-offenbach.de	**Offenbach** 069/35103160	•	◆◆		▲	▲	▲	▲	▲	Brachytherapie des Prostatakarzinoms; Lasertherapie des Urothelkarzinoms
Priv.-Doz. Dr. Friedhelm Wawroschek Klinikum, Urologie www.klinikum-oldenburg.de	**Oldenburg** 0441/4032302	••	◆◆		▲	▲▲	▲▲	▲		nerverhaltende Prostataentfernung; Lymphknotenchirurgie; organerhaltende Nierentumorchirurgie
Prof. Dr. Serdar Deger Paracelsus-Krankenhaus, Urologie www.kk-es.de	**Ostfildern** 0711/4488361	•	◆	■	▲	▲	▲	▲	▲	minimalinvasive Operationsverfahren, insbesondere laparoskopische Krebsoperationen
Prof. Dr. Martin Kriegmair Urologische Klinik Dr. Castringius www.ukmp.de	**Planegg** 089/856932132	••	◆		▲▲	▲▲	▲▲	▲▲	▲	radikale Prostataentfernung; photodynamische Therapie beim Harnblasenkarzinom
Dr. Ralph Oberneder Urologische Klinik Dr. Castringius www.ukmp.de	**Planegg** 089/85693 2132	••	◆	■	▲	▲▲	▲▲	▲	▲	potenz- und kontinenzerhaltende Prostataentfernung; nierenerhaltende Tumoroperationen
Prof. Dr. Wolf Wieland Krankenhaus St. Josef, Urologie www.caritasstjosef.de	**Regensburg** 0941/7823511	••	◆	■■	▲▲	▲▲	▲▲	▲▲	▲	operative Interventionen (laparoskopisch und offen chirurgisch); medikamentöse Tumortherapie
Prof. Dr. Oliver Hakenberg Uniklinikum, Urologie www.urologie.uni-rostock.de	**Rostock** 0381/4947801	•	◆	■■	▲▲	▲	▲	▲	▲▲	operative organerhaltende Tumortherapie; Harnableitungen
Prof. Dr. Ulrich Humke Katharinenhospital, Urologie www.klinikum-stuttgart.de	**Stuttgart** 0711/27833801	•	◆		▲	▲	▲	▲▲		nerverhaltende, offene radikale Prostataentfernung; organerhaltende radikale Nierentumoroperation
Prof. Dr. Gerd Lümmen St. Josef-Hospital, Urologie www.josef-hospital.de	**Troisdorf** 02241/801751	•	◆	■	▲	▲▲	▲▲	▲	▲	radikale Prostataentfernung; Zystektomie (Entfernung der Harnblase) mit Harnersatzblase; Nierentumoroperation
Prof. Dr. Arnulf Stenzl Uniklinikum, Urologie www.uro-tuebingen.de	**Tübingen** 07071/2986613	•••	◆◆	■■	▲▲	▲▲	▲	▲	▲▲	operative Organrekonstruktionen (Neoblase); Immun- und Chemotherapie
Prof. Dr. Johannes Wolff St. Cornelius-Hospital Dülken, Urol. www.akh-viersen.de	**Viersen** 02162/4821271	•	◆◆	■	▲	▲	▲	▲	▲	funktionserhaltende Beckentumorchirurgie v. a. Prostata- und Harnblasenentfernung
Prof. Dr. Alexander Lampel Schwarzwald-Baar Klinikum, Urologie www.sbk-vs.de	**Villingen-Schwenningen** 07721/932401	•	◆		▲	▲	▲	▲		radikale Prostatachirurgie; Blasenersatz und Harnableitungen; organerhaltende Nierentumoroperationen
Prof. Dr. Hubertus Riedmiller Uniklinikum, Urologie www.urologie.uni-wuerzburg.de	**Würzburg** 0931/20132001	••	◆◆	■		▲	▲▲			radikale Prostatektomie (nerverhaltend); Harnblasenoperation (Ersatzblase, Harnableitung)
Dr. Georg Schön Missionsärztliche Klinik, Urologie www.missioklinik.de/urologie	**Würzburg** 0931/7912841	••	◆			▲▲	▲▲	▲▲	▲	nerv- und kontinenzerhaltende Prostataoperation; Blasenentfernung; kontinente Harnableitung
Dr. Jochen Gleißner Urologische Gemeinschaftspraxis www.dgu-team.de	**Wuppertal** 0202/248060	•	◆◆		▲▲		▲		▲▲	Chemotherapie; Hormontherapie
Prof. Dr. Stephan Roth Helios Klinikum, Urologie www.helios-kliniken.de/wuppertal	**Wuppertal** 0202/8963407	•••	◆◆	■	▲	▲	▲▲	▲	▲	radikale Prostatektomie; Blasenersatzchirurgie; laparoskopische Nierentumorentfernung

Behandlungsspektrum

 • = von Kollegen empfohlen
•• = häufig von Kollegen empfohlen
••• = überdurchschnittlich häufig von Kollegen empfohlen

 ◆ = von Patienten empfohlen
◆◆ = häufig von Patienten empfohlen

 ■ = viel publiziert
■■ = überdurchschnittlich viel publiziert

 ▲ = macht Studien
▲▲ = macht viele Studien

▲ = nimmt Eingriff vor
▲▲ = nimmt Eingriff häufig vor
k. A. = keine Angaben

Experten für Lungenkrebs

Arzt/Klinik	Ort/Tel.-Nr.	von Kollegen empfohlen	Publikationen	Studien	Lungenkrebschirurgie	Lungenmetastasenchirurgie	interventionelle Eingriffe	palliatives Stenting	medikamentöse Therapien	ausgewählte Spezialisierung
					Behandlungsspektrum					
Prof. Dr. Norbert Presselt Zentralklinik Bad Berka, Thoraxchir. www.zentralklinik-bad-berka.de	Bad Berka 036458/51601	●●●		▲	▲	▲				radikale Operation bei Lungenkrebs; chirurgische Entfernung von Lungen- und Brustwandmetastasen
Prof. Dr. Dirk Kaiser Helios Klinikum Emil von Behring www.thoraxzentrum-berlin.de	Berlin 030/81022248	●●●		▲▲	▲▲	▲				Operationen bei Lungenkrebs (offen und minimalinvasiv), Mediastinaltumoren und Metastasen (per Laser)
Dr. Gunda Leschber Ev. Lungenklinik, Thoraxchirurgie www.elk-berlin.de	Berlin 030/94802102	●		▲	▲▲	▲▲				videoassistierte Entfernung von Lungen- teilen und Lymphknoten; Metastasen- chirurgie (per Laser)
Dr. Albert Linder Klinikum Bremen-Ost, Thoraxchirurgie www.lungenklinik-hemer.com	Bremen 0421/4082470	●●		k.A.	k.A.	k.A.	k.A.	k.A.	k.A.	Arzt wurde angeschrieben, beteiligte sich aber nicht an der FOCUS-Befragung.
Prof. Dr. Dieter Ukena Klinikum Bremen-Ost, Pneumologie www.klinikum-bremen-ost.de	Bremen 0421/4082800	●●	■	▲			▲	▲▲	✔	Lungenkrebs; Asthma; COPD (Chronisch Obstruktive Lungenerkrankung); Lungen- entzündung (Pneumonie); Tuberkulose
Prof. Dr. Axel Rolle Fachkrankenhaus, Thoraxchirurgie fachkrankenhaus-coswig.de	Coswig 03523/65102	●●		▲	▲	▲▲				laserchirurgische Entfernung von Lungenmetastasen
Dr. Karl-Matthias Deppermann Helios Klinikum Erfurt, Med. Klinik I www.helios-kliniken.de/erfurt	Erfurt 0361/7812581	●		▲			▲	▲▲	✔	systemische Therapie von Lungenkrebs (v. a. Chemo- und zielgerichtete Therapien)
Dr. Wilfried Eberhardt Uniklinikum, Ztr. für Tumorforschung www.uni-essen.de/tumorforschung	Essen 0201/7233312	●●●	■■	▲					✔	medikamentöse Therapie thorakaler Tumoren
Prof. Dr. Lutz Freitag Ruhrlandklinik, Intervent. Pneumol. www.ruhrlandklinik.de	Essen 0201/4334219	●●	■	▲			▲▲	▲▲		Laser; photodynamische Therapie; Argon-Plasma-Koagulation; Kryotherapie; Stenteinlagen
Prof. Dr. Martin Schuler Ruhrlandklinik, Thorakale Onkologie www.ruhrlandklinik.de	Essen 0201/4331133	●	■	▲					✔	individualisierte medikamentöse und multimodale Behandlung von Lungenkrebs
Prof. Dr. Georgios Stamatis Ruhrlandklinik, Thoraxchirurgie www.ruhrlandklinik.de	Essen 0201/4334011	●●●	■■	▲▲	▲	▲▲		▲		broncho- und gefäßplastische Eingriffe; Luftröhrenchirurgie; Laser- und Schlüsselloch-Operationen

▷

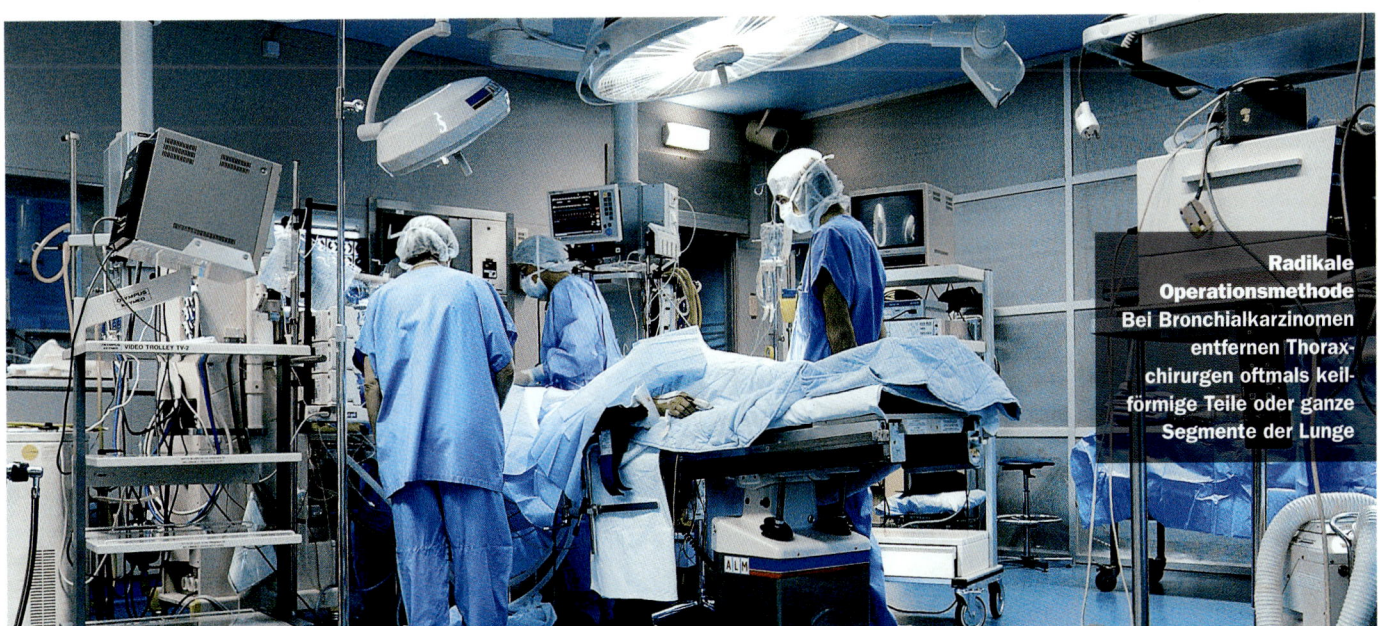

Radikale Operationsmethode Bei Bronchialkarzinomen entfernen Thorax- chirurgen oftmals keil- förmige Teile oder ganze Segmente der Lunge

Foto: dpa

LUNGENKREBS

Experten für Lungenkrebs

Arzt/Klinik	Ort/Tel.-Nr.	von Kollegen empfohlen	Behandlungsspektrum Publikationen	Studien	Lungenkrebschirurgie	Lungenmetastasenchirurgie	interventionelle Eingriffe	palliatives Stenting	medikamentöse Therapien	ausgewählte Spezialisierung
Prof. Dr. Bernward Passlick Uniklinikum, Thoraxchirurgie www.uniklinik-freiburg.de	**Freiburg** 0761/2702457	●●●	■■	▲	▲▲	▲▲		▲		videoassistierte Lungenoperationen (minimalinvasiv); laserchirurgische Entfernung von Lungenmetastasen
Prof. Dr. Karl Häußinger Asklepios Fachklinik, Pneumologie www.asklepios.com/gauting	**Gauting** 089/857914101	●	■	▲▲			▲▲	▲▲	✔	endoskopische Eingriffe (Kryotherapie, Stents, photodynamische Therapie); Chemotherapien
Dr. Joachim von Pawel Asklepios Fachklinik, Pneumologie www.asklepios.com/gauting	**Gauting** 089/857914109	●	■■	k.A.	k.A.	k.A.	k.A.	k.A.	k.A.	Behandlung sämtlicher Krebserkrankungen des Brustraums (inklusive Metastasen)
Prof. Dr. Godehard Friedel Klinik Schillerhöhe, Thoraxchirurgie www.klinik-schillerhoehe.de	**Gerlingen** 07156/2032241	●●●	■■	▲▲	▲▲	▲▲		▲		Thoraxeingriffe mit Herz-Lungen-Maschine; plastische Rekonstruktionen der Thoraxwand
Dr. Christian Kugler KH Großhansdorf, Thoraxchirurgie www.kh-grosshansdorf.de	**Großhansdorf** 04102/601346	●●		▲▲	▲	▲		▲		Tumorchirurgie; minimalinvasive Thoraxchirurgie
Priv.-Doz. Dr. Martin Reck KH Großhansdorf, Onkologie www.kh-grosshansdorf.de	**Großhansdorf** 04102/601188	●	■■	▲▲			▲	▲▲	✔	Chemo- und zielgerichtete Therapie; Endoskopie bei verlegten Atemwegen
Prof. Dr. Hendrik Dienemann Uniklinikum, Thoraxklinik, Chirurgie www.thoraxklinik-heidelberg.de	**Heidelberg** 06221/3961101	●●●	■■	▲	▲▲	▲▲				Operationen bei sämtlichen Tumorformen im Brustraum; minimalinvasive Verfahren
Prof. Dr. Michael Thomas Uniklinikum, Thoraxklinik, Onkologie www.thoraxklinik-heidelberg.de	**Heidelberg** 06221/3961301	●●●	■	▲					✔	Thoraxonkologie
Dr. Monika Serke Lungenklinik, Thorakale Onkologie www.lungenklinik-hemer.de	**Hemer** 02372/9082201	●●	■	▲			▲▲		✔	thorakale Malignome (z. B. kleinzelliges und nicht kleinzelliges Lungenkarzinom)
Prof. Dr. Martin Wolf Klinikum Kassel, Onkologie www.klinikum-kassel.de	**Kassel** 0561/9803046	●		▲			▲		✔	Chemotherapie und zielgerichtete Therapien („targeted therapies")
Priv.-Doz. Dr. Erich Stoelben KH Merheim, Lungenklinik www.kliniken-koeln.de	**Köln** 0221/89078640	●	■■	▲▲	▲▲	▲		▲		multimodale Tumortherapie; bronchoskopische und minimalinvasive Methoden; Schmerztherapie
Prof. Dr. Martin Niederle Klinikum Leverkusen www.klinikum-lev.de	**Leverkusen** 0214/132672	●		▲			▲		✔	Systemtherapie (Zytostatika, Hormone, Antikörper, kleine Moleküle); lokale Applikation
Priv.-Doz. Dr. Jürgen Fischer Klinik Löwenstein, Med. Klinik II klinik-loewenstein.de	**Löwenstein** 07130/154207	●●		▲▲			▲▲		✔	Chemotherapie; onkologische Therapie; biologische Therapie; Immuntherapie
Prof. Dr. Christian Manegold Uniklinikum, Thorakale Onkologie www.ma.uni-heidelberg.de/inst/chir	**Mannheim** 0621/3831496	●●	■■	▲▲					✔	Lungenkrebstherapie; Chemotherapie; multimodale Therapie; „targeted therapies"
Prof. Dr. Rudolf Huber Uniklinikum Innenstadt, Med. Klinik pneu.klinikum.uni-muenchen.de	**München** 089/51602590	●●	■■	▲			▲	▲	✔	systemische Therapie; Radiochemotherapie; endoskopische Techniken
Prof. Dr. Ludger Sunder-Plassmann Städt. Klinikum Bogenhausen, Chir. www.kh-bogenhausen.de	**München** 089/92702011	●	■	▲	▲	▲				erweiterte Operationstechniken bei Lungenkrebs und Mediastinaltumoren (inklusive Gefäßersatz)
Prof. Dr. Frank Griesinger Pius-Hospital, Onkologie www.pius-hospital.de	**Oldenburg** 0441/2291611	●●	■	▲			▲▲		✔	Chemo- und Antikörpertherapie; zielgerichtete Therapien („targeted therapies")
Prof. Dr. Joachim Schirren Dr. Horst Schmidt Klinik, Thoraxchir. www.hsk-wiesbaden.de	**Wiesbaden** 0611/433132	●●●	■	▲	▲▲	▲▲		▲		lungenerhaltende onkologische Thoraxchirurgie

● = von Kollegen empfohlen
●● = häufig von Kollegen empfohlen
●●● = überdurchschnittlich häufig von Kollegen empfohlen

◆ = von Patienten empfohlen
◆◆ = häufig von Patienten empfohlen

■ = viel publiziert
■■ = überdurchschnittlich viel publiziert

▲ = macht Studien
▲▲ = macht viele Studien

▲ = nimmt Eingriff vor
▲▲ = nimmt Eingriff häufig vor
k. A. = keine Angaben

Experten für Leukämien, Lymphome und Metastasen

Arzt/Klinik	Ort/Tel.-Nr.	von Kollegen empfohlen	von Patienten empfohlen	Publikationen	Studien	Therapie akuter Leukämien	Therapie chron. Leukämien	Therapie von Lymphomen	medik. Metastasentherapie	ausgewählte Spezialisierung
Prof. Dr. Tim Brümmendorf Uniklinikum, Med. Klinik IV www.med-klinik4.ukaachen.de	**Aachen** 0241/8089805	○	◆	■		▲	▲	▲▲	▲▲	medikamentöse Therapie von Blutkrebs, Lymphomen und soliden Tumoren
Prof. Dr. Günter Schlimok Klinikum Augsburg, II. Med. Klinik www.klinikum-augsburg.de/	**Augsburg** 0821/4002353	○	◆	■	▲	▲	▲	▲	▲▲	medikamentöse Tumortherapie; Stammzelltransplantation; Nachweis von Mikrometastasen
Prof. Dr. Bernd Dörken Uniklinikum Charité, CVK, Hämatol. haema-onko-cvk.charite.de	**Berlin** 030/450553111	○○	◆◆	■■	k.A.	k.A.	k.A.	k.A.	k.A.	Arzt wurde angeschrieben, beteiligte sich aber nicht an der FOCUS-Befragung.
Prof. Dr. Peter Brossart Uniklinikum, Med. Klinik III www.ukb.uni-bonn.de	**Bonn** 0228/28722234	○○	◆		▲	▲	▲	▲	▲▲	Chemo- und Antikörpertherapie; Stammzelltransplantation; Tyrosinkinase-Inhibitoren
Prof. Dr. Yon-Dschun Ko Johanniter-KH, Innere Medizin www.evangelische-kliniken-bonn.de	**Bonn** 0228/5432203	○	◆	■	▲	▲	▲	▲▲	▲▲	Lymphome, Leukämien, solide Tumoren und Metastasen
Prof. Dr. Bernd Hertenstein Klinikum Mitte, Med. Klinik I www.klinikum-bremen-mitte.de	**Bremen** 0421/4975240	○○	◆	■	▲	▲	▲▲	▲▲	▲▲	Hämatologie; internistische Onkologie; Infektiologie; Gerinnungsstörungen
Prof. Dr. Gerhard Ehninger Uniklinikum, Med. Klinik I www.mk1dd.de	**Dresden** 0351/4584190	○○○	◆◆	■■	▲▲	▲▲	▲▲	▲▲	▲	Blutstammzelltransplantation; Leukämie- und Lymphomtherapie
Prof. Dr. Rainer Haas Uniklinikum, Hämatoonkologie www.uniklinik-duesseldorf.de	**Düsseldorf** 0211/8118307	○○	◆	■■	▲	▲	▲▲	▲	▲	Hochdosistherapie (autolog und allogen); Tyrosinkinase-Hemmer; monoklonale Antikörper

Behandlungsspektrum

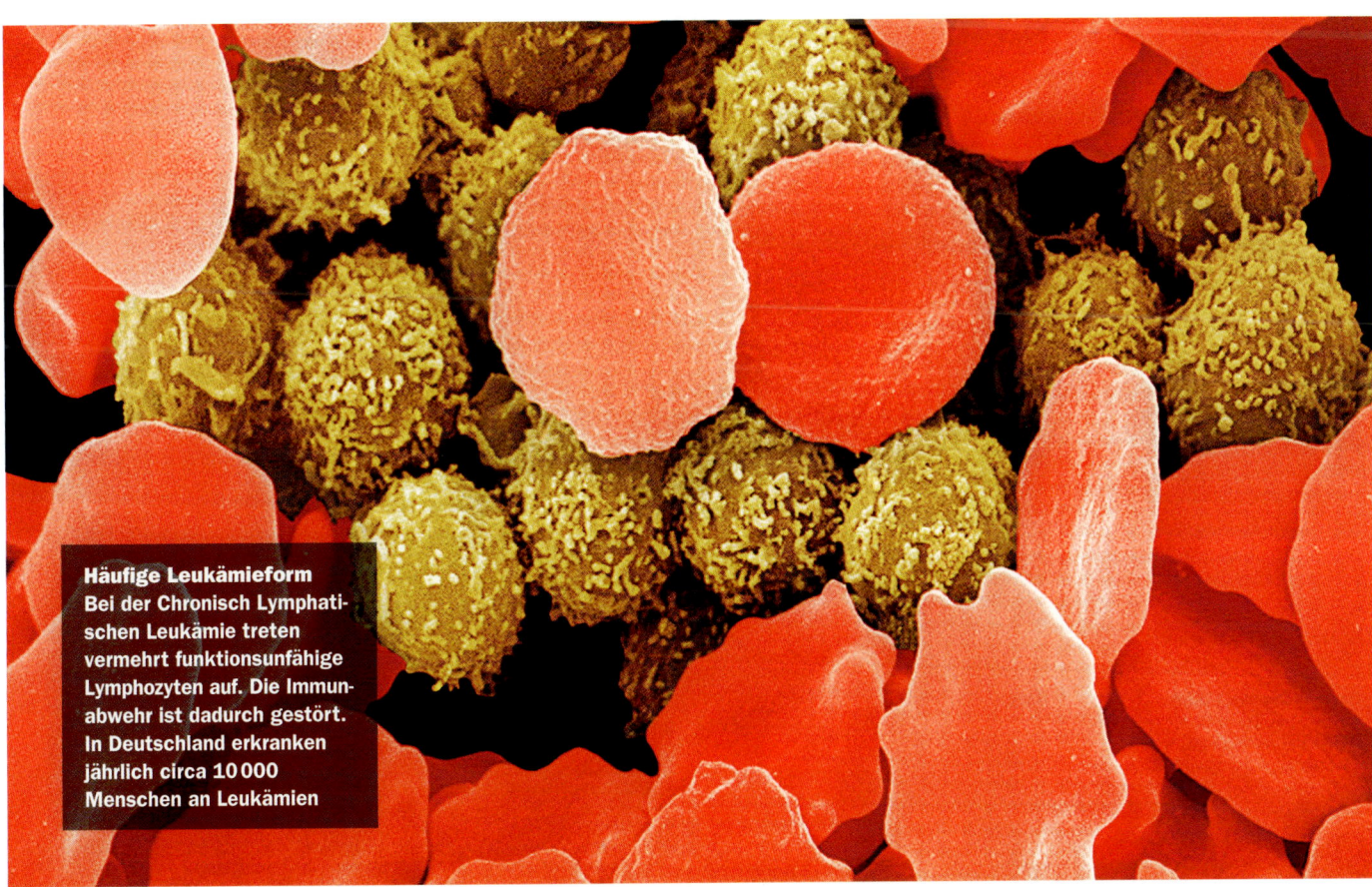

Häufige Leukämieform
Bei der Chronisch Lymphatischen Leukämie treten vermehrt funktionsunfähige Lymphozyten auf. Die Immunabwehr ist dadurch gestört. In Deutschland erkranken jährlich circa 10 000 Menschen an Leukämien

Foto: Steve Gschmeissner/sciencephoto/doc-stock

LEUKÄMIEN, LYMPHOME, METASTASEN

Experten für Leukämien, Lymphome und Metastasen

Arzt/Klinik	Ort/Tel.-Nr.	von Kollegen empfohlen	von Patienten empfohlen	Publikationen	Studien	Therapie akuter Leukämien	Therapie chron. Leukämien	Therapie von Lymphomen	medik. Metastasentherapie	ausgewählte Spezialisierung
Prof. Dr. Carlo Aul St. Johannes-Hospital, Med. Klinik II www.krebs-duisburg.de	**Duisburg** 0203/5462481	••	◆◆	■	▲	▲	▲	▲	▲▲	systemische Chemotherapie inklusive Hochdosistherapie; monoklonale Antikörper; Myelodysplastisches Syndrom
Prof. Dr. Dietrich Wilhelm Beelen Uniklinikum, Klinik für KMT www.uni-due.de/kmt	**Essen** 0201/7233136	•••	◆	■	k.A.	k.A.	k.A.	k.A.	k.A.	Arzt wurde angeschrieben, beteiligte sich aber nicht an der FOCUS-Befragung.
Prof. Dr. Ulrich Dührsen Westdt. Tumorzentr., Hämatologie www.uni-due.de/haematologie	**Essen** 0201/7235136	•••	◆	■	▲	▲	▲▲	▲		Chemo-, Immun- und zielgerichtete Therapien; Hochdosischemotherapie
Prof. Dr. Hubert Serve Uniklinikum, Hämatoonkologie www.kgu.de	**Frankfurt** 069/63014634	•••	◆	■	▲▲	▲▲	▲▲	▲	▲	systemische Therapie von Leukämien, Lymphomen und Multiplen Myelomen
Prof. Dr. Jürgen Finke Uniklinikum, Innere Medizin I www.alloszt.uniklinik-freiburg.de	**Freiburg** 0761/2703364	•••	◆	■■	▲▲	▲▲	▲	▲▲		allogene und autologe Stammzelltransplantationen; Chemo- und Immuntherapie von Lymphomen
Prof. Dr. Lorenz Trümper Uniklinikum, Zentrum Innere Medizin www.med.uni-goettingen.de	**Göttingen** 0551/3910521	•••	◆	■	▲	▲	▲▲	▲		Antikörper-, Radioimmun-, Systemtherapie; Stammzelltransplantationen; multimodale Therapien
Dr. Andreas Mohr Onkol. Praxis Lerchenfeld www.onkologie-lerchenfeld.de	**Hamburg** 040/2271800	•	◆		▲	▲	▲▲	▲▲	▲	Behandlung von hämatologischen Neubildungen (Neoplasien)
Prof. Dr. Norbert Schmitz Asklepios Klinik St. Georg, Hämatol. www.asklepios.com/sanktgeorg	**Hamburg** 040/1818852005	••	◆◆	■	k.A.	k.A.	k.A.	k.A.	k.A.	Arzt wurde angeschrieben, beteiligte sich aber nicht an der FOCUS-Befragung.
Prof. Dr. Arnold Ganser MHH, Hämatoonkologie www.mh-hannover.de/250.html	**Hannover** 0511/5323148	•••	◆◆	■■	▲	▲▲	▲▲	▲	▲	Leukämien; Myelodysplastisches Syndrom (MDS) und Myelproliferatives Syndrom (MPS)
Prof. Dr. Peter Dreger Uniklinikum, Innere Med. V www.poliklinik-hd.de	**Heidelberg** 06221/568009	••	◆◆	■	▲	▲	▲	▲		allogene Stammzelltransplantation; Lymphome; Chronisch Lymphatische Leukämie (CLL)
Prof. Dr. Hartmut Goldschmidt Uniklinikum, Innere Med. V www.poliklinik-hd.de	**Heidelberg** 06221/568003	••	◆◆	■■	▲▲	▲		▲▲		multiples Myelom; Plasmozytom; monoklonale Gammopathie
Prof. Dr. Anthony Dick Ho Uniklinikum, Klinik V www.poliklinik-hd.de	**Heidelberg** 06221/568001	•	◆◆	■■	▲	▲▲	▲▲	▲▲	▲	Blutstammzelltransplantation (allogen/autolog); Hochdosischemotherapie
Prof. Dr. Michael Pfreundschuh Uniklinikum, Innere Med. I www.uniklinikum-saarland.de	**Homburg/Saar** 06841/1623003	••	◆	■■	▲▲	▲	▲	▲▲		Chemotherapie; Immuntherapie; zielgerichtete („targeted") Therapieverfahren
Prof. Dr. Andreas Hochhaus Uniklinikum, Innere Med. II www.kim2.uniklinikum-jena.de	**Jena** 03641/9324201	•••	◆◆	■■	▲▲	▲▲	▲▲	▲▲	▲▲	Leukämien (v. a. Chronisch Myeloische Leukämie); myeloproliferative Erkrankungen; Lymphome; Plasmozytom
Prof. Dr. Martin Bentz Städt. Klinikum, III. Med. Klinik www.klinikum-karlsruhe.de	**Karlsruhe** 0721/9743001	•	◆		▲	▲▲	▲	▲	▲▲	Chemo-, Immun- und zielgerichtete Therapien; Stammzelltransplantationen (autolog und allogen)
Prof. Dr. Michael Kneba Uniklinikum, II. Med. Klinik www.uni-kiel.de/med2	**Kiel** 0431/16971250	••	◆◆	■	k.A.	k.A.	k.A.	k.A.	k.A.	Arzt wurde angeschrieben, beteiligte sich aber nicht an der FOCUS-Befragung.
Prof. Dr. Andreas Engert Uniklinikum, Hämatoonkologie uk-koeln.de/kliniken/innere1	**Köln** 0221/4785933	•••	◆◆	■■	▲▲	▲	▲	▲		Leukämien und Lymphome (insbesondere Morbus Hodgkin); Immuntherapie
Prof. Dr. Michael Hallek Uniklinikum, Hämatoonkologie uk-koeln.de/kliniken/innere1	**Köln** 0221/4784430	•••	◆◆	■■	▲	▲▲	▲▲	▲▲	▲▲	medikamentöse Therapie bei Blutkrebs, Lungen- und Magen-Darm-Tumoren

Spaltenbereich **Behandlungsspektrum**

Legende:

 • = von Kollegen empfohlen
•• = häufig von Kollegen empfohlen
••• = überdurchschnittlich häufig von Kollegen empfohlen

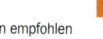 ◆ = von Patienten empfohlen
◆◆ = häufig von Patienten empfohlen

 ■ = viel publiziert
■■ = überdurchschnittlich viel publiziert

▲ = macht Studien
▲▲ = macht viele Studien

 ▲ = nimmt Eingriff vor
▲▲ = nimmt Eingriff häufig vor
k. A. = keine Angaben

Experten für Leukämien, Lymphome und Metastasen

Arzt/Klinik	Ort/Tel.-Nr.	von Kollegen empfohlen	von Patienten empfohlen	Publikationen	Studien	Therapie akuter Leukämien	Therapie chron. Leukämien	Therapie von Lymphomen	medik. Metastasentherapie	ausgewählte Spezialisierung
Priv.-Doz. Dr. Stephan Schmitz Gemeinschaftspraxis www.onkologie-koeln.de	**Köln** 0221/9318220	••	♦♦	■	▲	▲	▲	▲	▲	Lymphome; solide Tumoren (Verdauungstrakt, Brust, Lunge); Myelodysplastisches Syndrom (MDS); Supportivtherapie
Prof. Dr. Dietger Niederwieser Uniklinikum, Med. Klinik II haemonko.uniklinikum-leipzig.de	**Leipzig** 0341/9713050	••	♦♦	■■	▲▲	▲▲	▲▲	▲▲	▲▲	Hämatologie, Onkologie und Gerinnung
Prof. Dr. Wolf-Karsten Hofmann Klinikum, Med. Klinik III www.ma.uni-heidelberg.de/inst/med3	**Mannheim** 0621/3834115	•	♦	■	k.A.	k.A.	k.A.	k.A.	k.A.	Arzt wurde angeschrieben, beteiligte sich aber nicht an der FOCUS-Befragung.
Prof. Dr. Andreas Neubauer Uniklinikum, Innere Medizin www.uni-marburg.de/fb20/innere	**Marburg** 06421/5866273	•	♦♦	■	▲▲	▲	▲	▲	▲	Chemo-, Hochdosistherapie und Stammzelltransplantationen; molekulare Therapieverfahren
Prof. Dr. Justus Duyster Uniklinikum rechts der Isar, III. Med. www.med3.med.tu-muenchen.de	**München** 089/41404107	••	♦	■	▲	▲	▲▲	▲		akute und chronische Leukämien; molekulare Therapien bei Leukämien und soliden Tumoren
Prof. Dr. Wolfgang Hiddemann Uniklinikum Großhadern med3.klinikum.uni-muenchen.de	**München** 089/70955531	••	♦♦	■■	▲	▲	▲	▲		Leukämien, insbesondere Akute Myeloische Leukämie; niedrigmaligne Lymphome; Blutstammzelltransplantation
Prof. Dr. Christian Peschel Uniklinikum rechts der Isar www.med3.med.tu-muenchen.de	**München** 089/41404107	•••	♦♦	■■	k.A.	k.A.	k.A.	k.A.	k.A.	Arzt wurde angeschrieben, beteiligte sich aber nicht an der FOCUS-Befragung.
Prof. Dr. Wolfgang Berdel Uniklinikum, Medizinische Klinik A meda.klinikum.uni-muenster.de	**Münster** 0251/8347587	••	♦	■■	▲▲	▲	▲	▲		Hämatologie und Onkologie
Prof. Dr. Martin Wilhelm Klinikum Nord, Medizinische Klinik 5 www.med5-nbg.de	**Nürnberg** 0911/3983051	••	♦	■	▲	▲	▲	▲▲	▲▲	T-Zell-Lymphome; multimodale Therapie bei soliden Tumoren (z. B. Weichteilsarkome)
Prof. Dr. Georg Maschmeyer Klinikum Ernst v. Bergmann, Hämato. www.klinikumevb.de	**Potsdam** 0331/2416002	••	♦	■	▲	▲	▲▲	▲▲		Multiples Myelom; maligne Lymphome; akute Leukämien; infektiöse Komplikationen
Prof. Dr. Reinhard Andreesen Uniklinikum, Innere Medizin I www.onkologie-regensburg.de	**Regensburg** 0941/9445501	••	♦♦	■	▲	▲▲	▲▲	▲▲	▲▲	autologe und allogene Stammzelltransplantation; innovative Zellprodukte; Immuntherapie
Prof. Dr. Ernst Holler Uniklinikum, Innere Medizin I www.onkologie-regensburg.de	**Regensburg** 0941/9445542	••	♦♦	■■	▲▲	▲	▲	▲		allogene Stammzelltransplantation; Aplastische Anämie; Leukämien
Prof. Dr. Walter-Erich Aulitzky Robert-Bosch-KH, Hämatoonkologie www.rbk.de	**Stuttgart** 0711/81013506	•	♦♦	■	▲	▲	▲	▲		Chemo-, Immuntherapie und zielgerichtete Therapie; Myelome; Stammzelltransplantation
Prof. Dr. Hans-G. Mergenthaler Bürgerhospital, Hämatoonkologie www.klinikum-stuttgart.de	**Stuttgart** 0711/2785601	•	♦		▲	▲	▲▲	▲		Hämatologie und internistische Onkologie
Prof. Dr. Hartmut Döhner Uniklinikum, Innere Medizin III www.uniklinik-ulm.de/onkologie	**Ulm** 0731/50045501	•••	♦♦	■■	▲▲	▲▲	▲▲	▲▲	▲▲	akute und chronische Leukämien; maligne Lymphome; Multiples Myelom
Prof. Dr. Wolfram Brugger Schwarzwald-Baar Klinikum www.sbk-vs.de	**Villingen-Schwenningen** 07721/934001	••			▲	▲	▲	▲		Chemotherapie, Antikörper und neue Substanzen
Prof. Dr. Norbert Frickhofen Dr. Horst Schmidt Klinik www.hsk-wiesbaden.de	**Wiesbaden** 0611/433009	•	♦	■	▲	▲	▲	▲		Chemotherapie; molekulare Krebsmedikamente; Antikörper; Stammzelltransplantation
Prof. Dr. Hermann Einsele Uniklinikum, Medizinische Klinik II medizin2.uk-wuerzburg.de	**Würzburg** 0931/20140001	•••	♦♦	■■	▲	▲▲	▲▲	▲▲	▲▲	Stammzelltransplantation; zielgerichtete Therapien; „small molecules"; neuartige Antikörper

Behandlungsspektrum

Legende:

- • = von Kollegen empfohlen
- •• = häufig von Kollegen empfohlen
- ••• = überdurchschnittlich häufig von Kollegen empfohlen

- ♦ = von Patienten empfohlen
- ♦♦ = häufig von Patienten empfohlen

- ■ = viel publiziert
- ■■ = überdurchschnittlich viel publiziert

- ▲ = macht Studien
- ▲▲ = macht viele Studien

- ▲ = nimmt Eingriff vor
- ▲▲ = nimmt Eingriff häufig vor
- k. A. = keine Angaben

LEUKÄMIEN, LYMPHOME, METASTASEN

Zähne

Jedes Jahr setzen Mediziner mehr als eine Million Titanstifte in den Kiefer von Patienten. Neue Strategien im **Kampf gegen Entzündungen im Knochen** sollen nun die Haltbarkeit der Implantate weiter verbessern

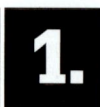

Wo steht die Implantatmedizin?

Der Traum von schönen, festen Zähnen treibt immer mehr Patienten zum Spezialisten. Seit einigen Jahren suchen Expertenteams nach Ursachen für Entzündungen im Kieferknochen. Ein Schwerpunkt ist dabei die Suche nach Strategien, wie man der Parodontose, der Entzündung des Zahnhalteapparats, entgegenwirken kann. Mediziner haben neue Strategien entwickelt, um die Entzündungen vor und nach einer Implantation wirksam zu bekämpfen. Neue Implantatmodelle, weiße, keramische Oberflächen und DNA-Tests haben die Implantatmedizin revolutioniert. Zurzeit kommen preisgünstigere Implantatmodelle in die Praxen der Mediziner, die es in Zukunft mehr Patienten erlauben wird, die teure Implantatmedizin zu bezahlen.

Derzeit gilt: Die beste Methode gegen Knochen- und Zahnschwund ist eine perfekte Entfernung von Plaque. Keime gelten als einer der schlimmsten Feinde der Implantologen. „Wenn sich ein Implantat entzündet, steht alles auf dem Spiel", warnt Kieferchirurg Martin Bonsmann aus Düsseldorf. Zum Glück kommt dies sehr selten vor. Periimplantitis nennen Ärzte die gefürchtete Infektion. Die Zahlen aus aktuellen Studien über die Komplikationsraten variieren. Bei etwa acht von 100 Menschen entzündet sich ein Implantat im Laufe eines Lebens.

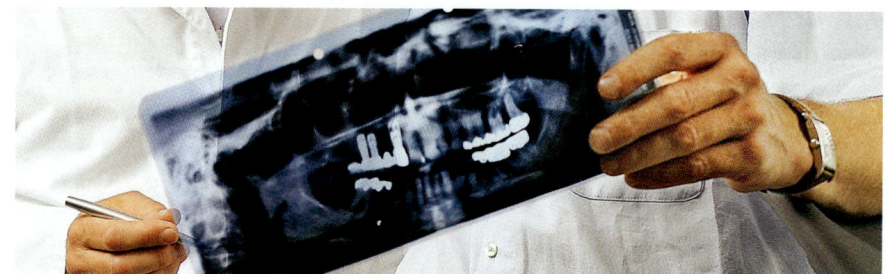

Lagebesprechung Implantologen beurteilen die Knochenmenge anhand eines Röntgenbilds

Welche Rolle spielt Parodontose?

Laut der Deutschen Mundgesundheitsstudie leiden 48 Prozent aller älteren Menschen sowie bereits 13 Prozent der 15-Jährigen an einer Parodontose. Sie erfüllen nicht die optimalen Voraussetzungen für die Behandlung mit Implantaten. „Ganz entscheidend für den Erfolg einer Implantation sind jedoch die Menge und die Qualität des Kieferknochens", weiß Hans-Joachim Nickenig, Oberarzt der Abteilung für Implantologie und Oralchirurgie an der Uni Köln. Neueste Studien bestätigen, dass Parodontose die Gesamtgesundheit belastet. Die Bakterien und deren Stoffwechselprodukte gelangen in den Kreislauf und lagern sich in den Gefäßen ab. Womöglich erhöhen sie das Risiko für Herz-Kreislauf-Erkrankungen.

Bei mehr als 90 Prozent aller Parodontosepatienten halten die Zähne dauerhaft. „Das Geheimnis besteht in einer minutiösen Mundhygiene", verrät Implantologe Bernhard Brinkmann von der Zahnklinik ABC Bogen in Hamburg. Gemeinsam mit dem Parodontologen Klaus Roth hat er ein Konzept entwickelt, um auch Menschen helfen zu können, die an Parodontitis leiden. Der Behandlungsplan sieht folgende Schritte vor:

- Aufklärung: Die Ärzte erläutern, was sie gegen Parodontose unternehmen können und welche Rolle der Eigeninitiative des Patienten zukommt.
- Schäden erheben: Mit Hilfe von Röntgenbildern und dem Vermessen von Zahntaschen stellt der Arzt fest, wie viel Knochen verloren gegangen ist. Bakteriologische Tests helfen ihm, aggressive Keime zu bestimmen.
- Zahngesundheit wiederherstellen: Zahnarzt Roth entfernt alle Beläge mit Spezialmethoden von den Zähnen. Diese bilden einen gefährlichen Biofilm.
- Implantation: Erst jetzt kann der Implantologe einen Knochenaufbau in der Kieferhöhle beginnen. Das Gewebe heilt einige Monate ein. Schließlich setzt er die Titanstifte in das festgewachsene Knochengewebe.

3.

Was kann passieren, wenn sich ein Implantat entzündet?

Die Ursachen der sogenannten Periimplantitis, der Entzündung des Implantats, werden erst erforscht. Ob etwa Parodontosepatienten Implantate eher verlieren als andere Patienten, ist noch nicht bewiesen. Eine aktuelle Untersuchung besagt, dass Parodontosebetroffene nach zehn Jahren keine höheren Verlustraten aufweisen als andere Patienten. Eine wesentliche Rolle spielt die Zahnhygiene nach der Behandlung.

Als ein weiterer Risikofaktor gilt zum Beispiel eine Diabetes-Erkrankung, da sie zu Wundheilungsstörungen im Mund führt, und natürlich das Rauchen. Nikotin zerstört die Vorläuferstammzellen in der Mundschleimhaut, die der Körper für wichtige Reparaturaufgaben benötigt. Vor einer Implantation raten Ärzte daher immer, mit dem Rauchen aufzuhören. Zumindest eine Woche vor der Operation müssen Raucher auf Zigaretten verzichten. Schon in dieser kurzen Zeit regenerieren sich die Vorläuferzellen und der Zustand des Zahnfleischs verbessert sich.

Implantat

Aufbauelement

Schraube

Krone

Künstliche Wurzel im Knochen

Schritt 1 und Schritt 2
Der Arzt präpariert das Zahnfleisch und fräst vorsichtig mit einem dünnen Spezialbohrer ein Loch in den Kieferknochen.

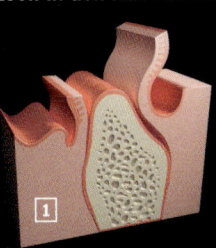
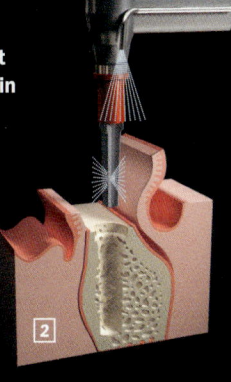

Schritt 3 Er schraubt den Titanstift in den Knochen und näht das Zahnfleisch über dem Implantat mit einem Faden zu.

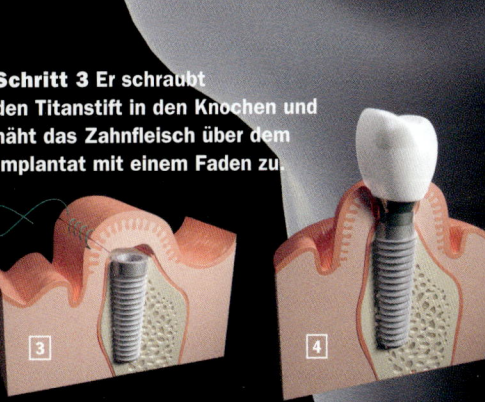

Schritt 4
Nach einer Einheilphase kann der Arzt das Aufbauelement in das Implantat einfügen und darauf die Zahnkrone befestigen.

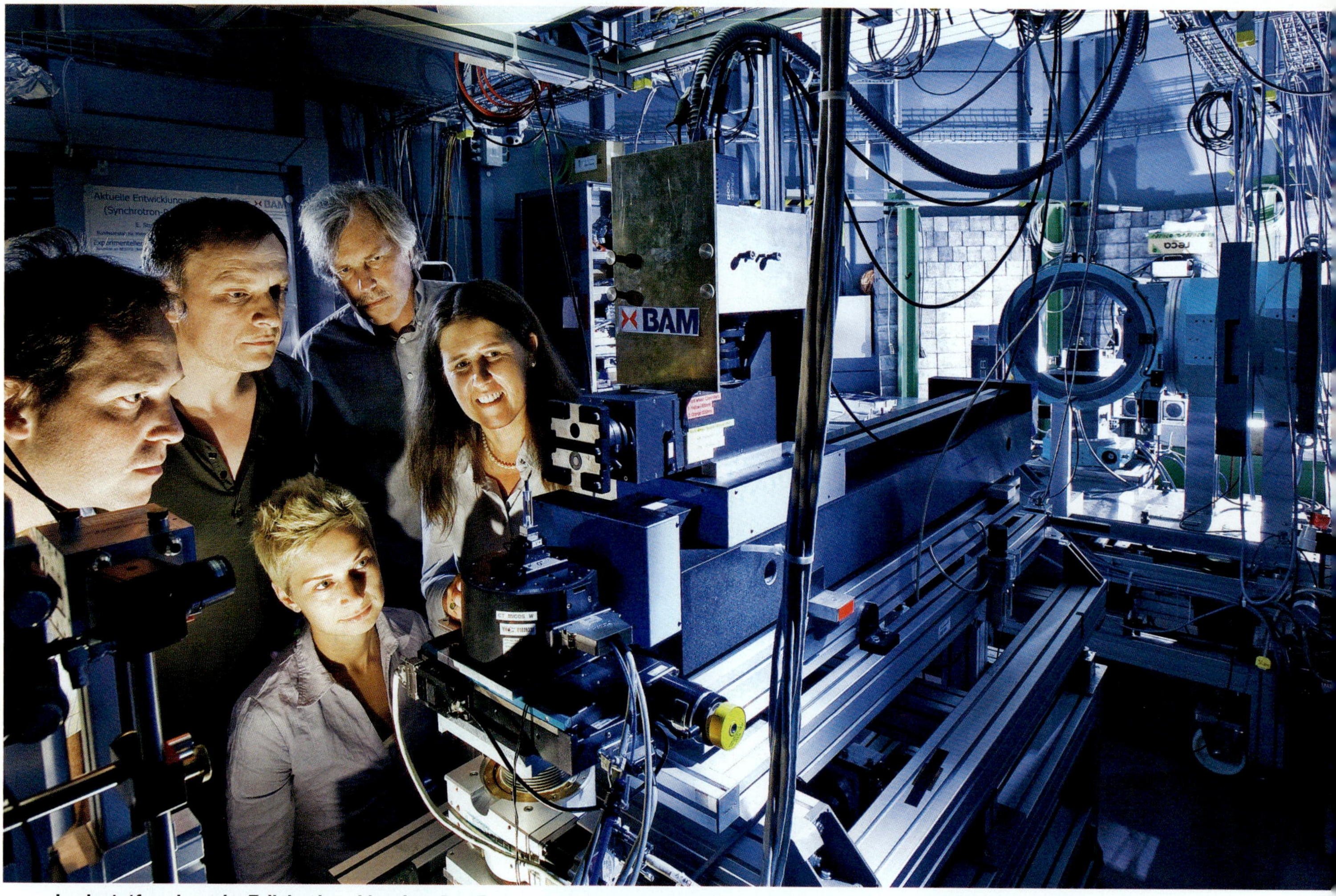

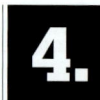

Implantatforschung im Teilchenbeschleuniger Das Team um die Berliner Wissenschaftler Michael Stiller (Mitte) und Katja Nelson (r.) betrachtet ein Titanimplantat in der Mitte des Bildes. Der Röntgenstrahl, der durch die künstliche Zahnwurzel hindurchdringt, kommt aus dem Zylinder links

4.

Woran forschen Implantologen zurzeit?

Eine wichtige Frage in der Implantologie ist, warum sich die Titanwurzeln in seltenen Fällen entzünden und dann verloren gehen. Der Ursache von Entzündungen geht deshalb das Team um den Berliner Kieferchirurgen Michael Stiller auf den Grund. Dazu wählt der Implantatforscher von der Berliner Charité manchmal auch ungewöhnliche Wege. Mit einer Wissenschaftlergruppe forscht er in einem Berliner Teilchenbeschleuniger, einer gigantischen Forschungsanlage auf dem traditionsreichen Wissenschaftscampus Adlershof am Rande der Hauptstadt.

Den Teilchenbeschleuniger nutzen sonst nur Physiker, um nach den kleinsten Teilchen im Universum zu suchen. Die Forscher um Stiller und die wissenschaftliche Leiterin der Gruppe, Katja Nelson, benutzen den Teilchenbeschleuniger für einen ausgefallenen Versuch. Für sie soll er wie ein überdimensionierter Computertomograf (CT) fungieren. Sie können mit ihm hochpräzise Röntgenstrahlung durch das Implantat jagen.

„So wie ein CT Schicht für Schicht etwa die Lunge oder die Leber durchleuchtet, durchleuchtet der Beschleuniger das Zahnimplantat", erklärt Stiller. Nur um ein Vielfaches präziser. So testen die Forscher die künstliche Wurzel auf mögliche Risse und Verformungen.

Mit überwältigendem Erfolg. Stiller und Nelson haben erstmals bewiesen, dass Implantate rissig werden können. Die Mediziner berichteten auf internationalen Kongressen davon, dass die Titanstifte winzige Verformungen aufweisen, nachdem sie starkem Druck ausgesetzt worden sind, wie etwa beim Kauen. Damit kam das Team einem der größten Probleme des Fachgebiets auf die Spur: Viele Forscher interessiert, warum sich bei einigen Patienten Implantate später

entzünden. Eine der möglichen Ursachen wären undichte Stellen in den Titanwurzeln. Diese hat er jetzt mit Hilfe der ultrahochauflösenden Kameras fotografiert. Ein Implantat besteht im Gegensatz zu einem natürlichen Zahn nicht aus einem Stück, sondern in der Regel aus vier: einer Titanwurzel (dem eigentlichen Implantat), einem Aufbauelement, einer Schraube und der Zahnkrone. Nur wenn diese absolut dicht und optimal im Kiefer verankert sind, bilden sie eine Schutzbarriere gegen Bakterien. Wenn die Zähne zum Beispiel auf einen Kirschkern beißen, setzen sie den Kiefer und die implantierten Zahnstifte einer Kraft von bis zu 400 Newton aus. Einige Titanstifte scheinen dieser Kraft nicht immer gewachsen zu sein und werden undicht. Das Risiko ist besonders hoch, wenn die Platzierung der Stifte im Kiefer nicht optimal ist. Dann können Keime in das Innere der Titanstifte eindringen und eine gefährliche Entzündung auslösen (siehe Punkt 3). Am Ende lockern sich die Implantate oder können sogar ausfallen.

5.

Wie gut sind weiße Implantate?

Einige Patienten wollen keramikfarbene Implantatwurzeln statt metallfarbene. Noch befindet sich die Forschung am Anfang. In Zukunft, sind sich Forscher einig, benötigen wir im Kampf gegen Entzündungen auch verbesserte Implantatmodelle. Solche weißen künstlichen Zahnwurzeln könnten etwa aus Titan bestehen und mit einer speziellen keramischen Oberfläche überzogen sein, wie Wissenschaftler sie derzeit erforschen.

In einer Studie aus dem Jahr 2010 hat zum Beispiel Hans-Joachim Nickenig von der Universität Köln gezeigt, dass solche Implantate weniger anfällig für eine Besiedelung mit Bakterien sind. Dies ist entscheidend, um unerwünschte Entzündungen zu vermeiden.

Die keramiküberzogenen Implantate sehen auch auf Grund ihrer weißen Farbe eher aus wie echte Zahnwurzeln. Insbesondere bei den Vorderzähnen ist dies optisch sehr vorteilhaft, da Zahnhälse aus Titan manchmal das Zahnfleisch dunkel erscheinen lassen. Noch echter wirkt nur der eigene Zahn.

6.

Gibt es genetische Risiken für Zahnausfall?

Eine Gruppe von Patienten, die schon ab dem 20. oder 30. Lebensjahr anfällig für eine aggressive Parodontose sind, tragen ein genetisches Risiko. Ein Gentest kann dies nachweisen. Das Immunsystem dieser Menschen reagiert überempfindlich auf Bakterien im Zahnbelag und greift – ähnlich wie bei Autoimmunerkrankungen – den eigenen Knochen an. Hier müssen Ärzte sorgfältig abwägen, ob für diese Menschen Implantate in Frage kommen.

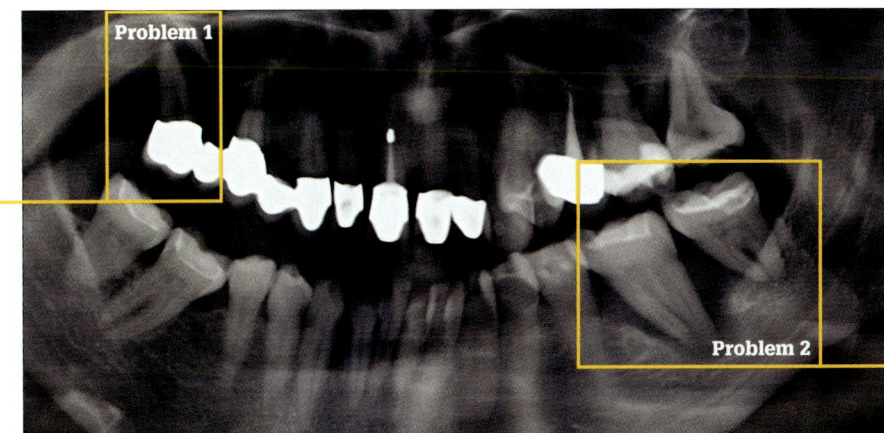

7.

Wie sehen Ärzte, ob Implantate überhaupt in Frage kommen?

Auf dem Röntgenbild oben ist der Kiefer von Martina Becher, 52, zu sehen. Eine solche Aufnahme ist die Grundlage der ersten Beurteilung von Zähnen, Zahnlücken, Brücken sowie des Kieferknochens. Sie bildet die Basis der Beratung bei Implantaten. Die Brücke der Patientin (oben links), die an dem hinteren Zahn hing, hatte sich gelockert. Um die Wurzel fehlt der Knochen. Wo auf dem Bild weiße Knochenmasse zu sehen sein müsste, sind nur schwarze Höhlen zu erkennen. Rechts im Bild haben sich um zwei entzündete Zähne im Unterkiefer Knochen abgebaut. Die dunklen Schatten um die Wurzeln herum zeigen den Gewebeabbau an. Die Zähne müssen entfernt werden und die Entzündungen abheilen. Nach einem Knochenaufbau an beiden Stellen können Implantate eingesetzt werden.

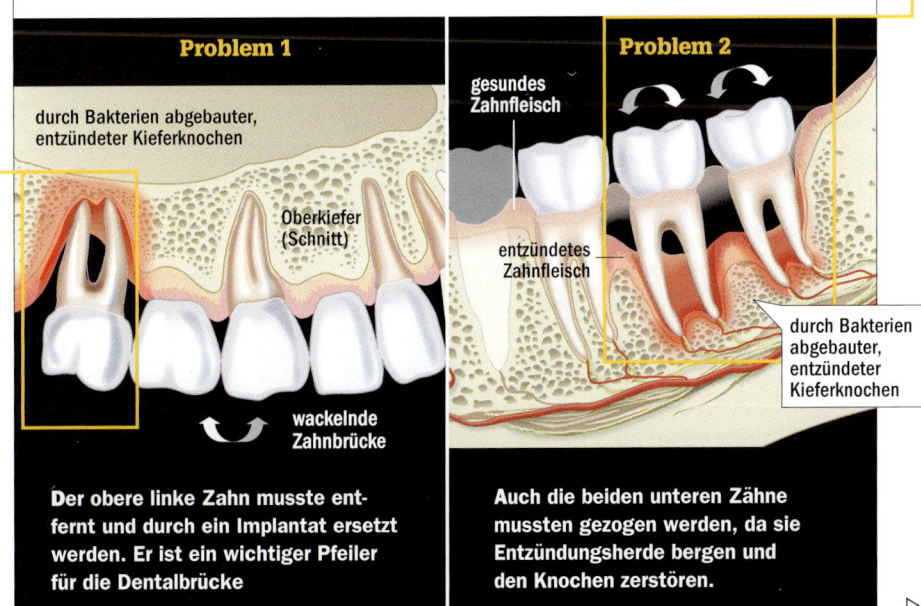

Problem 1

durch Bakterien abgebauter, entzündeter Kieferknochen

Oberkiefer (Schnitt)

wackelnde Zahnbrücke

Der obere linke Zahn musste entfernt und durch ein Implantat ersetzt werden. Er ist ein wichtiger Pfeiler für die Dentalbrücke

Problem 2

gesundes Zahnfleisch

entzündetes Zahnfleisch

durch Bakterien abgebauter, entzündeter Kieferknochen

Auch die beiden unteren Zähne mussten gezogen werden, da sie Entzündungsherde bergen und den Knochen zerstören.

IMPLANTOLOGIE & PARODONTOLOGIE | ÄRZTELISTE

IMPLANTAT

Implantologen

Arzt/Klinik	Ort/Tel.-Nr.	Fachrichtung	von Kollegen empfohlen	Publikationen	gesetzte Implantate	Prothetik (Implantatkronen)	Aufbau mit Eigenknochen (vorwiegend)	Aufbau mit Fremdmaterial (vorwiegend)	Knochenaufbau	Revisionseingriffe	Keramikimplantate (extraoral)	Narkoseangebot	monatliche Raten (in Euro)	Laufzeit (in Monaten)	davon zinsfrei (in Monaten)
Dr. Ralf Kettner Gemeinschaftspraxis www.mkg-ac.de	Aachen 0241/474820	M	••		k.A.	k.A.	k.A.	k.A.	k.A.	k.A.	k.A.	k.A.	Arzt wurde angeschrieben, beteiligte sich aber nicht an der FOCUS-Befragung.		
Prof. Dr. Stefan Wolfart Uniklinikum, Zahnärztliche Prothetik www.ukaachen.de	Aachen 0241/8088241	Z	••	■■	▲	▲	▲	▲	▲	▲		D, V	–	–	–
Prof. Dr. Bernd Kreusser Gemeinschaftspraxis www.kreusser.de	Aschaffenburg 06021/35350	M	••		▲▲		▲▲	▲▲	▲		✔	D, V	✔	k.A.	k.A.
Dr. Georg Michael Henrich Gemeinschaftspraxis www.avadent.de	Bad Homburg 06172/307777	M	•		▲▲		▲		▲	▲	✔	D, H, V	ab 50	3 bis 48	6
Dr. Ralf Masur Implantatzentrum www.implantat-aktuell.de	Bad Wörishofen 08247/998300	Z	••		▲▲	▲▲	▲▲	▲	▲▲	▲▲	✔	D, V	50 bis 300	4 bis 36	4
Dr. Marcus Beschnidt Praxis www.beschnidt.com	Baden-Baden 07221/3939719	Z	••		▲	▲▲	▲▲		▲	▲		A, D, H, V	50 bis 2000	6 bis 48	6
Dr. Detlef Hildebrand Praxis www.zahnarztpraxis-hildebrand.de	Berlin 030/39898811	Z	•••	■	▲▲	▲▲	▲		▲▲	▲▲	✔	D, V	50 bis 500	6 bis 36	6
Priv.-Doz. Dr. Steffen Köhler Meoclinic www.berlinimplantology.com	Berlin 030/4859275	M, O	••	■	▲▲	▲	▲	▲▲	▲	▲▲		V	✔	1 bis 24	6
Priv.-Doz. Dr. Michael Stiller Praxis www.implant-consult.de	Berlin 030/21969656	M	•••	■	▲▲	▲	▲	▲▲	▲	▲▲	✔	D, V	✔	bis 12	k.A.
Priv.-Doz. Dr. Frank Peter Strietzel Uniklinikum Charité, CC 3 www.oralmed.charite.de	Berlin 030/450562693	O	••	■	▲		▲	▲					✔	k.A.	k.A.
Prof. Dr. Volker Strunz Gemeinschaftspraxis www.praxis-strunz.de	Berlin 030/8609870	M	•••		▲		▲	▲		▲		A, V	✔	k.A.	k.A.
Dr. Gerd Körner Praxis	Bielefeld 0521/179688	Z	••		▲▲	▲▲	▲▲	▲▲			✔	D, V	–	–	–
Dr. Torsten Conrad Praxis	Bingen 06721/991070	O	•	■	▲		▲	▲▲		▲▲		D, V	✔	k.A.	6
Prof. Dr. Rudolf Reich Uniklinikum, MKG-Chirurgie www.mkg.uni-bonn.de	Bonn 0228/28722417	M	•	■	▲▲	▲▲	▲	▲		▲▲		D, V	ab 50	k.A.	k.A.
Prof. Dr. Gerhard Wahl Uniklinikum, ZMK-Heilkunde www.pczmk.uni-bonn.de	Bonn 0228/28722330	O	••	■	k.A.	k.A.	k.A.	k.A.	k.A.	k.A.	k.A.	k.A.	Arzt wurde angeschrieben, beteiligte sich aber nicht an der FOCUS-Befragung.		
Prof. Dr. Andreas Bremerich Klinikum Mitte, MKG-Chirurgie www.praxis-bremerich.de	Bremen 0421/4972451	M	•	■	▲▲	▲	▲	▲		▲▲		A, D, V	✔	k.A.	k.A.
Dr. Michael Stimmelmayr Gemeinschaftspraxis www.m-stimmelmayr.de	Cham 09971/2346	O	•••		▲		▲	▲▲		▲		D, V	✔	k.A.	k.A.
Prof. Dr. Christian Foitzik Gemeinschaftspraxis www.opi-darmstadt.de	Darmstadt 06151/26644	M	••	■	▲	▲	▲	▲			✔	D, V	200 bis 1000	3 bis 6	6

Legende

Z = Zahnarzt	• = von Kollegen empfohlen	■ = viel publiziert	▲ = nimmt Eingriff vor	A = Akupunktur	
O = Oralchirurgie	•• = häufig von Kollegen empfohlen	■■ = überdurchschnittlich viel publiziert	▲▲ = nimmt Eingriff häufig vor	H = Hypnose	
M = Mund-Kiefer-Gesichtschirurgie	••• = überdurchschnittlich häufig von Kollegen empfohlen		k.A. = keine Angaben	D = Dämmerschlaf	
			✔ = ja – = nein	V = Allgemeinnarkose	

*Richtwerte/variabel je nach Heil- und Kostenplan

Implantologen

Arzt/Klinik	Ort/Tel.-Nr.	Fachrichtung	von Kollegen empfohlen	Publikationen	gesetzte Implantate	Prothetik (Implantatkronen)	Aufbau mit Eigenknochen (vorwiegend)	Aufbau mit Fremdmaterial (vorwiegend)	Knochenaufbau (extraoral)	Revisionseingriffe	Keramikimplantate	Narkoseangebot	monatliche Raten* (in Euro)	Laufzeit* (in Monaten)	davon zinsfrei* (in Monaten)
Prof. Dr. Stefan Haßfeld Klinikum Nord, MKG-Chirurgie www.klinikumdo.de/mkg	**Dortmund** 0231/9531 8500	M	●●●	■	▲		▲		▲▲	▲		D, V	−	−	−
Priv.-Doz. Dr. Michael Fröhlich Gemeinschaftspraxis www.mkg-chirurgie-dresden.de	**Dresden** 0351/849 7183	M	●●		▲▲		▲	▲	▲		✔	D, H, V	✔	k. A.	k. A.
Prof. Dr. Michael Walter Uniklinikum, Zahnärztliche Prothetik www.uniklinikum-dresden.de	**Dresden** 0351/458 2706	M	●	■	k. A.	k. A.	k. A.	k. A.	k. A.	k. A.	k. A.	k. A.	Arzt wurde angeschrieben, beteiligte sich aber nicht an der FOCUS-Befragung.		
Prof. Dr. Murat Yildirim Praxis www.prof-yildirim.de	**Düren** 02421/17195	Z	●●	■	▲▲	▲▲	▲▲	▲▲		▲	✔	D, V	500 bis 1000	6 bis 24	6
Prof. Dr. Jürgen Becker Uniklinikum, Zahnärztliche Chirurgie www.uniklinik-duesseldorf.de	**Düsseldorf** 0211/811 6378	O	●●●	■■	▲	▲	▲▲	▲▲		▲▲	✔	D, V	−	−	−
Dr. Martin Bonsmann Gemeinschaftspraxis www.mkg-praxis.com	**Düsseldorf** 0211/136090	M, O	●●●		▲▲		▲	▲		▲▲		D, V	✔	6 bis 48	6
Dr. Wolfgang Diener Gemeinschaftspraxis www.mkg-praxis.com	**Düsseldorf** 0211/136090	M, O	●●		▲▲		▲	▲		▲▲		D, V	✔	6 bis 48	6
Prof. Dr. Frank Schwarz Uniklinikum, Zahnärztliche Chirurgie www.uniklinik-duesseldorf.de	**Düsseldorf** 0211/811 6378	O	●●	■■	▲	▲	▲	▲		▲▲		V	−	−	−
Dr. Stephan Wunderlich Gemeinschaftspraxis www.mkg-praxis.eu	**Düsseldorf** 0211/173920	M	●		▲	▲	▲	▲	▲	▲		D, V	50 bis 2000	6 bis 48	6
Prof. Dr. Friedrich Wilhelm Neukam Uniklinikum, MKG-Chirurgie www.mkg.uni-erlangen.de	**Erlangen** 09131/853 3601	M	●●●	■■	▲		▲	▲		▲		D, V	✔	k. A.	k. A.
Prof. Dr. Manfred Wichmann Uniklinikum, Zahnärztliche Prothetik www.prothetik.uk-erlangen.de	**Erlangen** 09131/853 3604	Z	●●●	■■		▲▲						A, D, H, V	−	−	−
Prof. Dr. Thomas Weischer Kliniken Essen-Mitte www.mkg-chirurgie-essen.de	**Essen** 0201/174 28601	O	●●		▲▲	▲▲	▲▲	▲	▲			D, V	✔	k. A.	k. A.
Dr. Karl-Ludwig Ackermann Gemeinschaftspraxis www.kirschackermann.de	**Filderstadt** 0711/708810	O	●●●		▲▲	▲▲	▲					D, V	ab 50	bis 48	6
Dr. Axel Kirsch Gemeinschaftspraxis www.kirschackermann.de	**Filderstadt** 0711/708810	O	●●●		▲	▲	▲	▲				D, V	ab 50	bis 48	6
Dr. Uwe Bötel Gemeinschaftspraxis www.hoffmann-und-boetel.de	**Flensburg** 0461/310405	M	●		k. A.	k. A.	k. A.	k. A.	k. A.	k. A.	k. A.	k. A.	Arzt wurde angeschrieben, beteiligte sich aber nicht an der FOCUS-Befragung.		
Dr. Markus Schlee Praxis www.32schoenezaehne.de	**Forchheim** 09191/341500	Z	●●●	■	▲▲	▲	▲	▲▲	▲▲	▲▲		D, H, V	✔	ab 6	6
Dr. Matthias Mayer Praxis www.matthiasmayermsd.de	**Frankfurt am Main** 069/747487 87	Z	●		▲▲		▲▲	▲▲	▲	▲▲		D, V	ab 500	6 bis 24	6
Prof. Dr. Georg H. Nentwig Uniklinikum, Zahnärztliche Chirurgie www.carolinum-frankfurt.de	**Frankfurt am Main** 069/630156 32	O	●●●	■	▲	▲	▲		▲			D, V	−	−	−

Behandlungsspektrum / **Finanzierung**

Legende:

- **Z** = Zahnarzt
- **O** = Oralchirurg
- **M** = Mund-Kiefer-Gesichtschirurg
- ● = von Kollegen empfohlen
- ●● = häufig von Kollegen empfohlen
- ●●● = überdurchschnittlich häufig von Kollegen empfohlen
- ■ = viel publiziert
- ■■ = überdurchschnittlich viel publiziert
- ▲ = nimmt Eingriff vor
- ▲▲ = nimmt Eingriff häufig vor
- k. A. = keine Angaben
- ✔ = ja
- − = nein
- **A** = Akupunktur
- **H** = Hypnose
- **D** = Dämmerschlaf
- **V** = Allgemeinnarkose

IMPLANTAT

Implantologen

IMPLANTAT

Arzt/Klinik	Ort/Tel.-Nr.	Fachrichtung	von Kollegen empfohlen	Publikationen	gesetzte Implantate	Prothetik (Implantatkronen)	Aufbau mit Eigenknochen (vorwiegend)	Aufbau mit Fremdmaterial (vorwiegend)	Knochenaufbau (extraoral)	Revisionseingriffe	Keramikimplantate	Narkoseangebot	monatliche Raten (in Euro)	Laufzeit (in Monaten)	davon zinsfrei (in Monaten)
Dr. Paul Weigl Uniklinikum, Zahnärztliche Prothetik www.kgu.de/zzmk/prothetik.htm	Frankfurt am Main 069/63016711	Z	●●●			▲						D, V	–	–	–
Dr. Steffen Borrmann Praxis	Freiberg 03731/23252	Z	●		▲	▲	▲	▲	▲	▲		V	✔	k.A.	k.A.
Prof. Dr. Ralf Kohal Uniklinikum, Zahnärztliche Prothetik www.uniklinik-freiburg.de	Freiburg 0761/2704961	Z	●●	■■	▲	▲	▲	▲			✔	V	–	–	–
Prof. Dr. Katja Nelson Uniklinikum, MKG-Chirurgie www.uniklinik-freiburg.de	Freiburg 0761/27049820	O	●●	■■	▲▲	▲▲	▲▲	▲▲	▲▲	▲▲		D, V	✔	k.A.	k.A.
Prof. Dr. Rainer Schmelzeisen Uniklinikum, MKG-Chirurgie www.uniklinik-freiburg.de	Freiburg 0761/2704940	M	●●●	■■	▲		▲	▲	▲▲	▲▲		V	–	–	–
Prof. Dr. Jörg Strub Uniklinikum, Zahnärztliche Prothetik www.uniklinik-freiburg.de	Freiburg 0761/2704982	Z	●●●	■■	k.A.	k.A.	k.A.	k.A.	k.A.	k.A.	k.A.	k.A.	Arzt wurde angeschrieben, beteiligte sich aber nicht an der FOCUS-Befragung.		
Dr. Edgar Spörlein Gemeinschaftspraxis www.dr-spoerlein.de	Geisenheim 06722/71440	O	●		▲	▲	▲	▲		▲	✔	A, D, V	1000 bis 2000	3 bis 6	6
Dr. Helmut Steveling Praxis	Gernsbach 07224/659121	O	●		▲▲	▲▲	▲	▲		▲		D, V	✔	bis 6	6
Prof. Dr. Henning Schliephake Uniklinikum, MKG-Chirurgie www.mkg.med.uni-goettingen.de	Göttingen 0551/398306	M	●●●	■■	k.A.	k.A.	k.A.	k.A.	k.A.	k.A.	k.A.	k.A.	Arzt wurde angeschrieben, beteiligte sich aber nicht an der FOCUS-Befragung.		
Prof. Dr. Wolfgang Sümnig Uniklinikum, MKG-Chirurgie www.medizin.uni-greifswald.de	Greifswald 03834/867180	M, O	●		▲	k.A.	k.A.	k.A.	k.A.	▲		V	✔	k.A.	k.A.
Dr. Lutz Tischendorf Praxis www.drtischendorf.de	Halle 0345/501438	M	●●	■	▲	▲	▲	▲		▲		D, V	–	–	–
Dr. Bernhard Brinkmann Klinik ABC Bogen www.zahnklinik-abc-bogen.de	Hamburg 040/3500410	M	●●		▲▲	▲▲	▲▲	▲▲	▲▲	▲▲		D, V	6 bis 48	k.A.	6
Dr. Dieter H. Edinger Praxis www.dr-edinger.de	Hamburg 040/367060	M	●●		▲	▲	▲▲	▲▲	▲▲	▲▲	✔	D, V	ab 25	2 bis 48	6
Dr. Ulrich Konter Gemeinschaftspraxis www.konter-kanehl.de	Hamburg 040/30382222	M	●●		▲▲		▲▲	▲▲	▲	▲▲		A, D, H, V	✔	k.A.	6
Prof. Dr. Thomas Kreusch Asklepios Klinik Nord, MKG-Chirurgie www.asklepios.com	Hamburg 040/18188 73491	M	●●	■	▲		▲		▲▲	▲		D, V	50 bis 100	12 bis 36	36
Dr. Dietrich Engelke Gemeinschaftspraxis www.kiefer-gesicht.de	Hannover 0511/831754	M	●●		▲▲		▲▲	▲▲	▲		✔	D, V	100 bis 300	6 bis 24	24
Prof. Dr. Nils-Claudius Gellrich Uniklinikum, MKG-Chirurgie www.mkg-hannover.de	Hannover 0511/5324748	M	●●●	■■	▲▲		▲▲		▲	▲▲		A, D, H, V	✔	k.A.	k.A.
Dr. Hans-Hermann Liepe Gemeinschaftspraxis www.sliepe.de	Hannover 0511/880819	Z	●		▲▲	▲▲	▲▲	▲▲					1000 bis 6000	bis 6	6

Legende

- **Z** = Zahnarzt
- **O** = Oralchirurg
- **M** = Mund-Kiefer-Gesichtschirurg

- ● = von Kollegen empfohlen
- ●● = häufig von Kollegen empfohlen
- ●●● = überdurchschnittlich häufig von Kollegen empfohlen
- ■ = viel publiziert
- ■■ = überdurchschnittlich viel publiziert
- ▲ = nimmt Eingriff vor
- ▲▲ = nimmt Eingriff häufig vor
- k.A. = keine Angaben
- ✔ = ja
- – = nein
- A = Akupunktur
- H = Hypnose
- D = Dämmerschlaf
- V = Allgemeinnarkose

*Richtwerte/variabel je nach Heil- und Kostenplan

Implantologen

Arzt/Klinik	Ort/Tel.-Nr.	Fachrichtung	von Kollegen empfohlen	Publikationen	gesetzte Implantate	Prothetik (Implantatkronen)	Aufbau mit Eigenknochen (vorwiegend)	Aufbau mit Fremdmaterial (vorwiegend)	Knochenaufbau (extraoral)	Revisionseingriffe	Keramikimplantate	Narkoseangebot	monatliche Raten* (in Euro)	Laufzeit* (in Monaten)	davon zinsfrei* (in Monaten)
Dr. Eckbert Schulz Praxis www.zentrum-zahnmedizin.de	Hannover 0511/9562960	Z	•		▲	▲▲	▲	▲		▲		D, V	✔	k.A.	6
Dr. Norbert Mrochen Praxis	Kaiserslautern 0631/66655	O	••		k.A.	k.A.	k.A.	k.A.	k.A.	k.A.	k.A.	k.A.			
Prof. Dr. Anton Dunsche Städt. Klinikum, MKG-Chirurgie www.klinikum-karlsruhe.com	Karlsruhe 0721/9744222	M	•		▲▲	▲▲	▲▲	▲▲	▲▲	▲▲	✔	A, D, H, V	ab 100	12 bis 60	12
Prof. Dr. Hendrik Terheyden Rotes Kreuz KH, MKG-Chirurgie www.rkh-kassel.de	Kassel 0561/30865501	M	•••	■■	▲	▲	▲▲	▲		▲		D, V	✔	k.A.	k.A.
Prof. Dr. Matthias Kern Uniklinikum, Zahnärztliche Prothetik www.uni-kiel.de/proth	Kiel 0431/5972874	Z	•••	■■	▲	▲	▲	▲			–	–	–	–	–
Prof. Dr. Jörg Wiltfang Uniklinikum, MKG-Chirurgie www.uni-kiel.de/mkg	Kiel 0431/5972821	M	•••	■■	▲▲		▲	▲	▲▲	▲▲		D, V	✔	k.A.	k.A.
Dr. Wolfgang Hörster Praxis www.drhoerster.de	Köln 0221/513026	M	•		▲▲	▲	▲▲	▲▲		▲	✔	D, V	300 bis 500	1 bis 5	0
Priv.-Doz. Dr. Hans-Joachim Nickenig Uniklinikum www.zahnklinik.uk-koeln.de	Köln 0221/4784700	Z	•••	■	▲▲	▲▲	▲▲	▲▲	▲	▲▲		D, V	–	–	–
Prof. Dr. Joachim E. Zöller Uniklinikum, MKG-Chirurgie www.cms.uk-koeln.de/mkg	Köln 0221/4785771	M	•••	■■	▲	▲	▲	▲	▲▲	▲▲	✔	A, D, H, V	ab 100	ab 12	12
Prof. Dr. Frank Palm Gemeinschaftspraxis www.palm-roser.de	Konstanz 07531/51533	M	••		▲▲		▲▲	▲▲	▲	▲▲	✔	D, V	150 bis 500	4 bis 12	6
Dr. Andres Stricker Praxis www.impla-paro-3D.de	Konstanz 07531/917110	O	•		▲▲		▲▲	▲▲		▲▲	✔	D, V	✔	bis 12	12
Dr. Georg Bayer Gemeinschaftspraxis www.implantate-landsberg.de	Landsberg 08191/9476660	Z	••		▲▲	▲	▲▲	▲▲	▲	▲▲	✔	A, D, V	50 bis 500	12 bis 24	6
Priv.-Doz. Dr. Jörg Neugebauer Gemeinschaftspraxis www.implantate-landsberg.de	Landsberg 08191/9476660	O	•	■■	▲	▲▲	▲	▲		▲	✔	A, D, V	50 bis 500	12 bis 24	6
Dr. Friedemann Petschelt Gemeinschaftspraxis www.petschelt.de	Lauf 09123/12100	O	•		▲▲	▲▲	▲▲	▲▲				D, V	✔	k.A.	k.A.
Dr. Thomas Barth Gemeinschaftspraxis www.zahnaerzte-barth-hoefner.de	Leipzig 0341/6516303	Z	•••		▲	▲		▲▲	▲		✔	D, V	ab 50	bis 48	6
Prof. Dr. Hans-Ludwig Graf Uniklinikum, MKG-Chirurgie www.mkg.uniklinikum-leipzig.de	Leipzig 0341/9721105	O	••	■	▲	▲	▲					D, V	✔	bis 24	12
Dr. Wolfram Knöfler Praxis www.implantis.de	Leipzig 0341/4425468	M	••		▲	▲▲	▲▲	▲				V	✔	k.A.	6
Dr. Roland Streckbein Gemeinschaftspraxis www.izi-online.de	Limburg a. d. Lahn 06431/570580	Z	••		▲▲	▲	▲▲	▲▲	▲		✔	D, V	ab 50	bis 48	6

Behandlungsspektrum (Spalten gesetzte Implantate bis Narkoseangebot) — **Finanzierung** (monatliche Raten, Laufzeit, davon zinsfrei)

Legende:

- Z = Zahnarzt
- O = Oralchirurg
- M = Mund-Kiefer-Gesichtschirurg
- • = von Kollegen empfohlen
- •• = häufig von Kollegen empfohlen
- ••• = überdurchschnittlich häufig von Kollegen empfohlen
- ■ = viel publiziert
- ■■ = überdurchschnittlich viel publiziert
- ▲ = nimmt Eingriff vor
- ▲▲ = nimmt Eingriff häufig vor
- k.A. = keine Angaben
- ✔ = ja
- – = nein
- A = Akupunktur
- H = Hypnose
- D = Dämmerschlaf
- V = Allgemeinnarkose

Implantologen

IMPLANTAT

Arzt/Klinik	Ort/Tel.-Nr.	Fachrichtung	von Kollegen empfohlen	Publikationen	gesetzte Implantate	Prothetik (Implantatkronen)	Aufbau mit Eigenknochen (vorwiegend)	Aufbau mit Fremdmaterial (vorwiegend)	Knochenaufbau (extraoral)	Revisionseingriffe	Keramikimplantate	Narkoseangebot	monatliche Raten (in Euro)	Laufzeit (in Monaten)	davon zinsfrei (in Monaten)
					Behandlungsspektrum								Finanzierung		
Dr. Robert Nölken Praxis www.dr-noelken.de	Lindau/Bodensee 08382/944030	O	●		▲	▲	▲▲			▲▲	✔	D, V	ab 50	6 bis 48	6
Prof. Dr. Günter Dhom Gemeinschaftspraxis www.prof-dhom.de	Ludwigshafen 0621/6812 4444	O	●●●	■	▲		▲▲	▲▲	▲▲	▲	✔	D, H, V	50 bis 3300	6 bis 48	6
Dr. Hans-Peter Ulrich Gemeinschaftspraxis www.mkg-lindenarcaden.de	Lübeck 0451/504910	M	●●		▲			▲	▲	▲	▲	D, V	50 bis 500	6 bis 24	6
Prof. Dr. Bilal Al-Nawas Uniklinikum, MKG-Chirurgie www.unimedizin-mainz.de/mkg	Mainz 06131/173215	M	●●	■■	▲		▲	▲	▲		✔	D, V	–	–	–
Prof. Dr. Nikolaus Behneke Uniklinikum, Zahnärztliche Prothetik www.unimedizin-mainz.de/prothetik	Mainz 06131/177257	Z	●●			▲	▲	▲			✔	D, V	✔	k.A.	k.A.
Prof. Dr. Bernd d'Hoedt Uniklinikum, Zahnärztliche Chirurgie www.klinik.uni-mainz.de/oralchir	Mainz 06131/177332	O	●●	■	▲	▲	▲	▲			✔	D, V	–	–	–
Prof. Dr. Wilfried Wagner Uniklinikum, MKG-Chirurgie www.unimedizin-mainz.de/mkg	Mainz 06131/177334	M	●●●	■■	▲▲	▲▲			▲		✔	D, V	–	–	–
Dr. Wolfgang Seifert Gemeinschaftspraxis www.praxis-seifert-deak.de	Markneukirchen 037422/47803	O	●		▲▲	▲▲	▲▲	▲				D, V	✔	k.A.	k.A.
Dr. Josef Diemer Praxis www.josefdiemer.de	Meckenbeuren 07542/912080	O	●●●		▲	▲▲	▲▲	▲▲		▲▲		H	–	–	–
Dr. Gerhard Iglhaut Praxis www.dr-iglhaut-praxis.de	Memmingen 08331/2864	O	●●●		▲	▲▲	▲▲		▲		✔	D, V	✔	k.A.	k.A.
Prof. Dr. Michael Augthun Praxisgemeinschaft www.implantologie-muelheim.de	Mülheim a. d. Ruhr 0208/471684	O	●●		▲	▲	▲	▲				D, V	✔	k.A.	k.A.
Dr. Wolfgang Bolz Praxisklinik www.bolz-wachtel.de	München 089/5404 2580	Z	●●	■	▲▲	▲▲	▲	▲	▲			A, D, V	400 bis 1000	6 bis 24	3
Dr. Claudio Cacaci Kompetenzzentrum Implantologie www.icc-m.de	München 089/2554 4470	O	●●		▲	▲▲	▲▲	▲	▲▲		✔	D, V	–	–	–
Prof. Dr. Herbert Deppe Uniklinikum r. d. Isar, MKG-Chirurgie www.mkg.med.tum.de	München 089/4140 2932	O	●●	■■	▲	▲	k.A.	k.A.	k.A.	▲		D, V	–	–	–
Prof. Dr. Daniel Edelhoff Uniklinikum, Zahnärztliche Prothetik www.prothetik.med.lmu.de	München 089/5160 9513	Z	●●	■■	k.A.	k.A.	k.A.	k.A.	k.A.	k.A.	k.A.	k.A.	Arzt wurde angeschrieben, beteiligte sich aber nicht an der FOCUS-Befragung.		
Prof. Dr. Markus Hürzeler Gemeinschaftspraxis www.huerzelerzuhr.com	München 089/1891750	O	●●	■■	▲	▲	▲	▲▲	▲			A, D, V	200 bis 500	12 bis 36	36
Dr. Thomas Müller-Hotop Gemeinschaftspraxis www.mkg-tal13.de	München 089/224474	M	●●		▲▲	▲▲		▲▲	▲▲			D, V	✔	k.A.	k.A.
Prof. Dr. Hannes Wachtel Praxisklinik www.bolz-wachtel.de	München 089/5404 2580	Z	●●	■■	▲▲	▲▲	▲		▲			A, D, V	400 bis 1000	4 bis 24	3

Legende:

- **Z** = Zahnarzt
- **O** = Oralchirurg
- **M** = Mund-Kiefer-Gesichtschirurg

- ● = von Kollegen empfohlen
- ●● = häufig von Kollegen empfohlen
- ●●● = überdurchschnittlich häufig von Kollegen empfohlen

- ■ = viel publiziert
- ■■ = überdurchschnittlich viel publiziert

- ▲ = nimmt Eingriff vor
- ▲▲ = nimmt Eingriff häufig vor
- k.A. = keine Angaben
- ✔ = ja
- – = nein

- **A** = Akupunktur
- **H** = Hypnose
- **D** = Dämmerschlaf
- **V** = Allgemeinnarkose

Implantologen

Arzt/Klinik	Ort/Tel.-Nr.	Fachrichtung	von Kollegen empfohlen	Publikationen	gesetzte Implantate	Prothetik (Implantatkronen)	Aufbau mit Eigenknochen (vorwiegend)	Aufbau mit Fremdmaterial (vorwiegend)	Knochenaufbau (extraoral)	Revisionseingriffe	Keramikimplantate	Narkoseangebot	monatliche Raten* (in Euro)	Laufzeit* (in Monaten)	davon zinsfrei* (in Monaten)
					Behandlungsspektrum								Finanzierung		
Dr. Bernhard Drüke Gemeinschaftspraxis www.implantatzentrum.de	**Münster** 0251/55155	O	●●		▲▲	▲▲	▲▲	▲▲		▲		D, V	100 bis 500	12 bis 36	6
Dr. Arndt Happe Gemeinschaftspraxis www.dr-happe.de	**Münster** 0251/45057	O	●●		▲	▲	k.A.	k.A.	▲	▲		D, V	✔	k.A.	k.A.
Dr. Jan Tetsch Gemeinschaftspraxis www.tetsch.com	**Münster** 0251/532415	O	●●	■	▲▲	▲▲	▲▲	▲▲		▲		D, V	✔	k.A.	6
Prof. Dr. Peter Tetsch Gemeinschaftspraxis www.tetsch.com	**Münster** 0251/532415	M	●●●	■	▲	▲	▲▲	▲		▲		D, V	✔	k.A.	k.A.
Prof. Dr. Mark Farmand Klinikum Süd, MKG-Chirurgie www.klinikum-nuernberg.de	**Nürnberg** 0911/3985491	M	●		▲		▲	▲	▲			D, V	–	–	–
Dr. Christian Lex Praxis www.christian-lex.de	**Nürnberg** 0911/594298	Z	●●		▲	▲	▲	▲	▲			D, V	✔	k.A.	k.A.
Prof. Dr. Helmut-Heinrich Lindorf Gemeinschaftspraxis www.professor-lindorf.de	**Nürnberg** 0911/2870770	M	●●		▲▲		▲▲	▲▲	▲	▲	✔	D, H, V	✔	k.A.	6
Dr. Robert Böttcher Praxis www.dr-robert-boettcher.de	**Ohrdruf** 03624/311583	Z	●		▲▲	▲▲	▲	▲	▲			D	✔	k.A.	k.A.
Prof. Dr. Fouad Khoury Privatzahnklinik Schloß Schellenstein www.implantologieklinik.de	**Olsberg** 02962/97190	O	●●●		▲▲	▲▲	▲	▲▲	▲	▲▲		D, V	✔	k.A.	k.A.
Dr. Frank Kornmann Gemeinschaftspraxis www.ambrogio-klinik.de	**Oppenheim** 06133/4641	O	●●		▲▲	▲▲	▲▲	▲▲	▲▲		✔	D, H, V	✔	k.A.	k.A.
Prof. Dr. Elmar Esser ImplantatCentrum ICOS www.icosnet.de	**Osnabrück** 0541/7606990	M	●●		▲▲	▲▲	▲▲	▲		▲		D, V	200 bis 1000	6 bis 24	12
Prof. Dr. Ulrich Westermann Gemeinschaftspraxis www.kieferchirurgie-os.de/	**Osnabrück** 0541/750090	M			k.A.	k.A.	k.A.	k.A.	k.A.	k.A.	k.A.	k.A.	Arzt wurde angeschrieben, beteiligte sich aber nicht an der FOCUS-Befragung.		
Dr. Frank Beck Praxis www.frankbeck.de	**Regensburg** 0941/8702020	Z	●●		k.A.	k.A.	k.A.	k.A.	k.A.	k.A.	k.A.	k.A.	Arzt wurde angeschrieben, beteiligte sich aber nicht an der FOCUS-Befragung.		
Prof. Dr. Torsten Reichert Uniklinikum, MKG-Chirurgie www.uniklinikum-regensburg.de	**Regensburg** 0941/9446301	M	●●	■■	▲	▲	▲	▲	▲▲	▲▲	✔	D, V	✔	k.A.	k.A.
Dr. Ulrich Zimmermann Praxis www.zahnaerzte-regensburg.de	**Regensburg** 0941/893030	Z	●		▲	▲	▲	▲		▲		D, V	–	–	–
Dr. Frank-Georg Hornberger Praxis www.frank-hornberger.de	**Rendsburg** 04331/24242	M	●		▲▲		▲▲	▲▲	▲			D, V	✔	k.A.	k.A.
Dr. Sebastian Schmidinger Gemeinschaftspraxis www.dr-schmidinger.de	**Seefeld** 08152/99090	Z	●●●		▲	▲▲	▲▲	▲		▲▲		D	–	–	–
Dr. Wolfgang Jakobs Privatklinik IZI www.izi-gmbh.de	**Speicher** 06562/9682-0	O	●●		▲▲	▲▲	▲▲	▲▲	▲	▲▲		D, V	✔	k.A.	k.A.

IMPLANTAT

Z = Zahnarzt	● = von Kollegen empfohlen	■ = viel publiziert
O = Oralchirurg	●● = häufig von Kollegen empfohlen	■■ = überdurchschnittlich viel publiziert
M = Mund-Kiefer-Gesichtschirurg	●●● = überdurchschnittlich häufig von Kollegen empfohlen	

▲ = nimmt Eingriff vor
▲▲ = nimmt Eingriff häufig vor
k.A. = keine Angaben
✔ = ja   – = nein

A = Akupunktur
H = Hypnose
D = Dämmerschlaf
V = Allgemeinnarkose

IMPLANTAT

Implantologen

Arzt/Klinik	Ort/Tel.-Nr.	Fachrichtung	von Kollegen empfohlen	Publikationen	gesetzte Implantate	Prothetik (Implantatkronen)	Aufbau mit Eigenknochen (vorwiegend)	Aufbau mit Fremdmaterial (vorwiegend)	Knochenaufbau (extraoral)	Revisionseingriffe	Keramikimplantate	Narkoseangebot	monatliche Raten* (in Euro)	Laufzeit* (in Monaten)	davon zinsfrei* (in Monaten)
						Behandlungsspektrum							Finanzierung		
Dr. Dietmar Weng Gemeinschaftspraxis www.max-17.de	**Starnberg** 08151/652525	Z	•••	■	▲	▲	▲	▲	▲	▲▲	✔	D, V	✔	6 bis 24	0
Prof. Dr. Dieter Weingart Katharinenhospital, MKG-Chirurgie www.klinikum-stuttgart.de	**Stuttgart** 0711/27833301	M	•••	■	▲▲		▲▲	▲	▲▲	▲▲	✔	D, V	✔	k. A.	k. A.
Dr. Wolfgang Wünsche Gemeinschaftspraxis www.landhausstrasse.com	**Stuttgart** 0711/285210	Z	•	■	▲	▲▲	▲			▲	✔	D, V	✔	k. A.	k. A.
Prof. Dr. Germán Gómez-Román Uniklinikum, Zahnärztliche Prothetik www.medizin.uni-tuebingen.de/zzmk/	**Tübingen** 07071/2983984	O	•••	■	k.A.	k.A.	k.A.	k.A.	k.A.	k.A.	k.A.	k.A.	Arzt wurde angeschrieben, beteiligte sich aber nicht an der FOCUS-Befragung.		
Prof. Dr. Heiner Weber Uniklinikum, Zahnärztliche Prothetik www.medizin.uni-tuebingen.de/zzmk/	**Tübingen** 07071/2985152	Z	••	■	▲	▲▲	▲▲	▲				D	–	–	–
Dr. Fred Bergmann Gemeinschaftspraxis www.oralchirurgie.com	**Viernheim** 06204/912661	O	••		▲▲	▲▲	▲▲	▲▲		▲▲		D, V	100 bis 1500	6 bis 48	6
Dr. Wolfram Bücking Gemeinschaftspraxis www.zahnaerzte-wangen.de	**Wangen** 07522/912277	Z	•		▲▲	▲▲	▲▲	▲▲	▲	▲		A, D, V	100 bis 1000	3 bis 12	3
Dr. Stefan Ries Praxis www.permaplant.de	**Wertheim** 09342/9345759	Z	•	■	▲	▲▲	▲	▲▲				D, V	✔	6 bis 12	6
Dr. Norbert Haßfurther Praxis www.dr-hassfurther.de	**Wettenberg** 0641/982190	M	•		▲▲		k. A.	k. A.	k. A.	▲▲		V	300 bis 500	bis 12	12
Prof. Dr. Knut Grötz Klinik für MKG-Chirurgie www.mkg-rhein-main.de	**Wiesbaden** 0611/370041	M	••	■	▲▲		▲▲	▲▲	▲▲	▲▲		D, V	✔	k. A.	k. A.
Prof. Dr. Lothar Pröbster Praxis i. d. Wilhelm-Fresenius-Klinik www.zahnarzt-wiesbaden.net	**Wiesbaden** 0611/521246	Z	••		▲	▲	▲			▲		D, H, V	✔	6 bis 36	6
Horst Dieterich Praxis www.dieterich-zahnarzt.de	**Winnenden** 07195/3099	Z	••		▲▲	▲▲	▲	▲		▲			–	–	–
Dr. Rolf Vollmer Praxis	**Wissen** 02742/968930	Z	•	■	▲	▲	▲		▲			D, V	250 bis 2000	2 bis 12	12
Prof. Dr. Jochen Jackowski Uniklinikum www.zmk.uni-wh.de	**Witten** 02302/926690	O	•	■	▲	▲▲	▲	▲		▲		D, V	✔	1 bis 12	3
Prof. Dr. Axel Zöllner Praxisgemeinschaft www.zahnmedizinwitten.de	**Witten** 02302/410052	Z	••	■	▲	▲	▲						✔	k. A.	k. A.
Prof. Dr. Alexander Kübler Uniklinikum, MKG-Chirurgie www.mkg.uk-wuerzburg.de	**Würzburg** 0931/20172720	M	•	■	▲	▲	▲	▲	▲▲	▲▲		D, V	–	–	–
Prof. Dr. Ernst-Jürgen Richter Uniklinikum, Zahnärztliche Prothetik www.prothetik.uk-wuerzburg.de	**Würzburg** 0931/20173030	Z	••	■	▲	▲	▲			▲			–	–	–

Z = Zahnarzt	• = von Kollegen empfohlen	■ = viel publiziert	▲ = nimmt Eingriff vor	A = Akupunktur
O = Oralchirurg	•• = häufig von Kollegen empfohlen	■■ = überdurchschnittlich viel publiziert	▲▲ = nimmt Eingriff häufig vor	H = Hypnose
M = Mund-Kiefer-Gesichtschirurg	••• = überdurchschnittlich häufig von Kollegen empfohlen		k. A. = keine Angaben	D = Dämmerschlaf
			✔ = ja – = nein	V = Allgemeinnarkose

Parodontologen

Arzt/Klinik	Ort/Tel.-Nr.	von Kollegen empfohlen	Publikationen	chronische Parodontitis	aggressive Parodontitis	regen. Parodontitischirurgie (Zahnfleisch-/Knochenaufbau)	ästhetische Zahnfleischchirurgie	Behandlung periimplantärer Infektionen	ausgewählte Spezialisierung
Dr. Christina Tietmann Praxis www.paro-aachen.de	**Aachen** 0241/918450	●		▲▲	▲▲	▲▲	▲▲	▲	regenerative Parodontitistherapie in Kombination mit Kieferorthopädie u. Implantologie; plastische Parodontalchirurgie
Dr. Jochen Tunkel Praxis www.fachzahnarzt-praxis.de	**Bad Oeynhausen** 05731/28822	●	■	▲▲	▲	▲	▲	▲	Parodontologie; Oralchirurgie; Implantate bei Parodontitispatienten
Dr. Thorsten Gehrke Praxis www.paropraxisberlin.de	**Berlin** 030/7915193	●		▲	▲▲	▲▲	▲	▲	Parodontologie; Prophylaxe und Implantologie
Priv.-Doz. Dr. Stefan Hägewald Gemeinschaftspraxis	**Berlin** 030/83409585	●●●	■	▲	▲▲	▲▲	▲▲	▲	Behandlung komplexer Parodontitisfälle; Implantation im parodontal geschädigten Gebiss
Dr. Peter Purucker Uniklinikum Charité, ZMK-Heilkunde www.kons-paro.charite.de	**Berlin** 030/450562529	●●		▲▲	▲▲	▲	▲	▲	Behandlung der aggressiven, weit fortgeschrittenen Parodontitis
Prof. Dr. Elmar Reich Praxis www.zahnprofilaxe.de	**Biberach** 07351/444840	●	■	▲	▲	▲	▲	▲	Kooperation mit Fachärzten bei Risikopatienten; Kariesprävention und -therapie; Endodontie (Wurzelbehandlungen)
Dr. Gerd Körner Praxis www.paroplant.de	**Bielefeld** 0521/179688	●●		▲▲	▲▲	▲▲	▲▲	▲▲	ästhetische Implantatversorgung bei parodontalen Defektsituationen
Dr. Hans-Georg von der Ohe Praxis	**Bielefeld** 0521/285714	●		k.A.	k.A.	k.A.	k.A.	k.A.	Arzt wurde angeschrieben, beteiligte sich aber nicht an der FOCUS-Befragung.
Prof. Dr. Sören Jepsen Uniklinikum, Parodontologie www.zahnerhaltung.uni-bonn.de	**Bonn** 0228/287-22480	●●●	■■	▲	▲	▲▲	▲▲	▲	minimalinvasive, regenerative und plastisch-ästhetische Parodontaltherapie

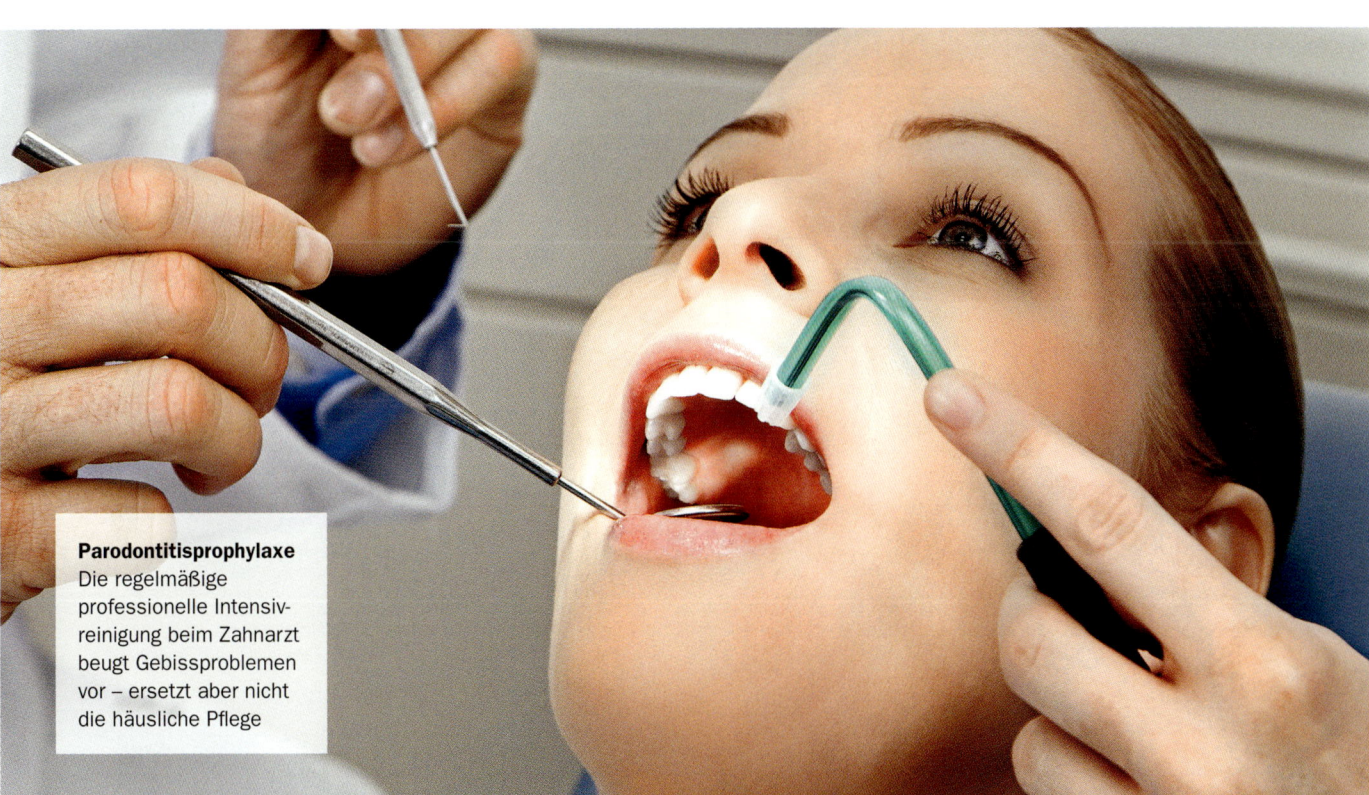

Parodontitisprophylaxe
Die regelmäßige professionelle Intensivreinigung beim Zahnarzt beugt Gebissproblemen vor – ersetzt aber nicht die häusliche Pflege

Foto: doc-stock

IMPLANTOLOGIE & PARODONTOLOGIE | ÄRZTELISTE

PARODONTITIS (vertical side tab)

Parodontologen

Arzt/Klinik	Ort/Tel.-Nr.	von Kollegen empfohlen	Publikationen	chronische Parodontitis	aggressive Parodontitis	regen. Parodontitischirurgie (Zahnfleisch-/Knochenaufbau)	ästhetische Zahnfleischchirurgie	Behandlung periimplantärer Infektionen	ausgewählte Spezialisierung
				Behandlungsspektrum					ausgewählte Spezialisierung
Dr. Michael Stimmelmayr Gemeinschaftspraxis www.m-stimmelmayr.de	**Cham** 09971/2346	●●●		▲	▲	▲	▲	▲	komplexe Restaurationen in Kombination mit Parodontologie und Implantologie
Prof. Dr. Thomas Hoffmann Uniklinikum, Parodontologie www.uniklinikum-dresden.de	**Dresden** 0351/4582712	●●●	■■	k. A.	k. A.	k. A.	k. A.	k. A.	Arzt wurde angeschrieben, beteiligte sich aber nicht an der FOCUS-Befragung.
Prof. Dr. Thomas Beikler Uniklinikum, Parodontologie www.uniklinik-duesseldorf.de	**Düsseldorf** 0211/8116859	●●	■	k. A.	k. A.	k. A.	k. A.	k. A.	Arzt wurde angeschrieben, beteiligte sich aber nicht an der FOCUS-Befragung.
Prof. Dr. Michael Christgau Gemeinschaftspraxis www.zahnaerzte-oberkassel.de	**Düsseldorf** 0211/575301	●●●	■	▲	▲	▲	▲	▲▲	Infektionstherapie, regenerative und plastisch-ästhetische Chirurgie; Implantologie
Dr. Markus Schlee Praxis www.32schoenezaehne.de	**Forchheim** 09191/341500	●●●	■	▲	▲	▲	▲▲	▲	Zahnheilkunde unter ästhetischen und parodontalen Aspekten
Prof. Dr. Peter Eickholz Uniklinikum, Parodontologie www.kgu.de/zzmk/pa.htm	**Frankfurt am Main** 069/63015642	●●	■■	▲	▲	▲	▲	▲▲	Parodontologie
Dr. Matthias Mayer Praxis www.matthiasmayermsd.de	**Frankfurt am Main** 069/74748787	●		▲▲	▲▲	▲▲	▲▲		Parodontologie und Implantologie
Prof. Dr. Petra Ratka-Krüger Uniklinikum, Parodontologie www.uniklinik-freiburg.de	**Freiburg** 0761/2704884	●●●	■	▲	▲	▲	▲	▲	nicht chirurgische Parodontitistherapie; lokale und systemische Antibiotikatherapie
Dr. Kai Worch Praxis www.dr-worch.de	**Garbsen** 05137/73737	●		▲▲	▲▲	▲	▲	▲	Parodontologie; Implantologie; sämtliche Zahnfleischerkrankungen
Prof. Dr. Jörg Meyle Uniklinikum, Parodontologie www.ukgm.de	**Gießen** 0641/9946192	●●	■	▲▲	▲	▲	▲	▲	Parodontaltherapie; Implantate bei Parodontitispatienten
Dr. Norbert Salenbauch Gemeinschaftspraxis www.wolfstrasse.com	**Göppingen** 07161/71001	●●		▲▲	▲▲	▲▲	▲▲	▲▲	Parodontologie; Implantologie; Prothetik
Prof. Dr. Thomas Kocher Uniklinikum, Parodontologie www.dental.uni-greifswald.de	**Greifswald** 03834/867128	●●	■■	▲	▲	▲	▲	▲	Parodontologie; Implantologie
Jan Hendrik Halben Praxis www.halben.de	**Hamburg** 040/4203030	●		▲▲	▲▲	▲▲	▲		Parodontologie und Prophylaxe; Endodontie und Zahnerhaltung; ästhetische Rekonstruktionen
Dr. Bernd Heinz Praxis www.praxis-dr-heinz.de	**Hamburg** 040/46 44 49	●●		▲▲	▲▲	▲▲	▲▲	▲▲	Zahnerhalt durch regenerative Parodontitistherapie; plastische Parodontalchirurgie; Implantologie
Prof. Dr. Klaus Roth Praxis www.prof-roth.de	**Hamburg** 040/41497100	●		▲	▲▲	▲	▲		ursachengerichtete Kausaltherapie mit anschließender prophylaktischer Langzeitbetreuung
Prof. Dr. Hüsamettin Günay Uniklinikum, Parodontologie www.mh-hannover.de	**Hannover** 0511/5326671	●●	■	k. A.	k. A.	k. A.	k. A.	k. A.	alle Therapieformen parodontaler und periimplantärer Erkrankungen; zahnärztliche Gesundheitsfrühförderung
Prof. Dr. Ti-Sun Kim Uniklinikum, Zahnerhaltungskunde www.klinikum.uni-heidelberg.de	**Heidelberg** 06221/566002	●	■■	k. A.	k. A.	k. A.	k. A.	k. A.	regenerative Parodontitistherapie; Behandlung der aggressiven Parodontitis
Dr. Tomislav Kresic Praxis www.zahnarzt-kresic.de	**Hünstetten** 06126/8260	●		▲	▲	▲	▲	▲	Parodontologie; Implantologie; Endodontie; ästhetische Zahnheilkunde; Prophylaxe

● = von Kollegen empfohlen
●● = häufig von Kollegen empfohlen
●●● = überdurchschnittlich häufig von Kollegen empfohlen

■ = viel publiziert
■■ = überdurchschnittlich viel publiziert

▲ = nimmt Eingriff vor
▲▲ = nimmt Eingriff häufig vor
k. A. = keine Angaben

Parodontologen

Arzt/Klinik	Ort/Tel.-Nr.	von Kollegen empfohlen	Publikationen	chronische Parodontitis	aggressive Parodontitis	regen. Parodontitischirurgie (Zahnfleisch-/Knochenaufbau)	ästhetische Zahnfleischchirurgie	Behandlung periimplantärer Infektionen	ausgewählte Spezialisierung
Dr. Thomas Eger[1] Bundeswehrzentral-KH, Parodontol.	**Koblenz** 0261/2812765	●●		▲▲	▲▲	▲▲	▲▲	▲▲	prothetische und implantologische Versorgung von Patienten mit aggressiver und schwerer chronischer Parodontitis
Dr. Klaus-Dieter Hellwege Praxis www.mehrzahngesundheit.de	**Lauterecken** 06382/8542	●	■■	k.A.	k.A.	k.A.	k.A.	k.A.	Arzt wurde angeschrieben, beteiligte sich aber nicht an der FOCUS-Befragung.
Prof. Dr. Holger Jentsch Uniklinikum, Parodontologie zahnerhaltung.uniklinikum-leipzig.de	**Leipzig** 0341/9721204	●	■■	k.A.	k.A.	k.A.	k.A.	k.A.	Therapie der Parodontitis und Gingivitis (Zahnfleischentzündung)
Prof. Dr. Reiner Mengel Uniklinikum, Zahnersatzkunde www.med.uni-marburg.de	**Marburg** 06421/5863217	●●		▲	▲▲	▲▲	▲	▲▲	parodontologische und implantologische Behandlung von Patienten mit fortgeschrittenen parodontalen Erkrankungen
Dr. Josef Diemer Praxis www.josefdiemer.de	**Meckenbeuren** 07542/912080	●●		▲▲	▲▲	▲▲	▲▲	▲▲	Endodontie; Parodontologie; Implantologie und Okklusion bei komplexen Fällen
Dr. Gerhard Iglhaut Praxis www.dr-iglhaut-praxis.de	**Memmingen** 08331/2864	●●●		▲	▲	▲	▲▲	▲	plastisch-ästhetische Parodontalchirurgie; Prothetik; Implantologie; ästhetische Zahnheilkunde
Dr. Christoph Hardt Praxisgemeinschaft www.parodontologie-hardt.de	**München** 089/24214646	●	■■	▲▲	▲▲	▲	▲	▲	Erkrankungen des Zahnapparats (Parodontologie)
Prof. Dr. Markus Hürzeler Gemeinschaftspraxis www.huerzelerzuhr.com	**München** 089/1891750	●●	■■	▲▲	▲▲	▲▲	▲▲	▲▲	Parodontologie; Implantologie
Prof. Dr. Hannes Wachtel Praxisklinik www.bolz-wachtel.de	**München** 089/54042580	●●	■■	▲	▲▲	▲	▲▲	▲	festsitzende implantatgetragene Sofortversorgung ohne Augmentation; fortgeschrittener Knochenabbau
Dr. Otto Zuhr Gemeinschaftspraxis www.huerzelerzuhr.com	**München** 089/1891750	●●●		▲	▲	▲▲	▲▲	▲▲	Parodontologie
Dr. Raphael Borchard Praxis www.paroimplant.de	**Münster** 0251/25623	●●	■	▲	▲	▲▲	▲▲	▲	perioprothetische Behandlungskonzeption von der Initial- bis zur Erhaltungstherapie
Prof. Dr. Benjamin Ehmke Uniklinikum, Parodontologie www.paro.klinikum.uni-muenster.de	**Münster** 0251/8347059	●●	■	▲	▲	▲▲	▲▲	▲	Vorsorge und lebenslange Nachsorge bei Parodontitispatienten; ästhetische Chirurgie
Prof. Dr. Heinz Hans Topoll Praxis	**Münster** 0251/25103	●●●		▲	▲	▲▲	▲		Parodontologie; Implantologie
Prof. Dr. Heiko Visser Praxis	**Oldenburg** 0441/76282	●	■	▲▲	▲	▲	▲	▲	Parodontologie und Zahnerhaltung
Dr. Frank Beck Praxis www.frankbeck.de	**Regensburg** 0941/8702020	●●		k.A.	k.A.	k.A.	k.A.	k.A.	Arzt wurde angeschrieben, beteiligte sich aber nicht an der FOCUS-Befragung.
Dr. Brigitte Simon Praxis www.dr-brigitte-simon.de	**Stuttgart** 0711/2268022	●	■	k.A.	k.A.	k.A.	k.A.	k.A.	Ärztin wurde angeschrieben, beteiligte sich aber nicht an der FOCUS-Befragung.
Dr. Gregor Petersilka Gemeinschaftspraxis	**Würzburg** 0931/55855	●●	■	▲▲	▲▲	▲	▲	▲	Parodontologie
Prof. Dr. Ulrich Schlagenhauf Uniklinikum, Parodontologie www.parodontologie.uk-wuerzburg.de	**Würzburg** 0931/20172620	●●●		▲▲	▲▲	▲	▲	▲▲	Therapie parodontaler Erkrankungen bei multimorbiden Patienten mit allgemeinmedizinischer Beteiligung

● = von Kollegen empfohlen
●● = häufig von Kollegen empfohlen
●●● = überdurchschnittlich häufig von Kollegen empfohlen

■ = viel publiziert
■■ = überdurchschnittlich viel publiziert

▲ = nimmt Eingriff vor
▲▲ = nimmt Eingriff häufig vor
k.A. = keine Angaben

Augen

Operationen gegen die Lesebrille: Ärzte bieten Brillenmüden nun auch Verfahren gegen **Alterssichtigkeit** an. Menschen, die ohne Sehhilfe leben wollen, können davon profitieren. Doch ihre Schwächen verzögern noch den Siegeszug der modernen Spezialeingriffe

1.

Können sich mittlerweile auch Alterssichtige die Brille weg-operieren lassen?

Brille rauf bei jedem Blick auf die Speisekarte oder in die Zeitung. Brille runter, will man aus dem Fenster schauen oder vielleicht nur sein Gegenüber scharf sehen. Weitsichtige müssen bereits ab 40 Jahren ihre Zeitung immer weiter vom Gesicht weghalten, um ohne Brille lesen zu können. Ab etwa 50 können nur noch sehr wenige Menschen auch ohne Sehhilfe gut lesen. Der Grund: Die Augenlinse verliert mit der Zeit an Elastizität und kann die Brechkraft nicht mehr an Objekte in der Nähe anpassen. Mittlerweile bieten Augenchirurgen nicht nur Kurzsichtigen, sondern auch dieser Kundschaft wieder den unbeschwerten Blick an. Was noch vor Jahren als absurdes Ansinnen galt, halten viele inzwischen für selbstverständlich: die Chirurgie gegen die Lesebrille. Anders als in den USA, wo strenge Auflagen die Zulassung von medizinischen Prozeduren regeln, dürfen Augenärzte in Deutschland fast alles anbieten, was unter ärztlicher Kunst rangiert: Sie setzen mehrteilige Linsenkonstruktionen ins Auge, lasern Ringe ins Hornhautinnere oder offerieren jahrzehntealte Verfahren, obwohl sich diese nie richtig bewährten, etwa die gezielte Schrumpfung der Hornhaut durch Radiowellen.

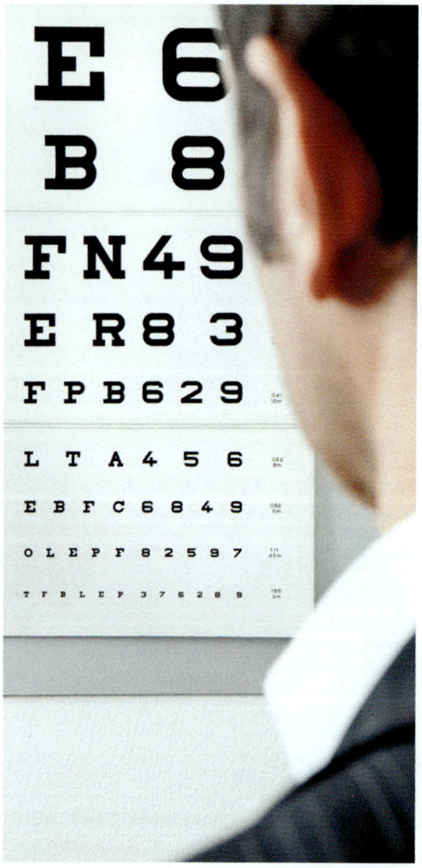

Ab etwa

45

können die meisten Menschen Kleingedrucktes immer **schlechter lesen**

2.

Wie gut sind die Methoden erforscht?

Viele Ergebnisse von Behandlungsserien mit solchen vermeintlich innovativen Verfahren werden von den Herstellern der Laser oder der Implantate finanziert. Thomas Kohnen, Leitender Oberarzt an der Augenklinik Frankfurt am Main, mahnt daher zur Vorsicht: „Da werden viele Dinge ausprobiert und wenige brauchbar und nachvollziehbar veröffentlicht." Einen echten ethisch vertretbaren Fortschritt könne es aber nur geben, wenn Studien sinnvoll geplant und nach strengen Kriterien ausgewertet würden. „Dann weiß ein Patient auch ganz genau, dass das Verfahren noch experimentell ist, und muss kein Geld dafür zahlen", meint Kohnen. Derlei seriöse Forschung gibt es seiner Meinung nach fast nur an Universitäten und an vereinzelten Spezialabteilungen.

Eine Übersicht über die verschiedensten OP-Methoden gegen Fehlsichtigkeiten und Alterssichtigkeit veröffentlichen mehrere Experten, die in der Kommission Refraktive Chirurgie (www.augen-info.de/krc) zusammenarbeiten. Sie erfassen auch die aktuellen Erkenntnisse über Nebenwirkungen und Komplikationsrisiken der einzelnen Eingriffe. Menschen, die sich für einen Eingriff gegen ihre Alterssichtigkeit interessieren, sollten den Augenarzt ihres Vertrauens bitten, sie vorher auf Grund der Empfehlungen der KRC und ihrer eigenen Erfahrung zu beraten.

Foto: getty images

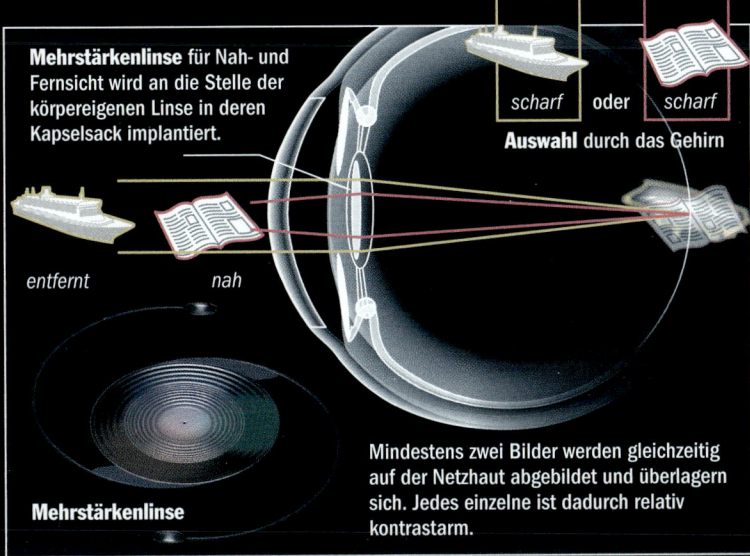

Mehrstärkenlinse für Nah- und Fernsicht wird an die Stelle der körpereigenen Linse in deren Kapselsack implantiert.

scharf oder scharf

Auswahl durch das Gehirn

entfernt · nah

Mehrstärkenlinse

Mindestens zwei Bilder werden gleichzeitig auf der Netzhaut abgebildet und überlagern sich. Jedes einzelne ist dadurch relativ kontrastarm.

High-Tech-Implantate Augenärzte raten Patienten, die keine Gleitsicht- oder Lesebrille tragen wollen, am häufigsten zu Mehrstärkenimplantaten

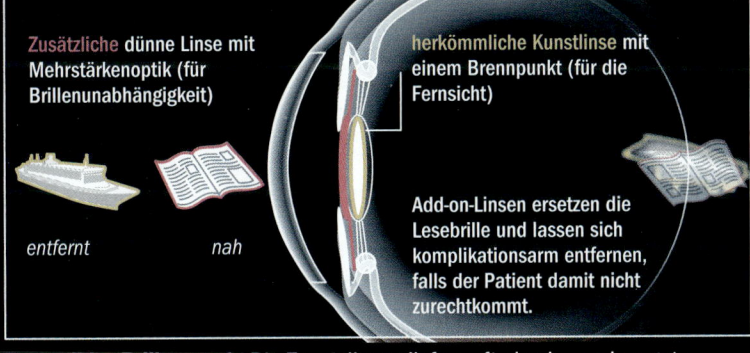

Zusätzliche dünne Linse mit Mehrstärkenoptik (für Brillenunabhängigkeit)

herkömmliche Kunstlinse mit einem Brennpunkt (für die Fernsicht)

entfernt · nah

Add-on-Linsen ersetzen die Lesebrille und lassen sich komplikationsarm entfernen, falls der Patient damit nicht zurechtkommt.

Reversibler Brillenersatz Die Zusatzlinsen liefern oft eine besonders gute Sehqualität. Selten können die Implantate Strukturen im Auge beschädigen

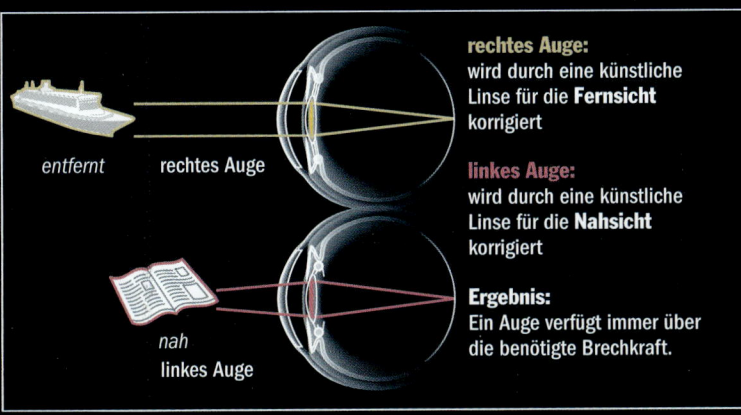

entfernt · rechtes Auge

nah · linkes Auge

rechtes Auge: wird durch eine künstliche Linse für die **Fernsicht** korrigiert

linkes Auge: wird durch eine künstliche Linse für die **Nahsicht** korrigiert

Ergebnis: Ein Auge verfügt immer über die benötigte Brechkraft.

Die Billigvariante Vorteil der Methode: Der Effekt lässt sich vorher leicht mit Kontaktlinsen testen. Einen geringen Unterschied der Brechkraft in beiden Augen ertragen viele Patienten gut. Zum optimalen Sehen ist meist noch eine Brille nötig

4. Welchen Patienten nützt die Mehrstärkenlinse?

Mediziner warnen: Operationen gegen die reine Alterssichtigkeit liefern außer der Unabhängigkeit von der Brille keine weiteren Vorteile, vor allem kein besseres Sehen. Nur solche Kandidaten sollten sich darauf einlassen, die stark unter ihrer Sehhilfe leiden.

Zudem eignen sich nur gesunde Augen für die chirurgische Korrektur. „Der Erfolg einer Implantation von Multifokallinsen hängt maßgeblich von der richtigen Auswahl der Patienten ab", weiß Burkhard Dick, Direktor der Augenklinik der Ruhr-Uni Bochum. Längst nicht jeder Patient eigne sich für diesen Linsentyp. Dick hält daher eine gründliche und kritische Aufklärung des OP-Kandidaten über Chancen und Nachteile der Prozedur für entscheidend: „Zu hohe Erwartungen führen fast zwangsläufig zu Enttäuschung." Mitunter könne es Monate dauern, bis das Gehirn gelernt habe, die neuen Netzhautbilder zu verarbeiten und einen guten Seheindruck zu erzeugen. Unerlässlich sei zudem eine sorgfältige Voruntersuchung, um ernsthafte Erkrankungen des Auges auszuschließen. „Schon bei ersten Anzeichen ist Vorsicht geboten", mahnt Dick, „ebenso bei allgemeinen Gesundheitsstörungen, wie etwa Schwindelneigung."

Auch Lkw-, Taxi- oder Busfahrer gelten als ungeeignete Kandidaten, da entgegenkommendes Scheinwerferlicht zu verstärkter Blendung und Fahrproblemen führen kann. Obwohl Mehrstärkenlinsen seit mehr als 20 Jahren stetig verbessert werden, lässt sich kaum vorhersagen, wie gut der einzelne Patient auf die Linsen reagieren wird. Zudem kommt es relativ häufig vor, dass die Implantation nicht zum gewünschten Scharfblick in die Ferne führt. Dann muss sich der Patient zusätzlich einer Nachkorrektur unterziehen und die Hornhaut mit Laserstrahlen behandeln lassen.

Präzisionsarbeit
Nachdem die alte Linse entfernt ist, wird das Linsenimplantat gefaltet oder gerollt in die Kartusche eingesetzt und in den leeren Kapselsack injiziert

5.

Welches Verfahren gilt derzeit als das Beste?

Wenn Alterssichtige ihre Lese- oder Gleitsichtbrille endgültig loswerden wollen, raten Ärzte am häufigsten zu Mehrstärkenimplantaten. Die sogenannten Multifokallinsen erzeugen zwei Brennpunkte und ermöglichen scharfes Sehen in Ferne und Nähe. Schon Tausende Menschen weltweit haben sich für die filigranen Speziallinsen entschieden. Multifokale Kunstlinsen gelten unter Experten derzeit als die zuverlässigste Methode, um Fern- und Nahbrille loszuwerden. „87 Prozent derer, die von erfahrenen Spezialisten operiert wurden, kommen dank der Implantate ohne Brille zurecht", erklärt Stefanie Schmickler vom Augen-Zentrum-Ahaus im Münsterland.

Die Expertin für Mehrstärkenlinsen stützt sich auf Ergebnisse einer Multi-Center-Studie. Danach finden drei von vier Behandelten ihr Sehen nach sechs Monaten „gut bis sehr gut". Männer seien dabei nach dem Eingriff sogar etwas zufriedener als Frauen.

6.

Wie häufig werden Mehrstärkenlinsen eingesetzt?

Bisher beträgt ihr Anteil an allen Linsen nur wenige Prozent. Dies liegt zum Teil an den hohen Therapiekosten von mehreren tausend Euro. Die meisten Augenärzte bieten eine Implantation der Mehrstärkenlinsen gar nicht erst an – zu aufwendig erscheint ihnen die Aufklärung des Patienten, zu unsicher die Erfolgschancen. Nur wenige Chirurgen verfügen nämlich über Ausstattung und Erfahrung, um unzureichenden Scharfblick hinterher per Laserbehandlung der Hornhaut nachzukorrigieren.

7.

Lässt sich Alterssichtigkeit nicht einfach durch Hornhautlasern beheben?

In der Tat wird ein derartiges Verfahren gegen reine Alterssichtigkeit von einigen Laserzentren in Deutschland angeboten. Es heißt Intracor und soll innerhalb von nur 20 bis 25 Sekunden ohne Schmerzen, ohne Schnitte, ohne OP-Risiko das Sehen in die Nähe verbessern. Dabei erzeugen Strahlen aus einem Femtosekundenlaser ringförmige Spalten im Inneren der Hornhaut. Diese steigern die Krümmung der Hornhautmitte und damit ihre Brechkraft. Die meisten Behandelten sollen danach zumindest für etwa drei bis fünf Jahre mit bloßem Auge Zeitung lesen, sich schminken und die Handy-Tastatur bedienen können, beteuern die Anbieter. Das Risiko von Infektionen sei minimiert, versprechen sie, da die Oberfläche der Hornhaut nicht verletzt würde.

Die Anwender stützen sich bei ihrer Therapieentscheidung fast ausschließlich auf Ergebnisse eines Augenzentrums in Kolumbien. In Bogotá wird das Prinzip bereits seit einigen Jahren ausprobiert. Hierzulande wagten erst wenige hundert Alterssichtige, sich mit Intracor behandeln zu lassen. Auch die meisten Augenärzte halten die Methode längst nicht für ausgereift. Michael Knorz vom FreeVis Lasik Zentrum Universitätsklinikum Mannheim hat Intracor an einigen Dutzend Brillenmüden erprobt – und rasch wieder aufgegeben. „Ich selbst wende das Verfahren nicht mehr an, da zu viele Nebenwirkungen auftreten und der Effekt häufig völlig unzureichend ist", sagt der renommierte Augenexperte. Seine Erklärung: „Mit dem Laser erziele ich mehr Schärfentiefe, erzeuge aber zwangsläufig einen optischen Abbildungsfehler." Zudem lasse sich die Manipulationen am Auge nicht rückgängig machen. Narben und Verformungen der Hornhaut könnten das Sehen lebenslang beeinträchtigen.

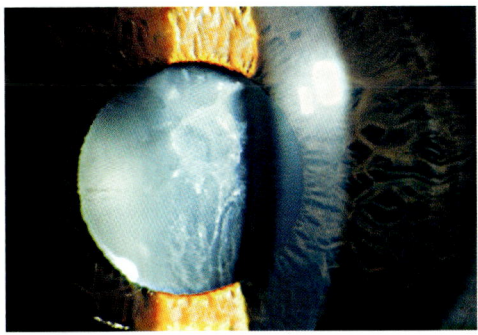

Getrübte Sicht Den grauen Star kennzeichnet eine milchige Färbung hinter der Pupille

8.

Die häufigste Augen-OP ist nach wie vor die Entfernung des grauen Stars. Welche Methode ist die Beste?

600 000 derartige Eingriffe werden in Deutschland pro Jahr vorgenommen. Notwendig wird die sogenannte Katarakt-Operation etwa mit 70 Jahren, wenn die Augenlinse altersbedingt eintrübt und der Seheindruck unscharf und fahl wird. Bei dem ambulanten Eingriff zertrümmert der Chirurg die Linse mittels Ultraschall, entfernt sie und setzt an ihre Stelle eine dünne Kunststofflinse. Seit 2006 komme man bei einigen Patienten dank raffinierter Ultraschalltechnologie und verfeinerter Instrumente mit Schnitten unter zwei Millimeter Länge aus, sagt Maya Müller, Leitende Oberärztin der Uni-Augenklinik Lübeck. Die ultradünne Linse wird aufgerollt und regelrecht ins Auge injiziert. „Die winzigen Schnitte haben den Vorteil, schneller zu heilen und das Infektionsrisiko potenziell zu reduzieren." Sehr gute OP-Ergebnisse lieferten aber auch übliche Kunststofflinsen, die jedoch weniger flexibel seien und längere Schnitte erforderten. Obwohl auch Mehrstärkenlinsen in Frage kämen, entscheiden sich Patient und Arzt gemeinsam fast immer für ein Implantat mit nur einer Stärke. Die Kosten dafür übernehmen auch die gesetzlichen Krankenkassen. ▷

Experten für refraktive Chirurgie und Katarakt

REFRAKTIVE CHIRURGIE UND KATARAKT

Arzt/Klinik	Ort/Tel.-Nr.	von Kollegen empfohlen	von Patienten empfohlen	Publikationen	Studien	Katarakt-Operationen	Lasik-Eingriffe	Femto-Lasik-Eingriffe	Implantation von zusätzlichen Linsen	refraktiver Linsenaustausch	Wiederholungsoperationen	Finanzierungsmöglichkeit	monatliche Raten (in Euro)	Laufzeit (in Monaten)	davon zinsfrei (in Monaten)
Dr. Stephan Kohnen — Augen Centrum Dreiländereck — www.augen-acd.de	**Aachen** — 0241/9610960 0	••	◆			▲▲	▲		▲	▲	▲	–	–	–	–
Dr. Stefanie Schmickler — Gemeinschaftspraxis — www.augenpraxis.de	**Ahaus** — 02561/93000	••	◆		✔	▲	▲▲		▲	▲	▲	–	–	–	–
Prof. Dr. Norbert Anders — Augentagesklinik Zehlendorf — www.augentagesklinik.org	**Berlin** — 030/8018010	•	◆		k.A.	k.A.	k.A.	k.A.	k.A.	k.A.	k.A.	_Arzt wurde angeschrieben, beteiligte sich aber nicht an der FOCUS-Befragung._			
Prof. Dr. Duy-Thoai Pham — Vivantes Klinikum Neukölln — www.vivantes.de	**Berlin** — 030/130143131	•••	◆◆	■	✔	▲	▲			▲	▲▲	–	–	–	–
Prof. Dr. Manfred Tetz — Augentagesklinik Spreebogen — www.augentagesklinik-spreebogen.de	**Berlin** — 030/3980980	•••	◆◆	■	✔	▲▲		▲▲	▲▲		▲	✔	750 bis 5000	12 bis 36	6
Prof. Dr. Burkhard Dick — Knappschaftskrankenhaus — www.ruhr-uni-bochum.de/augen	**Bochum** — 0234/2993101	••	◆◆	■■	✔	▲▲		▲▲	▲		▲▲	✔	30 bis 500	6 bis 48	12
Dr. Peter Brauweiler — Gemeinschaftspraxis — www.hochkreuz.de	**Bonn** — 0228/9379200	•••	◆			▲	▲▲		▲		▲	✔	k.A.	k.A.	k.A.
Dr. Ulrich Giers — Augen-Laser-Klinik — www.laser4u.de	**Detmold** — 05231/30900	•	◆◆		✔	▲▲	▲▲	▲	▲	▲	▲	✔	100 bis 1000	6 bis 48	6
Dr. Kaweh Schayan-Araghi — Artemis MVZ — www.bessersehen.de	**Dillenburg** — 02771/87170	••	◆◆			▲	▲▲		▲▲		▲	✔	k.A.	6 bis 48	6
Prof. Dr. Markus Kohlhaas — St.-Johannes-Hospital — www.joho-dortmund.de	**Dortmund** — 0231/18432241	••	◆◆	■		▲	▲		▲		▲	–	–	–	–
Prof. Dr. Michael Küchle — Augen-Praxisklinik — www.augenaerzte-erlangen.de	**Erlangen** — 09131/829575	•	◆		✔	▲▲			▲		▲	–	–	–	–
Prof. Dr. Andreas Scheider — Ev. Krankenhaus Werden — www.kliniken-essen-sued.de	**Essen** — 0201/40892210	••	◆		✔	▲				▲▲					
Prof. Dr. Thomas Kohnen — Uniklinikum — www.uni-augenklinik-frankfurt.de	**Frankfurt am Main** — 069/63015187	•••	◆	■■	✔	▲▲	▲	▲▲	▲▲	▲	▲	–	–	–	–
Prof. Dr. Christian Ohrloff — Uniklinikum — www.uni-augenklinik-frankfurt.de	**Frankfurt am Main** — 069/63015187	•••	◆◆	■	✔	▲		▲		▲		✔	100 bis 200	5 bis 15	15
Dr. Armin Scharrer — MVZ Augenklinik — www.oberscharrer.de	**Fürth** — 0911/779820	••	◆◆		✔	▲	▲	▲▲			▲▲	✔	50 bis 800	6 bis 72	6
Dr. Holger Bull — Augen-Tagesklinik Groß Pankow — www.augenklinik-grosspankow.de	**Groß Pankow** — 033983/760	••	◆◆		✔	▲▲			▲		▲	✔	k.A.	k.A.	k.A.
Kurt-Dietrich Freiherr von Wolff — Augen-Tagesklinik Groß Pankow — www.augenklinik-grosspankow.de	**Groß Pankow** — 033983/760	•••	◆		✔	▲▲			▲		▲	✔	k.A.	k.A.	k.A.
Prof. Dr. Gernot Duncker — Augen-Laserzentrum — www.augen-laserzentrum-halle.de	**Halle** — 0345/5237160	•••	◆	■■	✔	▲▲	▲▲	▲	▲▲	▲▲	▲	✔	k.A.	k.A.	k.A.

Spaltenüberschriften (Behandlungsspektrum): Publikationen, Studien, Katarakt-Operationen, Lasik-Eingriffe, Femto-Lasik-Eingriffe, Implantation von zusätzlichen Linsen, refraktiver Linsenaustausch, Wiederholungsoperationen.
Finanzierung: Finanzierungsmöglichkeit, monatliche Raten (in Euro), Laufzeit (in Monaten), davon zinsfrei (in Monaten).

Legende

- • = von Kollegen empfohlen
- •• = häufig von Kollegen empfohlen
- ••• = überdurchschnittlich häufig von Kollegen empfohlen
- ◆ = von Patienten empfohlen
- ◆◆ = häufig von Patienten empfohlen

- ■ = viel publiziert
- ■■ = überdurchschnittlich viel publiziert

- ▲ = nimmt Eingriff vor
- ▲▲ = nimmt Eingriff häufig vor
- ✔ = ja
- k.A. = keine Angaben
- – = nein

Experten für refraktive Chirurgie und Katarakt

Arzt/Klinik	Ort/Tel.-Nr.	von Kollegen empfohlen	von Patienten empfohlen	Publikationen	Studien	Katarakt-Operationen	Lasik-Eingriffe	Femto-Lasik-Eingriffe	Implantation von zusätzlichen Linsen	refraktiver Linsenaustausch	Wiederholungsoperationen	Finanzierungsmöglichkeit	monatliche Raten (in Euro)	Laufzeit (in Monaten)	davon zinsfrei (in Monaten)
						Behandlungsspektrum						Finanzierung			
Dr. Jørn Jørgensen AugenLaserZentrum City www.euroeyes.de/hamburg	**Hamburg** 040/8660550	●●	◆◆		✔	▲▲		▲▲	▲▲		▲▲	✔	100 bis 500	12 bis 36	12
Prof. Dr. Gerd Auffarth Uniklinikum www.lasik-hd.de	**Heidelberg** 06221/566604	●●	◆◆	■■	✔	▲			▲	▲▲	▲▲	–	–	–	–
Prof. Dr. Mike Holzer Uniklinikum www.lasik-hd.de	**Heidelberg** 06221/564573	●	◆	■	✔	▲	▲▲	▲	▲	▲	▲	✔	k.A.	k.A.	k.A.
Prof. Dr. Jürgen Strobel Uniklinikum www.augenklinik.uniklinikum-jena.de	**Jena** 03641/933270	●	◆	■	k.A.	k.A.	k.A.	k.A.	k.A.	k.A.	k.A.	k.A.	Arzt wurde angeschrieben, beteiligte sich aber nicht an der FOCUS-Befragung.		
Prof. Dr. Detlef Uthoff Augenklinik Bellevue www.augenklinik-bellevue.de	**Kiel** 0431/301080	●●	◆◆		✔	▲▲	▲	▲	▲▲	▲▲	▲▲	k.A.	k.A.	k.A.	k.A.
Dr. Georg Gerten Augenklinik am Neumarkt www.augenportal.de	**Köln** 0221/6507220	●●	◆	■	k.A.	k.A.	k.A.	k.A.	k.A.	k.A.	k.A.	k.A.	Arzt wurde angeschrieben, beteiligte sich aber nicht an der FOCUS-Befragung.		
Dr. Bernhard Kölbl Augen-MVZ www.augenoperationen.de	**Landshut** 0871/943000	●	◆		✔	▲▲				▲	▲	–	–	–	–
Dr. Stephan Münnich Augenpraxis www.aoz-lohr.de	**Lohr** 09352/9059	●	◆			▲					▲	✔	k.A.	k.A.	k.A.
Priv.-Doz. Dr. Maya Müller Uniklinikum www.augenklinik-luebeck.uk-sh.de	**Lübeck** 0451/5002216	●●	◆		✔	▲					▲	–	–	–	–
Prof. Dr. Michael Knorz FreeVis Lasik Zentrum www.freevis.de	**Mannheim** 0621/3833410	●●●	◆	■■	✔	▲		▲▲	▲▲	▲▲	▲	✔	50 bis 1000	4 bis 48	4
Prof. Dr. Walter Sekundo Uniklinikum www.augen-marburg.de	**Marburg** 06421/5866275	●●	◆◆	■	✔	▲		▲	▲	▲	▲	–	–	–	–
Prof. Dr. Thomas Neuhann Augenärzte Prof. Neuhann & Koll. www.neuhann.de	**München** 089/1594040	●●●	◆◆	■	✔	▲	▲	▲▲	▲▲	▲	▲▲	✔	k.A.	k.A.	k.A.
Dr. Tobias Neuhann Augenklinik am Marienplatz www.a-a-m.de	**München** 089/2324100	●●	◆◆	■	✔	▲	▲▲	▲	▲▲	▲▲	▲▲	✔	100 bis 200	12 bis 36	k.A.
Prof. Dr. Helmut Höh Dietrich-Bonhoeffer-Klinikum www.dbknb.de/dbk/aug	**Neubrandenburg** 0395/7753477	●●	◆◆	■	k.A.	k.A.	k.A.	k.A.	k.A.	k.A.	k.A.	k.A.	Arzt wurde angeschrieben, beteiligte sich aber nicht an der FOCUS-Befragung.		
Dr. Gabor Scharioth Aurelios Augenzentrum www.augenzentrum.eu	**Recklinghausen** 02361/306970	●	◆	■							▲	k.A.	k.A.	k.A.	k.A.
Dr. Jürgen Falke AugenCentrum www.augencentrum-riesa-torgau.de	**Riesa** 03525/875877	●●	◆◆			▲					▲	✔	k.A.	k.A.	k.A.
Prof. Dr. Ekkehard Fabian AugenCentrum Rosenheim www.augencentrum.de	**Rosenheim** 08031/389500	●●	◆◆			▲	▲		▲▲		▲	✔	100 bis 500	2 bis 10	10
Prof. Dr. Frank Wilhelm Helios Kliniken www.helios-kliniken.de	**Schwerin** 0385/5203060	●	◆◆		k.A.	k.A.	k.A.	k.A.	k.A.	k.A.	k.A.	k.A.	Arzt wurde angeschrieben, beteiligte sich aber nicht an der FOCUS-Befragung.		

Legende:

● = von Kollegen empfohlen
●● = häufig von Kollegen empfohlen
●●● = überdurchschnittlich häufig von Kollegen empfohlen

◆ = von Patienten empfohlen
◆◆ = häufig von Patienten empfohlen

■ = viel publiziert
■■ = überdurchschnittlich viel publiziert

▲ = nimmt Eingriff vor
▲▲ = nimmt Eingriff häufig vor

✔ = ja
k.A. = keine Angaben
– = nein

REFRAKTIVE CHIRURGIE UND KATARAKT

GLAUKOM

Experten für refraktive Chirurgie und Katarakt

Arzt/Klinik	Ort/Tel.-Nr.	von Kollegen empfohlen	von Patienten empfohlen	Publikationen	Studien	Katarakt-Operationen	Lasik-Eingriffe	Femto-Lasik-Eingriffe	Implantation von zusätzlichen Linsen	refraktiver Linsenaustausch	Wiederholungsoperationen	Finanzierungsmöglichkeit	monatliche Raten (in Euro)	Laufzeit (in Monaten)	davon zinsfrei (in Monaten)
					Behandlungsspektrum							Finanzierung			
Dr. Monika Gamringer-Kroher Augenklinik Dr. Gamringer & Koll. www.dr-gamringer.de	**Weiden** 0961/39898380	•	◆◆		▲▲				▲	▲		–	–	–	–
Dr. Christian Horstmann Artemis MVZ www.bessersehen.de	**Wiesbaden** 0611/402444	•	◆◆		▲▲	▲▲		▲▲	▲	▲		✔	k.A.	6 bis 24	6
Dr. Heino Hermeking Augenklinik OZW www.augenklinik-ozw.de	**Wuppertal** 0202/2992660	•	◆◆		▲▲		▲	▲	▲	▲		✔	k.A.	k.A.	k.A.

Glaukom-Experten

Arzt/Klinik	Ort/Tel.-Nr.	von Kollegen empfohlen	von Patienten empfohlen	Publikationen	Studien	penetrierende OPs	Drainage-Implantate	zyklodestruktive Verfahren	Wiederholungs-OPs	ausgewählte Spezialisierung
					Behandlungsspektrum					
Prof. Dr. Holger Mietz Augenklinik www.augen-ab.de	**Aschaffenburg** 06021/449870	••	◆			▲		▲	▲	*Glaukom- und Netzhautoperationen; refraktive Chirurgie; Kataraktchirurgie*
Prof. Dr. Carl Erb Lasermed Zentrum www.augenklinik-wittenbergplatz.de	**Berlin** 030/2114862	••	◆◆	■	✔	▲▲	▲	▲▲	▲▲	*Katarakt- und Glaukomchirurgie*
Prof. Dr. C. Jonescu-Cuypers Uniklinikum Charité, CBF augenklinik.charite.de	**Berlin** 030/84452369	•	◆	■	✔	▲▲		▲	▲▲	*Glaukom; Erkrankungen des vorderen Augenabschnitts*
Prof. Dr. Reinhard Burk Städtische Kliniken www.klinikumbielefeld.de	**Bielefeld** 0521/9438501	••	◆		k.A.	k.A.	k.A.	k.A.	k.A.	*Arzt wurde angeschrieben, beteiligte sich aber nicht an der FOCUS-Befragung.*
Prof. Dr. Lutz Pillunat Uniklinikum augen.uniklinikum-dresden.de	**Dresden** 0351/4583196	•••	◆◆	■■	✔	▲▲	▲▲	▲▲	▲▲	*Diagnostik und Therapie verschiedener Glaukomformen; Chirurgie des vorderen Augenabschnitts*
Priv.-Doz. Dr. Jens Jordan Uniklinikum www.uniklinik-freiburg.de/augenklinik	**Freiburg** 0761/2704015	•	◆	■	✔	▲	▲	▲▲	▲	*Glaukomchirurgie; Glaukom-Katarakt-Chirurgie (kombiniert)*
Prof. Dr. Maren Klemm Uniklinikum www.uke.de/kliniken/augenklinik	**Hamburg** 040/741053113	•	◆	■	k.A.	k.A.	k.A.	k.A.	k.A.	*Ärztin wurde angeschrieben, beteiligte sich aber nicht an der FOCUS-Befragung.*
Prof. Dr. Thomas Dietlein Uniklinikum augenklinik.uk-koeln.de	**Köln** 0221/4784313	••	◆	■■	k.A.	k.A.	k.A.	k.A.	k.A.	*Arzt wurde angeschrieben, beteiligte sich aber nicht an der FOCUS-Befragung.*
Prof. Dr. Norbert Körber Augencentrum Porz www.lasik-koeln.info	**Köln** 02203/101970	••	◆◆					▲	▲	*chirurgische Therapie bei Glaukom, Katarakt und Erkrankungen der Makula; refraktive Linsenchirurgie*
Prof. Dr. Norbert Pfeiffer Uniklinikum www.unimedizin-mainz.de/augenklinik	**Mainz** 06131/177286	•••	◆◆	■■	✔	k.A.	k.A.	k.A.	k.A.	*Diagnostik, operative und medikamentöse Therapie bei Glaukom; Sehschule für Kinder (Orthoptik)*

Legende:

•	= von Kollegen empfohlen	◆ = von Patienten empfohlen	■ = viel publiziert	▲ = nimmt Eingriff vor	✔ = ja
••	= häufig von Kollegen empfohlen	◆◆ = häufig von Patienten empfohlen	■■ = überdurchschnittlich viel publiziert	▲▲ = nimmt Eingriff häufig vor	k.A. = keine Angaben
•••	= überdurchschnittlich häufig von Kollegen empfohlen				– = nein

Glaukom-Experten

Arzt/Klinik	Ort/Tel.-Nr.	von Kollegen empfohlen	von Patienten empfohlen	Publikationen	Studien	Behandlungsspektrum				ausgewählte Spezialisierung
						penetrierende OPs	Drainage-Implantate	zyklodestruktive Verfahren	Wiederholungs-OPs	
Priv.-Doz. Dr. Hagen Thieme Uniklinikum www.unimedizin-mainz.de/augenklinik	**Mainz** 06131/177286	•	◆	■	✔	▲	▲▲	▲▲	▲▲	konservative und operative Glaukomtherapie (inkl. Implantate); kombinierte Operationen bei Glaukom und Katarakt
Prof. Dr. Jost Jonas Uniklinikum www.ma.uni-heidelberg.de	**Mannheim** 0621/3832242	••	◆	■■	k.A.	k.A.	k.A.	k.A.	k.A.	Arzt wurde angeschrieben, beteiligte sich aber nicht an der FOCUS-Befragung.
Prof. Dr. Bernhard Lachenmayr Praxis www.glaukom-lachenmayr.de	**München** 089/2603791	•	◆			▲▲		▲▲	▲▲	Glaukomdiagnostik und -chirurgie (v. a. mit Laser); Fahreignungsbegutachtung
Prof. Dr. Fritz Dannheim Praxis www.augenarzt-hittfeld.de	**Seevetal-Hittfeld** 04105/635181	•	◆◆	■						Glaukomdiagnostik per Sehnervanalyse; Betreuung von Diabetikern und Kindern; Neuro-Ophthalmologie
Prof. Dr. Franz Grehn Uniklinikum www.augenklinik.uni-wuerzburg.de	**Würzburg** 0931/20120601	•••	◆◆	■■	✔	▲	▲	▲	▲▲	vorderer Augenabschnitt (v. a. Glaukom); Sehnervanalyse

Netzhaut-Experten

Arzt/Klinik	Ort/Tel.-Nr.	von Kollegen empfohlen	von Patienten empfohlen	Publikationen	Studien	Behandlungsspektrum				ausgewählte Spezialisierung
						OPs bei Netzhautablösung	Glaskörper-OPs	intravitreale Injektionen	Wiederholungs-OPs	
Prof. Dr. Peter Walter Uniklinikum www.eyenet-aachen.de	**Aachen** 0241/8088191	••	◆◆	■	k.A.	k.A.	k.A.	k.A.	k.A.	Arzt wurde angeschrieben, beteiligte sich aber nicht an der FOCUS-Befragung.
Prof. Dr. Arthur Mueller Klinikum www.klinikum-augsburg.de	**Augsburg** 0821/4002551	••	◆		k.A.	k.A.	k.A.	k.A.	k.A.	Arzt wurde angeschrieben, beteiligte sich aber nicht an der FOCUS-Befragung.
Priv.-Doz. Dr. Joachim Wachtlin St. Gertrauden-Krankenhaus www.sankt-gertrauden.de	**Berlin** 030/82722304	•	◆	■	✔	▲	▲	▲▲	▲	Netzhaut- und Glaskörperchirurgie; Erkrankungen der Makula (v. a. AMD); diabetische Augenerkrankungen
Prof. Dr. Frank Holz Uniklinikum www.augenklinik.uni-bonn.de	**Bonn** 0228/28715647	••	◆◆	■■	✔	▲	▲	▲▲	▲	Makula-, Netzhaut- und Glaskörpererkrankungen (inkl. AMD und diabetische Retinopathie)
Priv.-Doz. Dr. Silvia Bopp Augenklinik Universitätsallee www.augenklinik-bremen.de	**Bremen** 0421/5665255	••	◆◆	■	✔	▲	▲	▲	▲	konservative und chirurgische Behandlung von Erkrankungen des vorderen und hinteren Augenabschnitts
Priv.-Doz. Dr. Klaus Lucke Augenklinik Universitätsallee www.augenklinik-bremen.de	**Bremen** 0421/5665255	••	◆◆		✔	▲	▲	▲	▲	Erkrankungen an Netzhaut und Glaskörper
Dr. Andreas Mohr Krankenhaus St. Joseph-Stift www.sjs-bremen.de	**Bremen** 0421/3471401	••	◆◆		✔				▲▲	spezielle Ophthalmochirurgie

Legende:
- • = von Kollegen empfohlen
- •• = häufig von Kollegen empfohlen
- ••• = überdurchschnittlich häufig von Kollegen empfohlen
- ◆ = von Patienten empfohlen
- ◆◆ = häufig von Patienten empfohlen
- ■ = viel publiziert
- ■■ = überdurchschnittlich viel publiziert
- ✔ = ja
- k.A. = keine Angaben
- ▲ = nimmt Eingriff vor
- ▲▲ = nimmt Eingriff häufig vor

NETZHAUT

Netzhaut-Experten

Arzt/Klinik	Ort/Tel.-Nr.	von Kollegen empfohlen	von Patienten empfohlen	Publikationen	Studien	Behandlungsspektrum — OPs bei Netzhautablösung	Glaskörper-OPs	intravitreale Injektionen	Wiederholungs-OPs	ausgewählte Spezialisierung
Priv.-Doz. Dr. Helmut Sachs Krankenhaus Friedrichstadt www.khdf.de	**Dresden** 0351/4801829	•	◆◆	■	✔	▲▲	▲	▲▲	▲	Netzhautchirurgie; Kataraktchirurgie; retinale Implantate (Sehprothesen)
Priv.-Doz. Dr. Klaus-Dieter Lemmen St. Martinus-Krankenhaus www.martinus-duesseldorf.de	**Düsseldorf** 0211/9171721	••	◆		✔	k.A.	k.A.	k.A.	k.A.	Behandlung von Netzhaut- und Glaskörpererkrankungen
Prof. Dr. Norbert Bornfeld Uniklinikum www.uniklinikum-essen.de	**Essen** 0201/7233569	•••	◆	■■	✔	▲	▲	▲▲		intraokulare Tumoren; Behandlung von komplizierten Netzhautablösungen
Prof. Dr. Claus Eckardt Klinikum Höchst www.eckardt-frankfurt.de	**Frankfurt am Main** 069/31062971	•••	◆◆	■		▲	▲▲	▲▲	▲▲	Netzhaut- und Glaskörperoperationen
Prof. Dr. Frank Koch Uniklinikum www.moderne-retina-chirurgie.de	**Frankfurt am Main** 069/63015649	•	◆◆	■	✔	▲	▲▲	▲	▲▲	Diagnostik und Behandlung von Erkrankungen an Glaskörper und Netzhaut; Kataraktdiagnostik und -therapie
Prof. Dr. Hansjürgen Agostini Uniklinikum www.uniklinik-freiburg.de/augenklinik	**Freiburg** 0761/2704006	••	◆◆	■	✔	▲▲	▲	▲▲	▲	AMD; Hippel-Lindau-Syndrom; Gefäßverschlüsse; diabetische Retinopathie
Prof. Dr. Hans Hoerauf Uniklinikum www.med.uni-goettingen.de	**Göttingen** 0551/396776	•••	◆◆	■■	✔	k.A.	k.A.	k.A.	k.A.	konservative und chirurgische Therapie von Netzhaut- und Glaskörpererkrankungen
Prof. Dr. Stefan Clemens Uniklinikum www.medizin.uni-greifswald.de/augen	**Greifswald** 03834/865900	••	◆	■		▲▲	▲▲	▲	▲	alle intraokularen Eingriffe
Prof. Dr. Gisbert Richard Uniklinikum www.uke.de/kliniken/augenklinik	**Hamburg** 040/741052305	••	◆◆	■■	✔	▲▲	▲		▲	Mikrochirurgie (v. a. Eingriffe an Netzhaut und Glaskörper sowie bei Katarakt, auch in Kombination)
Prof. Dr. Wolfgang Wiegand Asklepios Klinik Nord www.asklepios.com/klinikumnord	**Hamburg** 040/1818873455	••	◆◆	■	✔	▲▲	▲▲	▲▲	▲▲	Erkrankungen an Netzhaut, Glaskörper und Hornhaut, insbesondere AMD; grauer und grüner Star
Prof. Dr. Burkhard Wiechens Klinikum Nordstadt www.krh.eu	**Hannover** 0511/9701213	•	◆		✔	▲	▲▲	▲	▲	Netzhautchirurgie
Prof. Dr. Stefan Dithmar Uniklinikum www.klinikum.uni-heidelberg.de	**Heidelberg** 06221/566695	•	◆	■	k.A.	k.A.	k.A.	k.A.	k.A.	Arzt wurde angeschrieben, beteiligte sich aber nicht an der FOCUS-Befragung.
Prof. Dr. Albert Augustin Städtisches Klinikum www.klinikum-karlsruhe.com	**Karlsruhe** 0721/9742001	••	◆◆	■		▲▲	▲	▲		Netzhauterkrankungen
Prof. Dr. Johann Roider Uniklinikum www.uni-kiel.de/uak	**Kiel** 0431/5974834	••	◆◆	■■	✔	▲	▲	▲	▲▲	Netzhaut- und Glaskörpererkrankungen; Katarakt
Prof. Dr. Peter Esser St. Elisabeth-Krankenhaus www.hohenlind.de	**Köln** 0221/46771606	•	◆			▲	▲	▲		Operation bei Makuladegeneration mit Transplantationsverfahren (Aderhauttranslokation)
Prof. Dr. Bernd Kirchhof Uniklinikum cms.uk-koeln.de/augenzentrum	**Köln** 0221/4784105	•••	◆◆		✔	▲▲	▲	▲▲	▲▲	Netzhaut- und Glaskörperchirurgie; Pigmentepitheltransplantationen; Makuladegeneration
Prof. Dr. Norbert Schrage Städt. Krankenhaus Merheim www.kliniken-koeln.de	**Köln** 0221/89073812	••	◆◆	■		▲▲	▲	▲	▲▲	kombinierte Operation des vorderen und hinteren Augenabschnitts; Verbrennungen; Verätzungen
Prof. Dr. Peter Wiedemann Uniklinikum augenklinik.uniklinikum-leipzig.de	**Leipzig** 0341/9721650	•••	◆◆	■■	✔		▲			Erkrankungen von Netzhaut und Glaskörper

Legende:

- • = von Kollegen empfohlen
- •• = häufig von Kollegen empfohlen
- ••• = überdurchschnittlich häufig von Kollegen empfohlen
- ◆ = von Patienten empfohlen
- ◆◆ = häufig von Patienten empfohlen
- ■ = viel publiziert
- ■■ = überdurchschnittlich viel publiziert
- ✔ = ja
- k.A. = keine Angaben
- ▲ = nimmt Eingriff vor
- ▲▲ = nimmt Eingriff häufig vor

Netzhaut-Experten

Arzt/Klinik	Ort/Tel.-Nr.	von Kollegen empfohlen	von Patienten empfohlen	Publikationen	Studien	Behandlungsspektrum				ausgewählte Spezialisierung
						OPs bei Netzhautablösung	Glaskörper-OPs	intravitreale Injektionen	Wiederholungs-OPs	
Prof. Dr. Lars-Olof Hattenbach Städtisches Klinikum www.klilu.de	**Ludwigshafen** 0621/5033051	•	◆	■■	✔	▲	▲▲	▲	▲▲	Therapie von Netzhauterkrankungen (AMD, epiretinale Gliose, Makulaforamen, Gefäßverschlüsse, diabetische Retinopathie)
Prof. Dr. Salvatore Grisanti Uniklinikum www.augenklinik-luebeck.uk-sh.de	**Lübeck** 0451/5002210	••	◆	■■	✔	▲	▲	▲	▲▲	Netzhaut- und Glaskörperchirurgie (v. a. AMD und diabetische Retinopathie)
Prof. Dr. Peter Heidenkummer Praxis www.augen-op-muenchen.de	**München** 089/183511	••	◆			▲▲	▲▲	▲	▲	Kataraktchirurgie; Glaukomtherapie; Netzhaut- und Glaskörperchirurgie
Prof. Dr. Anselm Kampik Uniklinikum www.augenklinikmuenchen.de	**München** 089/51603801	•••	◆◆	■■	✔	▲▲	▲▲	▲▲	▲▲	Netzhauterkrankungen; Mikrochirurgie am vorderen und hinteren Augenabschnitt
Prof. Dr. Joachim Nasemann Praxis; www.makula-netzhaut-zentrum-muenchen.de	**München** 089/23685905	•	◆		k.A.	k.A.	k.A.	k.A.	k.A.	Arzt wurde angeschrieben, beteiligte sich aber nicht an der FOCUS-Befragung.
Prof. Dr. Michael Ulbig Uniklinikum www.augenklinikmuenchen.de	**München** 089/51603801	•	◆	■■	k.A.	k.A.	k.A.	k.A.	k.A.	Injektionen bei Netzhauterkrankungen (Medical Retina); diabetische Retinopathie
Prof. Dr. Nicole Eter Uniklinikum www.klinikum.uni-muenster.de	**Münster** 0251/8356004	••	◆◆	■	✔	▲	▲	▲	▲▲	Netzhauterkrankungen (v. a. AMD, diabetische Retinopathie); Chirurgie des vorderen und hinteren Augenabschnitts
Priv.-Doz. Albrecht Lommatzsch St. Franziskus Hospital www.sfh-muenster.de	**Münster** 0251/9352711	••	◆◆	■	✔	▲▲	▲▲	▲▲	▲▲	vitreoretinale Chirurgie; altersabhängige Makuladegeneration (AMD)
Prof. Dr. Daniel Pauleikhoff St. Franziskus Hospital www.sfh-muenster.de	**Münster** 0251/9352711	•••	◆◆	■■	✔	▲	▲▲	▲	▲▲	Makulaerkrankungen (hereditäre, AMD)
Prof. Dr. Klaus Ludwig Aris Augenklinik www.aris-augenklinik.de	**Nürnberg** 0911/5805480	•	◆			▲	▲	▲▲	▲	Netzhaut- und Glaskörperchirurgie; Kataraktchirurgie
Priv.-Doz. Dr. Wolfgang Schrader Maximilians-Augenklinik www.profschrader.de	**Nürnberg** 0911/9199450	••	◆	■	✔	▲	▲	▲▲	▲	Netzhaut- und Glaskörperchirurgie; Behandlung von Makulaerkrankungen; Verletzungsfolgen
Prof. Dr. Horst Helbig Uniklinikum www.profschrader.de	**Regensburg** 0941/9449201	•••	◆◆	■■	k.A.	k.A.	k.A.	k.A.	k.A.	Arzt wurde angeschrieben, beteiligte sich aber nicht an der FOCUS-Befragung.
Dr. Eike Berger Uniklinikum www.augenklinik.uni-rostock.de	**Rostock** 0381/4948578	•	◆◆		✔	▲▲	▲▲	▲▲	▲▲	konservative und operative Therapie von Netzhauterkrankungen
Prof. Dr. Ulrich Kellner Augenzentrum www.augenzentrum-siegburg.de	**Siegburg** 02241/844050	••	◆◆	■■	✔	k.A.	k.A.	k.A.	▲	Diagnostik und Therapie von Netzhaut- und Glaskörpererkrankungen; spezielle bildgebende Diagnostik und Funktionstestung
Dr. Wilko Friedrichs Praxis www.dr-w-friedrichs.de	**Stuttgart** 0711/6692180	•	◆			▲	▲	▲▲	▲▲	Netzhaut- und Glaskörpererkrankungen (AMD, diabetische Retinopathie, Netzhautablösungen)
Prof. Dr. Peter Szurman Knappschafts-KH, Augenheilkunde www.kk-sulzbach.de	**Sulzbach/Saar** 06897/5741121	••	◆	■■	✔	▲▲	▲▲	▲▲	▲▲	Netzhautchirurgie; Vorderabschnittschirurgie
Prof. Dr. Karl Bartz-Schmidt Uniklinikum www.medizin.uni-tuebingen.de	**Tübingen** 07071/2984004	•••	◆◆	■■	✔	▲	▲	▲▲	▲	Behandlung von Netzhaut- und Makulaerkrankungen sowie intraokularen Tumoren; Netzhaut-, Vorderabschnittschirurgie
Prof. Dr. Gabriele Lang Uniklinikum www.uniklinik-ulm.de	**Ulm** 0731/50059004	••	◆◆	■	k.A.	k.A.	k.A.	k.A.	k.A.	Ärztin wurde angeschrieben, beteiligte sich aber nicht an der FOCUS-Befragung.

• = von Kollegen empfohlen
•• = häufig von Kollegen empfohlen
••• = überdurchschnittlich häufig von Kollegen empfohlen

◆ = von Patienten empfohlen
◆◆ = häufig von Patienten empfohlen

■ = viel publiziert
■■ = überdurchschnittlich viel publiziert

✔ = ja
k.A. = keine Angaben

▲ = nimmt Eingriff vor
▲▲ = nimmt Eingriff häufig vor

Ortsregister

Verzeichnet sind die in den Empfehlungslisten genannten **Ärzte**, nach **Postleitzahlen** geordnet.

xxx = Postleitzahlenbereich

Streckbein, 161

65812 Bad Soden
Kardiologe: Nicolaus Reifart, 40

661xx Saarbrücken
Angststörungen: Tanja Michael 26;
Fritjof Schneider 26
Tumoren des Verdauungstrakts: Manfred
P. Lutz 143

66280 Sulzbach/Saar
Bluthochdruck: Hans-Willi M. Breuer 60
Netzhautexperte: Peter Szurman 177

66346 Püttlingen
Bluthochdruck: Michael Stimpel 60

6642x Homburg
Bluthochdruck: Michael Böhm, 58;
Danilo Fliser, 58
Brustkrebs/gynäkol. Tumoren: Erich
Solomayer, 135
Herzchirurg: Hans-Joachim Schäfers, 38
Hüft-/Kniespezialist: Dieter Kohn,
102, 106
Kardiologe: Michael Böhm, 42
Leukämien/Lyphome/Metastasen
Michael Pfreundschuh, 152
Urologische Tumoren: Michael
Stöckle, 147

66440 Blieskastel
Kniespezialist: Stefan Rupp, 100

66538 Neunkirchen
Brustkrebs/gynäkol. Tumoren:
Georg-Peter Breitbach, 137

66679 Losheim
Schmerzexperte: Jan Holger
Holtschmit, 122

66869 Kusel
Kniespezialist: Harald Dinges, 102

670xx Ludwigshafen
Bluthochdruck: Tomas Lenz, 59
Netzhautexperte: Lars-Olof
Hattenbach, 177
Kardiologe: Ralf Zahn, 42
Implantologie: Günter Dhom, 162
Schmerzexperte: Oliver Emrich, 122
Urologische Tumoren: Markus
Müller, 147

67098 Bad Dürkheim
Depressionen/bipolare Störungen:
Hans-Jochen Weidhaas, 20
Zwangsstörungen: Willi Ecker, 26; Klaus
G. Limbacher, 26

67346 Speyer
Gefäßchirurg: Gerhard Rümenapf, 36

67655 Kaiserslautern
Implantologie: Norbert Mrochen, 161
Kardiolode: Burghard Schumacher, 42
Kniespezialist: Wolfgang Franz, 102

67742 Lauterecken
Parodontologie: Klaus-Dieter
Hellwege, 167

6816x Mannheim
Brustkrebs/gynäkol. Tumoren: Ingo J.
Diel, 136; Marc Sütterlin, 136

Depressionen/bipolare Störungen:
Michael Deuschle, 22
Glaukomexperte: Jost B. Jonas, 175
Hüft-/Kniespezialist: Hanns-Peter
Scharf, 102, 106
Kardiologe: Martin Borggrefe, 43
LASIK/Katarakt: Michael Knorz, 173
Leukämien/Lyphome/Metastasen:
Wolf-Karsten Hofmann, 153
Lungenkrebs: Christian Manegold, 150
Tumoren des Verdauungstrakts:
Ralf-Dieter Hofheinz, 141; Stefan
Post, 142
Urologische Tumoren: Maurice Stephan
Michel, 147
Zwangsstörungen: Mathias Zink, 27

68519 Viernheim
Implantologie: Fred Bergmann, 164

691xx Heidelberg
Allergien: Thomas Diepgen, 84; Knut
Schäkel, 84
Bluthochdruck: Martin G. Zeier, 58
Brustkrebs/gynäkol. Tumoren: Andreas
Schneeweiss, 135; Florian Schütz,
135; Christof Sohn, 135
Depressionen/bipolare Störungen:
Sabine Herpertz, 21; Corinna Reck,
22; Henning Schauenburg, 22
Gefäßchirurg: Dittmar Böckler, 35
Herzchirurg: Matthias Karck, 38;
Christian Sebening, 38
Hüftspezialist: Volker Ewerbeck, 106
Kardiologe: Hugo Katus, 42
Kniespezialist: Jürgen Huber, 101; Hans
Pässler, 101; Holger Schmitt, 102;
Rainer Siebold, 102
LASIK/Katarakt: Gerd U. Auffarth, 173;
Mike P. Holzer, 173
Leukämien/Lyphome/Metastasen: Peter
Dreger, 152 Hartmut Goldschmidt,
152; Anthony Dick Ho, 152
Lungenkrebs: Hendrik Dienemann, 150;
Michael Thomas, 150
Netzhautexperte: Stefan Dithmar, 176
Parodontologie: Ti-Sun Kim, 166
Reproduktionsmediziner: Thomas
Strowitzki, 68
Schmerzexperte: Marcus Schiltenwolf,
121; Birgit Zöller, 121
Schulterspezialist: Sven Lichtenberg,
109; Markus Loew, 109
Tumoren des Verdauungstrakts: Markus
Wolfgang Büchler, 141
Urologische Tumoren: Markus
Hohenfellner, 146

70xxx Stuttgart
Bluthochdruck: Christoph Olbricht, 60
Brustkrebs/gynäkol. Tumoren: Thomas
Kuhn, 137; Wolfgang Simon, 137
Geburtshilfe/Pränataldiagnostik:
Gunther Mielke, 72
Depressionen/bipolare Störungen:
Matthias Backenstraß, 23
Gefäßchirurg: Thomas Hupp, 36
Herzchirurg: Nicolas Doll, 39; Ulrich
Franke, 39; Alexander Horke, 39
Hüftspezialist: Peter Aldinger, 107;
Dominik Parsch, 107

Implantologie: Dieter Weingart, 164;
Wolfgang Wünsche, 164
Kardiologe: Udo Sechtem, 43
Kniespezialist: Dominik Parsch, 104;
Gerhard Bauer, 104
Leukämien/Lyphome/Metastasen:
Walter Aulitzky, 153; Hans-Günther
Mergenthaler, 153
Netzhautexperte: Wilko Friedrichs, 177
Parodontologie: Brigitte Simon, 167
Schulterspezialist: Gerhard Bauer, 109
Urologische Tumoren: Ulrich
Humke, 148

70794 Filderstadt
Implantologie: Karl-Ludwig Ackermann,
159; Axel Kirsch, 159

70839 Gerlingen
Asthma: Martin Kohlhäufl, 87
Lungenkrebs: Godehard Friedel, 150

71065 Sindelfingen
Schmerzexperte: Guy Arnold, 124

71364 Winnenden
Implantologie: Horst Dieterich, 164

716xx Ludwigsburg
Gefäßchirurg: Johannes Gahlen, 35
Schmerzexperte: Alexander Philipp, 122
Tumoren des Verdauungstrakts: Karel
Caca, 141; Thomas Schiedeck, 141

71706 Markgröningen
Kniespezialist: Bernd Fink, 102; Jörg
Richter, 103
Schulterspezialist: Steffen
Jehmlich, 109
Wirbelsäulenchirurg: Christoph
Schätz, 99

7207x Tübingen
Allergien: Tilo Biedermann, 85
Angststörungen: Andreas Fallgatter, 26
Brustkrebs/gynäkol. Tumoren: Tanja
Fehm, 137; Diethelm Wallwiener, 137
Depressionen/bipolare Störungen: Anil
Batra, 23; Martin Hautzinger, 24
Geburtshilfe/Pränataldiagnostik: Harald
Abele, 72; Karl-Oliver Kagan, 72
Herzchirurg: Christian Schlensak, 39;
Gerhard Ziemer, xx
Implantologie: Germán Gómez-Román,
164; Heiner Weber, 164
Kardiologe: Meinrad Gawaz, 43
Netzhautexperte: Karl Ulrich Bartz-
Schmidt, 177
Schmerzexperte: Alfons Linke, 124;
Sigrid Schuh-Hofer, 124
Urologische Tumoren: Arnulf Stenzl, 148

72108 Rottenburg
Kniespezialist: Jürgen Fritz, 104

72764 Reutlingen
Schmerzexperte: Volker Malzacher, 124
Tumoren des Verdauungstrakts: Stefan
Kubicka, 143

73033 Göppingen
Parodontologie: Norbert
Salenbauch, 166
Schmerzexperte: Gerhard Müller-

Schwefe, 120; Helmut
Staudenmayer, 120

73430 Aalen
Asthma: Joachim Freihorst, 86

73730 Esslingen
Brustkrebs/gynäkol. Tumoren: Thorsten
Kühn, 133
Tumoren des Verdauungstrakts:
Michael Geißler, 140

73760 Ostfildern
Urologische Tumoren: Serdar
Deger, 148

74078 Heilbronn
Urologische Tumoren: Jens J.
Rassweiler, 146

74245 Löwenstein
Lungenkrebs: Jürgen R. Fischer, 150

74523 Schwäbisch Hall
Geburtshilfe/Pränataldiagnostik:
Andreas Rempen, 72

74906 Bad Rappenau
Schulterspezialist: Wolfgang Pötzl, 107

75179 Pforzheim
Kniespezialist: Andree Ellermann, 103;
Rüdiger Schmidt-Wiethoff, 103
Schulterspezialist: Thomas
Ambacher, 109

75323 Bad Wildbad
Kniespezialist: Stefan Sell, 100
Schmerzexperte: Georg Jäger, 118

761xx Karlsruhe
Allergien/Asthma: Joachim Kühr,
84, 87
Bluthochdruck: Martin Hausberg, 58
Depressionen/bipolare Störungen:
Bernd Eikelmann , 22
Gefäßchirurg: Martin Storck, 35
Herzchirurg: Herbert Posival, 38
Implantologie: Anton Dunsche, 161
Kardiologe: Bernd-Dieter Gonska, 42
Leukämien/Lyphome/Metastasen:
Martin Bentz, 152
Netzhautexperte: Albert Augustin, 176
Urologische Tumoren: Detlef
Frohneberg, 147

76307 Karlsbad
Wirbelsäulenchirurg: Jürgen Harms, 98;
Tobias Pitzen, 98

7653x Baden-Baden
Angststörungen: Jochen Sturm, 24
Implantologie: Marcus Beschnidt, 158
Kniespezialist: Lothar
Rabenseifner, 100

76593 Gernsbach
Implantologie: Helmut Steveling, 160

76669 Bad Schönborn
Schmerzexperte: Roland Wörz, 118

76870 Kandel
Schmerzexperte: Werner
Steinleitner, 121

Herzchirurg: Michael Beyer, 37
Kardiologe: Wolfgang von Scheidt, 40
Kniespezialist: Ulrich Boenisch, 100
Leukämien/Lyphome/Metastasen:
Günter Schlimok, 151
Netzhautexperte: Arthur Mueller, 175
Tumoren des Verdauungstrakts:
Matthias Anthuber, 138; Helmut
Messmann, 138
Urologische Tumoren: Dorothea
Weckermann, 144
Wirbelsäulenchirurg: Felix C. Hohmann,
98; Alexander Wild, 98

86825 Bad Wörishofen
Implantologie: Ralf Masur, 158

86899 Landsberg
Implantologie: Georg Bayer, 161; Jörg
Neugebauer, 161

86949 Windach
Angststörungen/Zwangsstörungen:
Michael Zaudig, 26, 27
Depressionen/bipolare Störungen: Götz
Berberich, 24
Zwangsstörungen: Walter Hauke, 27

87435 Kempten/Allgäu
Depressionen/bipolare Störungen: Peter
Brieger 22

87439 Kempten
Reproduktionsmediziner: Ricardo
Felberbaum, 69

87629 Hopfen am See
Schmerzexperte: Klaus Klimczyk, 121

87700 Memmingen
Implantologie, Parodontologie: Gerhard
Iglhaut, 162, 167

88045 Friedrichshafen
Tumoren des Verdauungstrakts: Helmut
Oettle, 140

88069 Tettnang
Schmerzexperte: Hermann Locher, 124

88074 Meckenbeuren
Implantologie, Parodontologie: Josef
Diemer, 162, 167

88131 Lindau/Bodensee
Implantologie: Robert Nölken, 162

88214 Ravensburg
Depressionen/bipolare Störungen:
Wolfgang Kaschka, 23
Schmerzexperte: Martin
Strohmeier, 123

88239 Wangen
Allergien/Asthma: Thomas Spindler,
85, 88
Implantologie: Wolfram Bücking, 164

88400 Biberach
Parodontologie: Elmar Reich, 165

890xx Ulm
Brustkrebs/gynäkol. Tumoren: Rolf
Kreienberg, 137
Gefäßchirurg: Karl-Heinz Orend, 36
Herzchirurg: Andreas Liebold, 39

Hüft-/Kniespezialist: Heiko Reichel,
104, 107
Leukämien/Lyphome/Metastasen:
Hartmut Döhner, 153
Netzhautexperte: Gabriele Lang, 177
Reproduktionsmediziner Friedrich
Gagsteiger, 69; Karl Sterzik, 69

904xx Nürnberg
Asthma: Joachim H. Ficker, 88
Bluthochdruck: Roland Veelken, 59
Depressionen/bipolare Störungen:
Günter Niklewski, 23
Gefäßchirurg: Thomas Noppeney, 36;
Eric Verhoeven, 36
Implantologie: Mark Farmand, 163;
Christian Lex, 163; Helmut-Heinrich
Lindorf, 163
Kardiologe: Matthias Pauschinger, 43
Kniespezialist: Willi Attmanspacher, 103
Leukämien/Lyphome/Metastasen:
Martin Wilhelm,
Netzhautexperte: Klaus Ludwig, 177;
Wolfgang Schrader, 177
Reproduktionsmediziner: Peter Licht, 69
Tumoren des Verdauungstrakts: Hubert
Stein, 143

9076x Fürth
Asthma: Heinrich Worth, 87
LASIK/Katarakt Armin Scharrer, 172
Urologische Tumoren: Bernd Jürgen
Schmitz-Dräger, 145

90952 Schwarzenbruck
Wirbelsäulenchirurg: Rudolf Beisse, 99

9105x Erlangen
Allergien: Vera Mahler, 83
Bluthochdruck: Kai-Uwe Eckardt, 57;
Karl Hilgers, 57; Roland E.
Schmieder, 57
Brustkrebs/gynäkol. Tumoren: Matthias
W. Beckmann, 133
Gefäßchirurg: Werner Lang, 34
Herzchirurg: Robert Cesnjevar, 37;
Michael Weyand, 37
Implantologie: Friedrich Wilhelm
Neukam, 159; Manfred
Wichmann, 159
LASIK/Katarakt: Michael Küchle, 172
Reproduktionsmediziner: Miklos
Hamori, 68
Schmerzexperte: Christian Maihöfner,
119; Reinhard Sittl, 119
Tumoren des Verdauungstrakts: Werner
Hohenberger, 139
Urologische Tumoren: Bernd
Wullich, 145

91207 Lauf
Implantologie: Friedemann
Petschelt, 161

91301 Forchheim
Implantologie, Parodontologie: Markus
Schlee, 159, 166

92224 Amberg
Brustkrebs/gynäkol. Tumoren: Anton
Scharl, 132

92637 Weiden
LASIK/Katarakt: Monika Gamringer-
Kroher, 174

930xx Regensburg
Angststörungen: Rainer Rupprecht, 26
Bluthochdruck: Bernhard Banas, 60
Brustkrebs/gynäkol. Tumoren:
Olaf Ortmann, 137
Geburtshilfe/Pränataldiagnostik: Ute
Germer 72; Birgit Seelbach-Göbel, 72
Gefäßchirurg: Piotr Kasprzak, 36
Herzchirurg: Christof Schmid, 39
Hüft-/Kniespezialist: Rainer
Neugebauer, 104, 106
Implantologie: Frank Beck, 163;
Torsten Reichert 163; Ulrich
Zimmermann, 163
Leukämien/Lyphome/Metastasen:
Reinhard Andreesen, 153; Ernst
Holler, 153
Netzhautexperte: Horst Helbig, 177
Parodontologie: Frank Beck, 167
Reproduktionsmediziner: Monika
Bals-Pratsch, 69
Tumoren des Verdauungstrakts: Alois
Fürst, 143; Hans Jürgen Schlitt, 143
Urologische Tumoren: Wolf Wieland, 148

93077 Bad Abbach
Hüft-/Kniespezialist: Joachim Grifka,
100, 105

93093 Donaustauf
Asthma: Michael Pfeifer, 86

93413 Cham
Implantologie, Parodontologie:
Michael Stimmelmayr, 158, 166

94104 Tittling
Schmerzexperte: Hans Flatter, 124

94315 Straubing
Bluthochdruck: Marianne
Haag-Weber, 60
Kniespezialist: Heinz-Jürgen Eichhorn,
104; Carsten O. Tibesku, 104
Schulterspezialist: Max Kääb, 109

95032 Hof
Urologische Tumoren: Hansjörg
Keller, 147

95445 Bayreuth
Bluthochdruck: Harald Rupprecht, 56
Brustkrebs/gynäkol. Tumoren:
Augustinus Tulusan, 132
Depressionen/bipolare Störungen:
Manfred Wolfersdorf, 20
Schmerzexperte: Matthias Keidel, 118

9604x Bamberg
Bluthochdruck: Clemens Grupp, 56
Depressionen/bipolare Störungen:
Göran Hajak, 20
Zwangsstörungen: Hans Reinecker, 27

96231 Bad Staffelstein
Schmerzexperte: Stefan
Middeldorf, 118

96450 Coburg
Bluthochdruck: Markus Ketteler, 57
Kardiologe: Johannes Brachmann, 41

970xx Würzburg
Angststörungen: Jürgen Deckert 26;
Paul Pauli, 26
Bluthochdruck: Christoph Wanner, 60
Glaukomexperte: Franz Grehn, 175
Herzchirurg: Rainer Leyh, 39
Implantologie: Alexander Kübler 164;
Ernst-Jürgen Richter, 164
Kardiologe: Georg Ertl, 43
Leukämien/Lyphome/Metastasen:
Hermann Einsele, 153
Parodontologie: Gregor Petersilka 167;
Ulrich Schlagenhauf, 167
Schmerzexperte: Edwin Klaus, 124
Schulterspezialist: Dirk Böhm, 109
Tumoren des Verdauungstrakts:
Christoph-Thomas Germer, 143
Urologische Tumoren: Hubertus
Riedmiller 148 Georg Schön, 148

97616 Bad Neustadt
Gefäßchirurg: Hans Schweiger, 34
Herzchirurg: Anno Diegeler 37; Patrick
Perier, 37
Kardiologe: Sebastian Kerber 40
Schulterspezialist: Frank Gohlke, 107

97816 Lohr
LASIK/Katarakt: Stephan Münnich, 173

97877 Wertheim
Implantologie: Stefan Ries, 164

97980 Bad Mergentheim
Hüft-/Kniespezialist: Christoph
Eingartner, 100, 105
Schmerzexperte: Erwin G. Boss, 118

98527 Suhl
Wirbelsäulenchirurg: Michael Ruf, 99

9908x Erfurt
Allergien: Kirsten Jung, 83
Lungenkrebs: Karl-Matthias Depper-
mann, 149

99310 Arnstadt
Schulterspezialist: Ulrich
Irlenbusch, 107

99425 Weimar
Schmerzexperte: Rolf Malessa, 124

99438 Bad Berka
Lungenkrebs: Norbert Presselt, 149
Wirbelsäulenchirurg: Heinrich
Böhm, 99

99817 Eisenach
Kniespezialist: Gunter Spahn, 101

99885 Ohrdruf
Implantologie: Robert Böttcher, 163

REGISTER